谨以此书献给我的妻子Nina、女儿Rachel和儿子Jonathan，
他们的支持和鼓励使我得以完成此书。
他们是我的灵感和航灯。

——*NMB*

图像实物由Neil M.Borden,MD提供
俄亥俄州克里夫兰临床基金会影像科

文字部分由
Jay K.Costantini,MD完成
俄亥俄州克里夫兰临床基金会影像科

前言由Robert F.Spetzler,MD撰写

脑血管解剖及病理
三维血管造影图谱

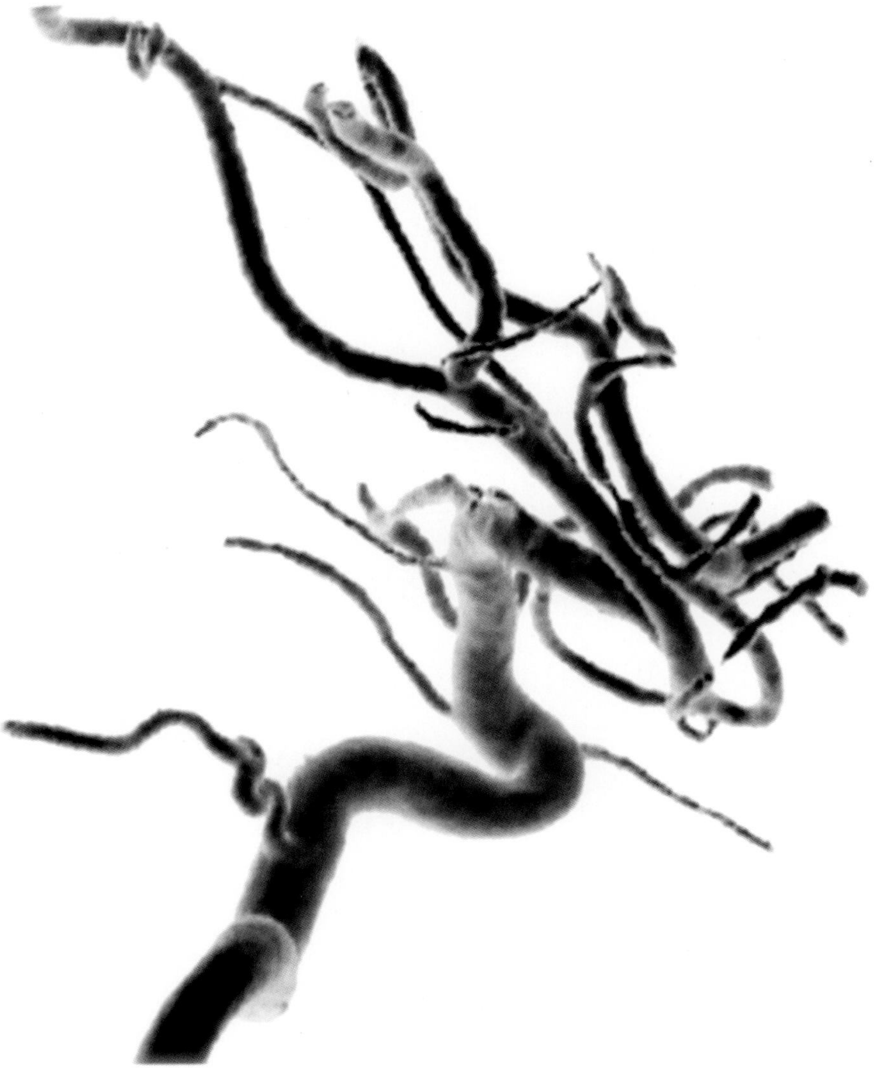

(美) 波顿(Borden,N.M) 主编
臧培卓 主译
梁传声 姜树学 主审

辽宁科学技术出版社
沈阳

内容提要

《脑血管解剖及病理三维血管造影图谱》是第一部以经导管血管旋转造影三维重建研究为基础，全面展现脑血管信息和图像的图集。本图谱是 Neil M. Borden, MD 利用美国第一代三维脑血管造影设备，经过几年的努力而完成的巅峰之作。在这种革命性技术的帮助下，Borden开展了大量的关于诊断性脑血管造影和血管内介入治疗的研究。他将所得到的宝贵而精美的三维图像加以标记，并和传统的二维脑血管造影图像进行定位和比较。另外，书中还有颅内主要血管区域的彩色解剖绘图和简明描述，将有助于人们对复杂的脑血管系统的理解。

Neil M. Borden, MD 是一位公认的神经影像学专家，是美国神经影像学会的资深会员。Borden有着20年的工作经验，曾在位于哥伦比亚Presbyterian医学中心的纽约神经病学研究所完成了1年的神经影像学培训，在亚利桑那州菲尼克斯市的 Barrow 神经病学研究所完成了 2 年的神经介入的培训。目前，他正在位于俄亥俄州的克里夫兰市的克里夫兰临床基金会工作。

序

随着神经外科学和神经介入放射学的飞速发展，对脑血管病患者的治疗水平不断提高。而临床上能否对脑血管病做到及时有效的治疗，主要取决于能否及时准确地对病变性质、类型和邻近解剖关系等做出正确诊断。目前的三维成像技术，包括 CTA、MRA，尤其是三维 DSA 图像，相对于以往的普通 CT、MR 和二维 DSA 图像，可具有更高的血管密度分辨率和进行全方位观察的特点，可以更加清晰、准确地展示血管系统的形态学信息，已越来越广泛地应用于脑血管疾病的诊疗之中。我国虽然已开展了此类脑血管病三维诊断技术，但起步较晚，临床经验也不够丰富，急需引进国外的先进经验。

《脑血管解剖及病理三维血管造影图谱》就是这样一部很有临床应用指导价值的著名专著。该书是由美国俄亥俄州克里夫兰临床基金会神经影像学专家 Neil M.Borden,MD 编撰，是世界首部以三维 DSA 为手段，全方位地展示脑血管形态信息的影像学专著。书中不仅有标记清晰的三维图像，还辅以传统的二维 DSA 图像进行比对，利于读者加深对二维图像信息的解读，同时构建出三维、动态的脑血管解剖体系。

本书由臧培卓教授主译，有国内多家中青年学者共同参加，他们倾注了大量的心血组织编译这部神经影像学专著。臧培卓教授作为一名从事神经外科，尤其是脑血管疾病介入治疗工作的中青年医生，在医、教、研方面均很有造诣。本书不仅适合于神经外科和神经介入科医师，还是神经影像诊断医师的重要参考书。相信本书的出版对提高我国脑血管疾病的诊疗水平将起到积极的推动作用。

2008 年 3 月

前 言

目前，几乎所有的患者和医生都认为影像技术对临床诊断起着毋庸置疑的作用，而且我们对这种技术的期望值也越来越高——期待更好的解决方法、更快的获取时间和更少的伪影。很多过去普遍认为只通过一种成像方法无法明确诊断的疾病，现在只要通过一种针对疾病特点的特异性方法就能够作出诊断。目前年轻的临床医生或许都不知道，不久以前通过脑血管造影检查很难发现的脑海绵状血管瘤这种动静脉畸形，现在由于它在磁共振图像上的特征性表现，我们可以很容易地明确诊断。

我之所以对过去做了这样一个简短的介绍，是因为阅读本书的读者将要经历一个神奇的头颈部循环的三维视觉旅程，这在几年前是不可想象的。从一个神经外科医生的角度来看，这些图像所提供的血管系统的信息是无价的。三维旋转血管成像不仅提高了诊断的准确性，还极大地提高了我们为患有复杂脑血管疾病的病人选择最佳治疗方法的能力。我们可以通过空间旋转图像来观察血管后面的区域，这在外科手术中是很难做到的，因此，最大程度地完善了术前评价。例如，术前可以通过评价动脉瘤瘤颈来决定夹闭的可行性，或者预测损伤哪些血管会导致灾难性的结果。过去我们只能看到传统的放射影像和二维血管照影资料，而应用三维可以观察背面区域，这样的经验对于我们这一代医生来说是神奇而宝贵的。另外，这种技术还可极大地改善病人的预后，挽救无数个生命，并避免并发症的发生。

本书中展现的方法和图像也具有很大的教育意义。学生，尤其是神经外科初学者，通常需要努力将书中关于脑血管解剖的二维图像转化为动态的三维图像。本书中几百幅精美的图像能够大大地减轻正在努力于这项工作的读者的负担。第二章中的正常脑血管解剖彩色图解和每页中定位插入的三维重建图像会帮助读者在脑海中建立起立体的脑血管解剖体系。传统血管造影图像的大量应用，同样也可以帮助读者理解正常的脑血管解剖和病理变化。

Neil M.Borden,MD能够编著出这样一本优秀的解剖学图谱是毫不奇怪的。他在做住院医师时，就被誉为“活着的放射学百科全书”和“知识海绵”。1994—1996年，Neil在菲尼克斯市的Barrow神经病学研究所完成了介入神经放射学研究员的工作。他作为一个经验丰富的神经放射学家加入了我们的团队，离开了他原来已经确定的研究项目来追求更进一步的目标。我相信，这样的决定反映了他对学习和教育不减的热情。

很明显，Neil在加入我们时几乎没有出版方面的经验。而目前摆在你面前的这本书中，却展现了他对医学教育的承诺和贡献。在职业生涯中，我曾编著过几本神经放射学图谱，所以我可以向读者保证，这是花费了成百上千个小时、在不计其数的图像中去粗取精得到的极品，使用它能够使学习过程最优化。所有图像中提供的技术都是真实的。无论如何，单凭Neil敏锐智慧的能力就已经决定了这是一本内容丰富的精美图谱。我很荣幸地把这本《脑血管解剖及病理三维血管造影图谱》推荐给神经科的学习者们。

Robert F. Spetzler,MD

Phoenix,Arizona

导　言

在过去的8年里，我应用初期的三维螺旋血管造影系统将获取的血管造影图像保存并加以分类。这项工作使我便于从血管造影、二维数字减影血管造影（2D DSA）和现在使用的三维旋转血管造影（3DRA）中截取图像。这种改进的血管造影技术提高了诊断的精确性，并为热衷于脑血管解剖的学者，提供了很有价值的学习工具。

人类脑血管系统的三维成像显示了在展现复杂解剖关系的能力方面有了巨大的进步。我们在解剖图像方面的目标是尽可能重建接近自然生理情况的体内状态。

此前，我们只能依赖解剖的二维表现。直到最近能显示三维自然解剖状态的某些技术才出现，包括三维旋转导管血管造影、CT血管造影（CTA）和磁共振血管造影。

掌握阅读三维血管解剖图像的能力是非常重要的。有以下三点原因：第一点，一个三维的图像能更精确地显示物体的解剖结构，也能提高诊断的准确性。在过去的几十年里，影像技术发展的目标是尽可能地精确描绘正常解剖和病理改变。

第二点是第一点的自然扩展，只有通过对物体真实解剖组织的分析，我们才能准确地评估预后，恰当地选择干预的方式（保守治疗、传统手术和/或血管内手术）。

把一个三维实体转换并图解成二维图像的任何技术必将使某些数据丢失，这就限制了转换的精确性，导致诊断的不准确和错误，最终导致治疗方案决策上的错误。因此，传统的二维显像方法无法提供一个三维的解剖图像而对患者的治疗产生负面的影响。

第三点，从对复杂的解剖结构感兴趣的学习者来看，以三维形式显示解剖结构会利于他们的学习。这是本书作者一个很重要的初衷。

通过截图和二维数字减影血管造影能获得极好的边缘分辨率，但是却缺乏提供关于厚度尺寸的关键信息的能力，而这是非常重要的。因为脑血管迂曲易变，血管之间通常互相交错，这种血管之间的关系为手术或血管内治疗的设计和实施提供了关键的数据。

3DRA在评定颅内动脉瘤的形态方面已经成为一个非常有价值的工具。用这种技术确定动脉瘤颈更准确。另外，血管分支的起点及其与动脉瘤的颈和壁之间的关系可以用于鉴别和治疗简单的动脉瘤及存在高危因素的动脉瘤。这方面的信息有益于任何干预方法。

3DRA 不同于其他的技术，因为它可以轻而易举地显示血管后壁的影像。这种能力提高了诊断的精确性并将最终改善患者的治疗。病理变化并未局限于血管前面或侧面的区域，是血管造影技术（在3DRA之前的技术）限制了后壁异常的发现。扩大的投射角度，采用高分辨率 DSA 很可能看到血管的后壁和后侧壁的某些区域。但在多数情况下，对后部区域的最适宜的判定是无法完成的，手术进程中也不能充分观察到直视下脑的血管系统的某些区域，而通过使用 3DRA 却很容易判定以上两种情况。

介入神经放射学在很短时间内得到了快速发展，通过操控的微导管技术可以到达多数的脑血管丛，从 3DRA 获得的血管相互间关系和详尽的形态学描述为我们提供了复杂的脑血管系统的重要信息，这些知识提高了处置患者的安全性。

这个技术也有助于制订手术前的外科计划。在我的实践过程中，神经血管外科医生和我在介入手术前，首先在计算机工作站研究三维图像，观看三维血管造影，然后再把患者推入手术室进行治疗，这样可以减少手术中不必要的意外。

3DRA的一个限制因素是它不能显示较小的血管分支。本图谱中尽可能地显示了较大的血管干和中等大小的血管。3DRA主要被用于评价除动静脉瘘以外的动脉循环，除罕见的病例外，这种技术还没有用于检查静脉循环系统。3DRA 技术的另一个限制是缺乏背景解剖的立体参考的可视性。

本图谱既包括正常血管解剖的图像，也包括不同的病理改变，描述了与大面积中风有关的颈部和颅内动脉血管丛。在这个领域里，我们提及了最常涉及的血管，但没有叙述其他文章所提及的不同变异的详细讨论和功能性神经解剖。我们对颅内静脉系统的接触也很有限，只有在罕见的病例中使用3DRA来反映静脉循环。二维图像是三维图像的补充，适当地增强了图谱的应用性。

本书可以作为脑血管解剖（颈部和颅内）和病理改变的一个参考图谱，以提高理解复杂的脑血管解剖的能力。希望这本著作将对您理解脑血管解剖，无论是图像特征还是临床应用都有所帮助。

Neil M.Borden,MD

目 录

第一章

三维旋转血管成像造影技术

血管造影术是用来研究血管的。传统的导管血管造影术是通过血管内留置导管(细长的空管)将造影剂直接注入血管。通常这些导管都是经皮插入(用细针经过皮肤插入)。

脑血管造影使用的导管技术是从动脉干入路，最常用的是从股动脉开始(腹股沟区)，有时也将肱动脉或腋动脉作为进入点。

导管从选择的入口插入后会被送到靶血管区。在脑血管造影中，通常被送到颈总动脉、颈内动脉、颈外动脉或椎动脉。如果使用非选择性造影也可能被送到头臂干、锁骨下动脉甚至主动脉弓。

当导管被送到靶区后，在团注造影剂的同时，采集不同时段的X线影像，获得从动脉到毛细血管再到静脉期的全循环图像。在大多数情况下，接收X线的位置是固定的。我们可以通过改变患者相对X线管球的位置或X线管球相对患者的位置来获得血管不同的图像。这就是二维(2D)血管造影的基础。

三维旋转血管造影术(3DRA)在团注造影剂进入血管干时，通过X线管球沿弧形轨迹围绕患者运动，同时来接收X线。这种曝光的一系列X线数据会被传输到工作站，形成血管的三维模型。这种三维模型在工作站可以实时地被处理来提供无限多的血管投影(图像)。

3DRA随着制造厂家X线的硬件和软件不同而变化。根据作者实践，这本图谱中的所有三维图像都是通过应用GE的设备与Sun工作站获得的。

当团注造影剂时，X线C形臂(装配X线管和增强影像的层面)以大约220°的弧形围绕患者旋转。GE的设备目前已达到每秒40°的速度旋转。整个弧形旋转采集数据大约需时5s，1s可采集8.8幅图像，这5s时间内大约采集44幅的512 × 512矩阵大小的图像。

设置三维数据采集时，通常在透视下将靶区定位在图像的等量点。选择的血管需在X线图像正位(前位)或侧位投影的中心，这样就保证所有投影的X线数据都包含在最终的三维模型中。如果靶区设在X线视野的边缘而没有被包含在整个旋转中，最终的三维成像就会缺少这部分成像片段。

设定好X线图像的中心后，接下来便是实行试旋转。这对于确保巨大的旋转C形臂与周围结构之间不发生机械碰撞是非常关键的。尤其对于需要麻醉机、呼吸机，甚至建立输液线的神经介入手术是非常重要的。如果可能由于相互碰撞或其中一条线与旋转的C形臂架缠结，试旋转没有成功就会导致生命支持线的脱落。

3DRA使用单一的造影剂团块注射。与标准的二维血管造影不同，当造影剂团块进入血管主干显影时，3DRA的目标是采集相同循环时相的所有X线显影。通常我们选择动脉期，但是这是可以改变的，所以静脉期也可能成为血管床显影的优势部分。既然成像数据的采集是通过5s的旋转，那么我们注射的目的便是在这5s期间使选择的血管显影。我们的经验发现，在大多数病例中以3mL/s的速率注射15mL就可以完成足够的显像。这些数值会随着导管所在血管的大小、心输出量和我们是否尝试显像高流量状态而调整，例如动静脉瘘。4年来，我们没有出现一例与使用这种注射剂量有关的并发症。

操作者或医生会选择造影剂注射后的延迟期开始旋转序列。当动脉系统作为循环期显影，延迟期通常在0.5～2s之间，与导管尖端相对靶血管的位置和患者的心输出量有关。距离越短，所需时间越少。当患者的心功能受损时，可能需要更长的时间使造影剂到达靶血管。目标同样是在整个旋转系列(大约5s)使靶血管完全显影。如果靶区域是静脉系统则需要更长的时间延迟。这个可以通过计算二维血管成像序列的静脉显像时间来估计。

一旦旋转序列完成，数据便会被传输到Sun工作站产生三维模型。然后操作者或医生应用阈值和使用其他三维工具来制作最后的三维图像。

可以应用多种多样的重建方法，包括表面遮蔽显示(SSD)、最大密度投影(MIP)、容积重建(VR)和进行血管腔内成像的制导系统成像。

这本图谱中大多数的三维图像是SSD图像。这种方法是通过模拟投影在模型上的光源改变灰质的形状来加强三维效果的。

据一些软件最新资料的介绍，外科夹和血管内弹簧圈已应用于三维图像上的重建。此书中也收入了一些这样的图像。

正如在序言中所述，3DRA技术有一定内在的局限性，小的或远端血管的显影会受到限制。这种局限与2D DSA相比，一部分与低剂量的注射率有关。其次，是由于在最终的三维成像上缺少骨的界标。最后，是由于缺乏连续的血管造影成像来显示造影剂在循环不同时期的进展。因此，3DRA不会替代传统高分辨率的2D DSA，但是可作为血管造影检查的补充。

（石　强　译）

第二章

正常脑血管解剖彩色图解

本章的图谱是为读者与后面各章的图例相比较而提供参考的，同时也为读者提供必要的解剖知识和常见的血管分支名称。

血管在颈、面及颅内是经常变异的。我们必须知道血管是以它所供应的组织命名的。希望本书能增加您对脑血管知识的了解。

本章提供这些图例的目的是为了向读者提示这些血管分支与它们营养组织的关系。在阅读后面的三维图谱的过程中，必要时您可参考这些彩色图谱。

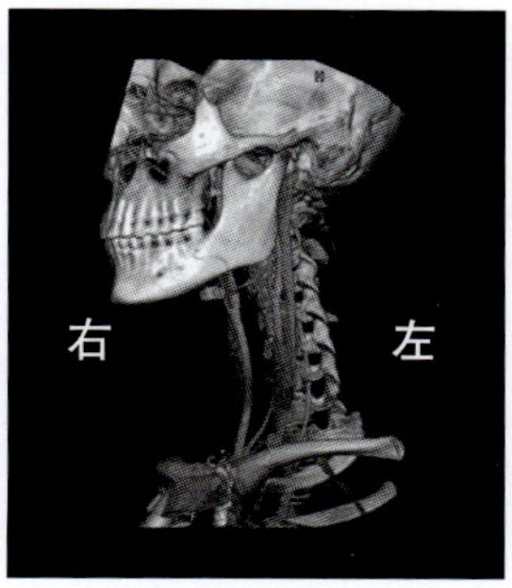

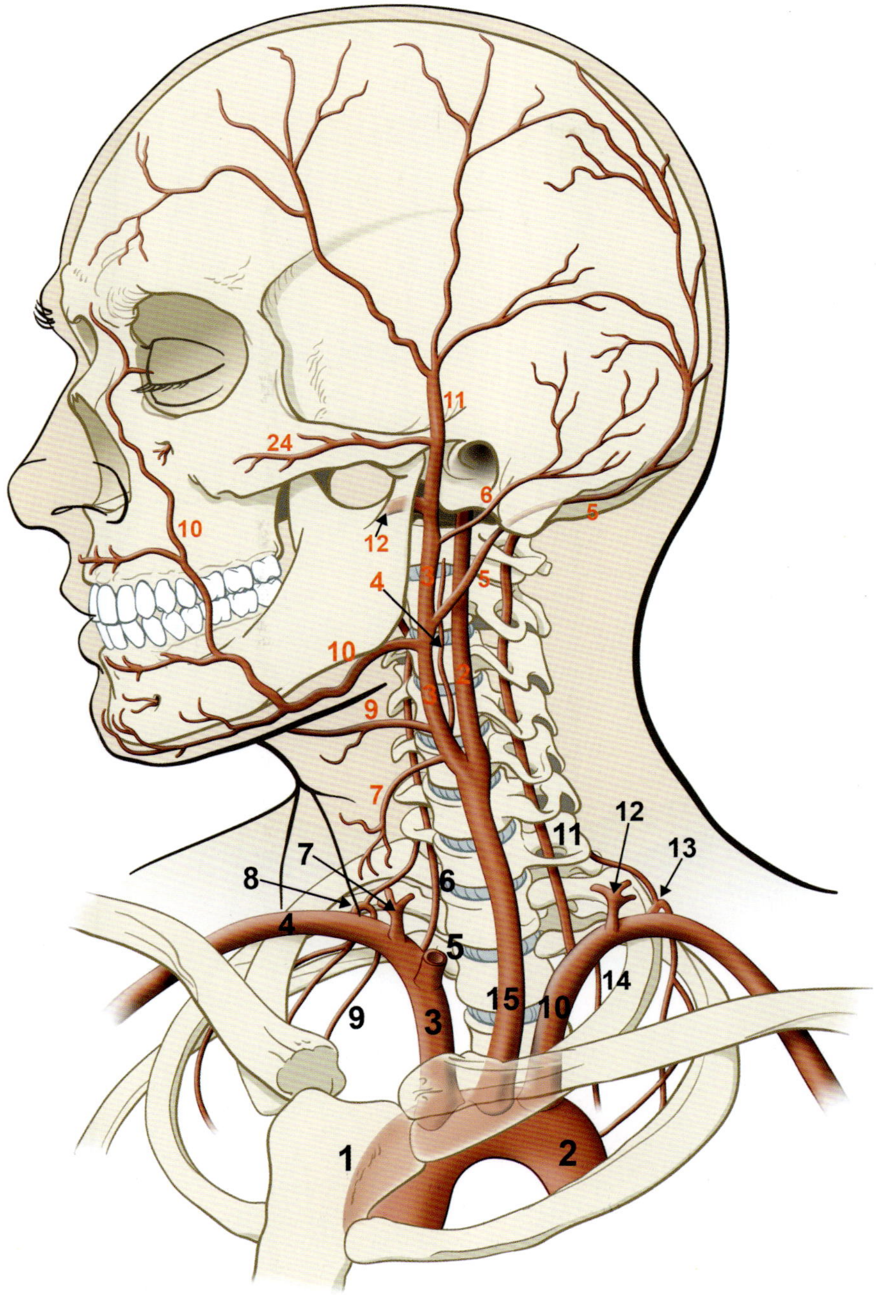

图2.1 左前斜面观。可见起于主动脉弓的大血管、颈动脉血管系统和颈外动脉近心端很多分支。克里夫兰临床基金会许可翻印。

黑体字标示

1 ascending thoracic aorta 升主动脉
2 descending thoracic aorta 降主动脉
3 innominate artery 头臂干
4 right subclavian artery 右锁骨下动脉
5 stump of right common carotid artery 右颈总动脉残端
6 right vertebral artery 右椎动脉
7 right thyrocervical trunk 右甲状颈干
8 right costocervical trunk 右肋颈干
9 right internal mammary artery 右胸廓内动脉
10 left subclavian artery 左锁骨下动脉
11 left vertebral artery 左椎动脉
12 left thyrocervical trunk 左甲状颈干
13 left costocervical trunk 左肋颈干
14 left internal mammary artery 左胸廓内动脉
15 left common carotid artery 左颈总动脉

红体字标示

2 internal carotid artery 颈内动脉
3 external carotid artery 颈外动脉
4 ascending pharyngeal artery 咽升动脉
5 occipital artery 枕动脉
6 posterior auricular artery 耳后动脉
7 superior thyroid artery 甲状腺上动脉
9 lingual artery 舌动脉
10 facial artery 面动脉
11 superficial temporal artery 颞浅动脉
12 internal maxillary artery 颌内动脉
24 transverse facial artery 面横动脉

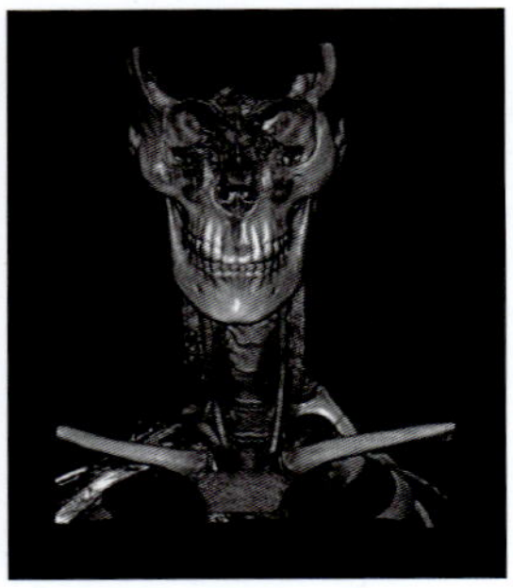

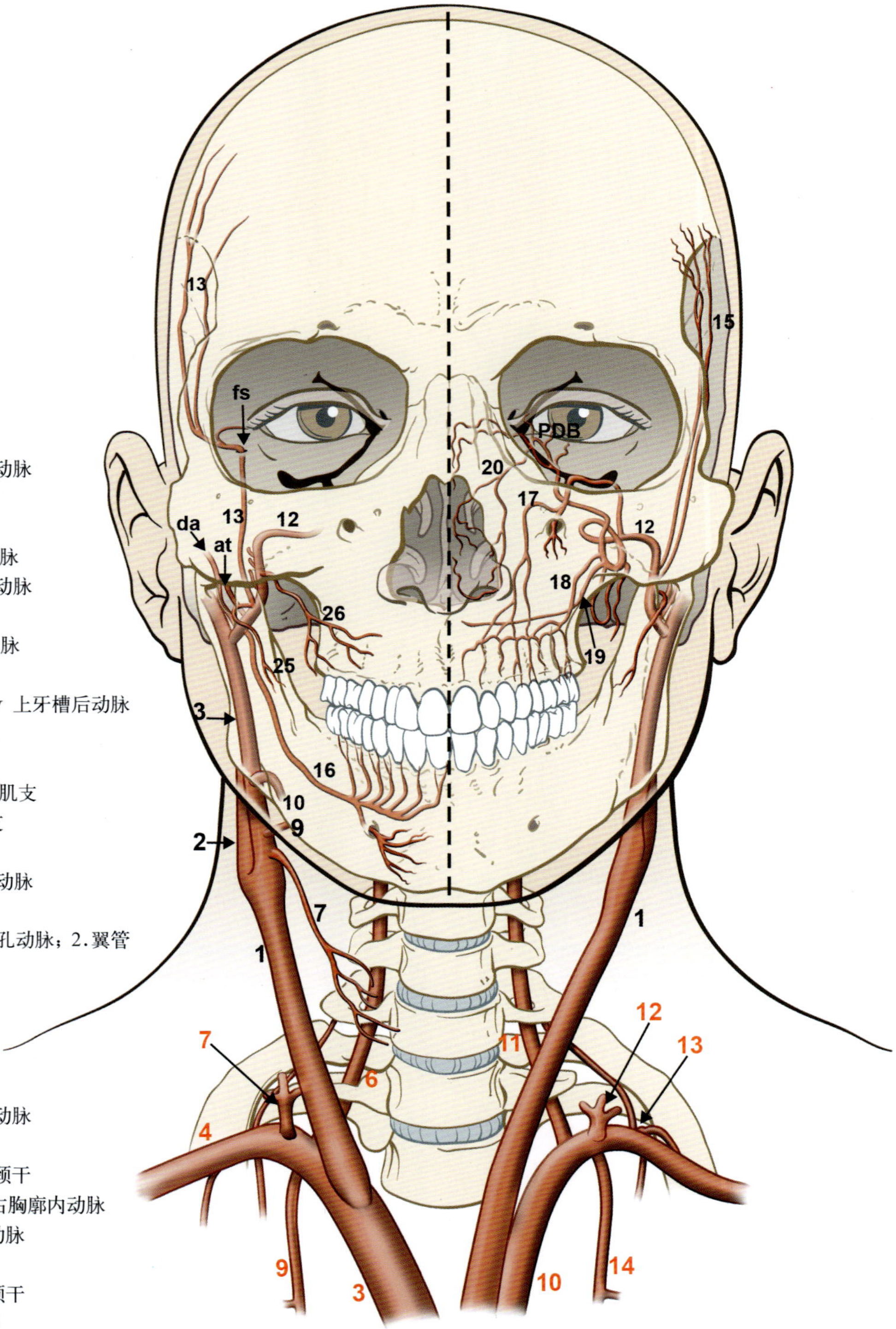

黑体字标示

1 common carotid artery 颈总动脉
2 internal carotid artery 颈内动脉
3 external carotid artery 颈外动脉
7 superior thyroid artery 甲状腺上动脉
9 lingual artery 舌动脉
10 facial artery 面动脉
12 internal maxillary artery 上颌动脉
13 middle meningeal artery 脑膜中动脉
15 deep temporal artery 颞深动脉
16 inferior alveolar artery 下牙槽动脉
17 infraorbital artery 眶下动脉
18 posterior superior alveolar artery 上牙槽后动脉
19 greater palatine artery 腭大动脉
20 sphenopalatine artery 蝶腭动脉
25 masseteric muscular branches 咬肌支
26 buccal muscular branches 颊肌支
da deep auricular artery 耳深动脉
at anterior tympanic artery 鼓室前动脉
fs foramen spinosum 棘孔
PDB 颌内动脉远心端的分支是：1.圆孔动脉；2.翼管动脉(维杜斯氏动脉)；3.咽动脉

红体字标示

3 innominate artery 头臂干
4 right subclavian artery 右锁骨下动脉
6 right vertebral artery 右椎动脉
7 right thyrocervical trunk 右甲状颈干
9 right internal mammary artery 右胸廓内动脉
10 left subclavian artery 左锁骨下动脉
11 left vertebral artery 左椎动脉
12 left thyrocervical trunk 左甲状颈干
13 left costocervical trunk 左肋颈干
14 left internal mammary artery 左胸廓内动脉

图2.2 头部、颈部、上胸部的前面观。在图像的下面部分可见大血管、头部和颈部的血管。左侧可见颌内动脉(上颌动脉)的第一(下颌)部分的分支。右侧可见颌内动脉(上颌动脉)的第二(翼肌)和第三(翼腭)部分的分支。

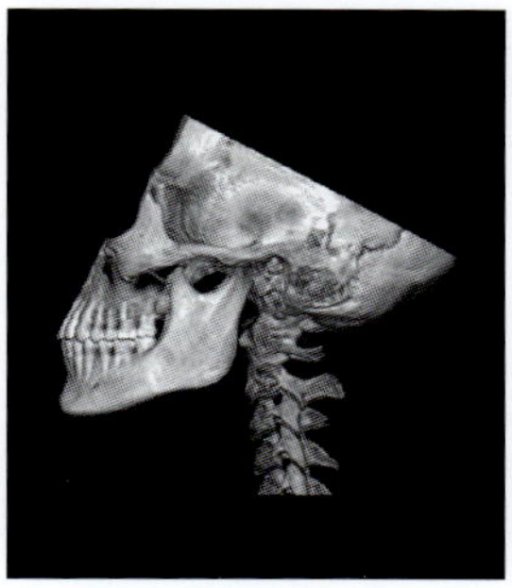

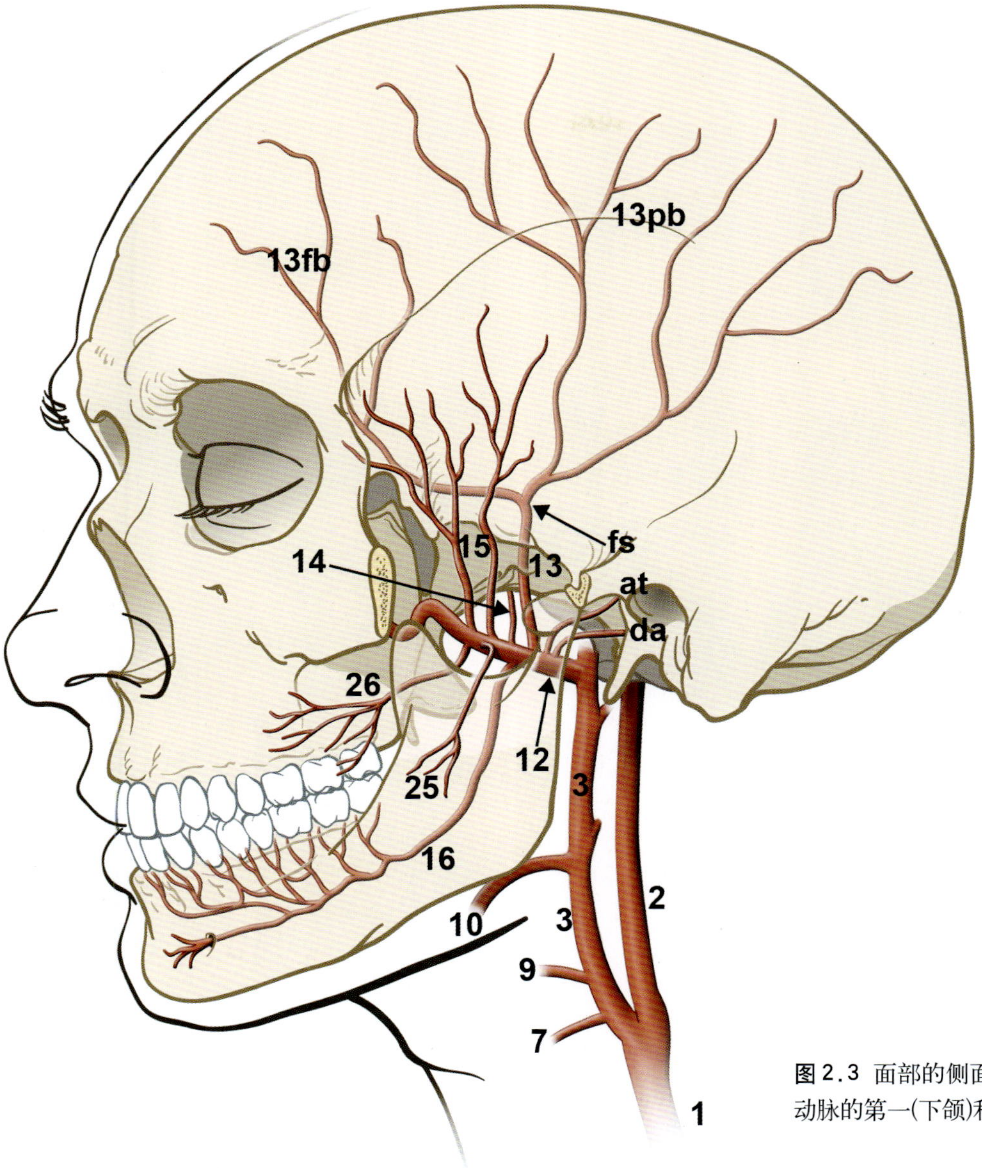

图 2.3 面部的侧面观。可见颌内动脉上颌动脉的第一(下颌)和第二(翼肌)部分的分支。

1 common carotid artery 颈总动脉
2 internal carotid artery 颈内动脉
3 external carotid artery 颈外动脉
7 superior thyroid artery 甲状腺上动脉
9 lingual artery 舌动脉
10 facial artery 面动脉
12 internal maxillary artery 上颌动脉
13 middle meningeal artery 脑膜中动脉
13fb frontal branch of middle meningeal artery 脑膜中动脉额支
13pb parietal branch of middle meningeal artery 脑膜中动脉顶支
14 accessory meningeal artery 脑膜副动脉
15 deep temporal artery 颞深动脉
16 inferior alveolar artery 下牙槽动脉
25 masseteric muscular branches 咬肌支
26 buccal muscular branches 颊肌支
at anterior tympanic artery 鼓室前动脉
da deep auricular artery 耳深动脉
fs foramen spinosum 棘孔

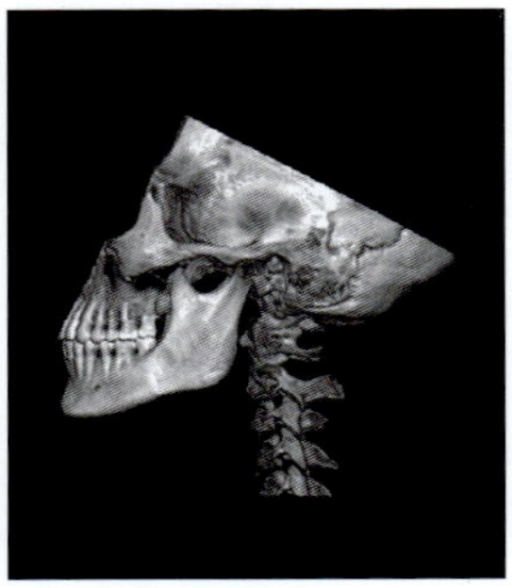

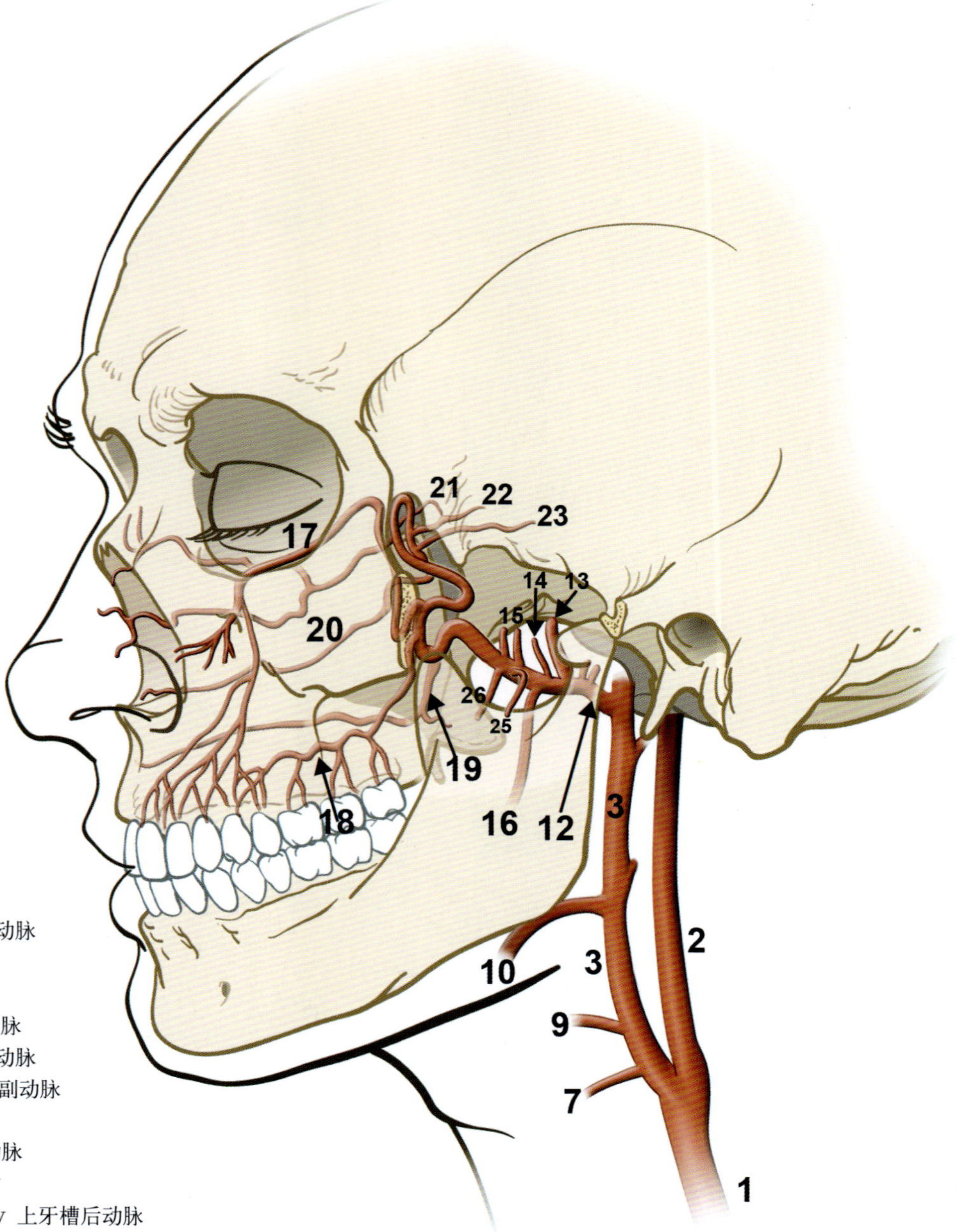

1 common carotid artery 颈总动脉
2 internal carotid artery 颈内动脉
3 external carotid artery 颈外动脉
7 superior thyroid artery 甲状腺上动脉
9 lingual artery 舌动脉
10 facial artery 面动脉
12 internal maxillary artery 上颌动脉
13 middle meningeal artery 脑膜中动脉
14 accessory meningeal artery 脑膜副动脉
15 deep temporal artery 颞深动脉
16 inferior alveolar artery 下牙槽动脉
17 infraorbital artery 眶下动脉
18 posterior superior alveolar artery 上牙槽后动脉
19 greater palatine artery 腭大动脉
20 sphenopalatine artery 蝶腭动脉
21 artery of the foramen rotundum 圆孔动脉
22 artery of the pterygoid canal(vidian artery) 翼管动脉
23 pharyngeal artery(pterygovaginal artery) 咽动脉
25 masseteric muscular branches 咬肌支
26 buccal muscular branches 颊肌支

图 2.4 面部的侧面观。可见上颌动脉的第三(翼腭)部分的分支。

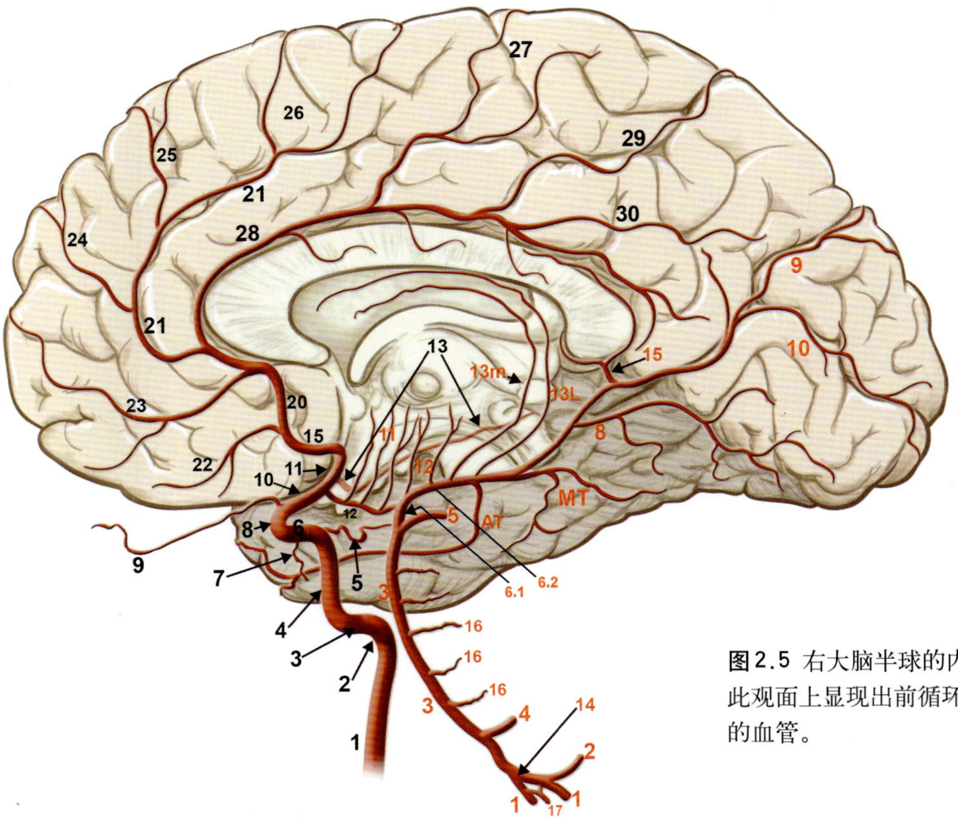

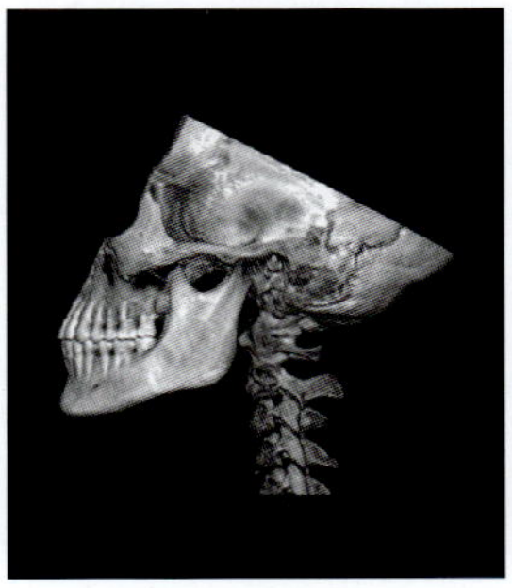

图2.5 右大脑半球的内侧观。脑干和小脑已被切除。在此观面上显现出前循环(颈动脉)和后循环(椎-基底动脉)的血管。

黑体字标示

1 internal carotid artery-cervical segment 颈内动脉——颈段

2 internal carotid artery-vertical petrous segment 颈内动脉——垂直岩段

3 internal carotid artery-horizontal petrous segment 颈内动脉——水平岩段

4 presellar segment(C5) internal carotid artery 颈内动脉——蝶鞍周围部

5 meningohypophyseal trunk 脑膜垂体干

6 horizontal (C4) intracavernous internal carotid artery 颈内动脉海绵窦水平段

7 inferolateral trunk 下外侧干

8 anterior genu(C3) intracavernous internal carotid artery 颈内动脉海绵窦前膝

9 ophthalmic artery 眼动脉

10 supraclinoid(C2) segment internal carotid artery 颈内动脉床突上段

11 supraclinoid(C1) segment internal carotid artery 颈内动脉床突上段

12 posterior communicating artery 后交通动脉

13 anterior choroidal artery 脉络丛前动脉

15 A1 segment of anterior cerebral artery 大脑前动脉 A1 段

20 proximal A2 segment anterior cerebral artery 大脑前动脉 A2 段近心段

21 callosomarginal branch of anterior cerebral artery 大脑前动脉胼缘支

22 orbitofrontal branch of anterior cerebral artery 大脑前动脉眶额支

23 frontopolar branch of anterior cerebral artery 大脑前动脉额极支

24 anterior internal frontal branch of anterior cerebral artery 大脑前动脉额前内侧支

25 middle internal frontal branch of anterior cerebral artery 大脑前动脉额中内侧支

26 posterior internal frontal branch of anterior cerebral artery 大脑前动脉额后内侧支

27 paracentral lobule artery branch of anterior cerebral artery 大脑前动脉旁中央动脉

28 pericallosal branch of anterior cerebral artery 大脑前动脉胼周支

29 superior internal parietal branch of anterior cerebral artery 大脑前动脉顶上内侧支

30 inferior internal parietal branch of anterior cerebral artery 大脑前动脉顶下内侧支

红体字标示

1 vertebral artery 椎动脉

2 posterior inferior cerebellar artery 小脑后下动脉

3 basilar artery 基底动脉

4 anterior inferior cerebellar artery 小脑前下动脉

5 superior cerebellar artery 小脑上动脉

6.1 P1 segment of posterior cerebral artery 大脑后动脉 P1 段

6.2 P2 segment of posterior cerebral artery 大脑后动脉 P2 段

8 posterior temporal branch of posterior cerebral artery 大脑后动脉颞后支

9 parieto-occipital branch of posterior cerebral artery 大脑后动脉顶枕支

10 calcarine branch of posterior cerebral artery 大脑后动脉距状沟支

11 anterior thalamoperforators 前丘脑穿支

12 posterior thalamoperforators 后丘脑穿支

13m medial posterior choroidal artery 脉络丛后内侧动脉

13L lateral posterior choroidal artery 脉络丛后外侧动脉

14 vertebral-basilar junction 椎-基底动脉结合点

15 posterior pericallosal artery(splenial artery) 胼胝体后动脉

16 pontine perforator 脑桥穿支

17 anterior spinal artery 脊髓前动脉

AT anterior temporal branches of posterior cerebral artery 大脑后动脉颞前支

MT mid-temporal branches of posterior cerebral artery 大脑后动脉颞中支

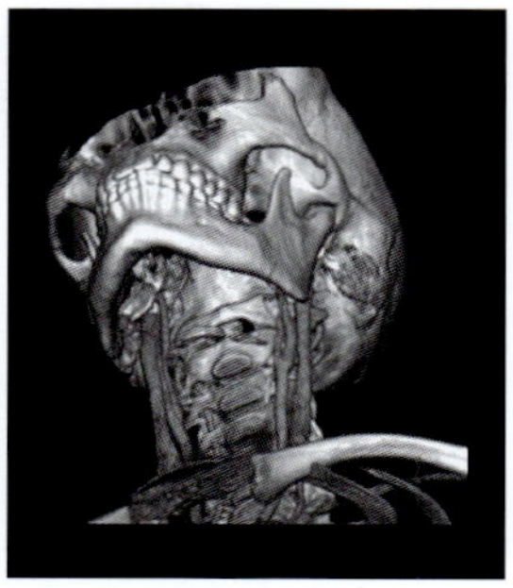

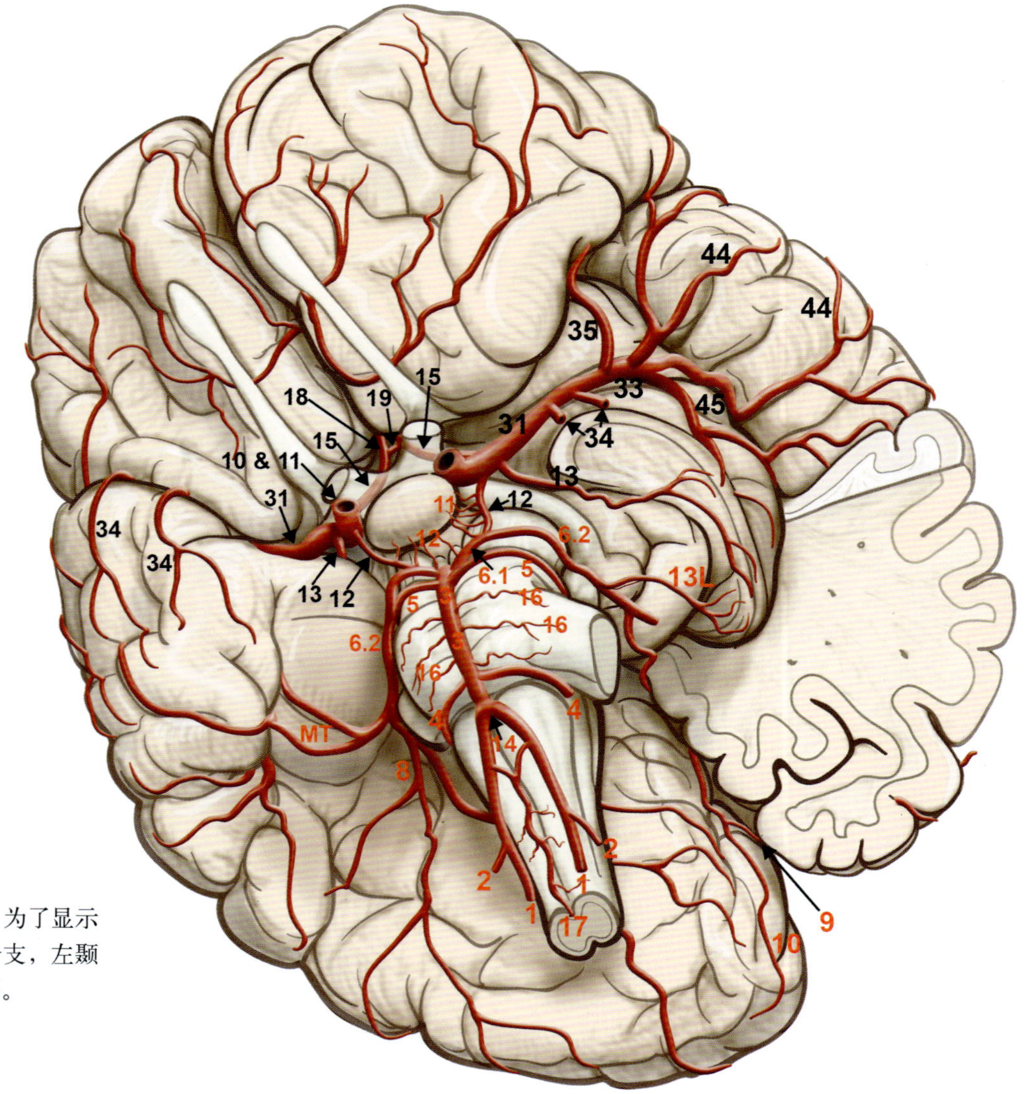

图 2.6 腹侧面大脑斜面观。为了显示左侧的大脑中动脉的侧裂分支，左颞叶已被切除。可见 Willis 环。

黑体字标示

10 supraclinoid(C2) segment internal carotid artery 颈内动脉床突上段

11 supraclinoid(C1) segment internal carotid artery 颈内动脉床突上段

12 posterior communicating artery 后交通动脉

13 anterior choroidal artery 脉络丛前动脉

15 A1 segment of anterior cerebral artery 大脑前动脉 A1 段

18 A1–A2 junction anterior cerebral artery 大脑前动脉 A1–A2 段结合部

19 anterior communicating artery 前交通动脉

31 M1 segment of middle cerebral artery 大脑中动脉 M1 段

33 bifurcation/trifurcation of middle cerebral artery 大脑中动脉分叉处

34 anterior temporal lobe branches of middle cerebral artery 大脑中动脉颞前支

35 orbitofrontal branch of middle cerebral artery 大脑中动脉眶额支

44 opercular branches of middle cerebral artery 大脑中动脉岛盖支

45 sylvian(insular) branches of middle cerebral artery 大脑中动脉侧裂支

红体字标示

1 vertebral artery 椎动脉

2 posterior inferior cerebellar artery 小脑下后动脉

3 basilar artery 基底动脉

4 anterior inferior cerebellar artery 小脑下前动脉

5 superior cerebellar artery 小脑上动脉

6.1 P1 segment of posterior cerebellar artery 大脑后动脉 P1 段

6.2 P2 segment of posterior cerebral artery 大脑后动脉 P2 段

8 posterior temporal branch of posterior cerebral artery 大脑后动脉颞后支

9 parieto–occipital branch of posterior cerebral artery 大脑后动脉顶枕支

10 calcarine branch of posterior cerebral artery 大脑后动脉距状沟支

11 anterior thalamoperforators 前丘脑穿支

12 posterior thalamoperforators 后丘脑穿支

13L lateral posterior choroidal arteries 脉络丛后外动脉

14 vertebral–basilar junction 椎–基底动脉结合点

16 pontine perforator 脑桥穿支

17 anterior spinal artery 脊髓前动脉

MT mid–temporal branches of posterior cerebral artery 大脑后动脉颞叶中间支

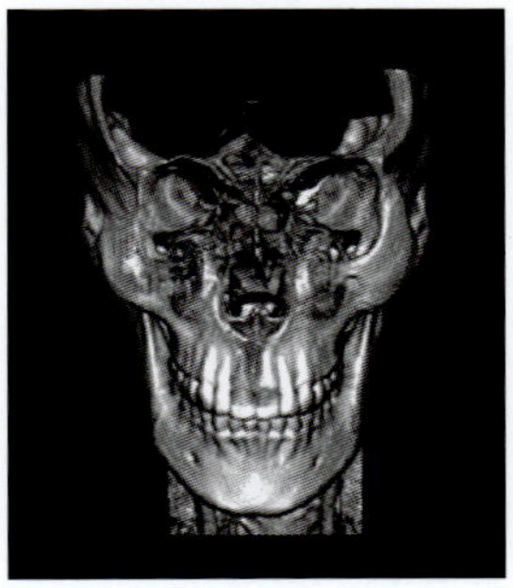

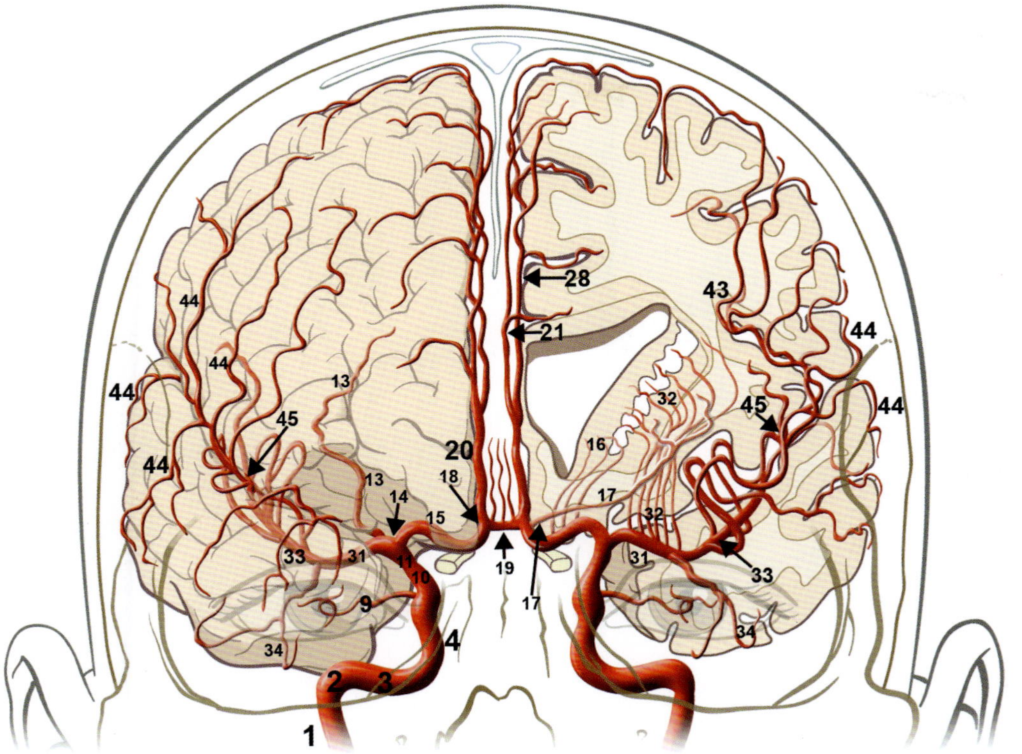

图 2.7 颅内前(颈动脉)循环的前面观。可见大脑前动脉和大脑中动脉。在此观面上，由于投影的重叠使许多大脑前动脉和大脑中动脉的分支显示不清楚。

1 internal carotid artery–cervical segment 颈内动脉－颈段
2 internal carotid artery–vertical petrous segment 颈内动脉－垂直岩段
3 internal carotid artery–horizontal petrous segment 颈内动脉－水平岩段
4 presellar segment(C5) internal carotid artery 颈内动脉－蝶鞍周围部
9 ophthalmic artery 眼动脉
10、11 supraclinoid segment internal carotid artery 颈内动脉床突上段
13 anterior choroidal artery 脉络丛前动脉
14 internal carotid artery bifurcation 颈内动脉分叉
15 A1 segment of anterior cerebral artery 大脑前动脉A1段
16 medial lenticulostriate arteries 内侧豆纹动脉
17 recurrent artery of Heubner Heubner 回返动脉
18 A1–A2 junction anterior cerebral artery 大脑前动脉 A1–A2 交接点
19 anterior communicating artery 前交通动脉
20 proximal A2 segment anterior cerebral artery 大脑前动脉 A2 段近端
21 callosomarginal branch of anterior cerebral artery 大脑前动脉胼缘支
28 pericallosal branch of anterior cerebral artery 大脑前动脉胼周支
31 M1 segment of middle cerebral artery 大脑中动脉M1段
32 lateral lenticulostriate arteries 外侧豆纹动脉
33 bifurcation/trifurcation of middle cerebral artery 大脑中动脉分叉
34 anterior temporal lobe branches of middle cerebral artery 大脑中动脉－颞叶前动脉
43 sylvian point 侧裂点
44 opercular branches of middle cerebral artery 大脑中动脉岛盖部支
45 sylvian(insular) branches of middle cerebral artery 大脑中动脉岛叶支

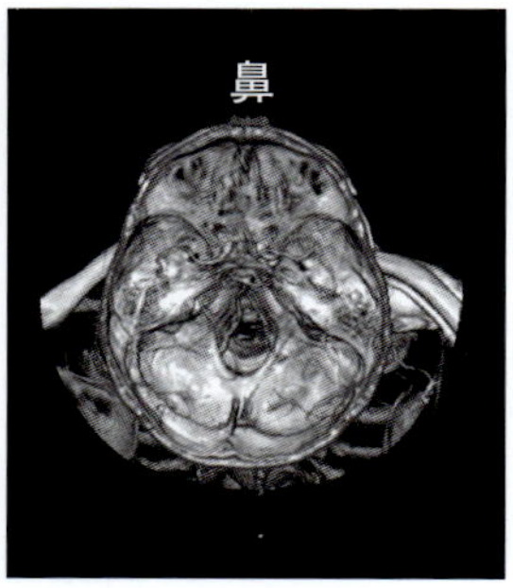

黑体字标示

5 meningohypophyseal trunk 脑膜垂体干
6 horizontal (C4) intracavernous internal carotid artery 颈内动脉海绵窦水平段
7 inferolateral trunk 下外侧干
9 ophthalmic artery 眼动脉
12 posterior communicating artery 后交通动脉
13 anterior choroidal artery 脉络丛前动脉
14 internal carotid artery bifurcation 颈内动脉分叉
15 A1 segment of anterior cerebral artery 大脑前动脉 A1 段
19 anterior communicating artery 前交通动脉
20 proximal A2 segment anterior cerebral artery 大脑前动脉 A2 段近段
21 callosomarginal branch of anterior cerebral artery 大脑前动脉胼缘支
28 pericallosal branch of anterior cerebral artery 大脑前动脉胼周支
31 M1 segment of middle cerebral artery 大脑中动脉 M1 段
33 bifurcation/trifurcation of middle cerebral artery 大脑中动脉分叉
34 anterior temporal lobe branches of middle cerebral artery 大脑中动脉颞前支
35 orbitofrontal branch of middle cerebral artery 大脑中动脉眶额支
45 sylvian(insular) branches of middle cerebral artery 大脑中动脉岛叶支

红体字标示

1 vertebral artery 椎动脉
2 posterior inferior cerebellar artery 小脑下后动脉
3 basilar artery 基底动脉
4 anterior inferior cerebellar artery 小脑下前动脉
5 superior cerebellar artery 小脑上动脉
6.1 P1 segment of posterior cerebral artery 大脑后动脉P1段
6.2 P2 segment of posterior cerebral artery 大脑后动脉P2段
8 posterior temporal branch of posterior cerebral artery 大脑后动脉颞后支
9 parieto-occipital branch of posterior cerebral artery 大脑后动脉顶枕支
10 calcarine branch of posterior cerebral artery 大脑后动脉距状沟支
14 vertebral-basilar junction 椎－基底动脉结合点
16 pontine perforators 脑桥穿支
17 anterior spinal artery 脊髓前动脉

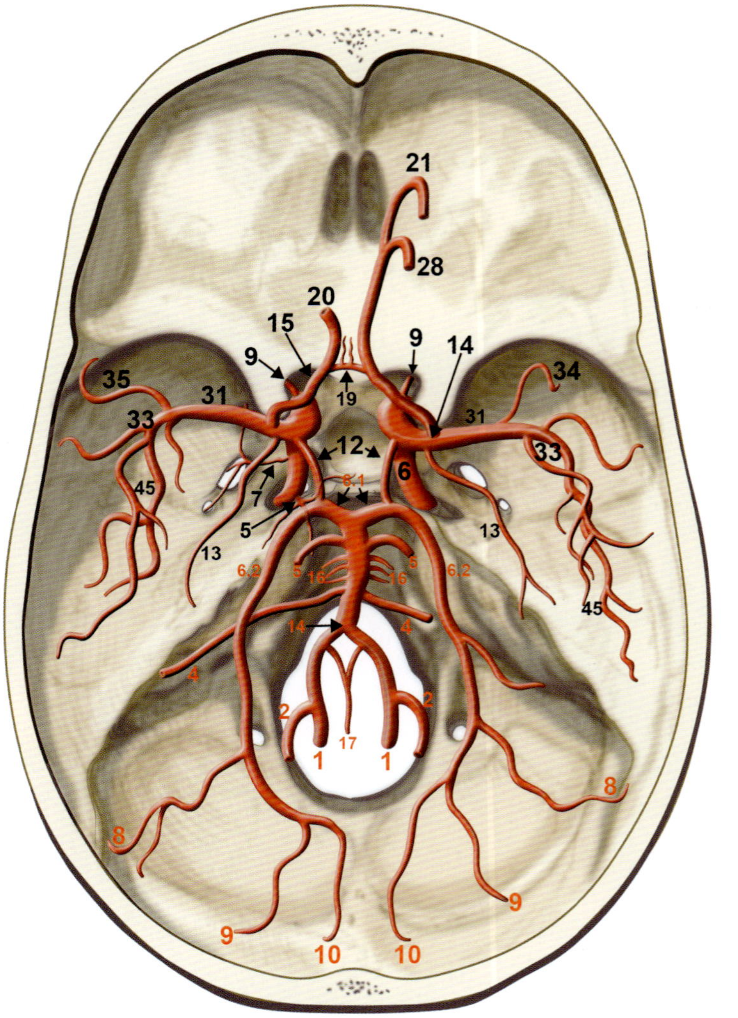

图 2.8 颅底的内面观。显现出前循环(颈动脉)和后循环(椎－基底动脉)基部的动脉分支。可清晰地看到 Willis 环。

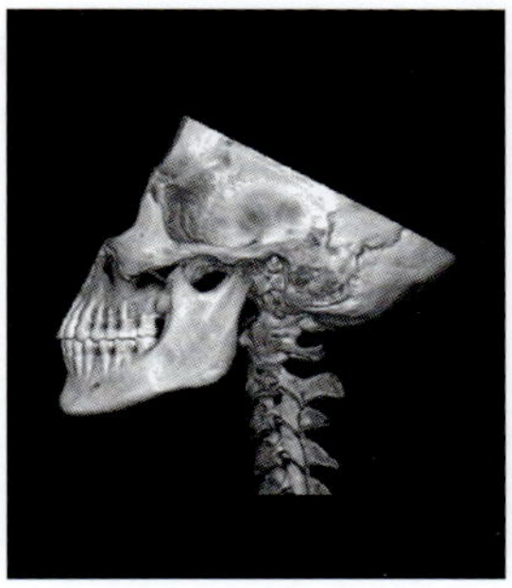

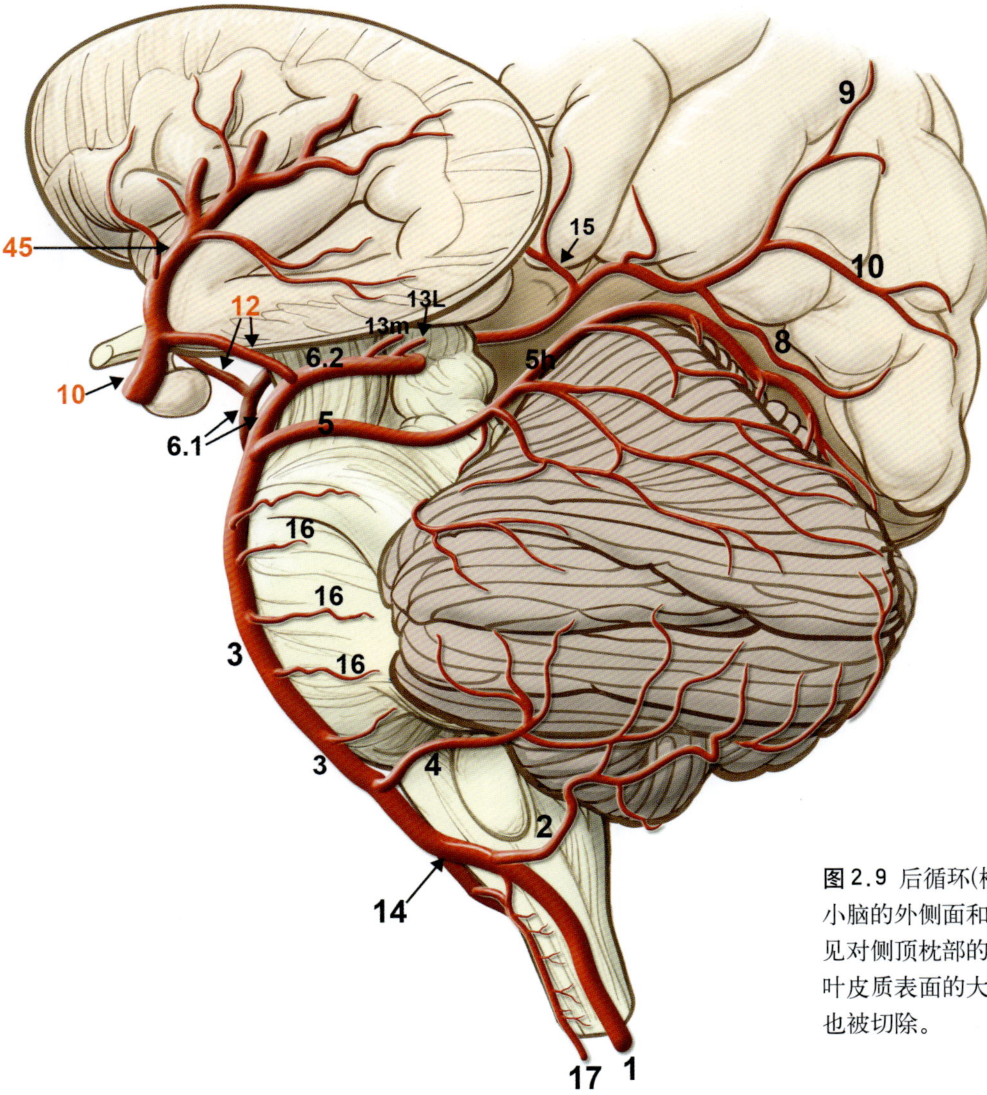

图2.9 后循环(椎－基底循环)的侧面观。可见小脑的外侧面和脑干。同侧的顶枕部被切除。可见对侧顶枕部的内侧面。也标注了位于同侧岛叶皮质表面的大脑中动脉岛叶支。同侧的颞叶也被切除。

黑体字标示

1 vertebral artery 椎动脉
2 posterior inferior cerebellar artery 小脑下后动脉
3 basilar artery 基底动脉
4 anterior inferior cerebellar artery 小脑下前动脉
5 superior cerebellar artery 小脑上动脉
5h hemispheric branch of superior cerebellar artery 小脑上动脉的半球分支
6.1 P1 segment of posterior cerebral artery 大脑后动脉P1段
6.2 P2 segment of posterior cerebral artery 大脑后动脉P2段
8 posterior temporal branch of posterior cerebral artery 大脑后动脉颞后支
9 parieto-occipital branch of posterior cerebral artery 大脑后动脉顶枕支
10 calcarine branch of posterior cerebral artery 大脑后动脉距状沟支
13m medical posterior choroidal artery 脉络丛后内侧动脉
13L lateral posterior choroidal artery 脉络丛后外侧动脉
14 vertebral-basilar junction 椎－基底动脉结合点
15 posterior pericallosal artery (splenial artery) 后胼周动脉
16 pontine perforator 脑桥穿支
17 anterior spinal artery 脊髓前动脉

红体字标示

10 supraclinoid(C2) segment internal carotid artery 颈内动脉床突上段
12 posterior communicating artery 后交通动脉
45 sylvian(insular) branches of middle cerebral artery 大脑中动脉岛叶支

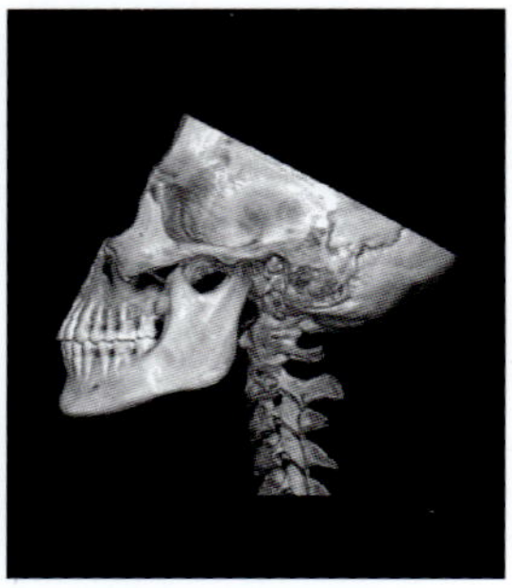

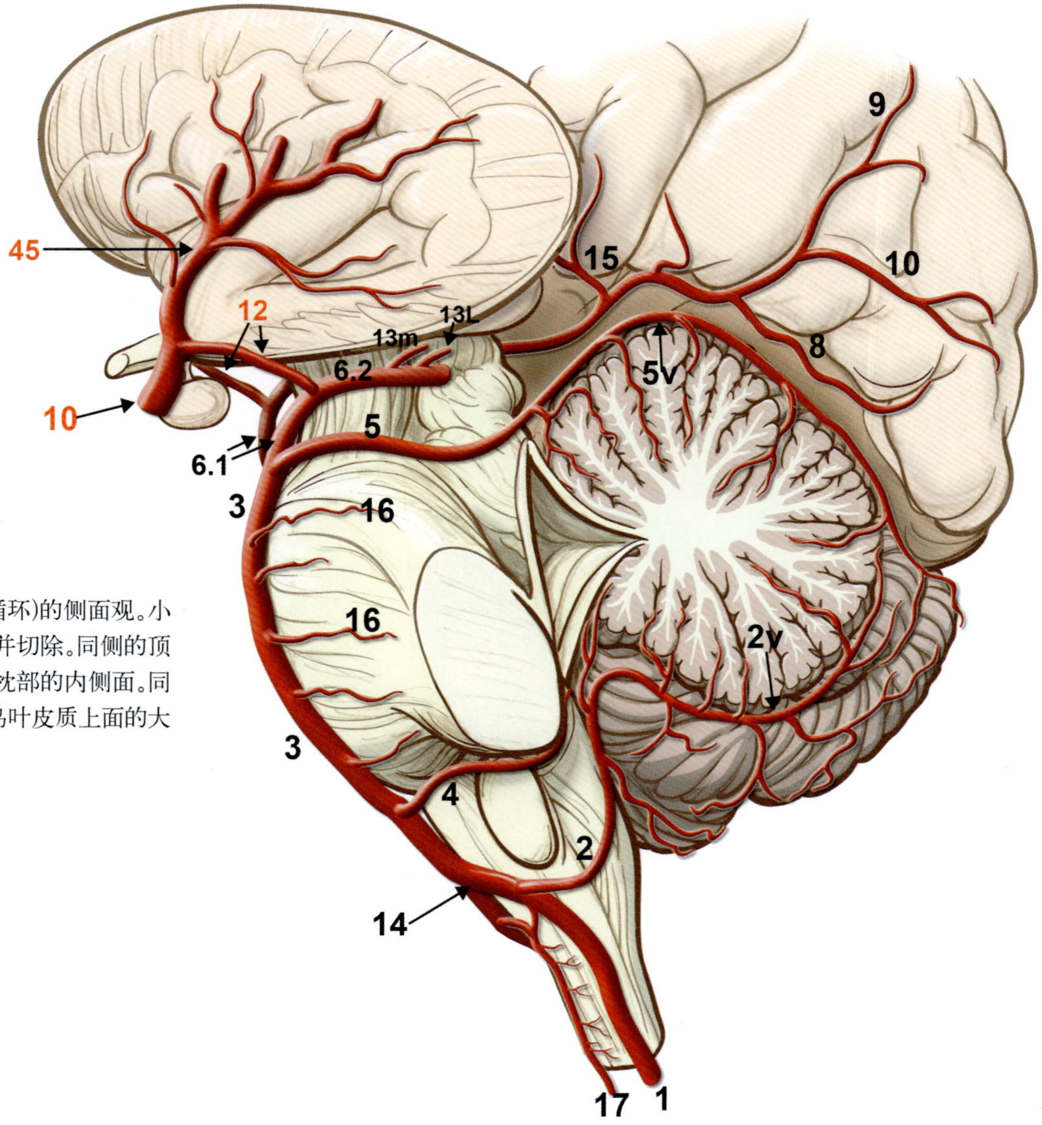

图2.10 后循环(椎-基底循环)的侧面观。小脑已经在正中线处被离断并切除。同侧的顶枕部被切除后可见对侧顶枕部的内侧面。同侧的颞叶也被切除以显现岛叶皮质上面的大脑中动脉的岛叶支。

黑体字标示

1 vertebral artery 椎动脉

2 posterior inferior cerebellar artery 小脑下后动脉

2v vermian branch of PICA 小脑下后动脉蚓支

3 basilar artery 基底动脉

4 anterior inferior cerebellar artery 小脑下前动脉

5 superior cerebellar artery 小脑上动脉

5v vermian branch of superior cerebellar artery 小脑上动脉蚓支

6.1 P1 segment of posterior cerebral artery 大脑后动脉P1段

6.2 P2 segment of posterior cerebral artery 大脑后动脉P2段

8 posterior temporal branch of posterior cerebral artery 大脑后动脉颞后支

9 parieto-occipital branch of posterior cerebral artery 大脑后动脉顶枕支

10 calcarine branch of posterior cerebral artery 大脑后动脉距状沟支

13m medical posterior choroidal artery 脉络丛后内侧动脉

13L lateral posterior choroidal artery 脉络丛后外侧动脉

14 vertebral-basilar junction 椎-基底动脉结合点

15 posterior pericallosal artery (splenial artery) 后胼周动脉

16 pontine perforator 脑桥穿支

17 anterior spinal artery 脊髓前动脉

红体字标示

10 supraclinoid(C2) segment internal carotid artery 颈内动脉床突上段

12 posterior communicating artery 后交通动脉

45 sylvian(insular) branches of middle cerebral artery 大脑中动脉岛叶支

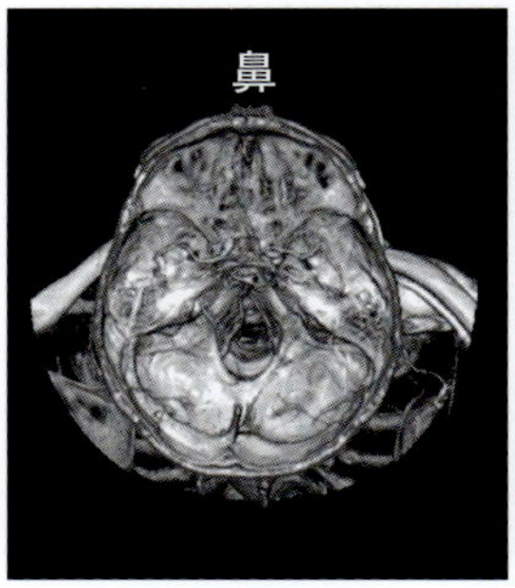

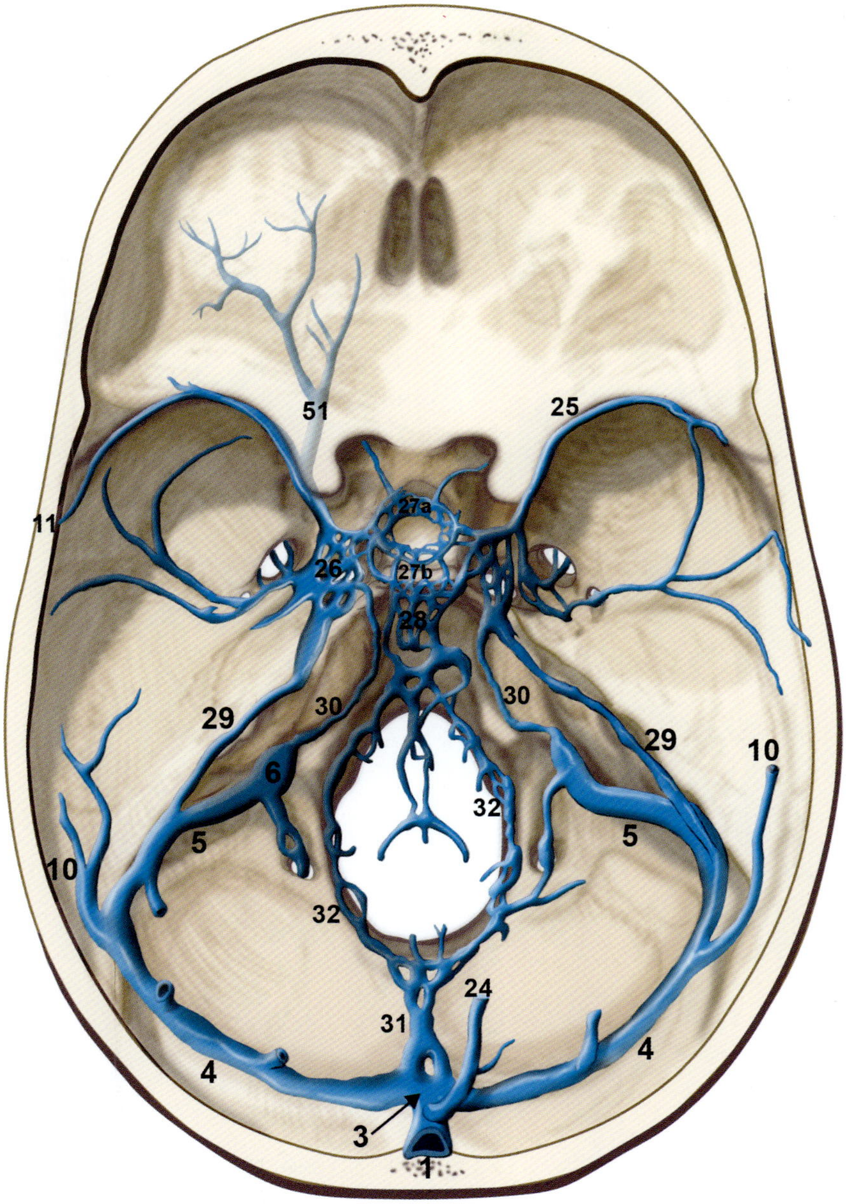

1 superior sagittal sinus 上矢状窦
3 torcular herophili 窦汇
4 transverse sinus 横窦
5 sigmoid sinus 乙状窦
6 jugular bulb 颈静脉球
10 vein of Labbé Labbé 静脉
11 superficial middle cerebral vein 大脑中浅静脉
24 straight sinus 直窦
25 sphenoparietal sinus 蝶顶窦
26 cavernous sinus 海绵窦
27a anterior intercavernous sinus 前海绵间窦
27b posterior intercavernous sinus 后海绵间窦
28 clival venous plexus 斜坡静脉丛
29 superior petrosal sinus 岩上窦
30 inferior petrosal sinus 岩下窦
31 occipital sinus 枕窦
32 marginal sinus 边缘窦
51 superior ophthalmic vein 眶上静脉

图2.11 颅底的内面观。可见颅底部的静脉循环。图解中也可见存在于颅底的数目众多的静脉交通支。

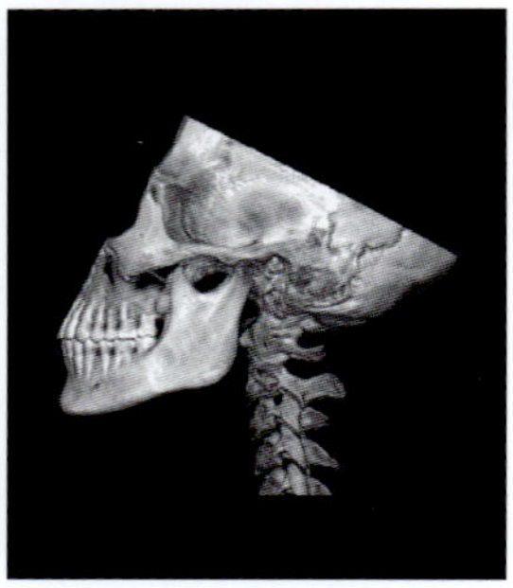

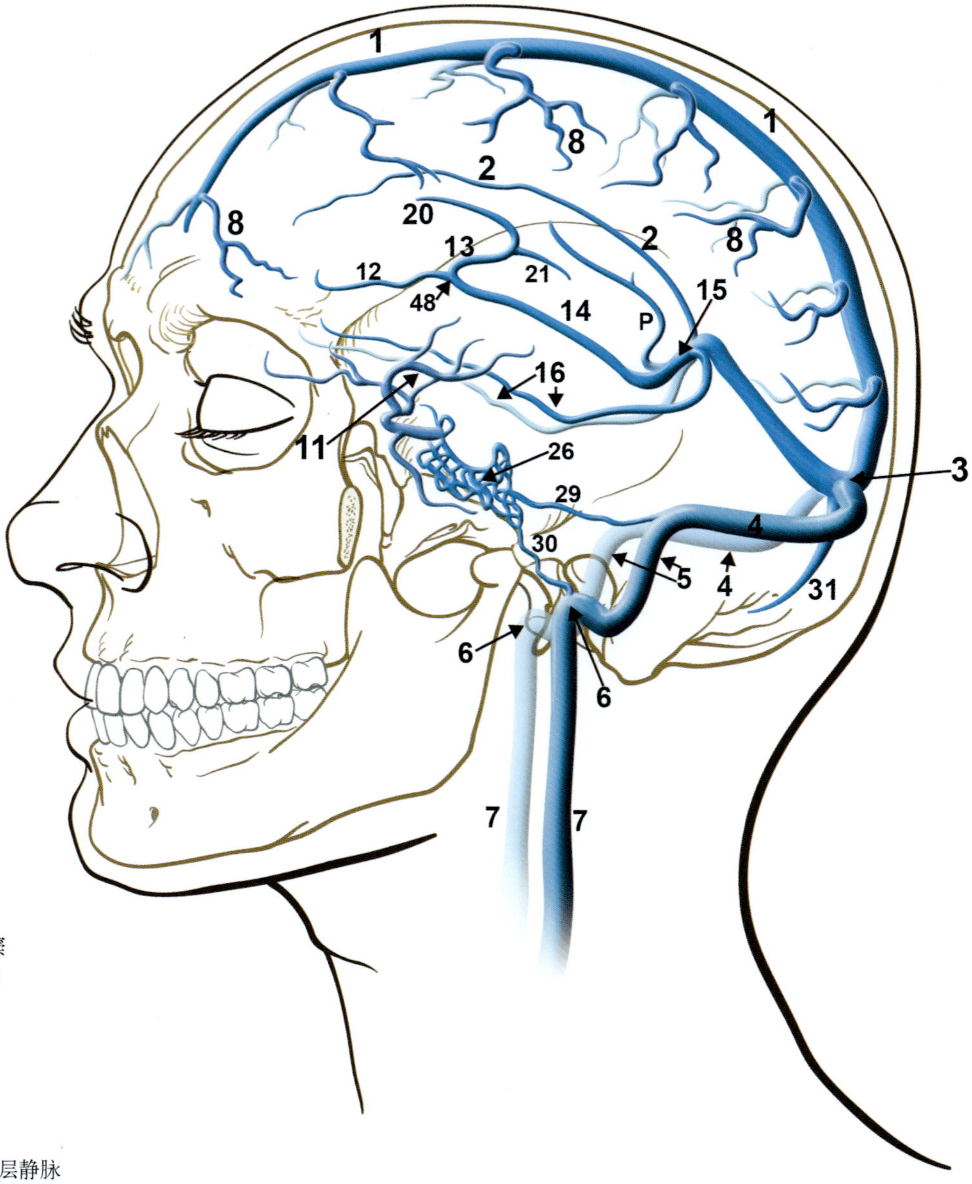

1 superior sagittal sinus 上矢状窦
2 inferior sagittal sinus 下矢状窦
3 torcular herophili 窦汇
4 transverse sinus 横窦
5 sigmoid sinus 乙状窦
6 jugular bulb 颈静脉球
7 internal jugular vein 颈内静脉
8 superficial cortical vein 浅表皮层静脉
11 superficial middle cerebral vein 大脑中浅静脉
12 septal vein 透明隔静脉
13 thalamostriate vein 丘脑纹状体静脉
14 internal cerebral vein 大脑内静脉
15 great cerebral vein of Galen 大脑大静脉
16 basal vein of Rosenthal 基底静脉
20 anterior caudate vein 尾状核前静脉
21 terminal vein 终纹静脉
26 cavernous sinus 海绵窦
29 superior petrosal sinus 岩上窦
30 inferior petrosal sinus 岩下窦
31 occipital sinus 枕窦
48 true venous angle 静脉角
P posterior pericallosal vein 后胼周静脉

图 2.12 幕上浅和深静脉系统的近似侧面(略倾斜)观。

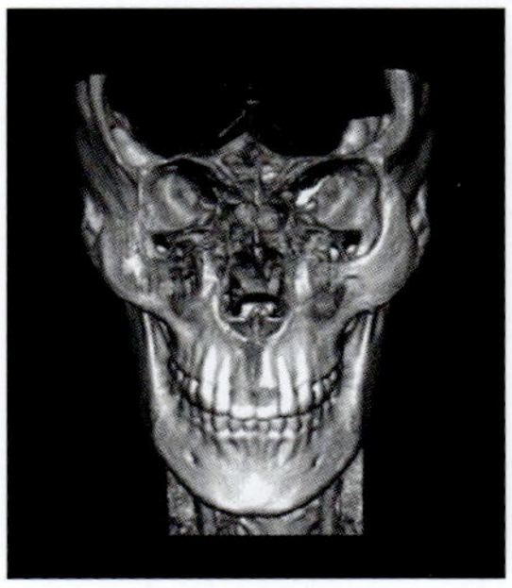

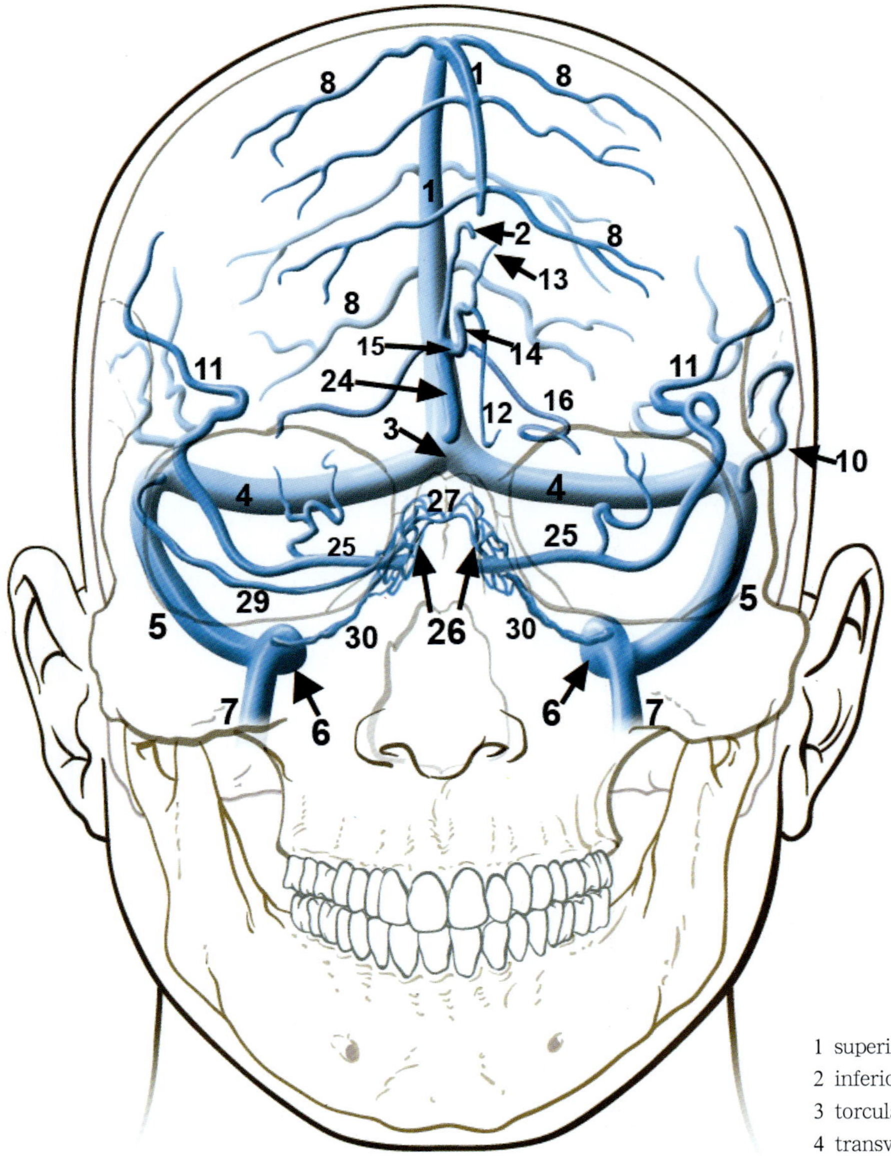

图 2.13 前面观。可见大脑主要的静脉和硬脑膜窦。

1 superior sagittal sinus 上矢状窦
2 inferior sagittal sinus 下矢状窦
3 torcular herophili 窦汇
4 transverse sinus 横窦
5 sigmoid sinus 乙状窦
6 jugular bulb 颈静脉球
7 internal jugular vein 颈内静脉
8 superficial cortical vein 浅表皮层静脉
10 vein of Labbe Labbe 静脉
11 superficial middle cerebral vein 大脑中浅静脉
12 septal vein 透明隔静脉
13 thalamostriate vein 丘脑纹状体静脉
14 internal cerebral vein 大脑内静脉
15 great cerebral vein of Galen 大脑大静脉
16 basal vein of Rosenthal 基底静脉
24 straight sinus 直窦
25 sphenoparietal sinus 蝶顶窦
26 cavernous sinus 海绵窦
27 intercavernous sinus 海绵间窦
29 superior petrosal sinus 岩上窦
30 inferior petrosal sinus 岩下窦

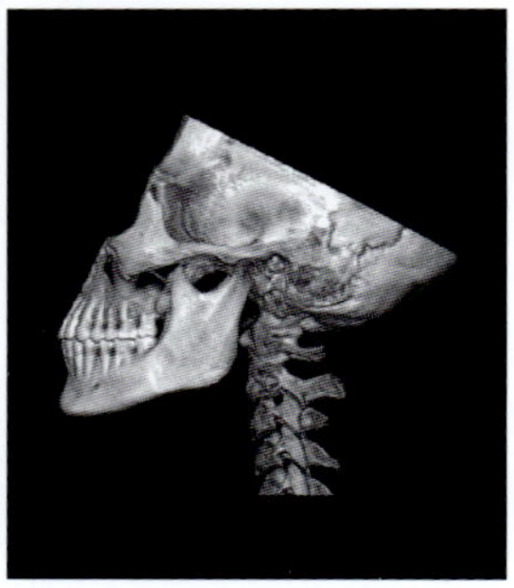

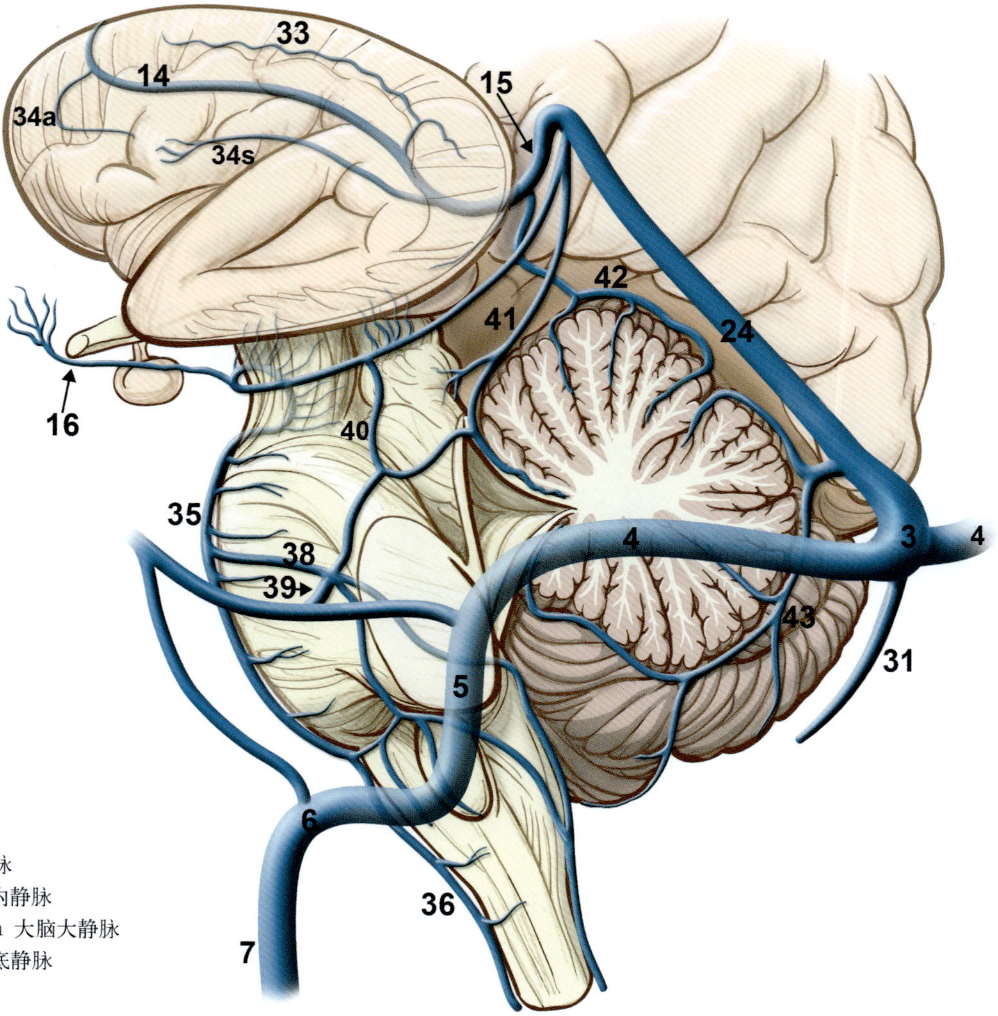

3 torcular herophili 窦汇
4 transverse sinus 横窦
5 sigmoid sinus 乙状窦
6 jugular bulb 颈静脉球
7 internal jugular vein 颈内静脉
14 internal cerebral vein 大脑内静脉
15 great cerebral vein of Galen 大脑大静脉
16 basal vein of Rosenthal 基底静脉
24 straight sinus 直窦
31 occipital sinus 枕窦
33 superior choroid vein 脉络丛上静脉
34a anterior thalamic vein 丘脑前静脉
34s superior thalamic vein 丘脑上静脉
35 anterior pontomesencephalic vein 脑桥中脑前静脉
36 anterior medullary vein 延髓前静脉
38 transverse pontine vein 桥横静脉
39 petrosal vein 岩静脉
40 lateral mesencephalic vein 中脑外侧静脉
41 precentral cerebellar vein 小脑中央前静脉
42 superior vermian vein 上蚓静脉
43 inferior vermian vein 下蚓静脉

图 2.14 后颅窝静脉的侧面观。在正中线处小脑已被切除。

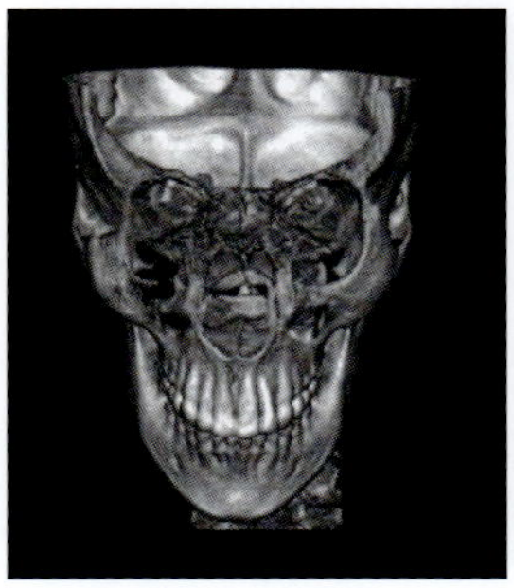

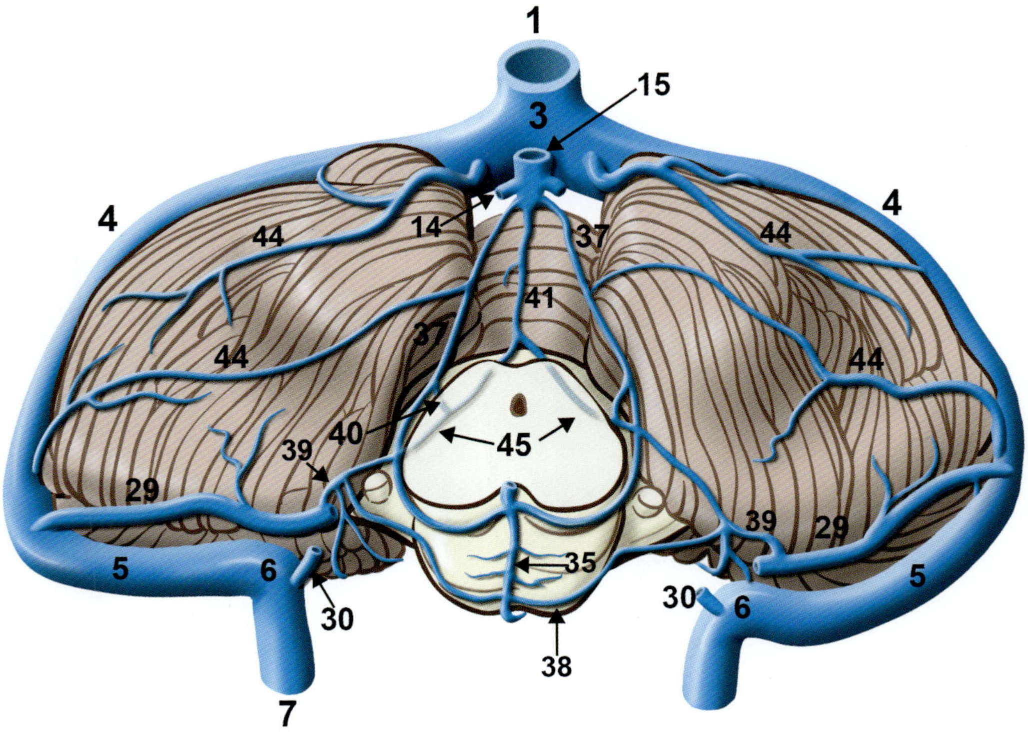

图 2.15 后颅窝静脉的后下观。

1 superior sagittal sinus 上矢状窦
3 torcular herophili 窦汇
4 transverse sinus 横窦
5 sigmoid sinus 乙状窦
6 jugular bulb 颈静脉球
7 internal jugular vein 颈内静脉
14 internal cerebral vein 大脑内静脉
15 great cerebral vein of Galen 大脑大静脉
29 superior petrosal sinus 岩上窦
30 inferior petrosal sinus 岩下窦
35 anterior pontomesencephalic vein 脑桥中脑前静脉
37 posterior mesencephalic vein 中脑后静脉
38 transverse pontine vein 桥横静脉
39 petrosal vein 岩静脉
40 lateral mesencephalic vein 中脑外侧静脉
41 precentral cerebellar vein 小脑中央前静脉
44 cerebellar hemispheric vein 小脑半球静脉
45 brachial vein 臂状静脉

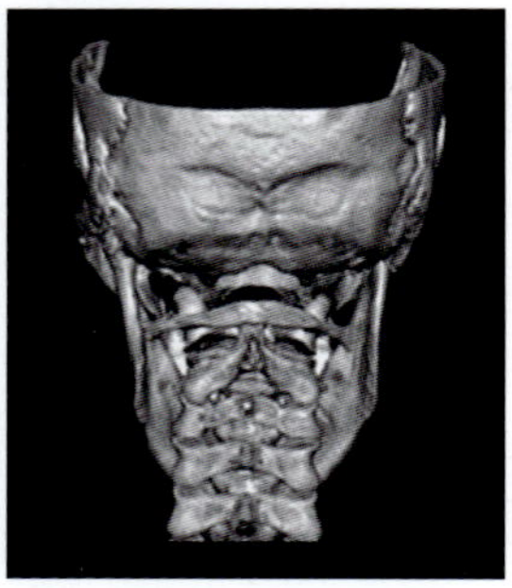

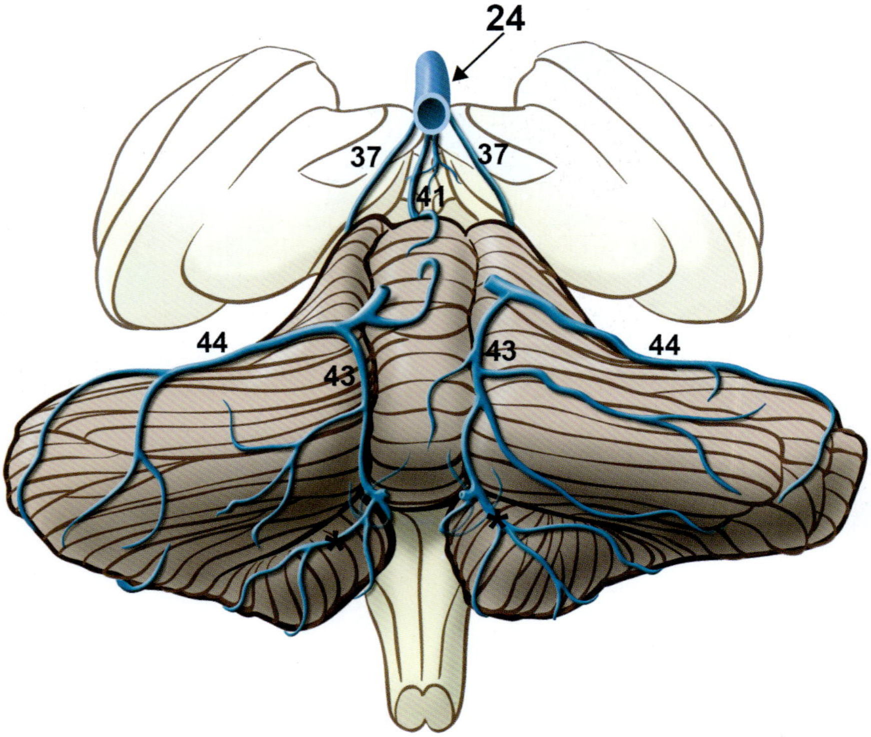

图 2.16 后颅窝静脉的背面观。

24 straight sinus 直窦
37 posterior mesencephalic vein 中脑后静脉
41 precentral cerebellar vein 小脑中央前静脉
43 inferior vermian vein 下蚓静脉
44 cerebellar hemispheric vein 小脑半球静脉
* inferior retrotonsillar vein 扁桃下后静脉

（臧培卓　温志锋　译）

第三章

主动脉弓

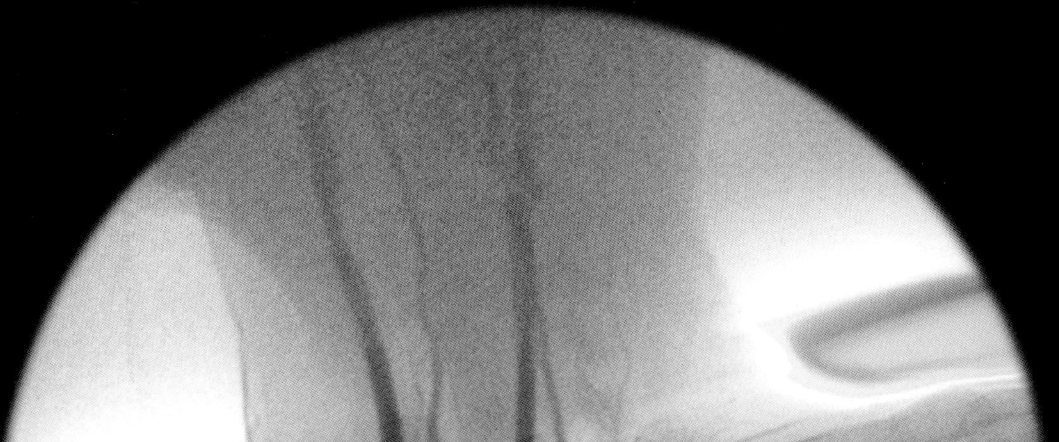

主动脉弓是血液经左心室到达全身各器官的主要通路。血液经主动脉瓣流出，进入升主动脉，这是一个长4～5cm、粗细均匀的管腔结构。随后，升主动脉于右侧第二肋软骨水平与主动脉弓延续。主动脉弓自右向左依次发出头臂干、左颈总动脉、左锁骨下动脉，这些血管统称为大血管。主动脉弓呈半弧形，直径约为升主动脉的2/3(大血管的发出处除外)[1]。

通常情况下，主动脉弓第一个分支为头臂干，它向右上走行，发出右颈总动脉及右锁骨下动脉。

头臂干发出右侧颈总动脉后，延续为右锁骨下动脉。右锁骨下动脉向上依次发出右椎动脉、右甲状颈干、右肋颈干，而右胸廓内动脉由右锁骨下动脉下方发出，其开口常常位于右椎动脉开口的相对位置。右椎动脉向内上走行，进入颈椎横突孔，大约95%的情况进入颈6水平横突孔，5%进入其他颈椎的横突孔[2]。血液流经右锁骨下动脉供应右上肢。

主动脉弓在分出头臂干后，下一个分支常常是左颈总动脉。左颈总动脉常起自主动脉弓或头臂干。75%的情况下，发自主动脉弓，但与头臂干共干发出并不少见[2]。左颈总动脉还可起自头臂干的中部，这种解剖关系给插管造影造成了困难。

主动脉弓最后一个也是最靠左的分支是左锁骨下动脉。左锁骨下动脉常见的第一个分支是左椎动脉，同右椎动脉相似，它向内上走行进入横突孔。95%的情况下，左椎动脉于颈6水平进入横突孔；5%进入其他颈椎的横突孔[2]。左甲状颈干和肋颈干于左椎动脉后起自左锁骨下动脉的上方，左胸廓内动脉于左椎动脉开口对侧，起自锁骨下动脉的下方。有6%的人左椎动脉直接发自主动脉弓，开口位于左颈总动脉与左锁骨下动脉之间，这时，左椎动脉通常于颈4或颈5水平进入横突孔[2]。血液经左锁骨下动脉供应左上肢。

主动脉弓及其大血管分支有很多先天异常及发育变异，但这不属于本图谱的描述范围。

主动脉弓的三维旋转血管造影(3DRA)有一些限制因素。首先，为了清晰地显示主动脉弓及其分支，需要超负荷注射大剂量的造影剂。其次，在造影剂注射的5s时间及三维信息采集的过程中，心脏及大血管的搏动将产生大量的运动伪影，从而影响图像的诊断价值。尽管受到这些限制，在一些早期的实验中，还是有人应用这种技术得到了主动脉弓的三维影像。在某些情况下，3DRA 还可用来评价大血管的情况。

参考文献

[1] Abrams, H.L., and G.Jonsson. 1983. *The normal thoracic aorta.* In Abrams Angiography: Vascular and Interventional Radiology, Third Edition. H.L. Abrams, editor. Boston: Little, Brown and Company, pp.360–362.

[2] Haughton, V.M., and A.E. Rosenbaum. 1974. *The normal and anomalous aortic arch and brachiocephalic arteries.* In Radiology of the Skull and Brain: Angiography Volume 2. T.H. Newton and D.G.Potts, editors. St.louis, Mo: C.V. Mosby Company, pp.1155,1157, 1160.

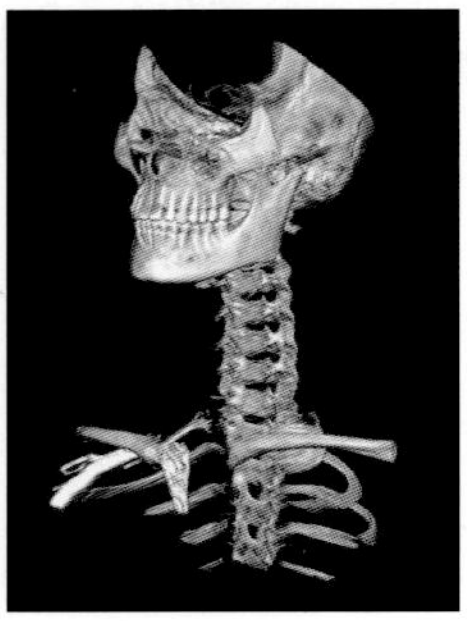

图3.1(a,b) 主动脉弓血管造影，左前斜位2D(a)和3D(b)。2D造影可以更充分地显示分支血管；3D血管造影由于质量的原因使一些正常解剖结构显示不良。

1 ascending thoracic aorta 升主动脉
2 descending thoracic aorta 降主动脉
3 innominate artery 头臂干
4 right subclavian artery 右锁骨下动脉
5 right common carotid artery 右颈总动脉
6 right vertebral artery 右椎动脉
9 right internal mammary artery 右胸廓内动脉
10 left subclavian artery 左锁骨下动脉
11 left vertebral artery 左椎动脉
12 left thyrocervical trunk 左甲状颈干
14 left internal mammary artery 左胸廓内动脉
15 left common carotid artery 左颈总动脉

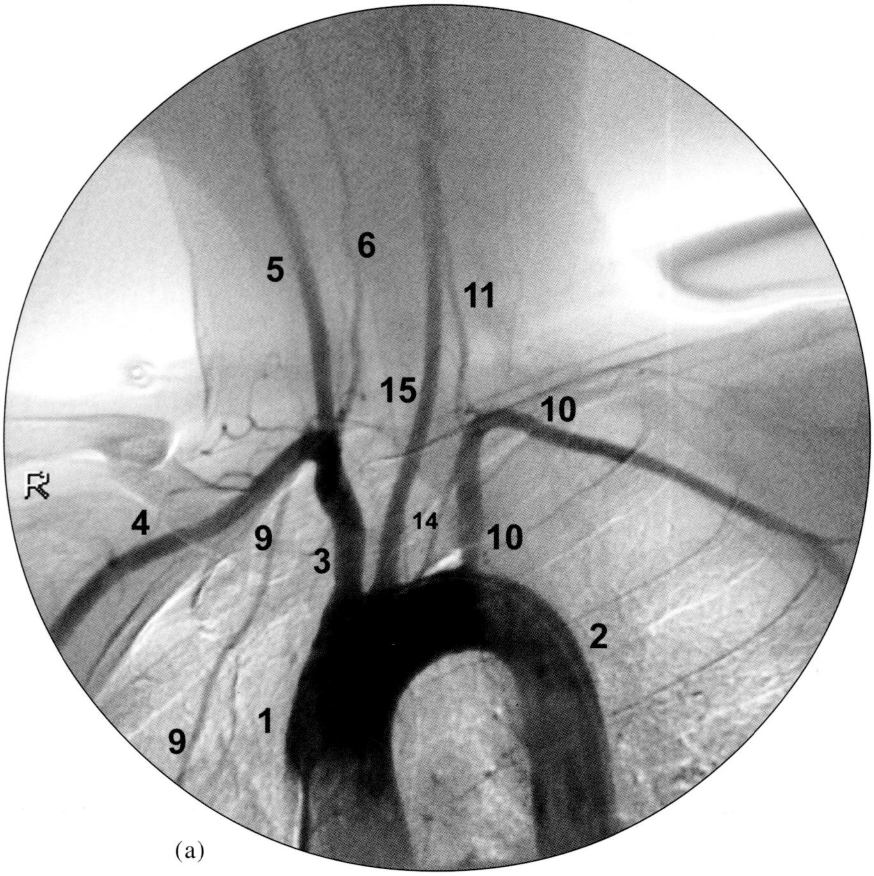

(a)

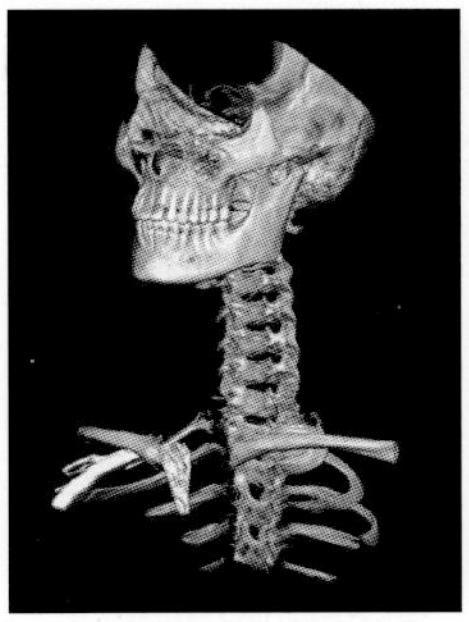

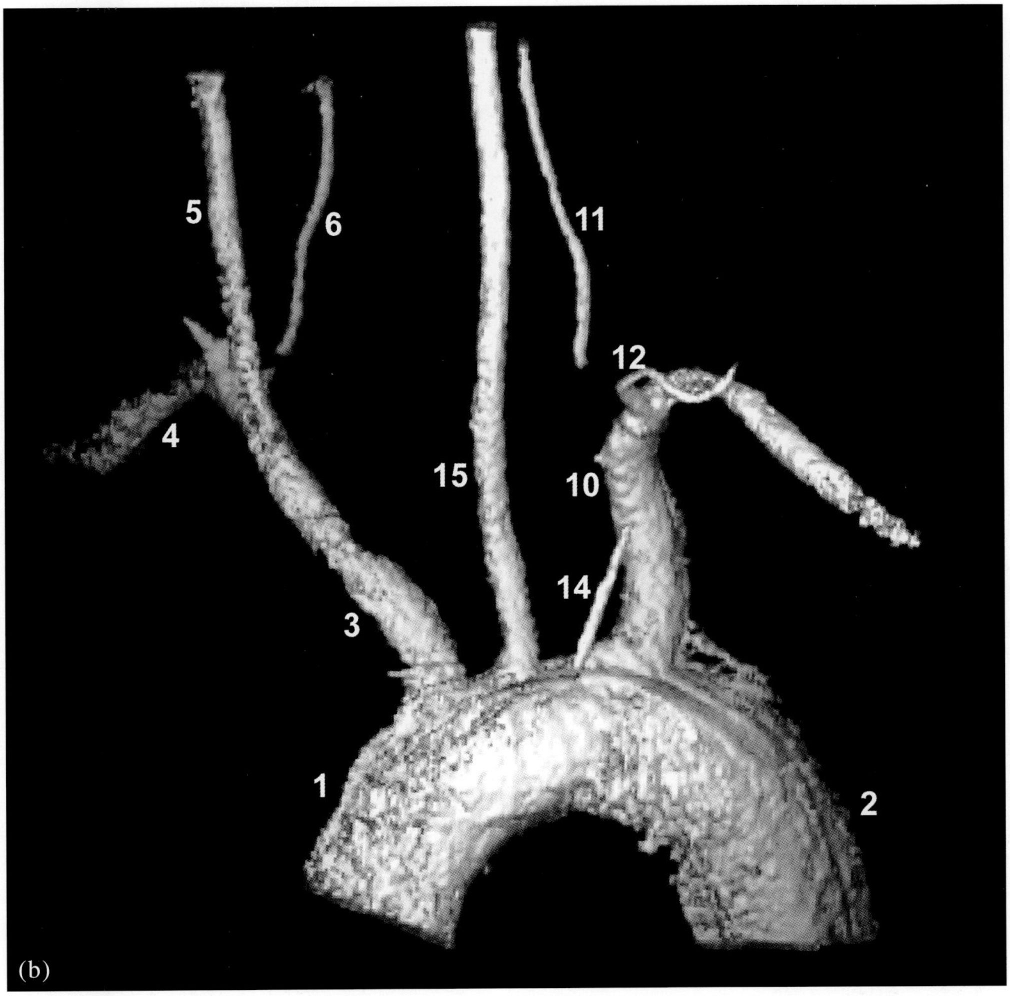

(b)

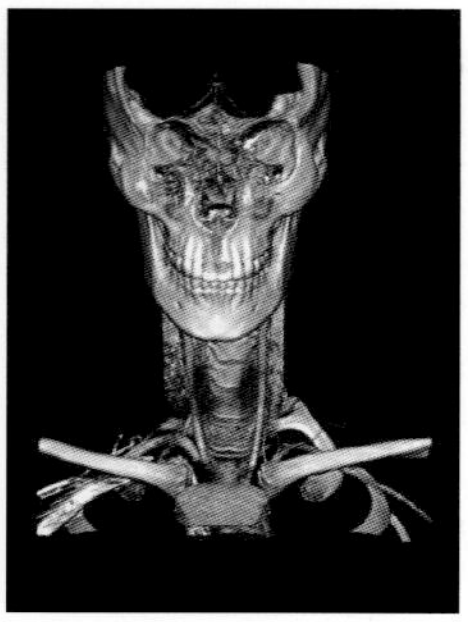

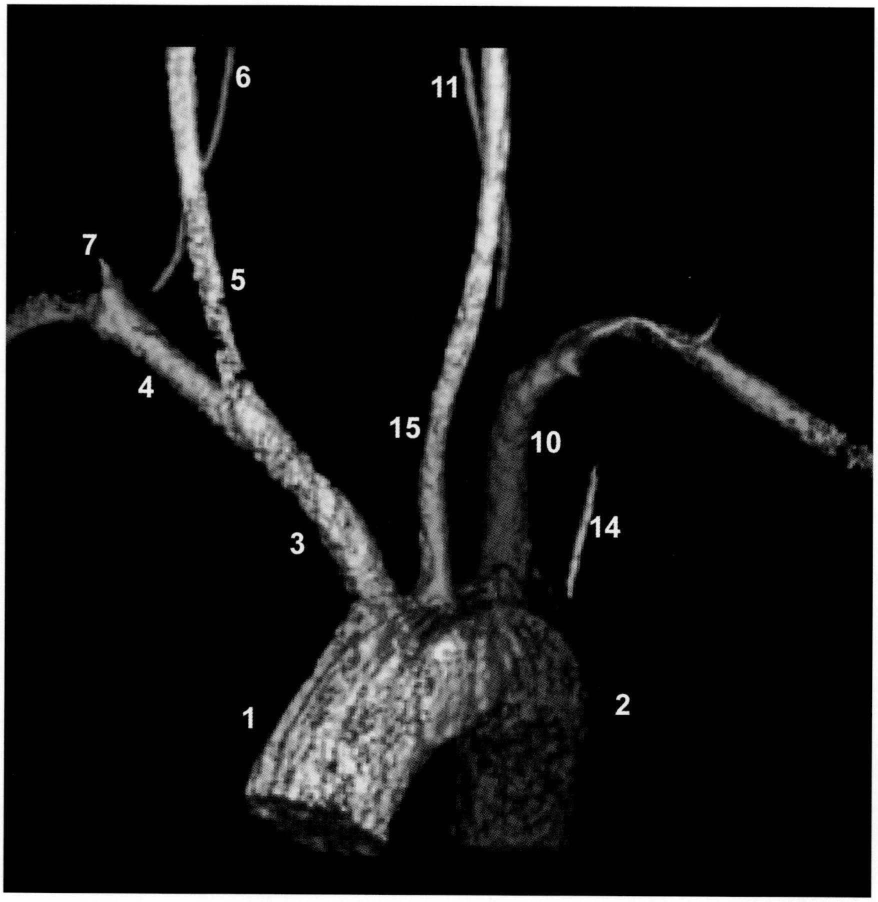

图 3.2 主动脉弓血管造影前面观。由于技术方面的限制椎动脉被处理的近端区域没有显影。

1 ascending thoracic aorta 升主动脉
2 descending thoracic aorta 降主动脉
3 innominate artery 头臂干
4 right subclavian artery 右锁骨下动脉
5 right common carotid artery 右颈总动脉
6 right vertebral artery 右椎动脉
7 right thyrocervical trunk 右甲状颈干
10 left subclavian artery 左锁骨下动脉
11 left vertebral artery 左椎动脉
14 left internal mammary artery 左胸廓内动脉
15 left common carotid artery 左颈总动脉

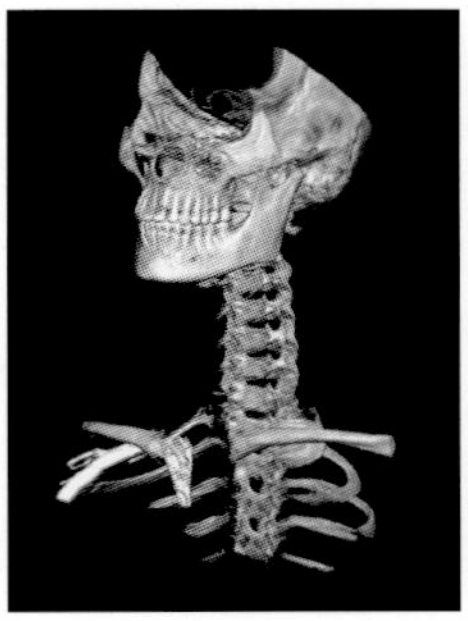

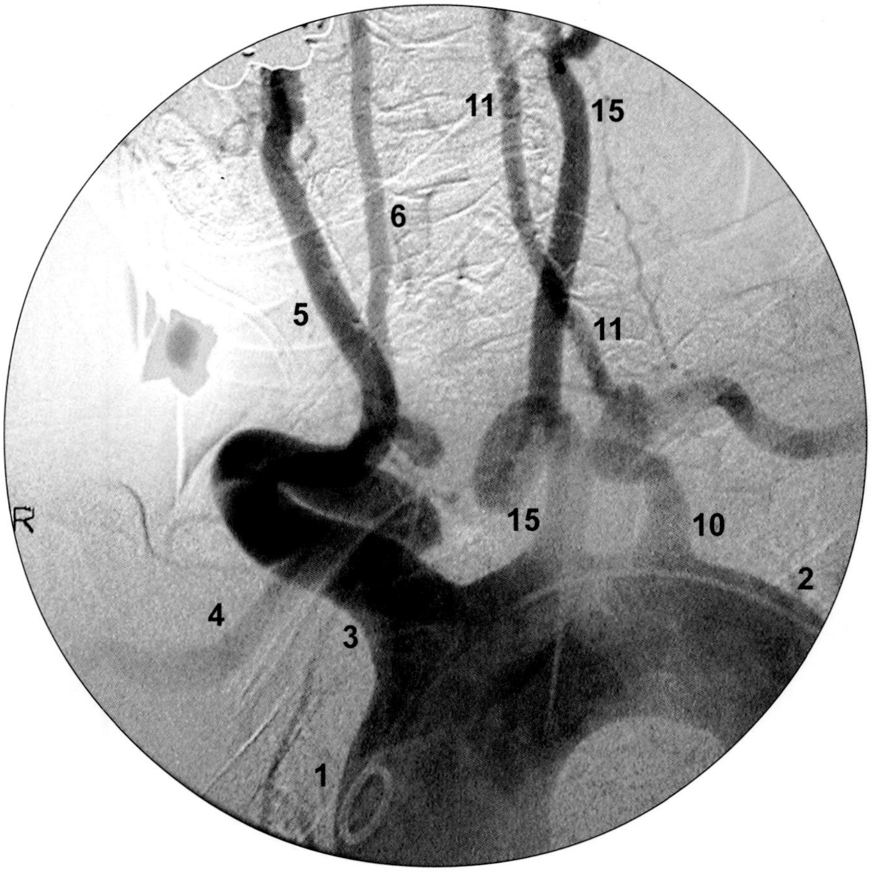

图 3.3 主动脉弓左前斜位 2D 血管造影。此图显示从主动脉弓发出的一些大血管明显延长和屈曲，这些变化常见于一些长期高血压的人群。

1 ascending thoracic aorta 升主动脉
2 descending thoracic aorta 降主动脉
3 innominate artery 头臂干
4 right subclavian artery 右锁骨下动脉
5 right common carotid artery 右颈总动脉
6 right vertebral artery 右椎动脉
10 left subclavian artery 左锁骨下动脉
11 left vertebral artery 左椎动脉
15 left common carotid artery 左颈总动脉

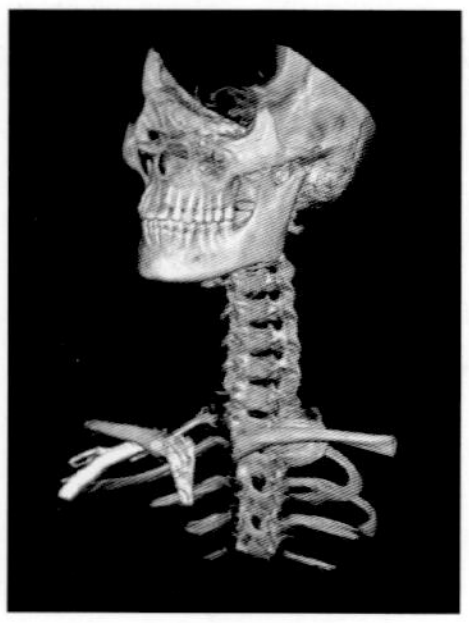

图 3.4 主动脉弓左前斜位 2D 血管造影。显示左颈总动脉起源于无名动脉的正常解剖变异。

1 ascending thoracic aorta 升主动脉
2 descending thoracic aorta 降主动脉
3 innominate artery 头臂干
4 right subclavian artery 右锁骨下动脉
5 right common carotid artery 右颈总动脉
6 right vertebral artery 右椎动脉
9 right internal mammary artery 右胸廓内动脉
10 left subclavian artery 左锁骨下动脉
11 left vertebral artery 左椎动脉
15 left common carotid artery 左颈总动脉

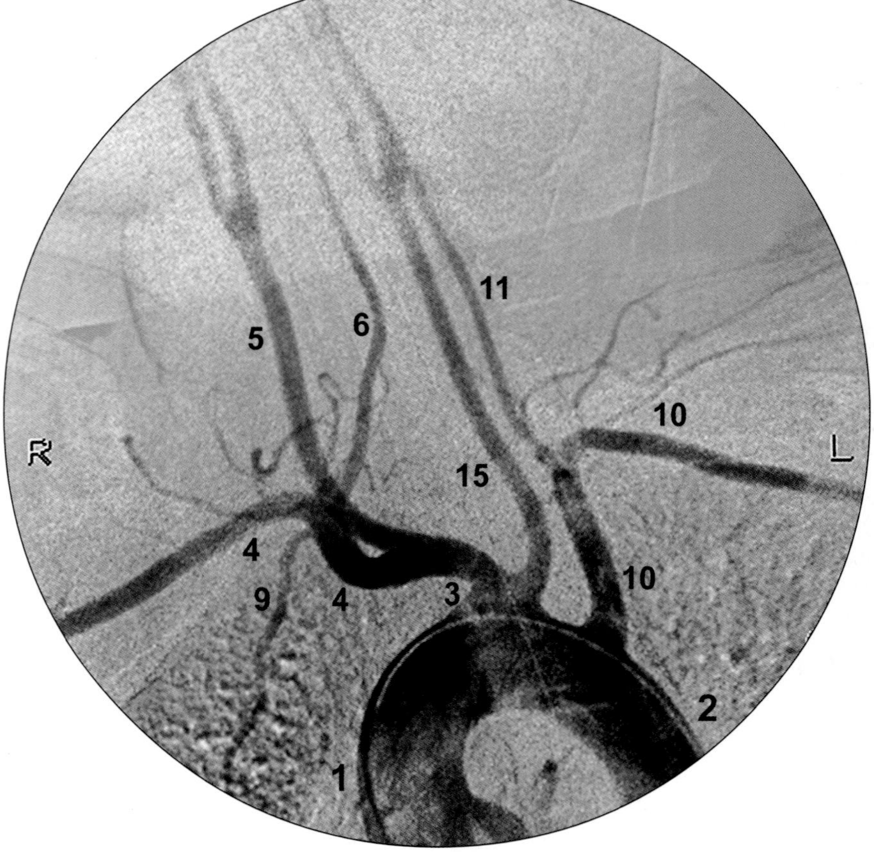

（王 峰 译）

第四章

颈部血管系统

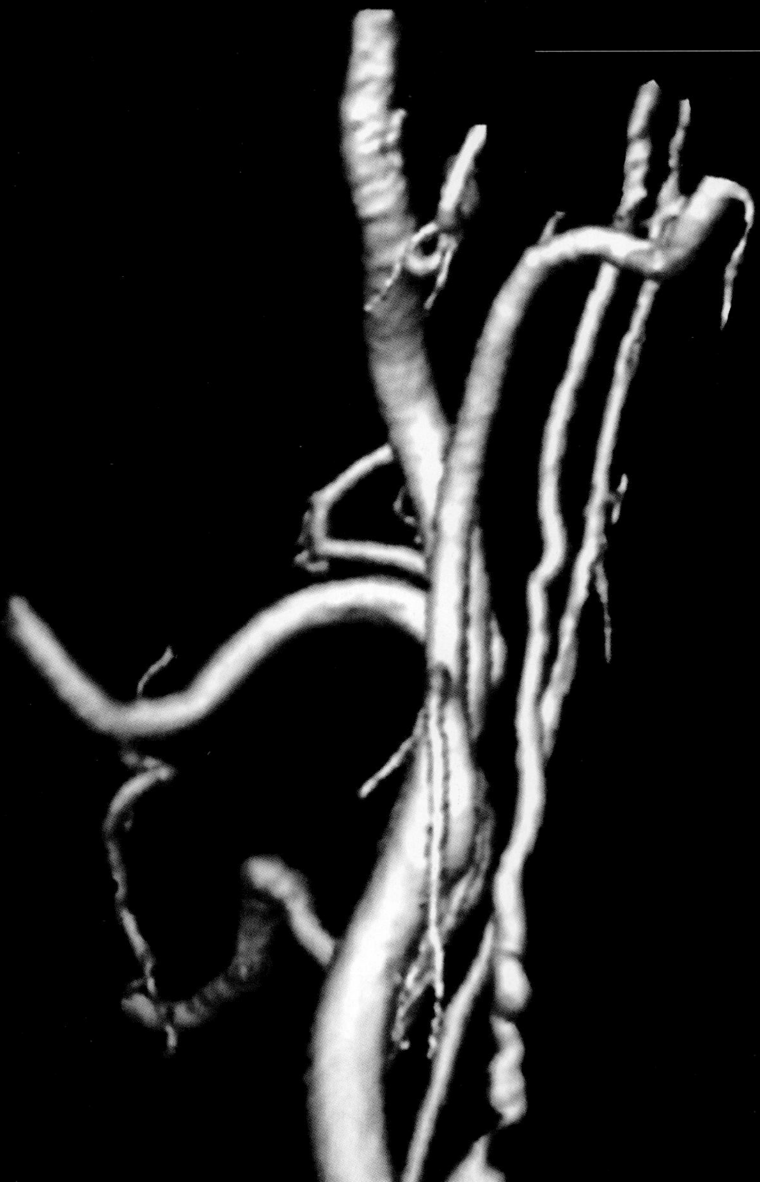

I. 颈动脉系统

颈总动脉沿颈部两侧上行，包埋在颈筋膜(颈动脉鞘)的深层，与颈内静脉和迷走神经伴行。颈动脉鞘位于胸锁乳突肌的深面，颈总动脉(CCA)位于颈内静脉内侧，并在C3–C4(34%)或者C4–C5(46%)水平分为颈内动脉(ICA)和颈外动脉(ECA)[1]，颈动脉分叉可以高至C1或低至T2水平[2]。颈内动脉起始段一般位于颈外动脉起始段的后外侧以及颈内静脉的内侧。颈内动脉在颈部垂直上行，并经过岩骨的颈动脉管进入颅底。颈内动脉的颈段没有主要的分支，在一些少见的情况下，我们可以看到枕动脉或者其他的常见于颈外动脉的分支从颈内动脉发出。

颈外动脉从颈总动脉发出后，迂曲走行于上颈部及面部的深层中，并发出多支血管供应面部、头皮、大部分硬膜以及甲状腺上极。分支包括甲状腺上动脉、咽升动脉、舌动脉、面动脉、枕动脉、耳后动脉以及供应咬肌、颊肌和翼肌的肌支。颈外动脉的两个主要终末支是颞浅动脉(STA)和上颌动脉(IMAX)。终末支从下颌骨的上支附近发出，颞浅动脉从腮腺内发出并上行至颞肌深面，越过颧突发出面横动脉后分为两个主要终末支，成为头皮的主要血供。上颌动脉是颈外动脉最大的终末分支，起自下颌颈的后方，止于蝶腭裂，沿途发出许多分支。上颌动脉分三段：第一段即下颌段，第二段即翼肌段，第三段即翼腭段。

下颌段起源于腮腺内，走行于翼外肌下缘，其分支有脑膜中动脉、脑膜副动脉、下牙槽动脉、耳深动脉和鼓室前动脉。翼突段向前走行，通过颞下窝前上中段，其分支包括颊动脉、咬肌动脉和颞深动脉。翼腭段位于翼腭窝内，其分支是依据其通过的孔或裂而命名的。包括向前发出的四个分支和向后发出的三个分支，其中前面四个分支为上牙槽后动脉、眶下动脉、腭大(降)动脉和蝶腭动脉；后面三个分支为圆孔动脉、翼管动脉(vidian artery)及通过颅底腭鞘管的咽动脉[2–3]。

脑膜中动脉是最大的脑膜血管，也是最大的上颌动脉分支[4]。它垂直向上走行很短的一段，通过棘孔进入颅内，然后陡然转向前方，离开中颅窝内板的硬膜沟，走行在额骨和顶骨的内表面。脑膜中动脉通常供应凸面脑膜，其岩支细小为中耳处面神经的神经滋养血管。在应用颗粒或液体栓塞剂时，脑膜中动脉的栓塞能够引起面神经麻痹。颈内动脉闭塞时，脑膜中动脉分支与眼动脉的泪腺支之间的吻合能够提供侧支血流(图4.9和图4.10所示)，但是这种潜在的交通也可能在通过脑膜中动脉进行栓塞时导致失明。

上颌动脉翼腭段的分支包括眶下动脉、蝶腭动脉和圆孔动脉。其中眶下动脉通过眶下管和眶下孔供应颊部、下眼睑、上唇、泪囊和鼻[4]。同时也通过和眼动脉的终末支吻合，在颈内动脉闭塞时为颈内动脉系统提供潜在侧支血流。

上颌动脉远段的蝶腭支供应鼻腔，是鼻腔后部出血的主要来源，因此颗粒栓塞颌内动脉远段经常被用来作为处理鼻腔后部出血的直接手段。

颈内动脉和颈外动脉系统之间存在大量吻合支、脑膜中动脉和脑膜副动脉，圆孔动脉与颈内动脉的下外侧干(海绵窦下部的动脉分支)之间存在正常吻合。这些吻合支可以向颈内动脉颅内段的海绵窦水平段提供侧支血流[5]。同时，也可为海绵窦区和颅底的硬脑膜动静脉瘘提供动脉血运。除此之外，这些动脉分支还是颅神经的重要滋养血管。因此，在颈外动脉系统栓塞过程中，重视颈外动脉和颈内动脉交通支的存在以及保护颅神经血运的完整是至关重要的[6]。

另一个重要的颈内动脉和颈外动脉系统的吻合支是枕动脉和椎动脉的上颈段之间的吻合。在普通脑血管造影中，这些正常的吻合支是不容易被看到的，在进行枕动脉栓塞时要特别注意避免栓塞材料进入椎－基底动脉系统。

相对于传统的二维成像，三维血管造影(3DRA)在进行颈部颈动脉病变的评估时具有明显的优势。通过注射一次造影剂，3D成像可获得颈动脉分叉部无数的影像信息。借助于多角度成像，3D可精确地评估血管狭窄的程度，不但能提高鉴别狭窄的能力，还有助于判定复杂动脉粥样硬化斑块及其内部的溃疡。

注射一次造影剂后即可获得任意角度的信息，极为便利。这将减少造影过程中造影剂的总量，进而减少造影剂潜在的危害。

与传统二维血管造影相比较，3DRA有助于更准确地评价动脉粥样硬化斑块，判断病情，妥善地选择病人的治疗方式。

3DRA评价颈总动脉分叉部具有较大优势，但在选择性颈外动脉造影时由于某些原因影响，该优势会受到限制。常见原因有：颈外动脉分支多且细小，显影不清；造影时患者因感觉不适经常发生身体移动以及导管操作时颈外动脉更容易发生血管痉挛。

II. 椎动脉

椎动脉从锁骨下动脉发出后(偶可直接起于主动脉弓左侧)，初行向内上，多数人穿经C6–C3的横突孔后再向外上通过C2横突孔。椎动脉除在第一颈神经根水平处向侧方突出外，一直走行于颈神经腹侧根前方。向前上穿过寰椎横突孔。在近颅颈交界处，环绕环枕关节[7]，在寰椎后弓上方向后走行，然后陡然向前内，经寰椎后弓上方穿破硬膜经枕骨大孔入颅，进入蛛网膜下腔。通常椎动脉穿经硬膜处可见轻微的环形压迹或管径改变。在延桥交界下缘两条椎动脉汇合成基底动脉。双侧椎动脉常粗细不等，通常左侧较右侧略粗。椎动脉发育异常较为常见。

在颈部椎动脉发出许多深肌支和节段性脊髓支，供血给椎体和脊髓[7]。有时还可见到变异血管通过椎动脉的根髓支向颈部脊髓供血。根髓动脉是指供应脊髓的正常节段的供血血管。通常一侧或双侧椎动脉可发出一支向臂丛(C4–T1)供血，该支偶尔起于甲状颈干、肋颈干，甚至起于颈外动脉的甲状腺上动脉。

参考文献

[1] Huber, P. 1982. *Krayenbuhl/Yasargil Cerebral Angiography.* New York: Thieme Medical Publishers, p.37.

[2] Rael, R.R., and L.R. Casey. 2000. *Cerebral Angiography.* In Neuroimaging. W.W. Orrrison, ed. Philadelphia: W.B. Saunders, pp.206–212.

[3] Borden NB, D. Dungan, B.L. Dean, and R.A. Flom. 1996. Postraumatic epistaxis from injury to the pterygovaginal artery. *Am. J. Neuroradiol.* 17:1148–1150.

[4] Haughton, V.M., and A.E. Rosenbaum. 1974. *The normal and anomalous aortic arch and brachiocephalic arteries.* In Radiology of the Skull and Brain: Angiography Volume 2. T.H. Newton and D.G. Potts, eds., St. Louis: C.V. Mosby, pp.l145–1163.

[5] Berenstein A, and P. Lasjaunias. 1992. *Surgical Neuroangiography: Functional Anatomy of the Craniofacial Arteries, Volume* 1. New York: Springer-Verlag, 1992, pp.239–244.

[6] Berenstein and Lasjaunias, 231–237.

[7] Stephens, R.B., and D.L. Stillwell. 1969. *Arteries and Veins of the Human Brain.* Springfield, Ill: Charles C Thomas, pp.71–73.

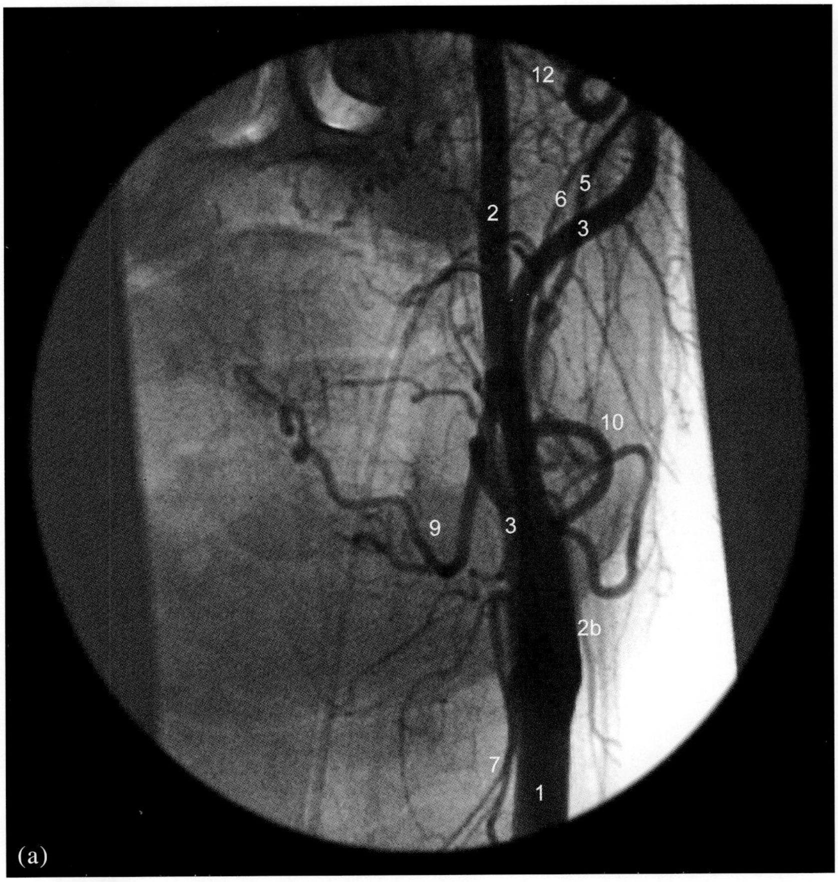

(a)

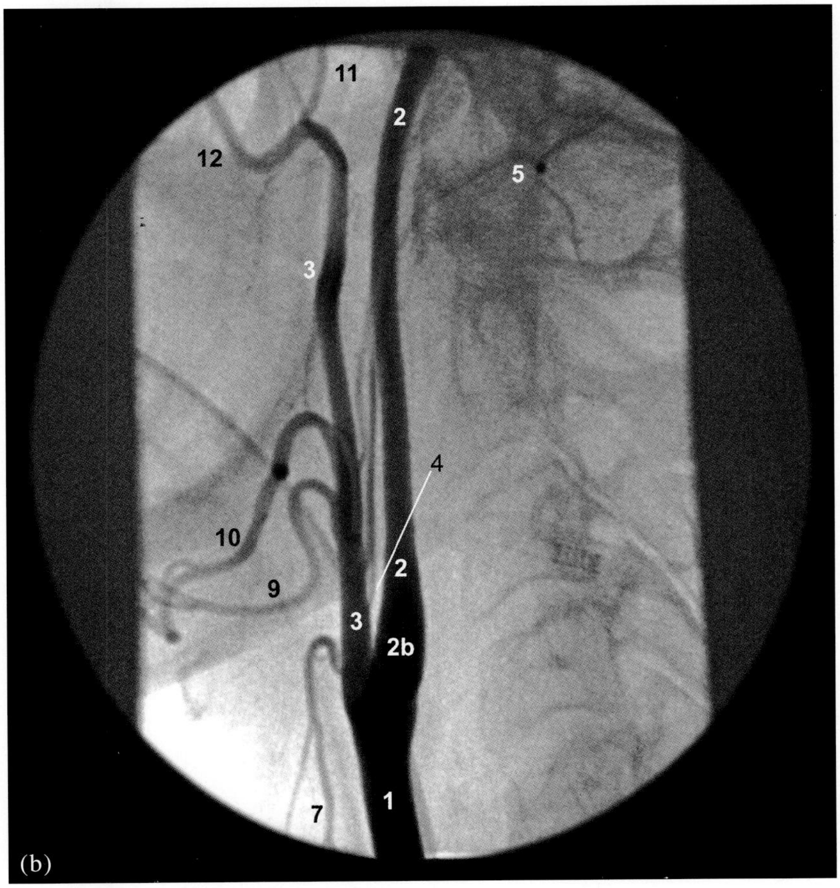

(b)

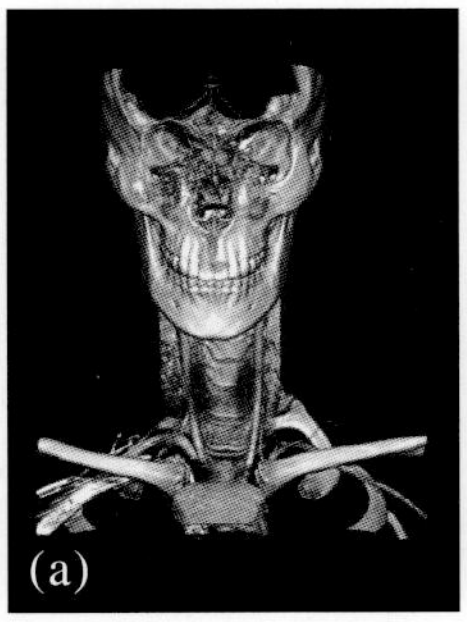

(a)

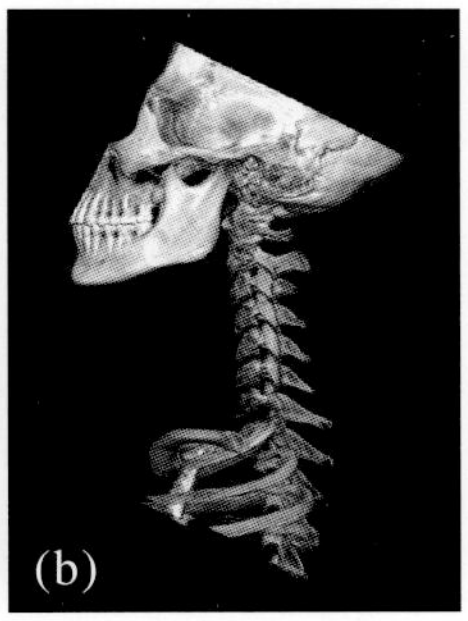

(b)

图 4.1(a,b) 左颈总动脉造影，正位(a)，侧位(b)。如图所示为左颈总动脉各分支的正常 2D 影像。

1 common carotid artery 颈总动脉
2 internal carotid artery 颈内动脉
2b carotid bulb 颈动脉球
3 external carotid artery 颈外动脉
4 ascending pharyngeal artery 咽升动脉
5 occipital artery 枕动脉
6 posterior auricular artery 耳后动脉
7 superior thyroid artery 甲状腺上动脉
9 lingual artery 舌动脉
10 facial artery 面动脉
11 superficial temporal artery 颞浅动脉
12 internal maxillary artery 上颌动脉

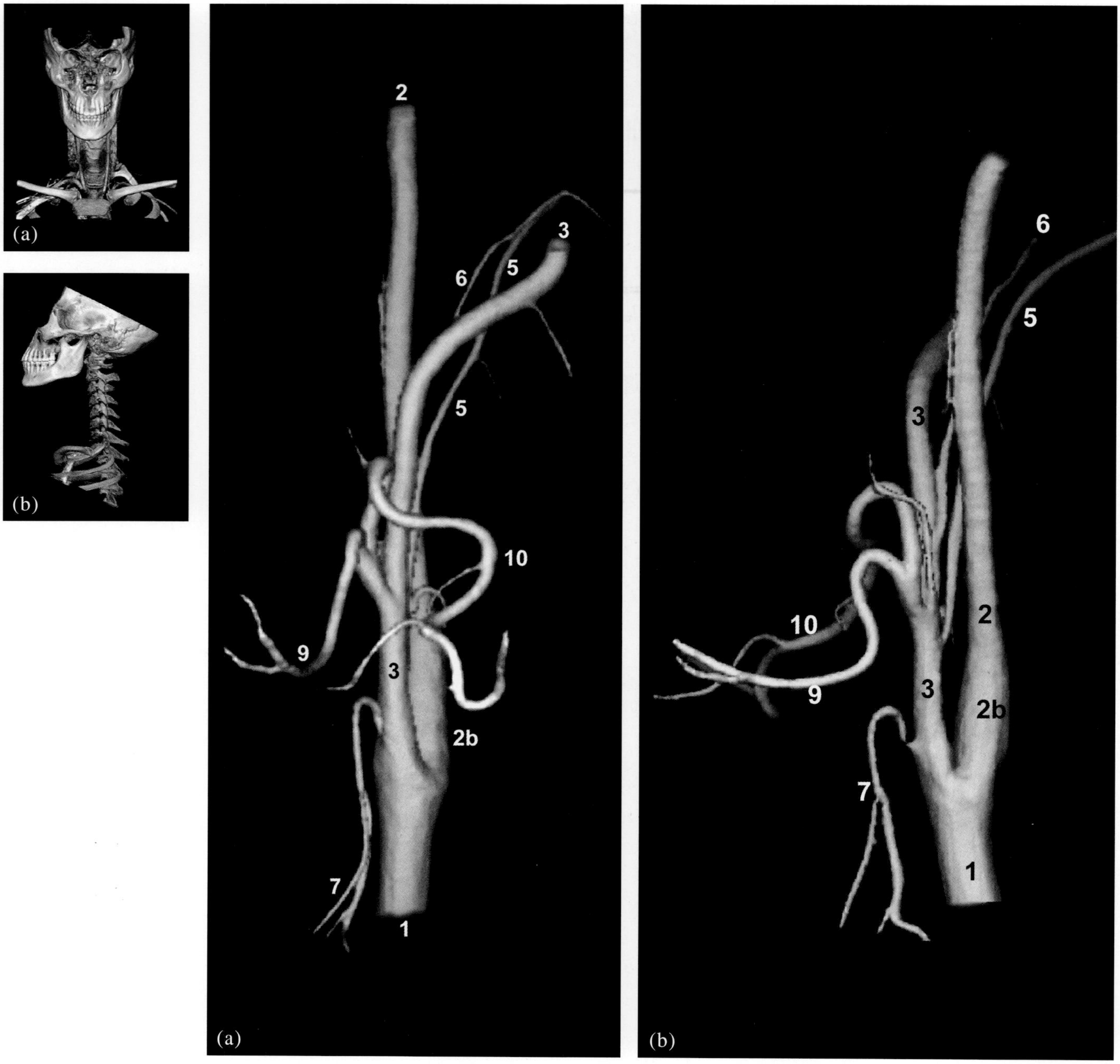

图 4.2(a～d) 左颈总动脉造影，前面观(a)，侧面观(b)，后面观(c)和右前斜面观(d)。如图所示为左颈总动脉各分支的正常 3D 影像。
本幅与图 4.1 为同一患者的影像。

1 common carotid artery 颈总动脉
2 internal carotid artery 颈内动脉
2b carotid bulb 颈动脉球
3 external carotid artery 颈外动脉
5 occipital artery 枕动脉
6 posterior auricular artery 耳后动脉
7 superior thyroid artery 甲状腺上动脉
9 lingual artery 舌动脉
10 facial artery 面动脉

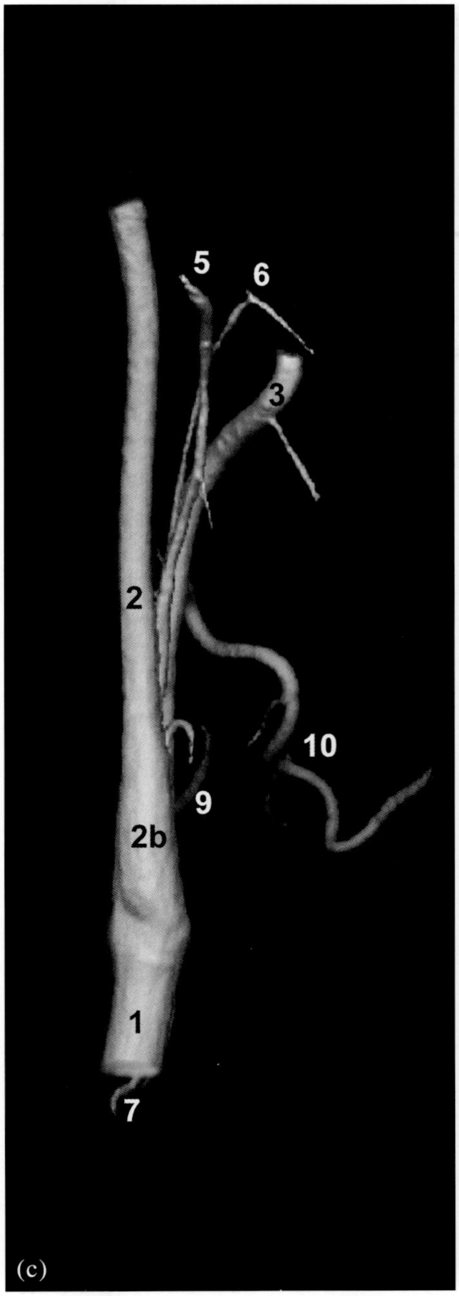
5
6
3
2
10
9
2b
1
7
(c)

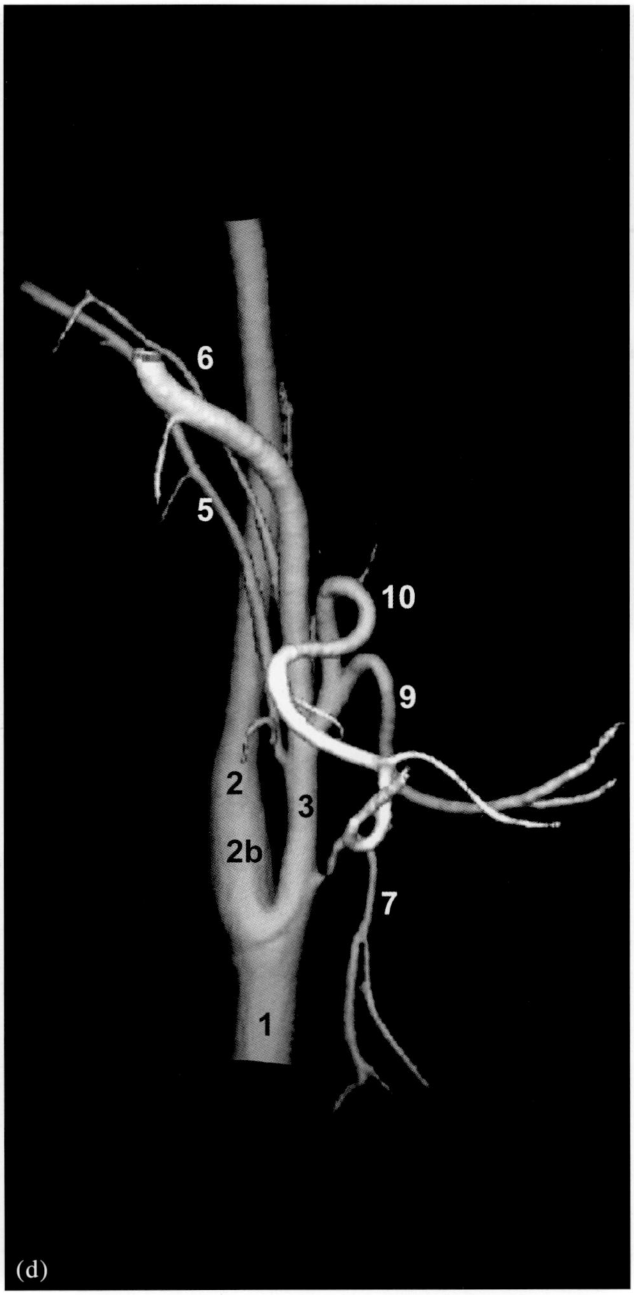
6
5
10
9
2
3
2b
7
1
(d)

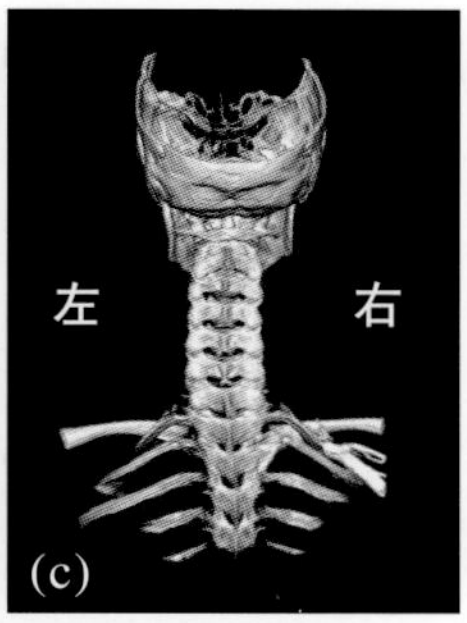
左
右
(c)

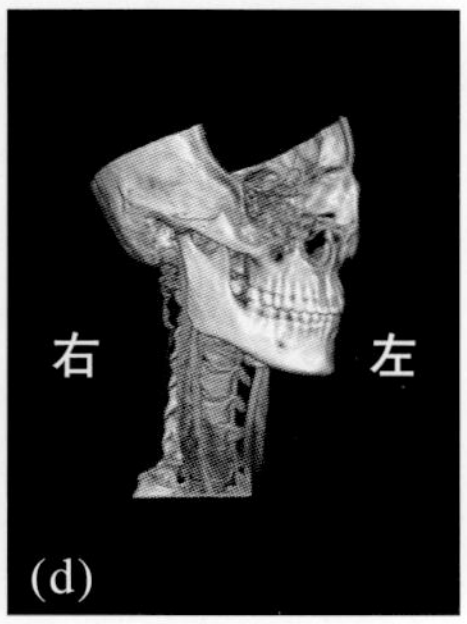
右
左
(d)

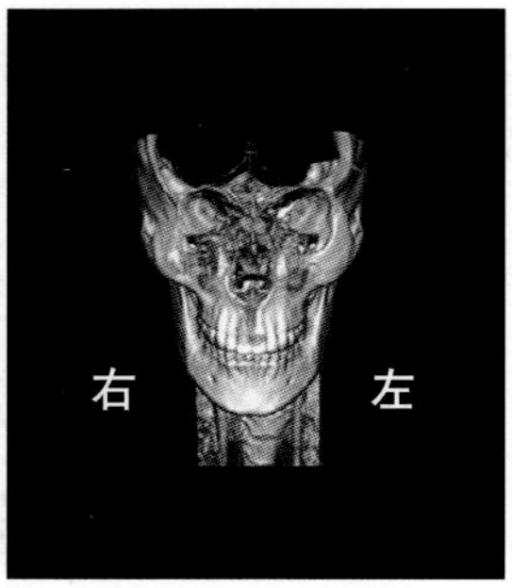

图 4.3(a～e) 不同患者颈外动脉造影，正位(a)，侧位(b)，放大的正位(c)，正位动脉早期(d)，正位动脉晚期(e)。如图所示为颈外动脉各分支的正常 2D 图像。

3 external carotid artery 颈外动脉
5 occipital artery 枕动脉
6 posterior auricular artery 耳后动脉
9 lingual artery 舌动脉
10 facial artery 面动脉
11 superficial temporal artery 颞浅动脉
12 internal maxillary artery 上颌动脉
13 middle meningeal artery 脑膜中动脉
14 accessory meningeal artery 脑膜副动脉
15 deep temporal artery 颞深动脉
16 inferior alveolar artery 下牙槽动脉
17 infraorbital artery 眶下动脉
18 posterior superior alveolar artery 上牙槽后动脉
19 greater palatine artery 腭大动脉
20 sphenopalatine artery 蝶腭动脉
24 transverse facial artery 面横动脉
25 masseteric muscular branches 咬肌支
26 buccal muscular branches 颊肌支
fs foramen spinosum 棘孔
m muscular branches 肌支
LN lateral nasal branches of sphenopalatine artery 蝶腭动脉鼻外侧支
SB septal branches of sphenopalatine artery 蝶腭动脉间隔支

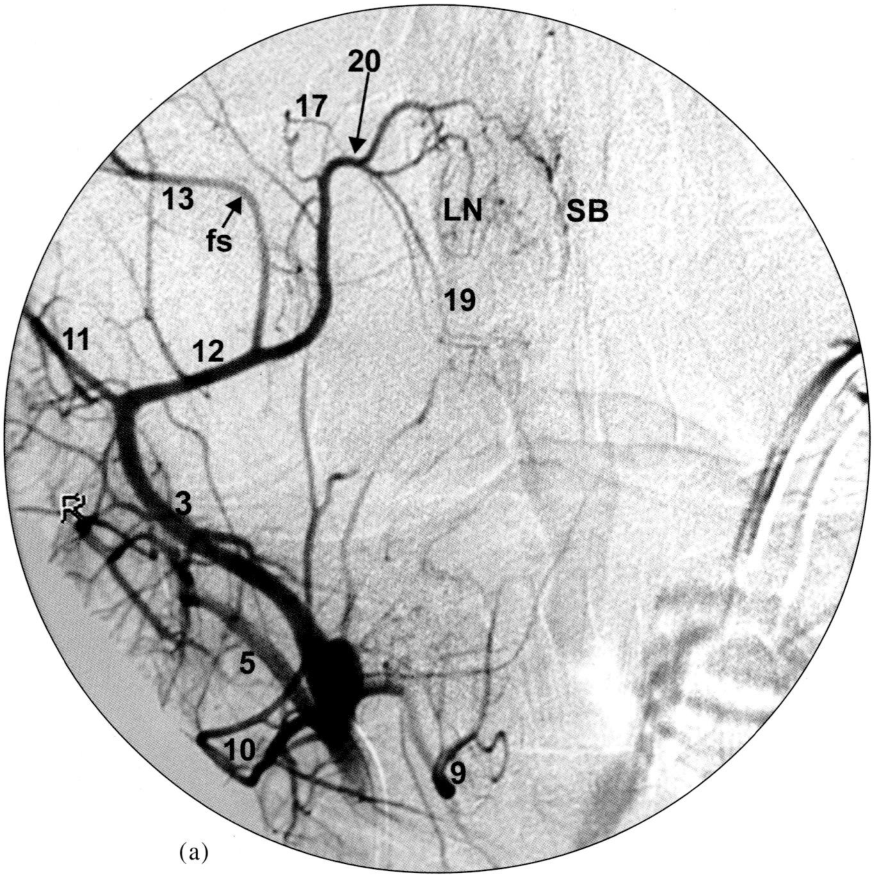

(a)

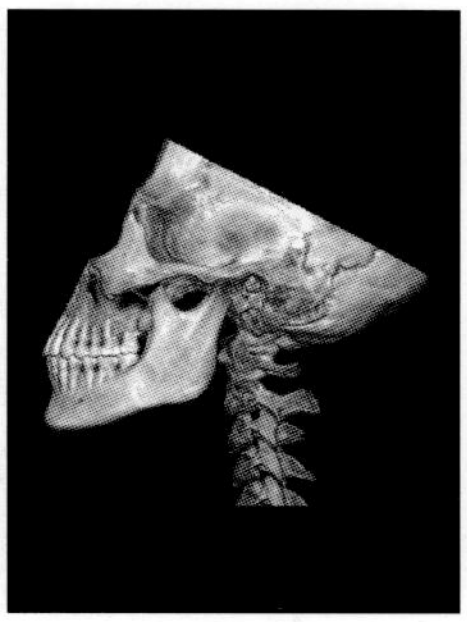

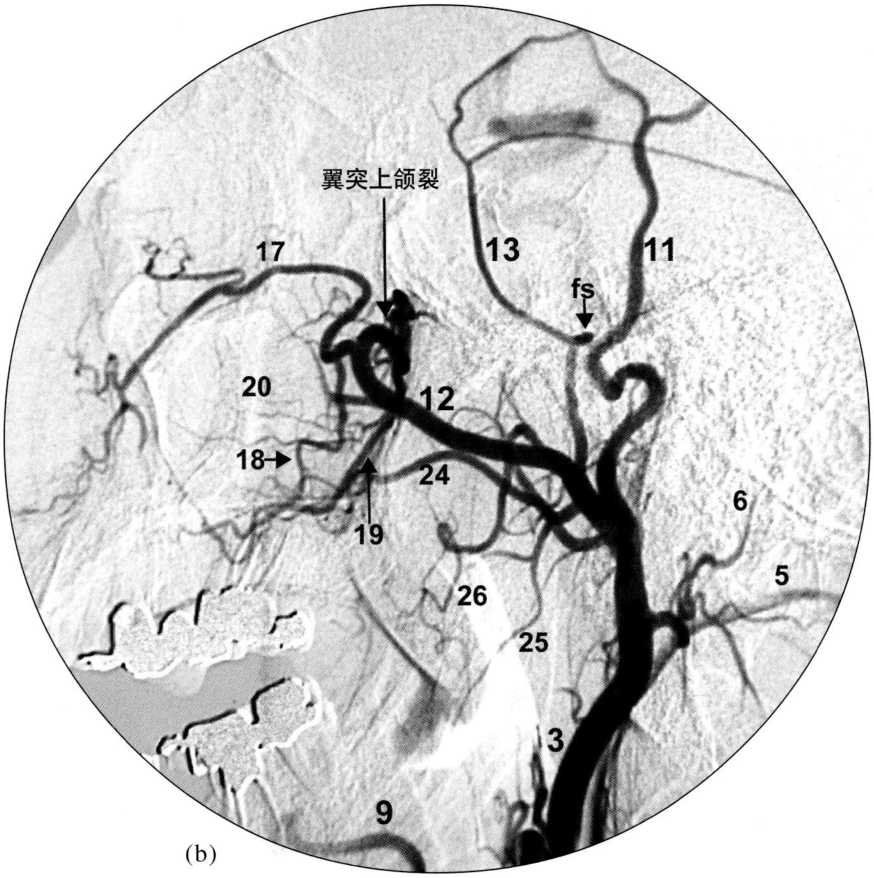
翼突上颌裂
17
13
11
fs
20
12
18
24
19
6
5
26
25
3
9

(b)

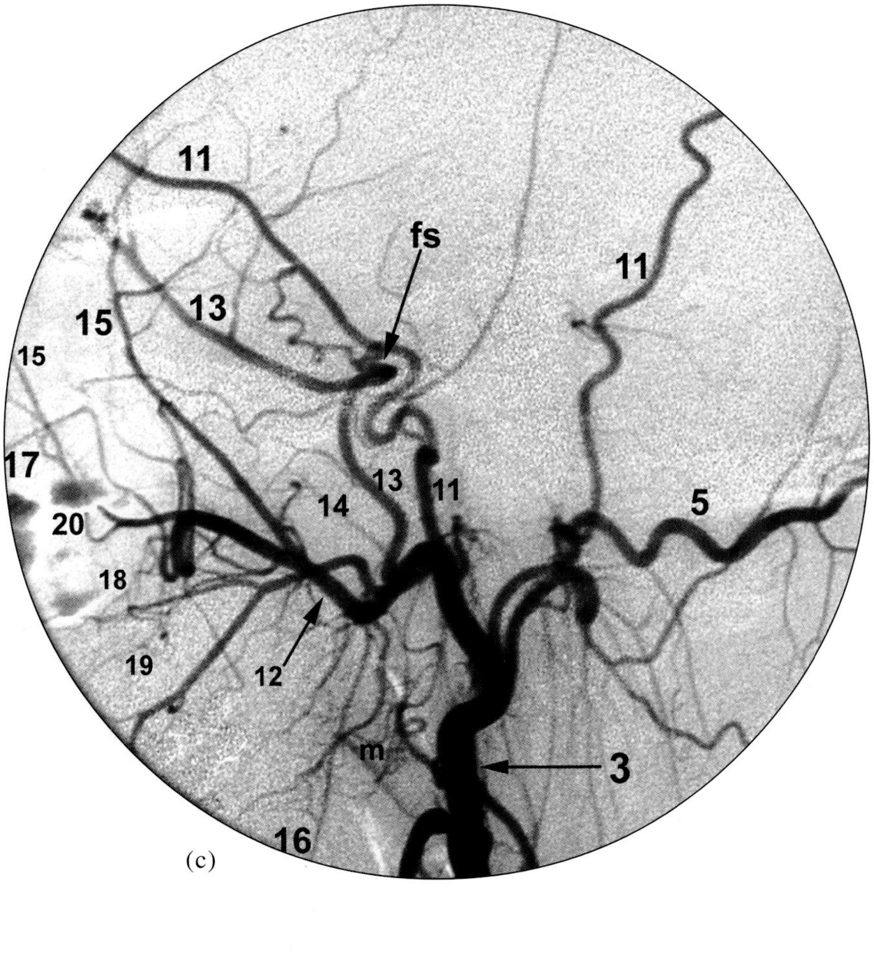
11
fs
11
15
13
15
17
13
11
5
20
14
18
12
19
m
3
16

(c)

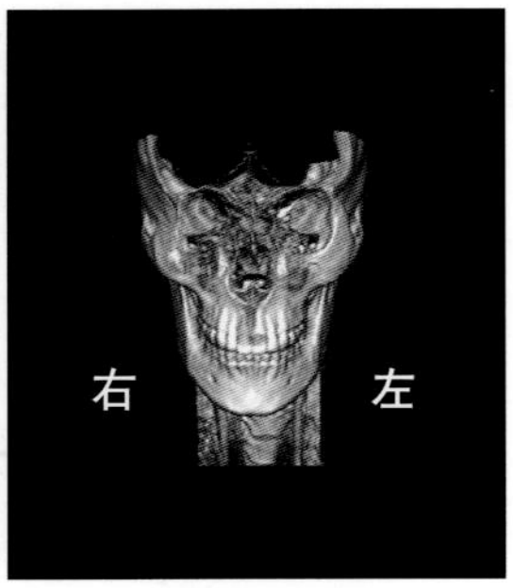

图 4.3 (续)

3 external carotid artery 颈外动脉
5 occipital artery 枕动脉
6 posterior auricular artery 耳后动脉
9 lingual artery 舌动脉
10 facial artery 面动脉
11 superficial temporal artery 颞浅动脉
12 internal maxillary artery 上颌动脉
13 middle meningeal artery 脑膜中动脉
14 accessory meningeal artery 脑膜副动脉
15 deep temporal artery 颞深动脉
16 inferior alveolar artery 下牙槽动脉
17 infraorbital artery 眶下动脉
18 posterior superior alveolar artery 上牙槽后动脉
19 greater palatine artery 腭大动脉
20 sphenopalatine artery 蝶腭动脉
24 transverse facial artery 面横动脉
25 masseteric muscular branches 咬肌支
26 buccal muscular branches 颊肌支
fs foramen spinosum 棘孔
m muscular branches 肌支
LN lateral nasal branches of sphenopalatine artery 蝶腭动脉鼻外侧支
SB septal branches of sphenopalatine artery 蝶腭动脉间隔支
PDB posterior directed branches of distal internal maxillary artery. These are 1.artery of foramen rotundum 2.artery of the pterygoid canal (vidian artery), and 3.pharyngeal artery (pterygovaginal artery) 颌内动脉末段分支。分别为:1.圆孔动脉;2.翼管动脉(vidian 动脉);3.咽动脉(腭鞘动脉)

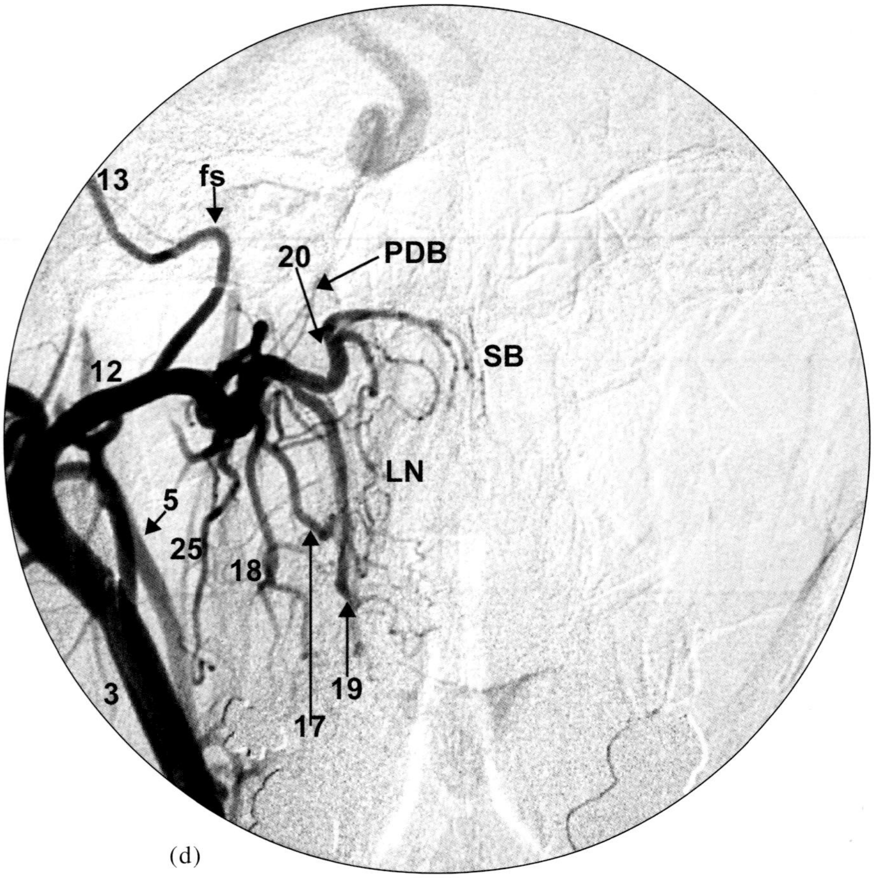

(d)

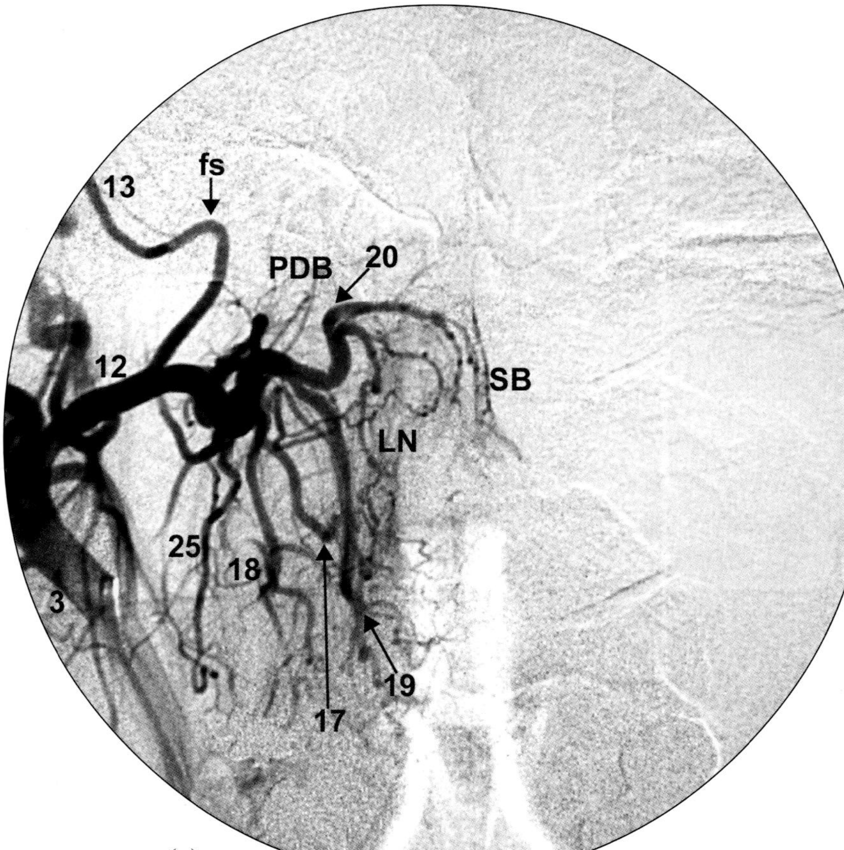

(e)

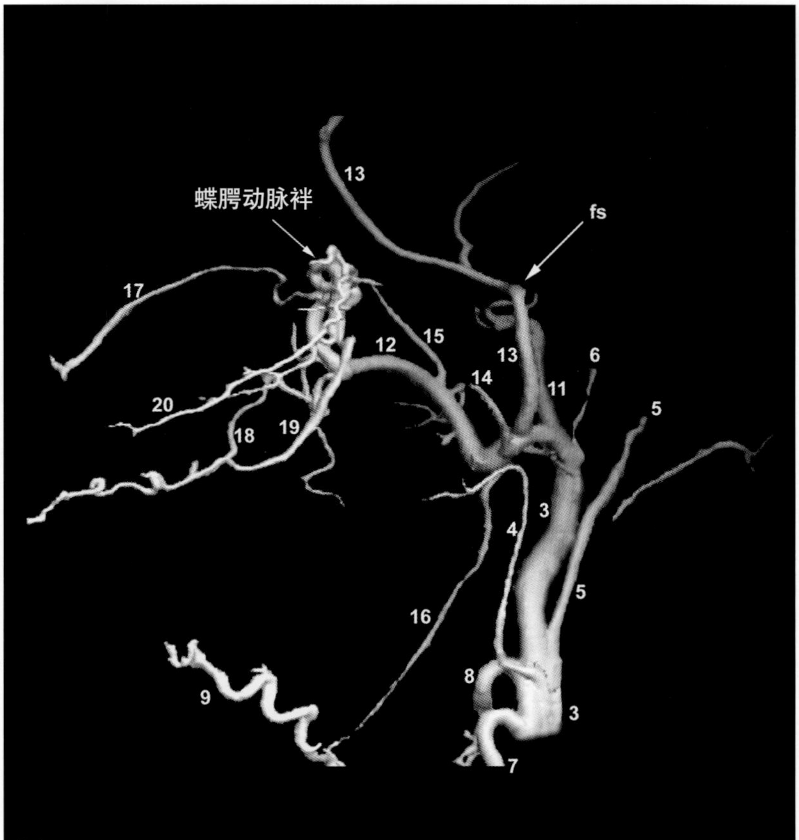

(a)

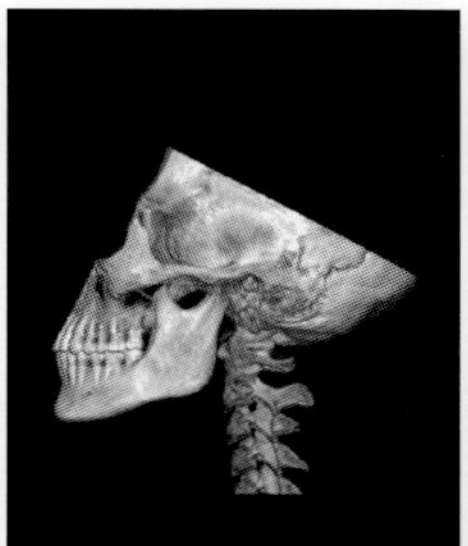
(a)

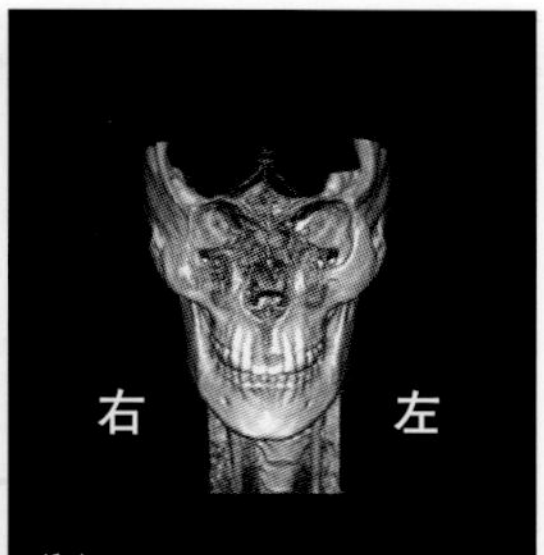

(b)

图4.4(a,b) 选择性颈外动脉造影，3D侧面观(a)，前面观(b)。如图所示为颈外动脉各分支的正常影像。

3 external carotid artery 颈外动脉
4 ascending pharyngeal artery 咽升动脉
5 occipital artery 枕动脉
6 posterior auricular artery 耳后动脉
7 superior thyroid artery 甲状腺上动脉
8 lingual-facial artery trunk 舌-面动脉干
9 lingual artery 舌动脉
10 facial artery 面动脉
11 superficial temporal artery 颞浅动脉
12 internal maxillary artery 上颌动脉
13 middle meningeal artery 脑膜中动脉
14 accessory meningeal artery 脑膜副动脉
15 deep temporal artery 颞深动脉
16 inferior alveolar artery 下牙槽动脉
17 infraorbital artery 眶下动脉
18 posterior superior alveolar artery 上牙槽后动脉
19 greater palatine artery 腭大动脉
20 sphenopalatine artery 蝶腭动脉
25 masseteric muscular branches 咬肌支
fs foramen spinosum 棘孔
LN lateral nasal branches of sphenopalatine artery 蝶腭动脉鼻外侧支
SB septal branches of sphenopalatine artery 蝶腭动脉间隔支

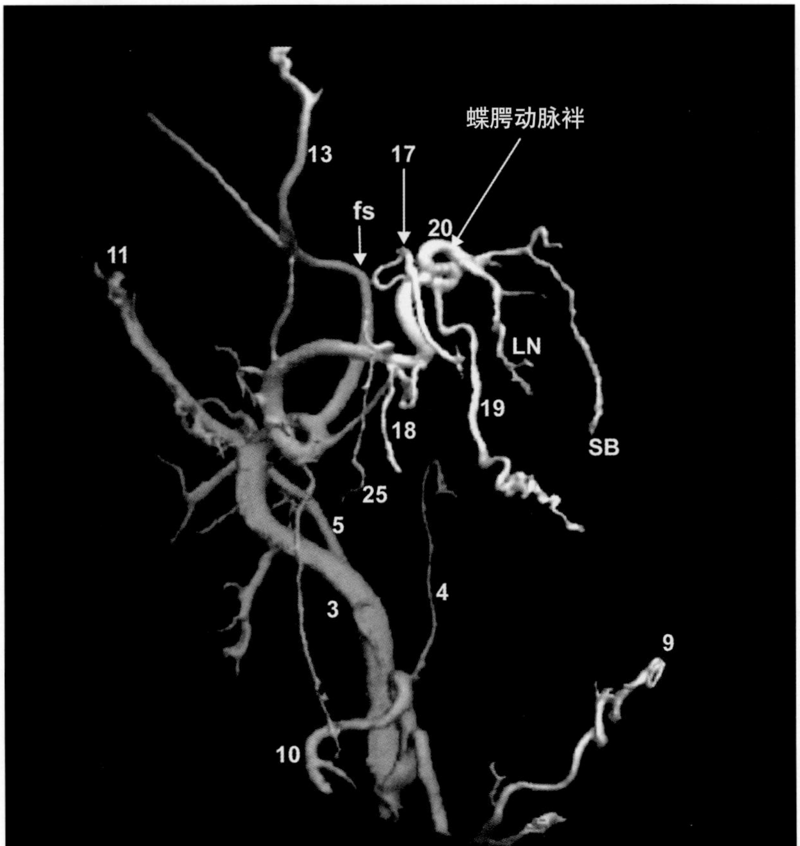

(b)

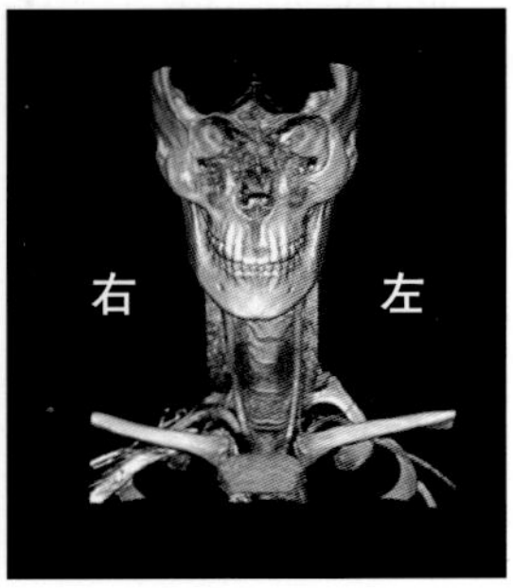

图4.5 右椎动脉正位造影(2D)。显示自椎动脉颈段至椎－基底动脉结合部。

1 vertebral artery 椎动脉
2 muscular branches 肌支
3 radiculomedullary feeder to anterior spinal artery 脊髓前动脉相沟通的根髓动脉
4 PICA 小脑下后动脉
C1 first cervical vertebrae 第一颈椎(寰椎)
C2 second cervical vertebrae 第二颈椎(枢椎)

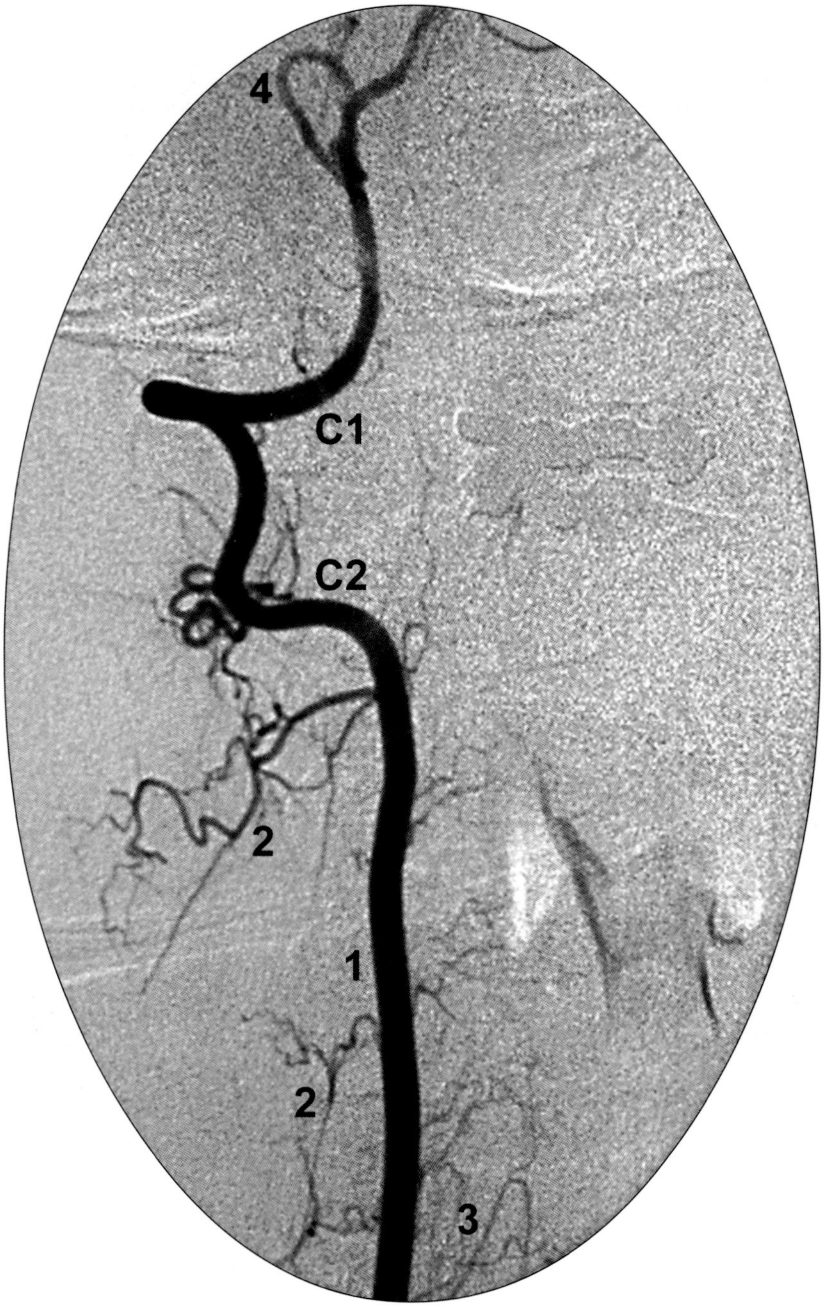

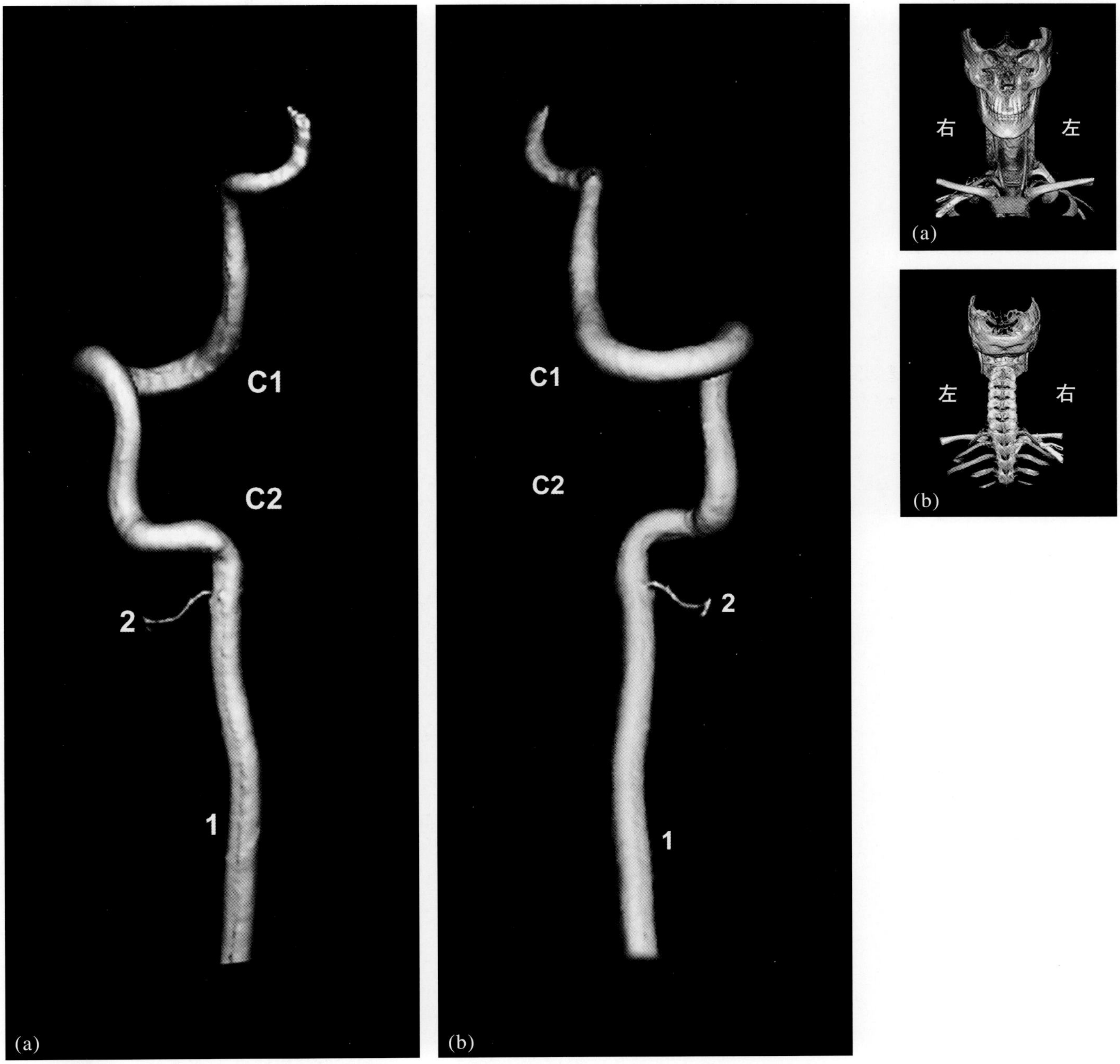

图4.6（a,b） 右椎动脉造影，前面观(a)和后面观(b)3D 图像。显示自椎动脉颈段至颅底。

1 vertebral artery 椎动脉
2 muscular branches 肌支
C1 first cervical vertebrae 第一颈椎(寰椎)
C2 second cervical vertebrae 第二颈椎(枢椎)

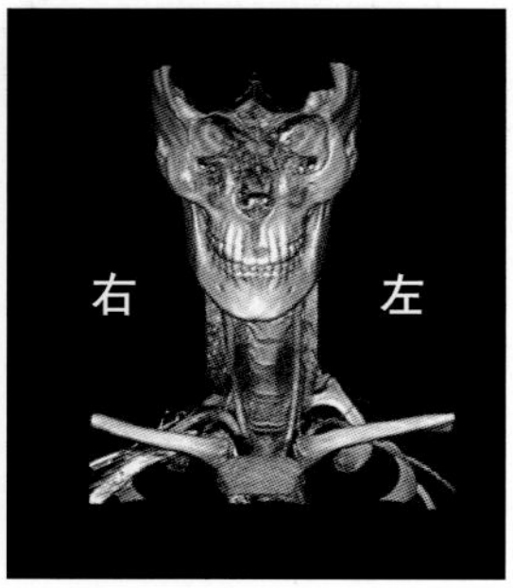

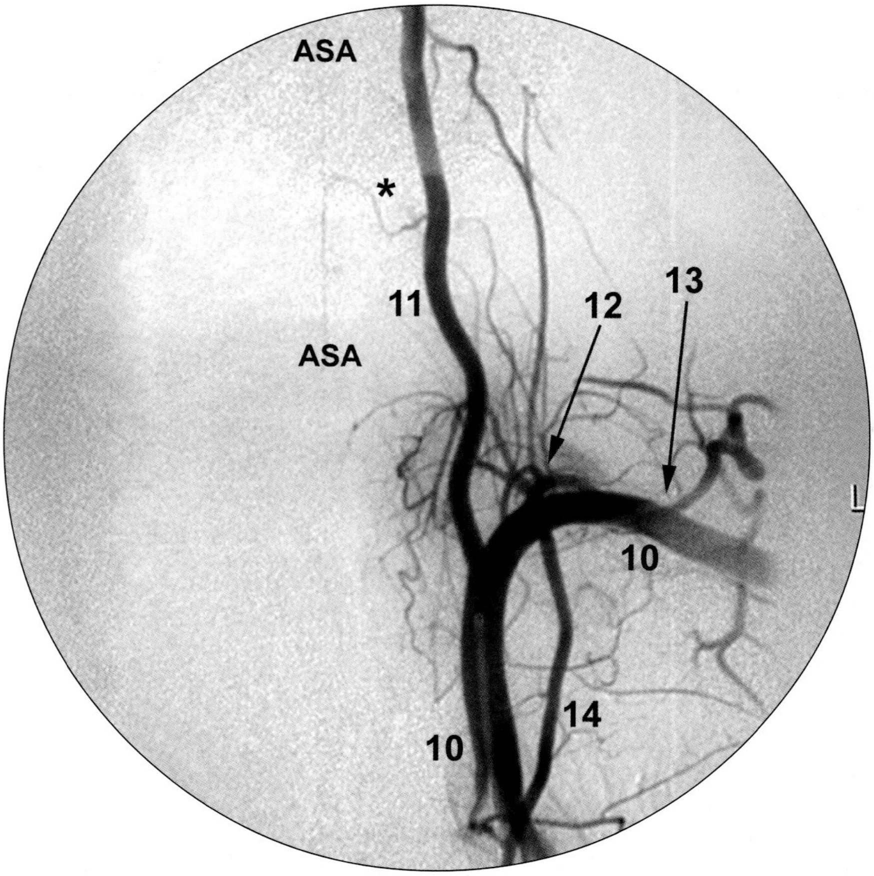

图4.7 左锁骨下动脉正位2D造影图像。显示左椎动脉起始和下位颈段。

10 left subclavian artery 左锁骨下动脉
11 left vertebral artery 左椎动脉
12 left thyrocervical trunk 左甲状颈干
13 left costocervical trunk 左肋颈干
14 left internal mammary artery 左胸廓内动脉
* radiculomedullary feeder to anterior spinal artery 脊髓前动脉相沟通的根髓动脉
ASA anterior spinal artery 脊髓前动脉

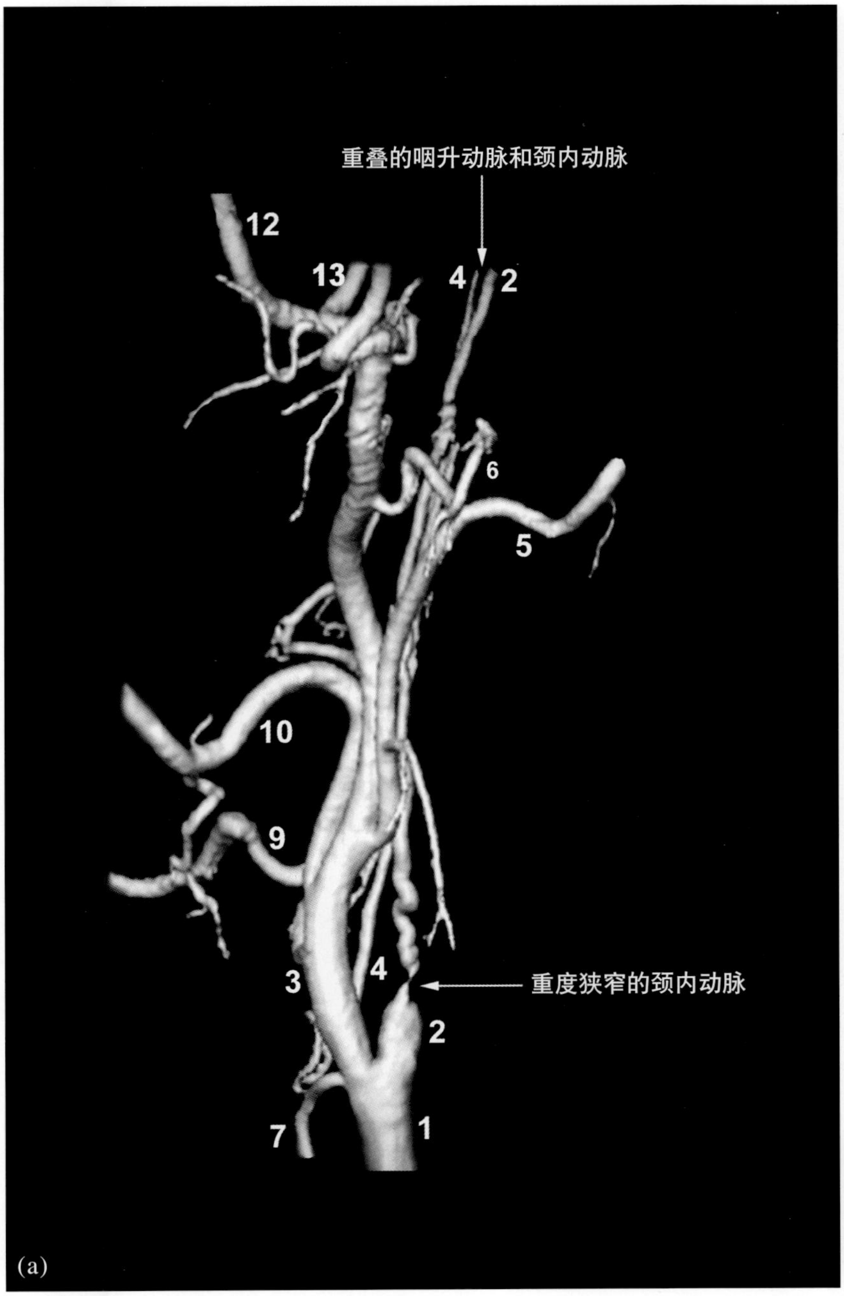

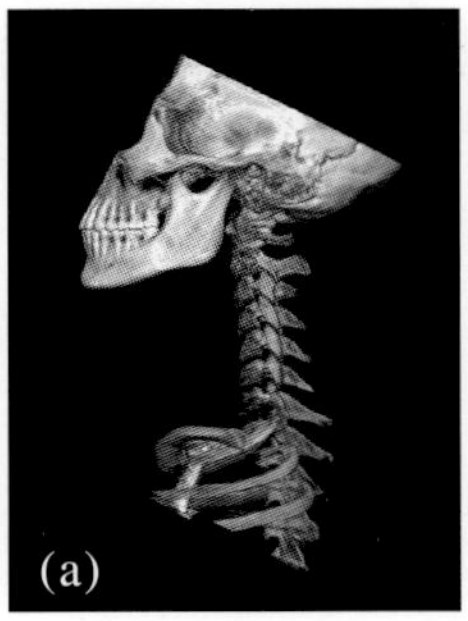

图4.8(a～c) 左颈总动脉3D造影，侧面观(a)，左后斜面观(b)及内侧观(c)图像。左颈内动脉近端由于动脉斑块造成高度(严重)狭窄。注意颈外动脉的正常分支。

1 common carotid artery 颈总动脉
2 internal carotid artery 颈内动脉
3 external carotid artery 颈外动脉
4 ascending pharyngeal artery 咽升动脉
5 occipital artery 枕动脉
6 posterior auricular artery 耳后动脉
7 superior thyroid artery 甲状腺上动脉
9 lingual artery 舌动脉
10 facial artery 面动脉
12 internal maxillary artery 颌内动脉
13 middle meningeal artery 脑膜中动脉

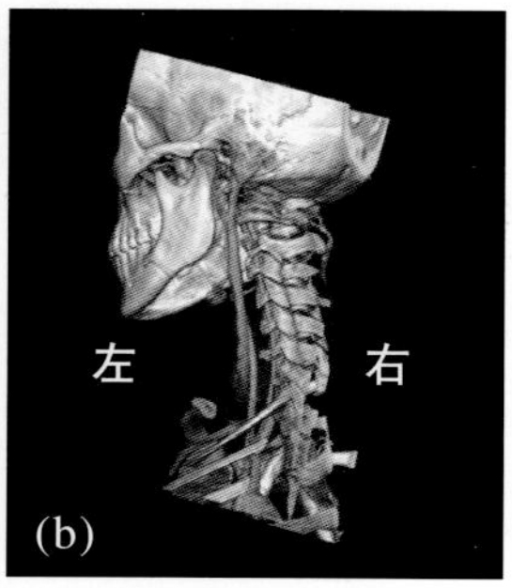

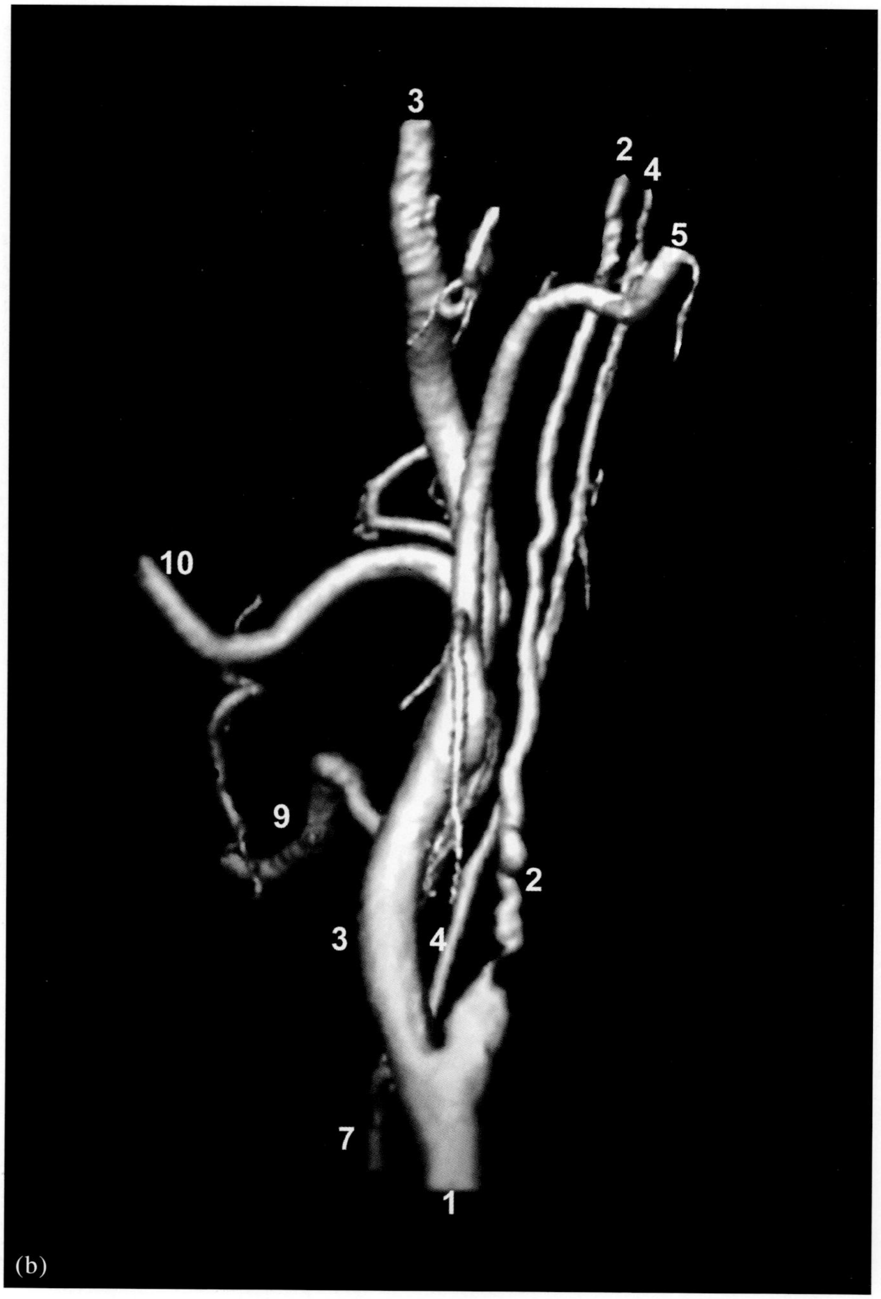

图 4.8 (续)

1 common carotid artery 颈总动脉
2 internal carotid artery 颈内动脉
3 external carotid artery 颈外动脉
4 ascending pharyngeal artery 咽升动脉
5 occipital artery 枕动脉
6 posterior auricular artery 耳后动脉
7 superior thyroid artery 甲状腺上动脉
9 lingual artery 舌动脉
10 facial artery 面动脉
12 internal maxillary artery 上颌动脉
13 middle meningeal artery 脑膜中动脉

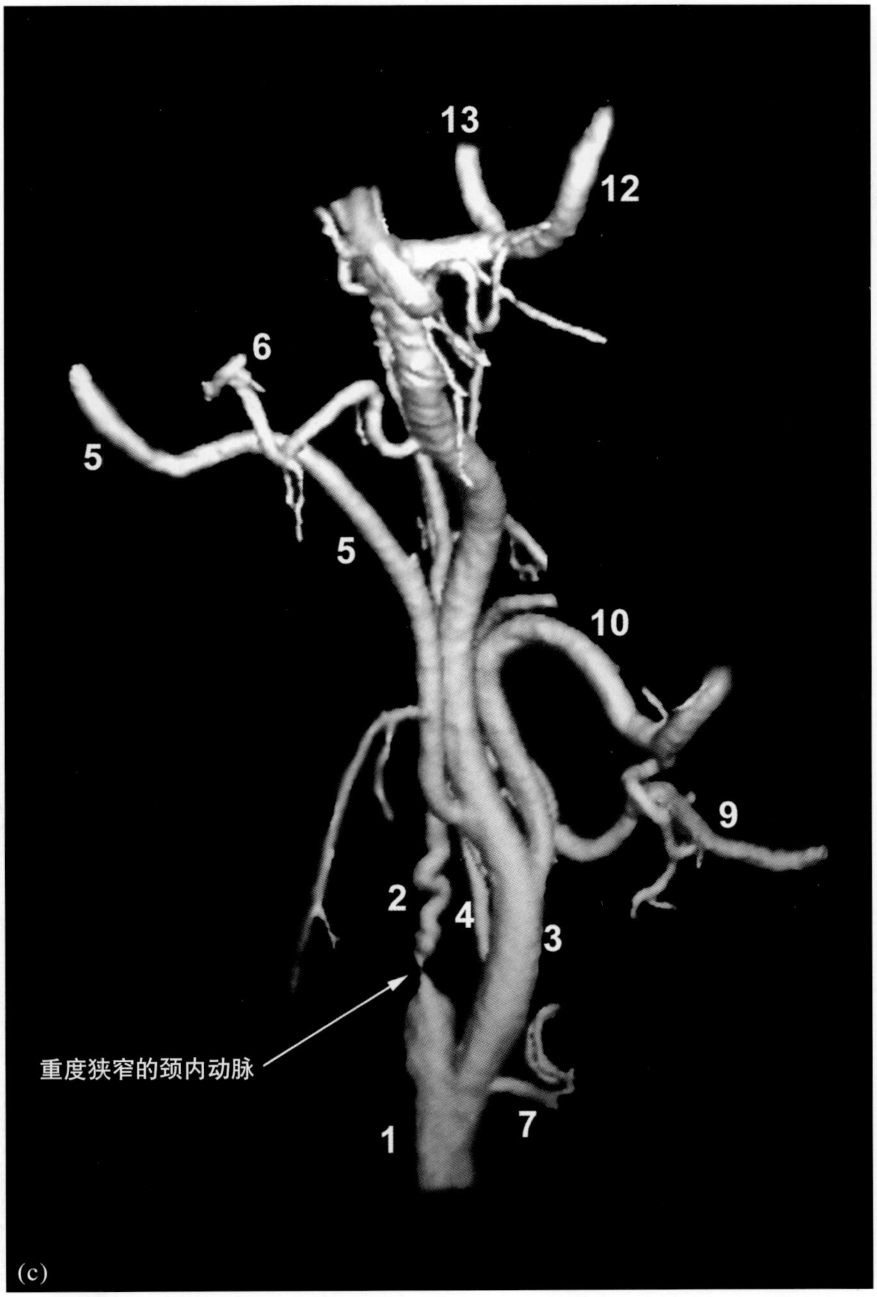
13
12
6
5
5
10
9
2
4
3
重度狭窄的颈内动脉
1
7
(c)

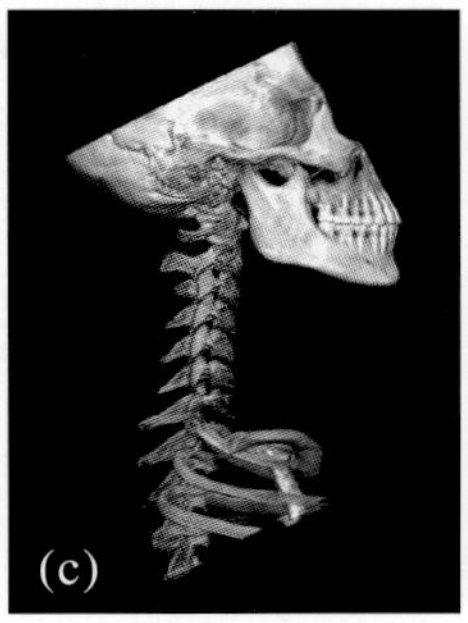
(c)

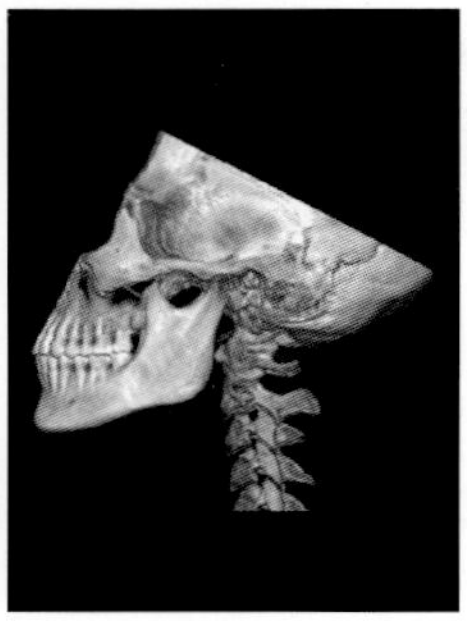

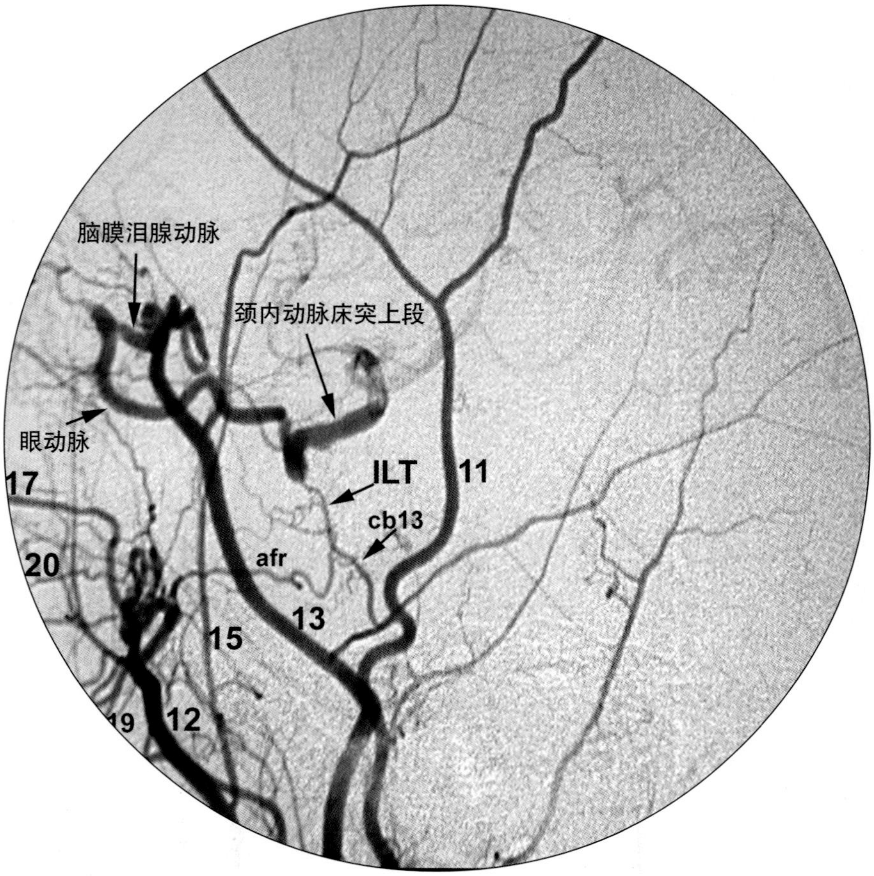

图 4.9 颈总动脉造影，侧位(2D)。颈内动脉完全闭塞，脑膜中动脉通过脑膜泪腺支与眼动脉吻合，逆流供应颈内动脉床突段。

11 superficial temporal artery 颞浅动脉
12 internal maxillary artery 上颌动脉
13 middle meningeal artery 脑膜中动脉
15 deep temporal artery 颞深动脉
17 infraorbital artery 眶下动脉
19 greater palatine artery 腭大动脉
20 sphenopalatine artery 蝶腭动脉
afr artery of the foramen rotundum 圆孔动脉
cb13 cavernous branch of middle meningeal artery 脑膜中动脉海绵窦支
ILT inferolateral trunk 下外侧干

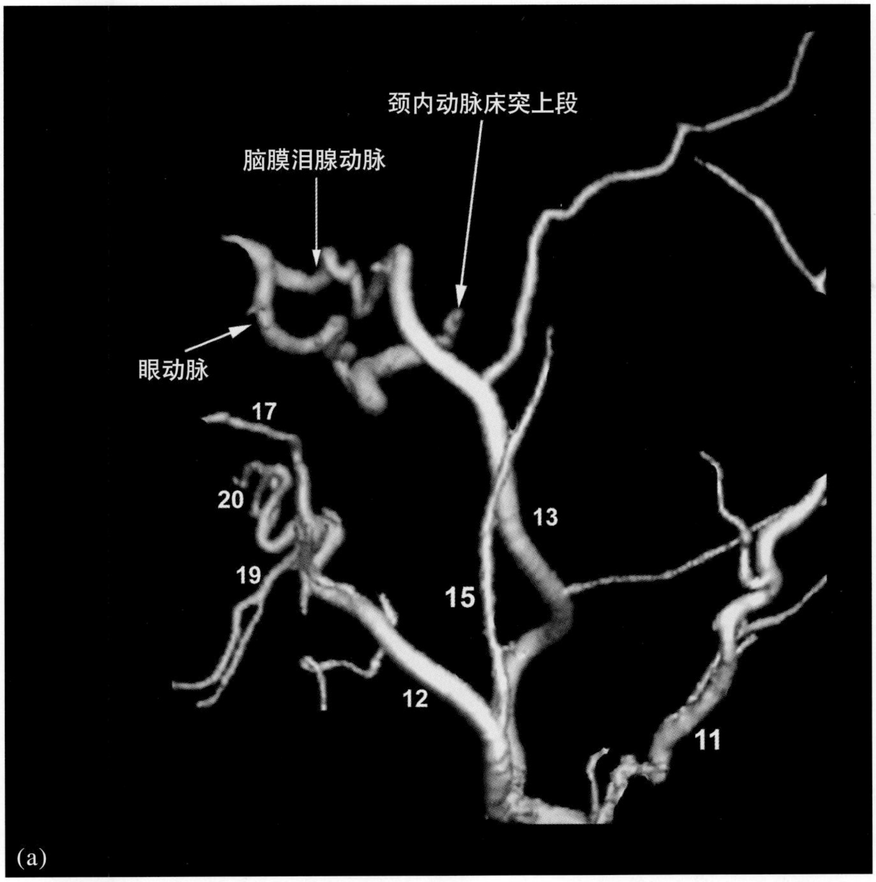

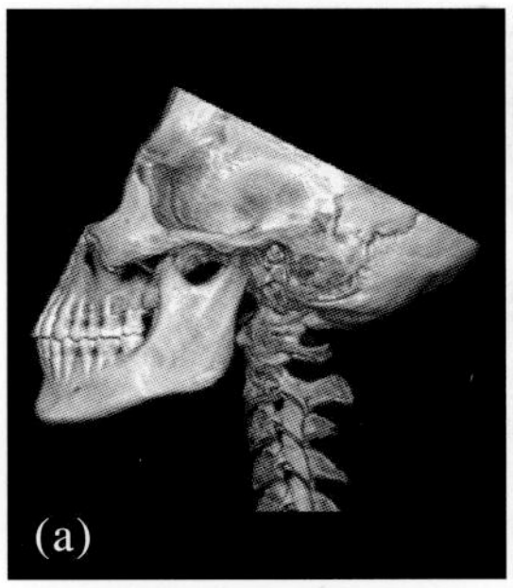

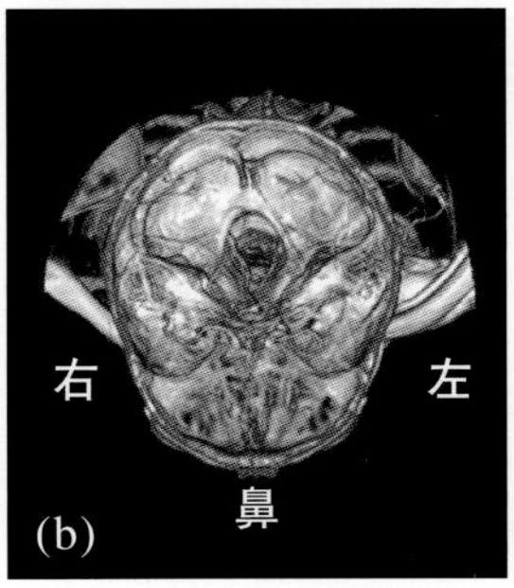

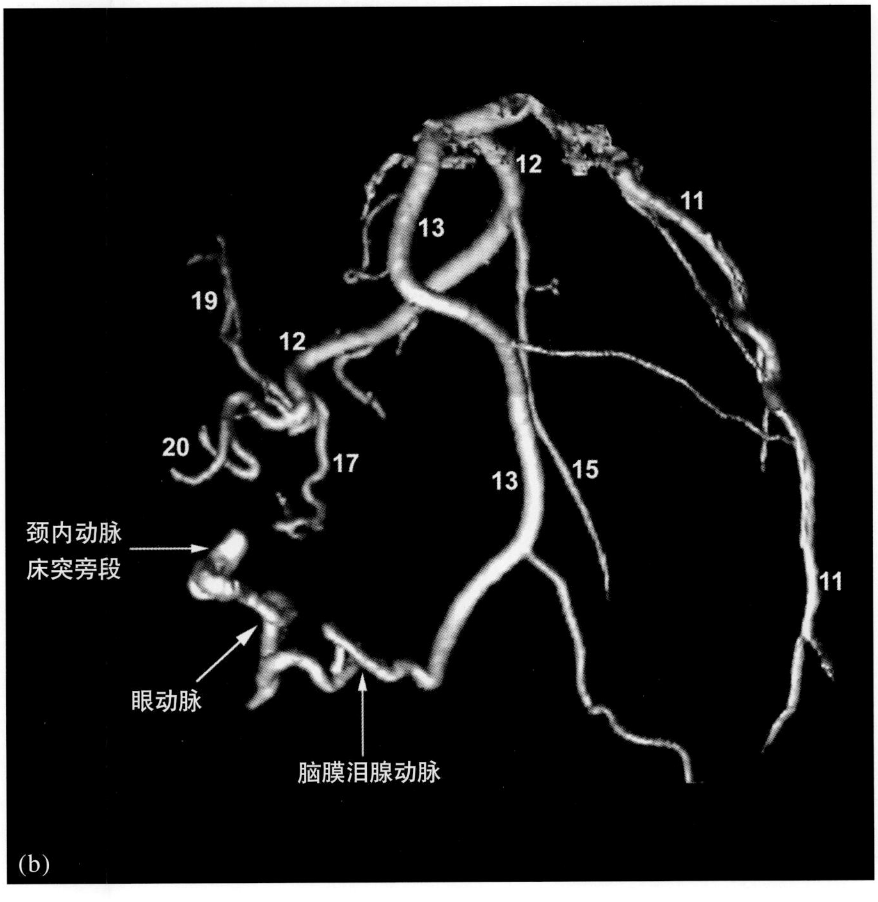

图 4.10(a,b) 颈总动脉 3D 造影成像，侧面观(a)和上面观(b)。注意颈外动脉的不同分支以及脑膜中动脉通过脑膜泪腺支与眼动脉吻合，逆流供应颈内动脉。

11 superficial temporal artery 颞浅动脉
12 internal maxillary artery 上颌动脉
13 middle meningeal artery 脑膜中动脉
15 deep temporal artery 颞深动脉
17 infraorbital artery 眶下动脉
19 greater palatine artery 腭大动脉
20 sphenopalatine artery 蝶腭动脉

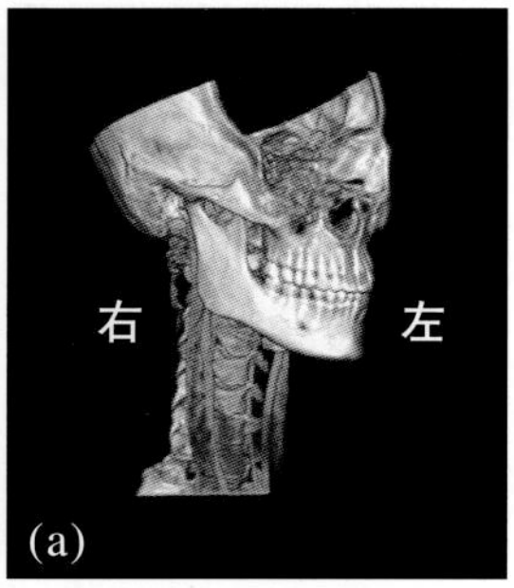

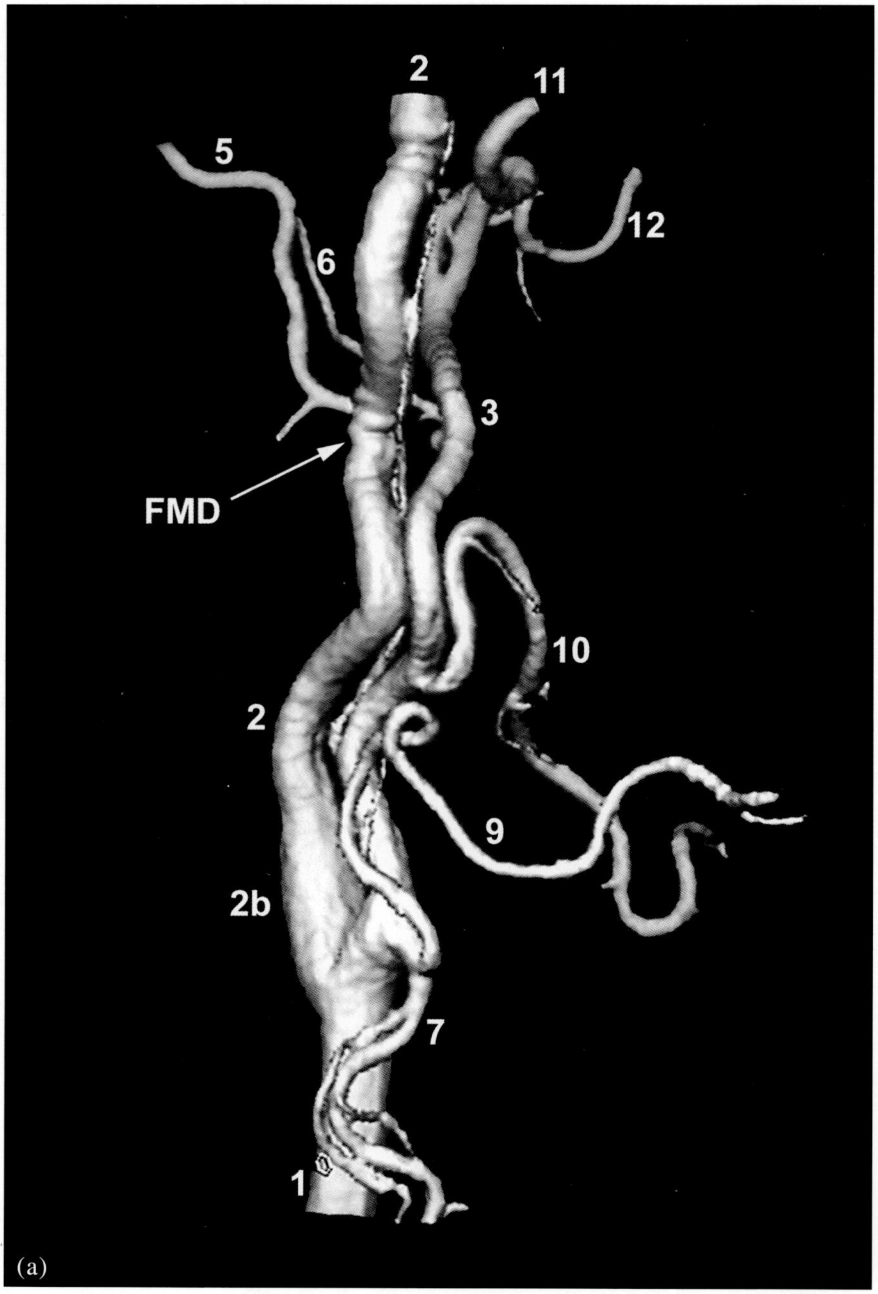

图4.11(a,b) 颈总动脉3D造影图像，右前斜面观(a)和右侧面观(b)。注意纤维肌性发育异常(FMD)影响颈内动脉颈部中段，在侧位像上与血管重叠使其部分隐藏。

1 common carotid artery 颈总动脉
2 internal carotid artery 颈内动脉
2b carotid bulb 颈动脉球
3 external carotid artery 颈外动脉
4 ascending pharyngeal artery 咽升动脉
5 occipital artery 枕动脉
6 posterior auricular artery 耳后动脉
7 superior thyroid artery 甲状腺上动脉
9 lingual artery 舌动脉
10 facial artery 面动脉
11 superficial temporal artery 颞浅动脉
12 internal maxillary artery 上颌动脉

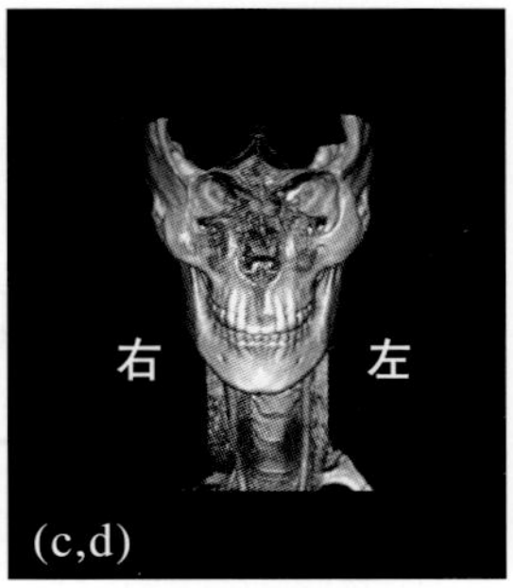

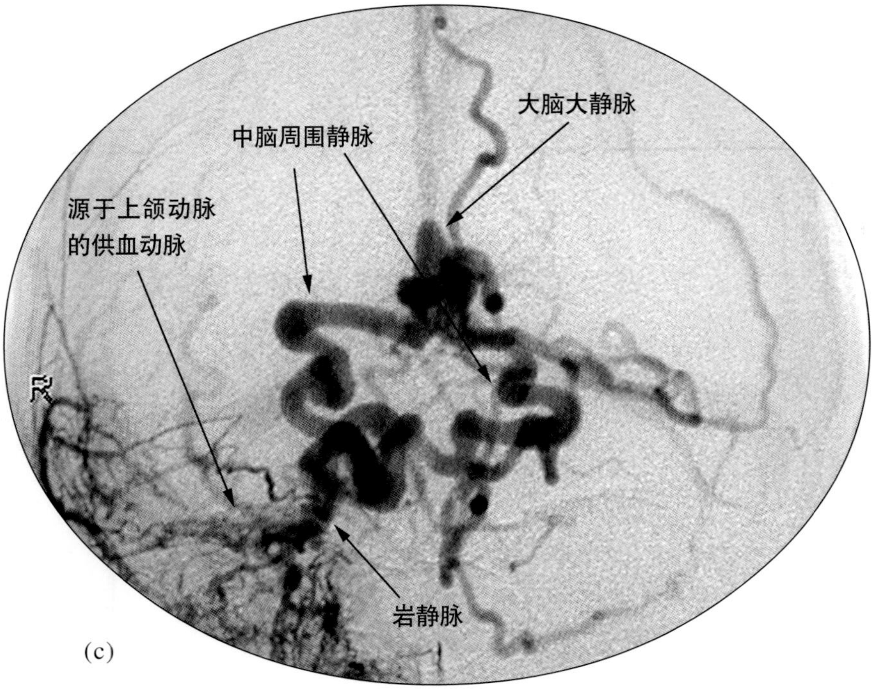

图4.12(c,d) 右颈外动脉造影，正位2D影像(c)和3D影像(d)。图中可见一复杂硬脑膜动静脉瘘，由上颌动脉的多个分支供血。早期的静脉引流直接注入岩骨嵴后方扩张的岩静脉，再经过扩张的中脑周围静脉注入大脑大静脉。

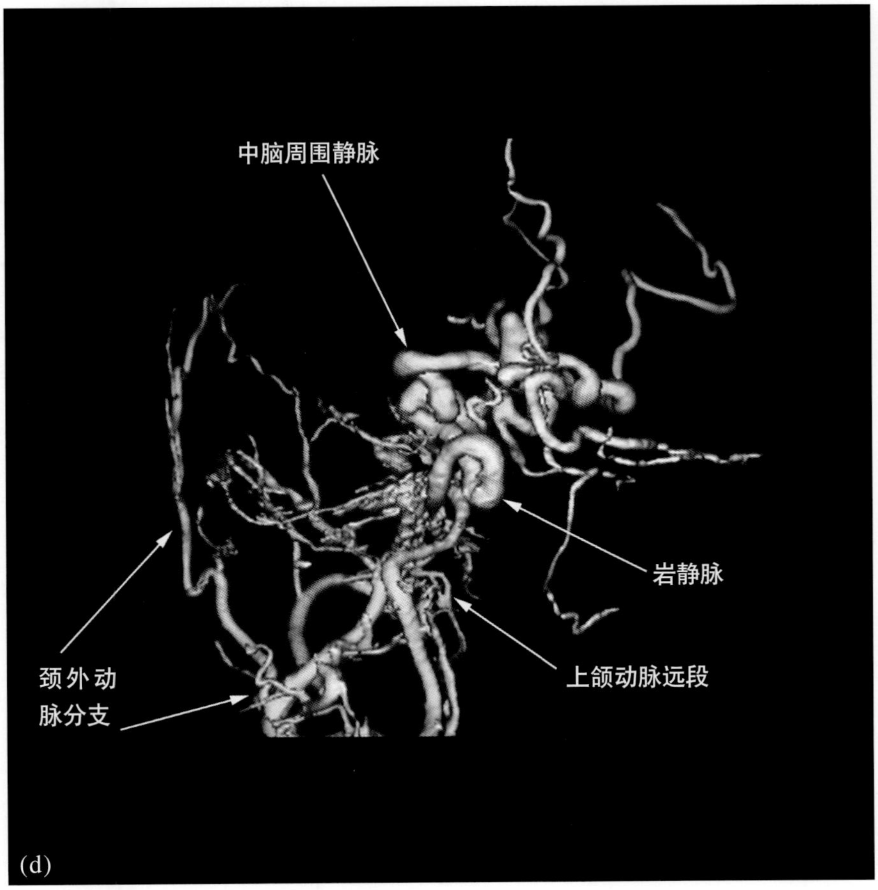

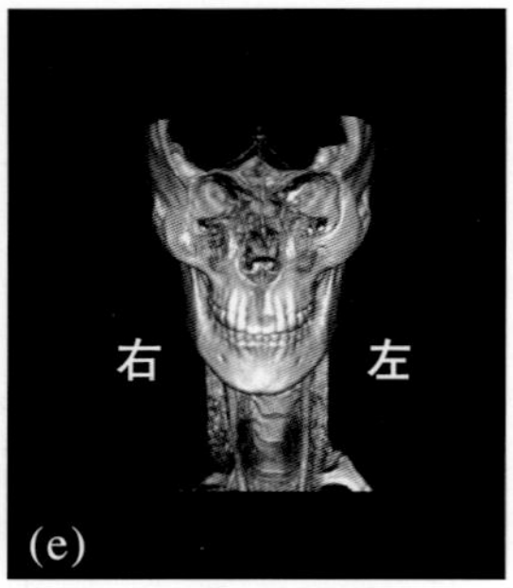

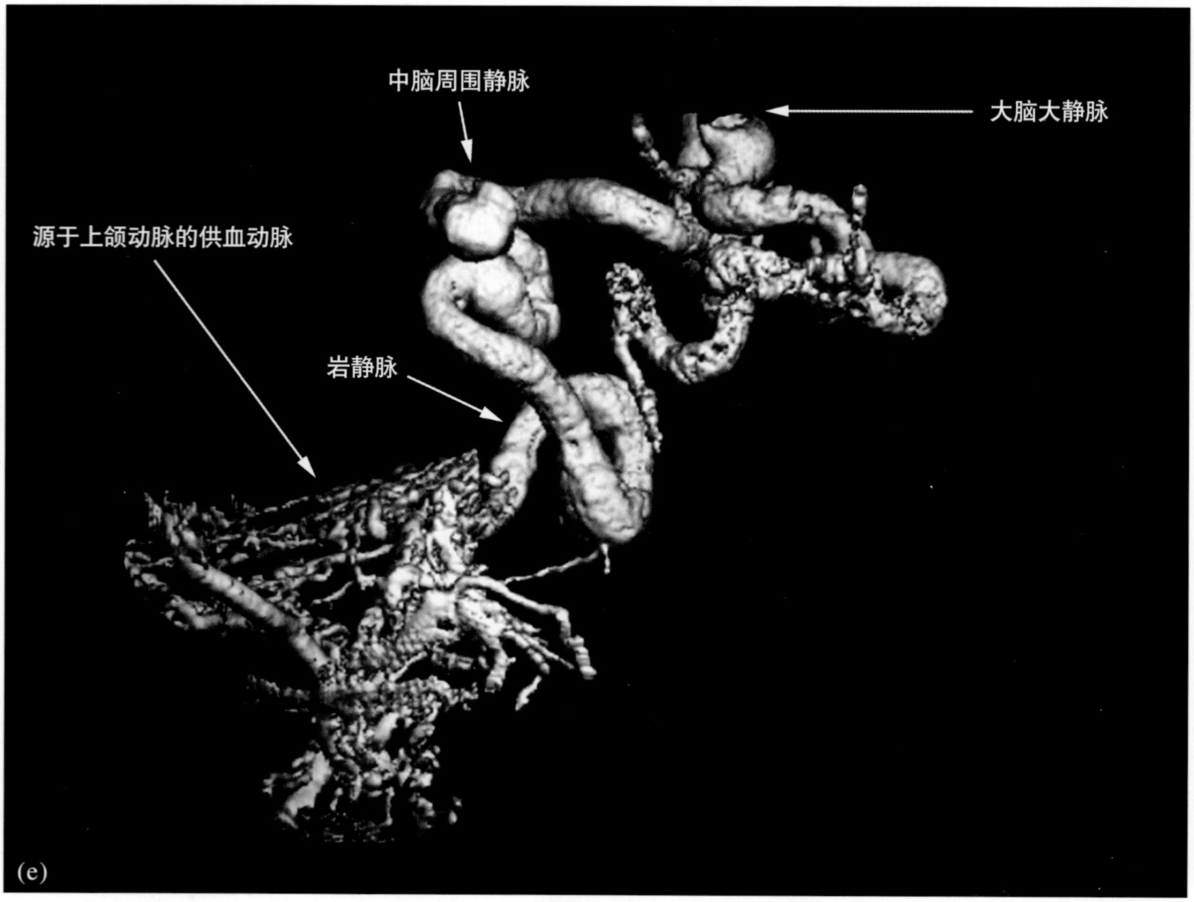

图 4.12(e) 右上颌动脉选择性造影 3D 成像。显示该复杂动静脉瘘是由大量来自上颌动脉的细小分支供血。

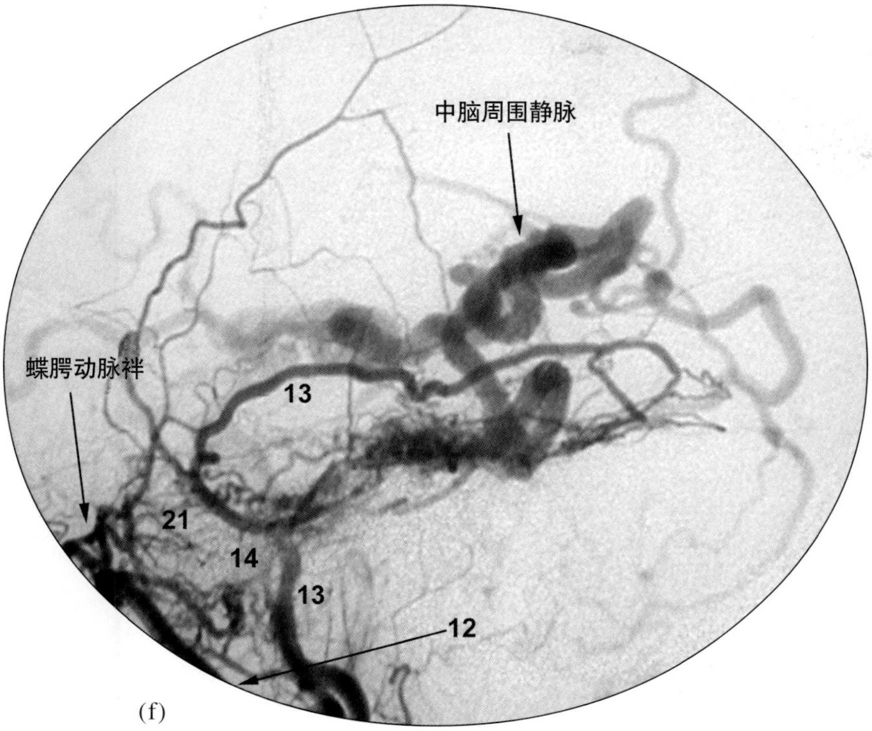

(f)

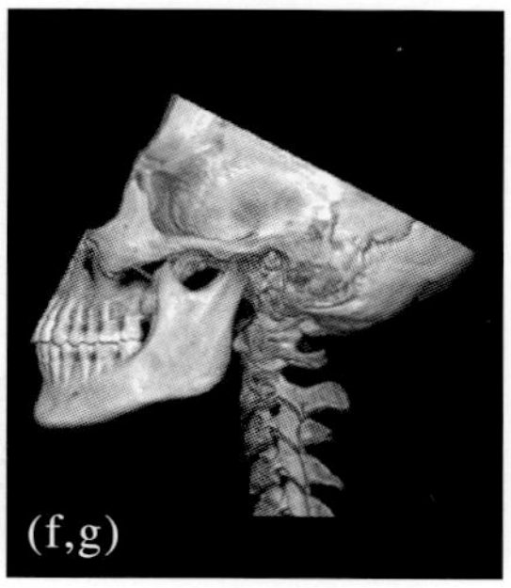
(f,g)

图4.12(f,g) 右颈外动脉2D影像(f)和3D影像(g)，显示该动静脉瘘由上颌动脉分支供血，并直接回流入扩张的岩静脉，进而经过粗大的中脑周围静脉注入大脑大静脉。

12 internal maxillary artery 上颌动脉
13 middle meningeal artery 脑膜中动脉
14 accessory meningeal artery 副脑膜动脉
21 artery of the foramen rotundum 圆孔动脉

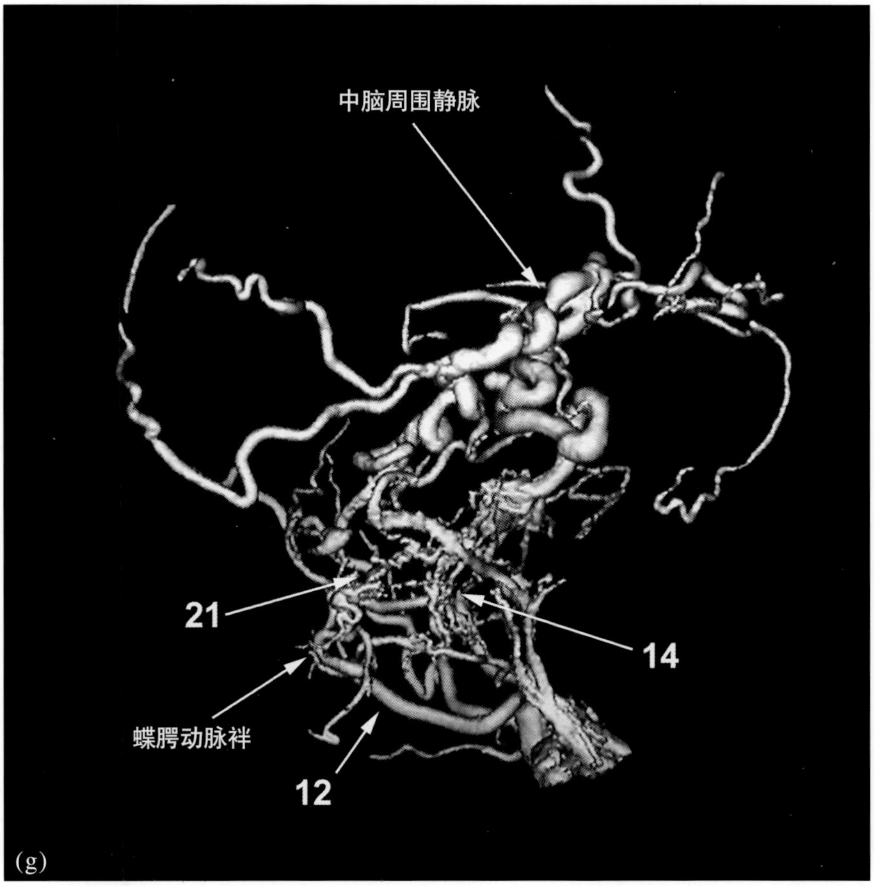

(g)

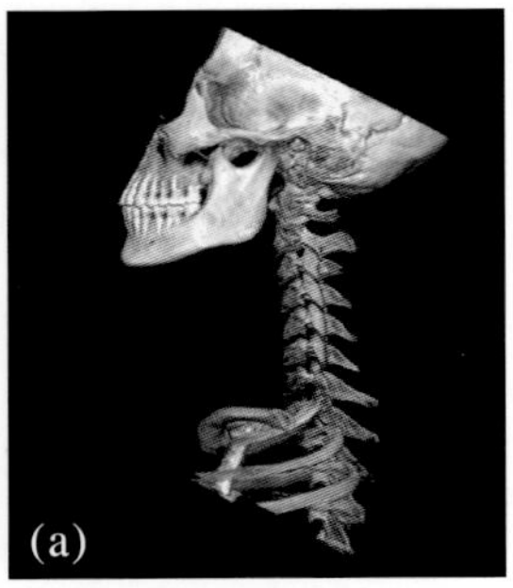

(a)

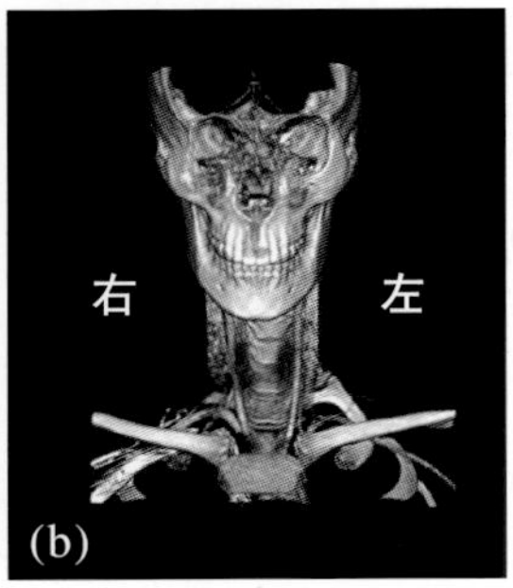

(b)

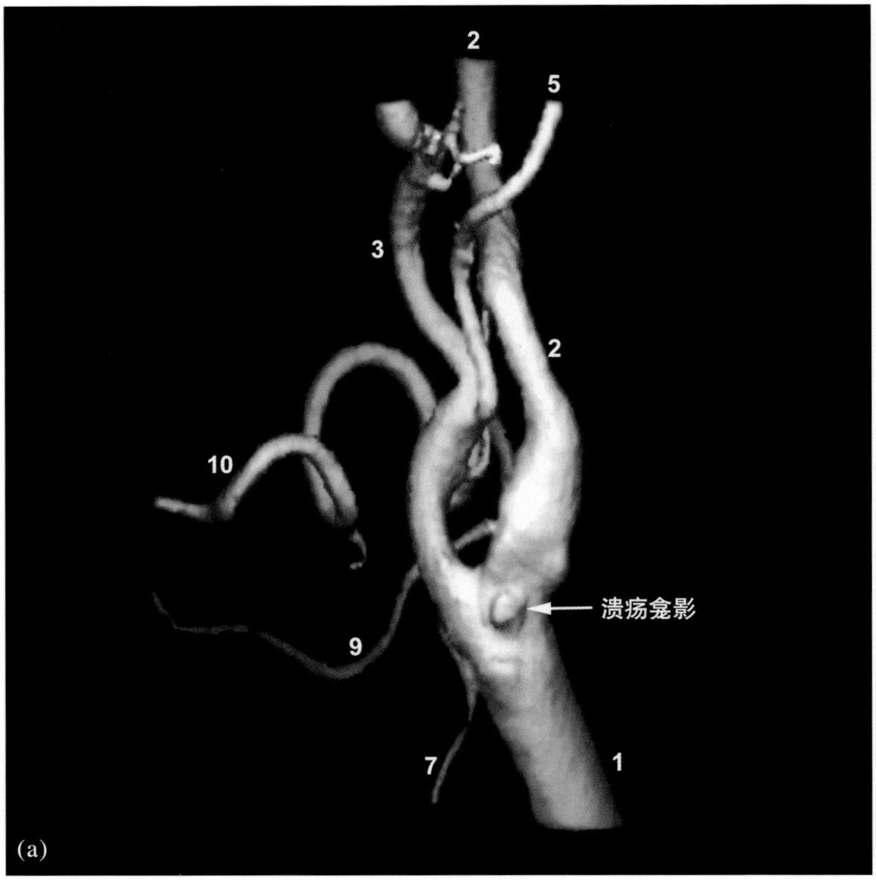

(a)

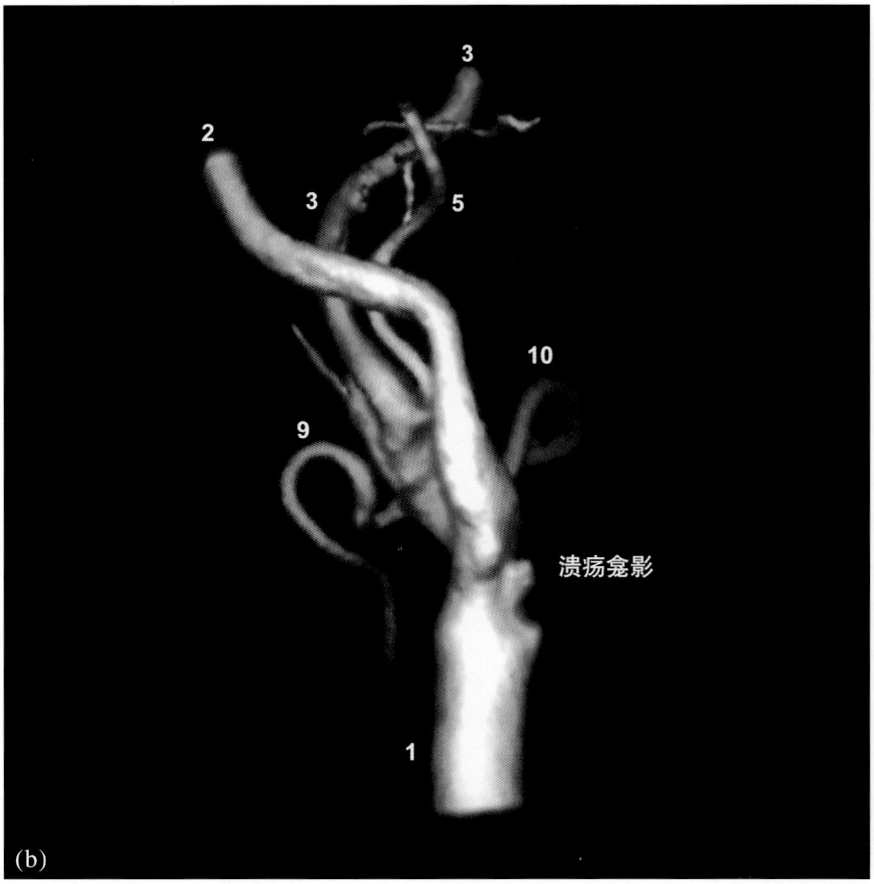

(b)

图4.13(a,b) 左颈总动脉3D造影，侧面观(a)，前面观(b)。造影显示在颈总动脉分叉处有一大的动脉粥样硬化斑块，前面观(a)侧面观(b)可见斑块内较深的龛影。

1 common carotid artery 颈总动脉
2 internal carotid artery 颈内动脉
3 external carotid artery 颈外动脉
5 occipital artery 枕动脉
7 superior thyroid artery 甲状腺上动脉
9 lingual artery 舌动脉
10 facial artery 面动脉

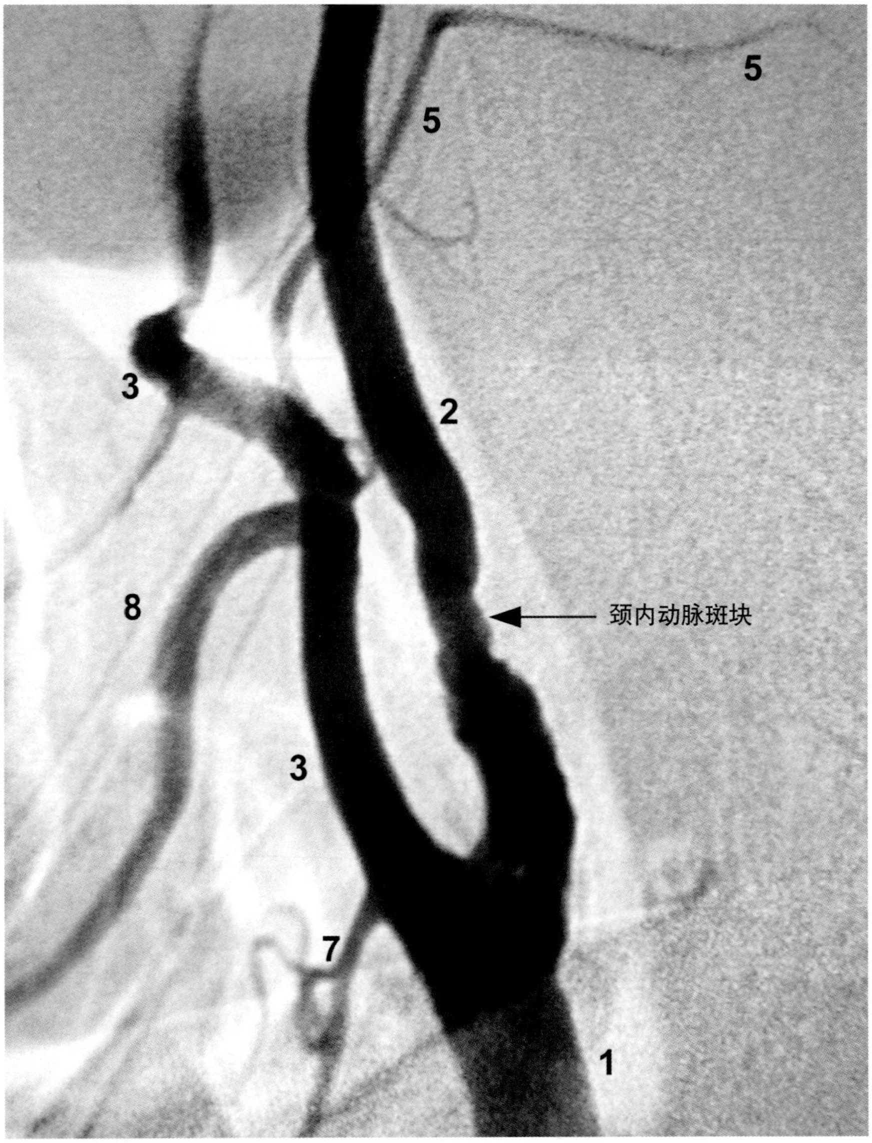

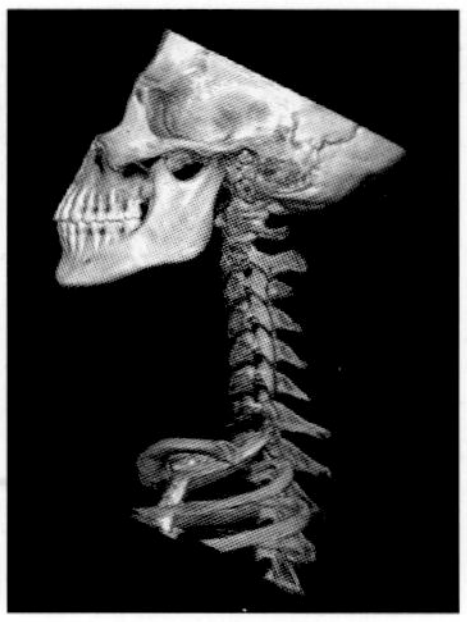

图 4.14　左颈内动脉 2D 侧位。显示动脉粥样硬化斑块位于颈内动脉近端。

1 common carotid artery 颈总动脉
2 internal carotid artery 颈内动脉
3 external carotid artery 颈外动脉
5 occipital artery 枕动脉
7 superior thyroid artery 甲状腺上动脉
8 lingual–facial artery trunk 舌面动脉干

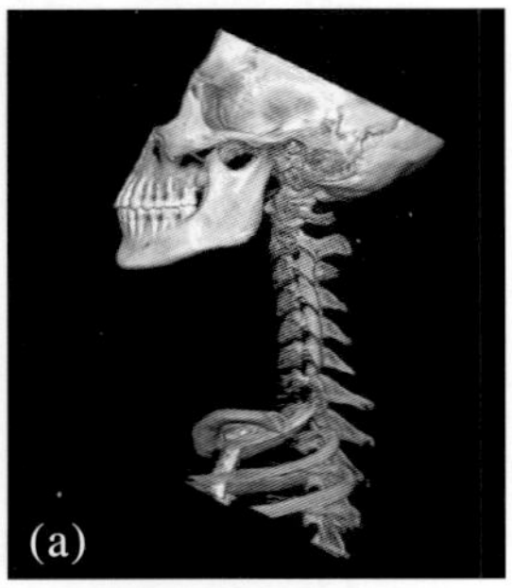

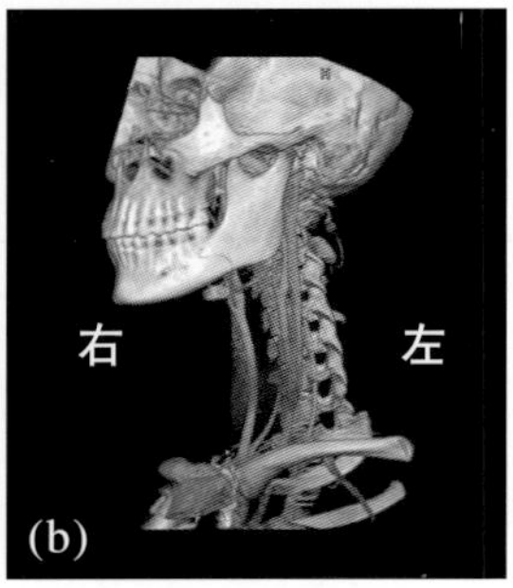

图4.15(a,b) 左颈总动脉3D造影，侧面观(a)及左前斜面观(b)。与图4.14的2D影像相比较，可更加清楚地看到动脉硬化斑块内有较大的溃疡形成，并累及到颈内动脉近段。

1 common carotid artery 颈总动脉
2 internal carotid artery 颈内动脉
3 external carotid artery 颈外动脉
5 occipital artery 枕动脉
7 superior thyroid artery 甲状腺上动脉
8 lingual-facial artery trunk 舌面动脉干

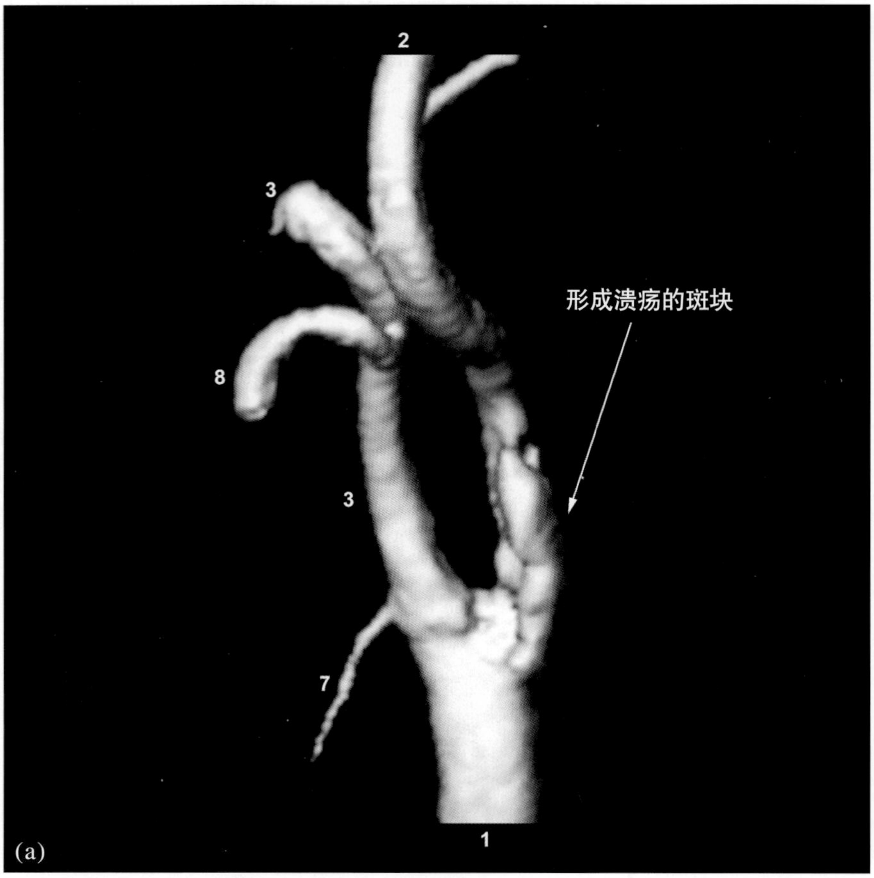

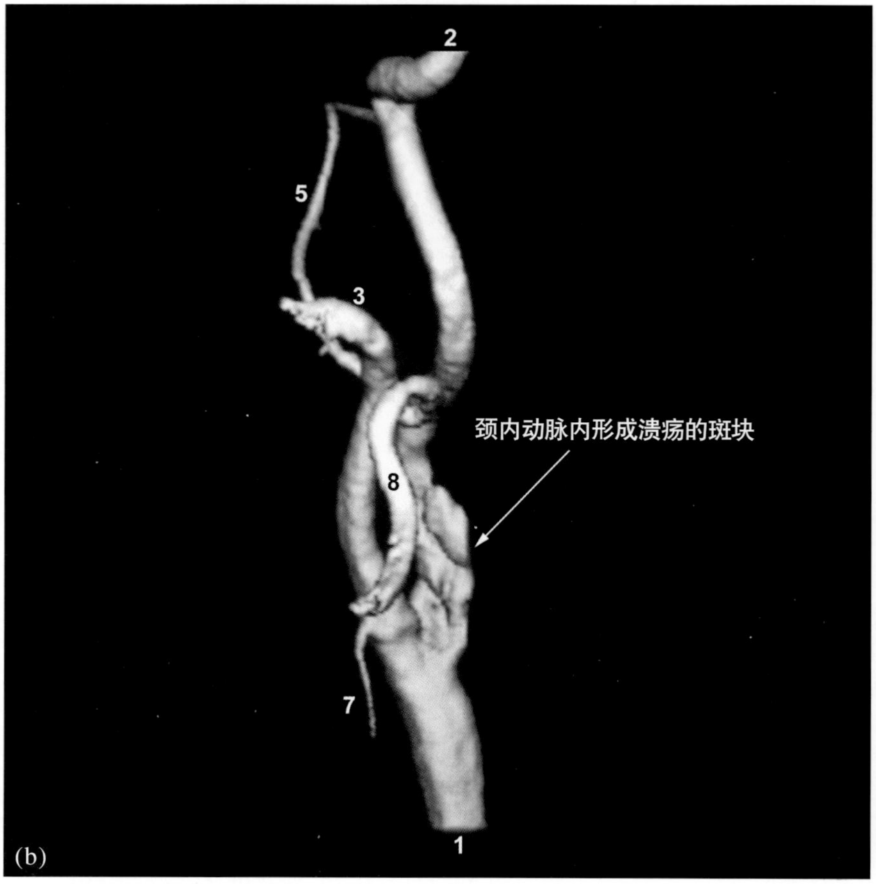

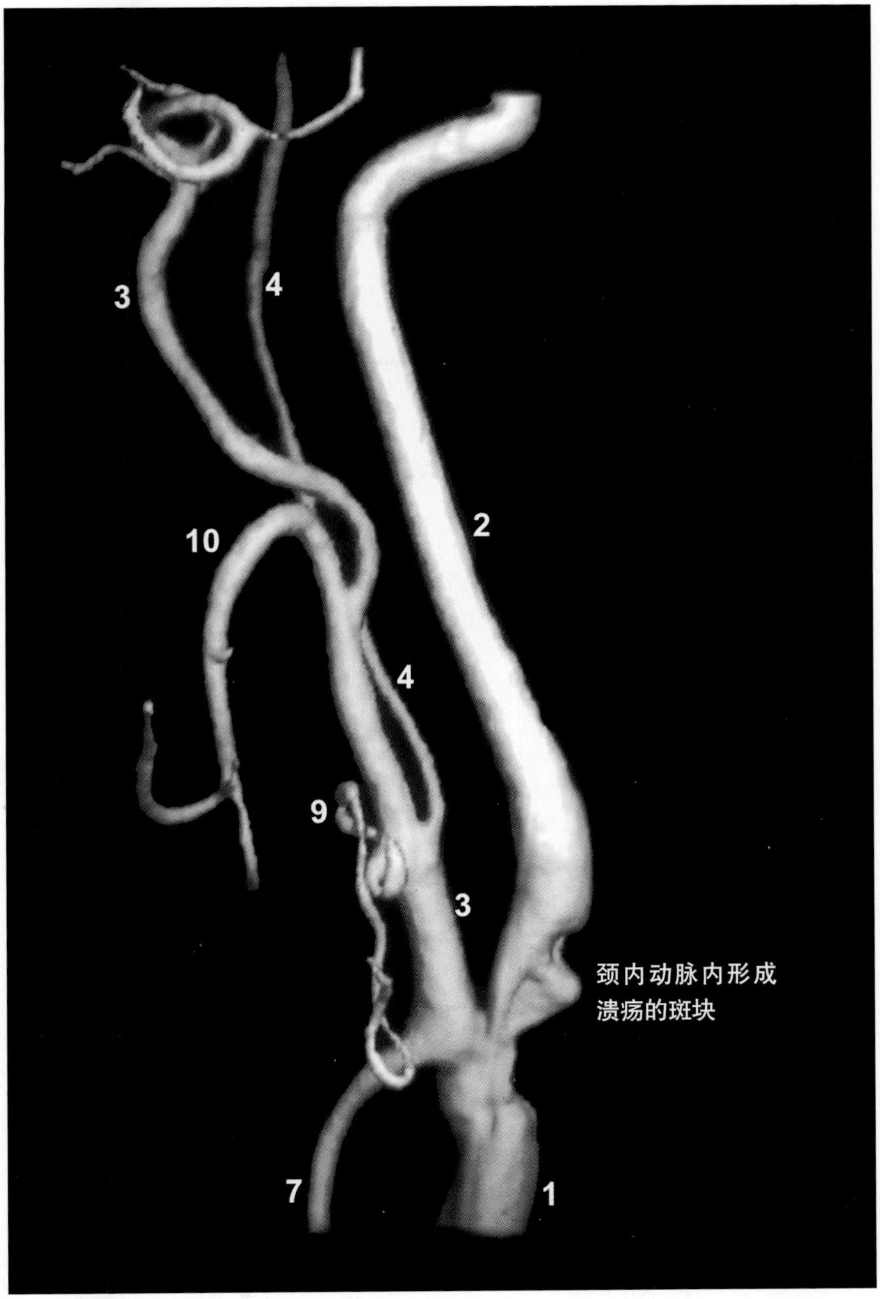

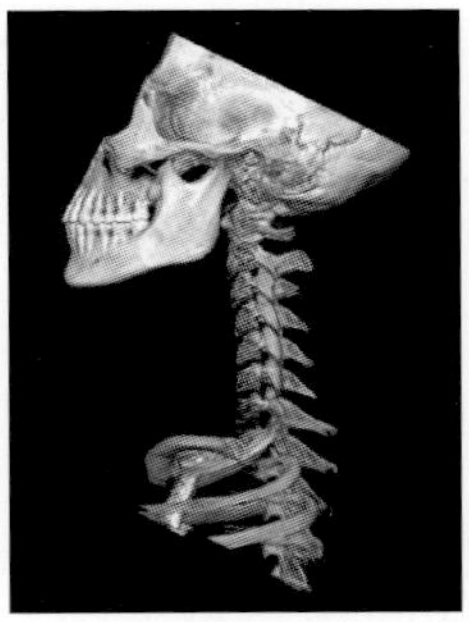

图 4.16 左颈总动脉 3D 侧面观。显示粥样硬化斑块范围较广，内有深在的溃疡形成。病变累及颈总动脉和颈内动脉近段。

1 common carotid artery 颈总动脉
2 internal carotid artery 颈内动脉
3 external carotid artery 颈外动脉
4 ascending pharyngeal artery 咽升动脉
7 superior thyroid artery 甲状腺上动脉
9 lingual artery 舌动脉
10 facial artery 面动脉

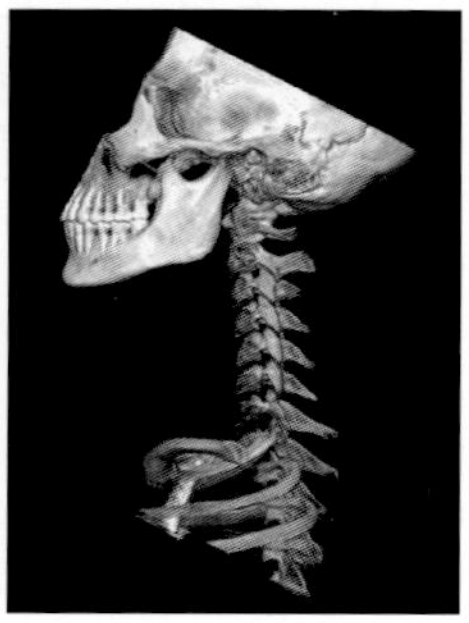

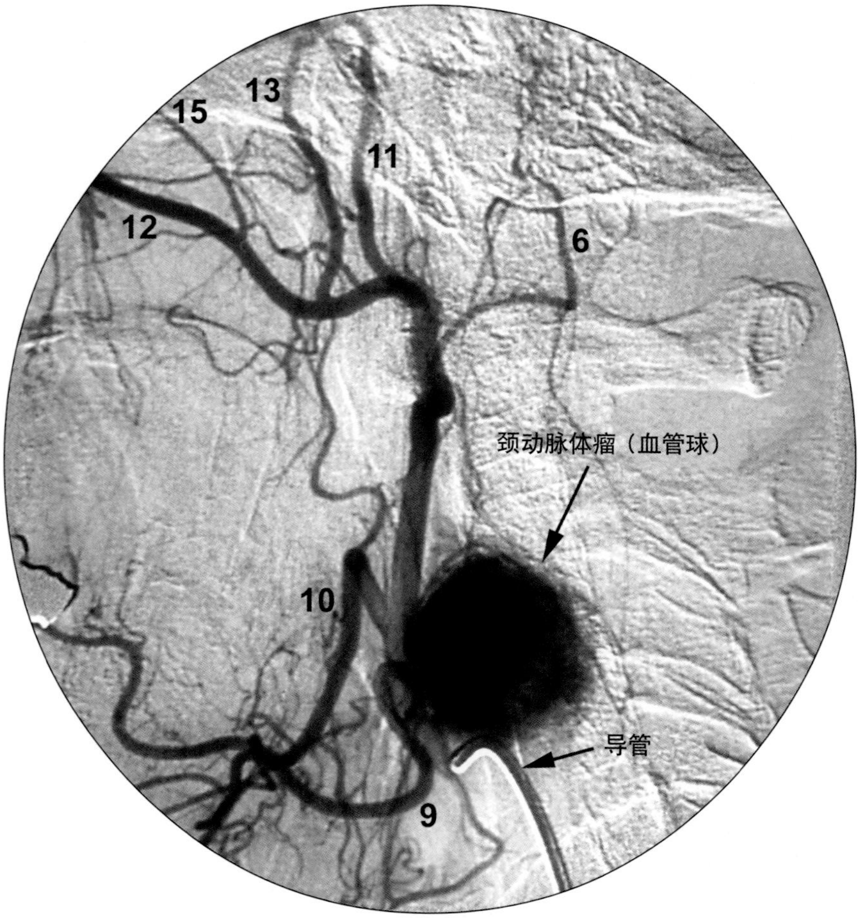

图 4.17 选择性颈外动脉 2D 造影。显示在与颈外动脉近段相邻处有一血供丰富的团块，其是典型的颈动脉体瘤(又称血管球、副神经节细胞瘤)影像。该图与图 4.18 为同一患者影像。

6 occipital artery 枕动脉
9 lingual artery 舌动脉
10 facial artery 面动脉
11 superficial temporal artery 颞浅动脉
12 internal maxillary artery 上颌动脉
13 middle meningeal artery 脑膜中动脉
15 deep temporal artery 颞深动脉

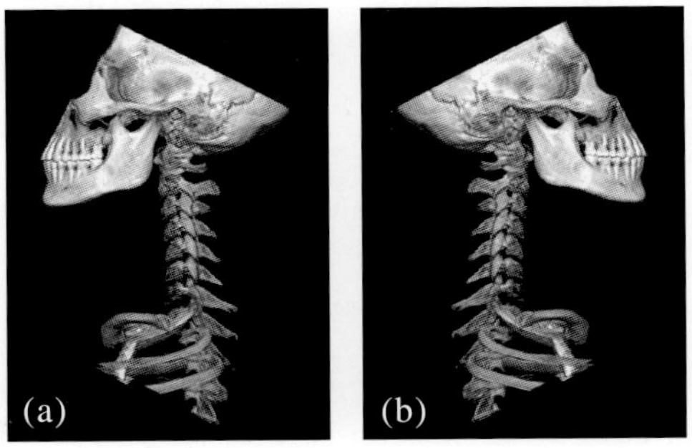

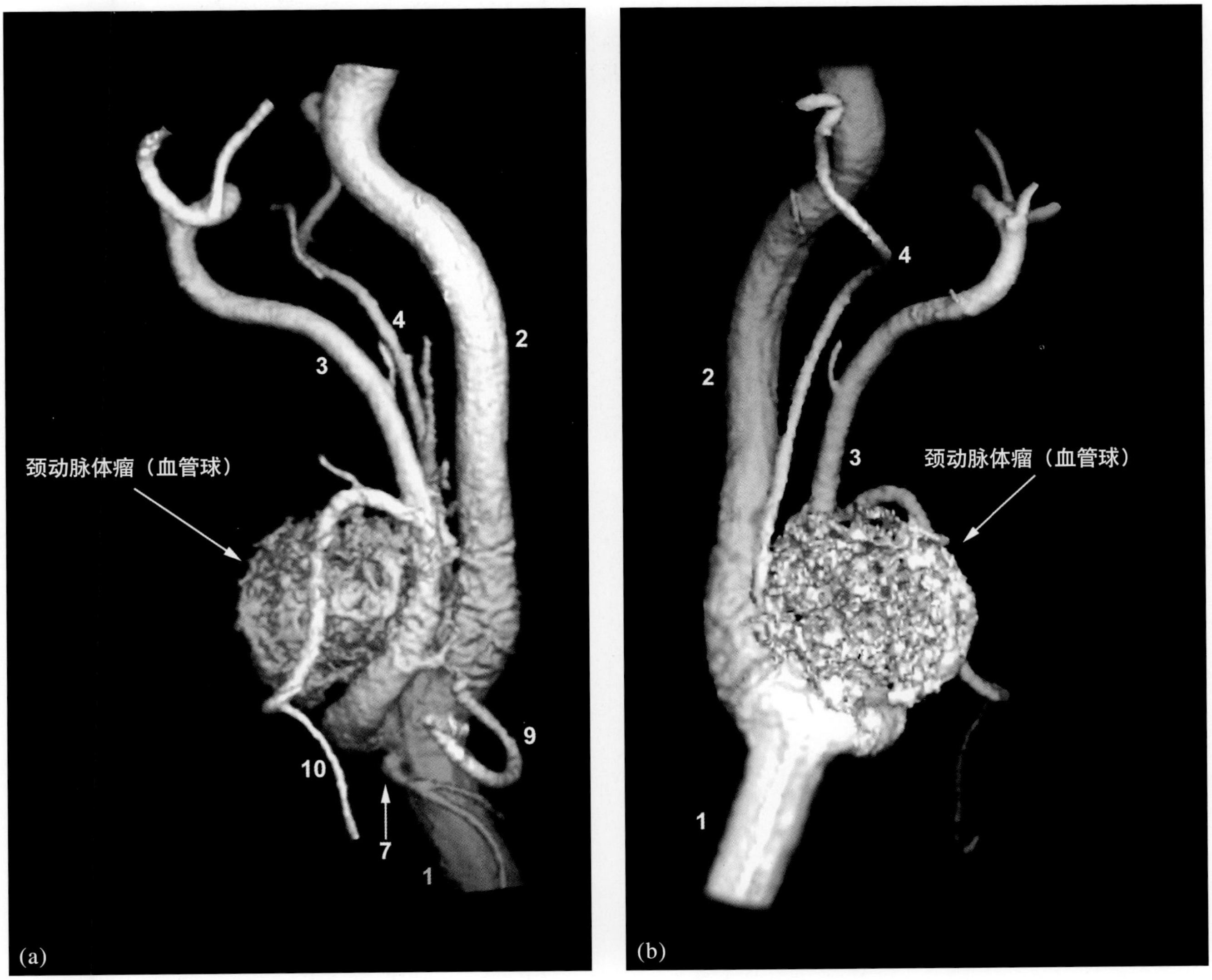

图 4.18(a,b) 左颈总动脉 3D 造影，侧面观(a)及内侧观(b)。可见典型的血供丰富的颈动脉体瘤(血管球、副神经节细胞瘤)位于颈内动脉近段与颈外动脉近段之间。本图与图 4.17 为同一患者影像。

1 common carotid artery 颈总动脉
2 internal carotid artery 颈内动脉
3 external carotid artery 颈外动脉
4 ascending pharyngeal artery 咽升动脉
7 superior thyroid artery 甲状腺上动脉
9 lingual artery 舌动脉
10 facial artery 面动脉

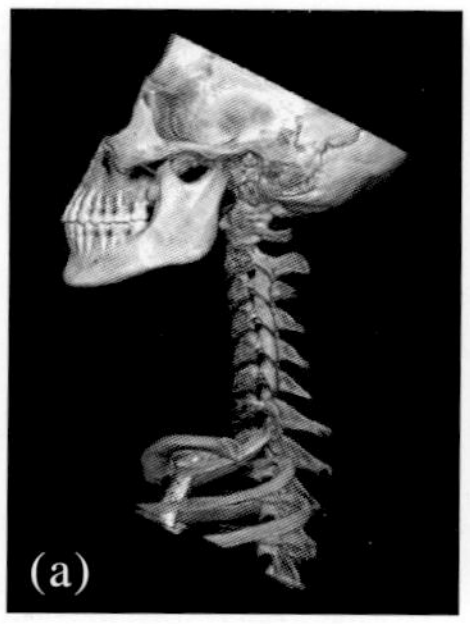

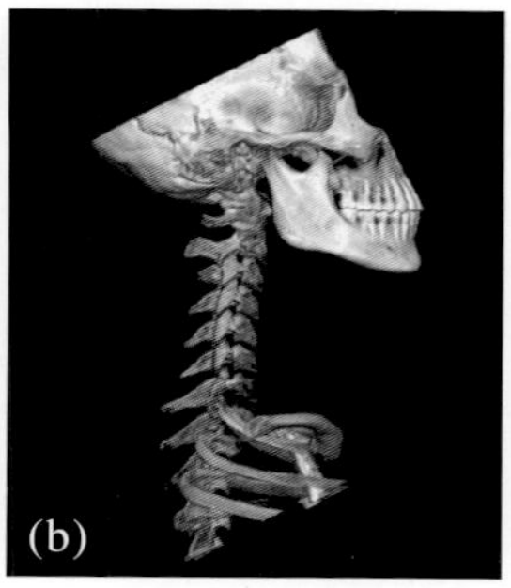

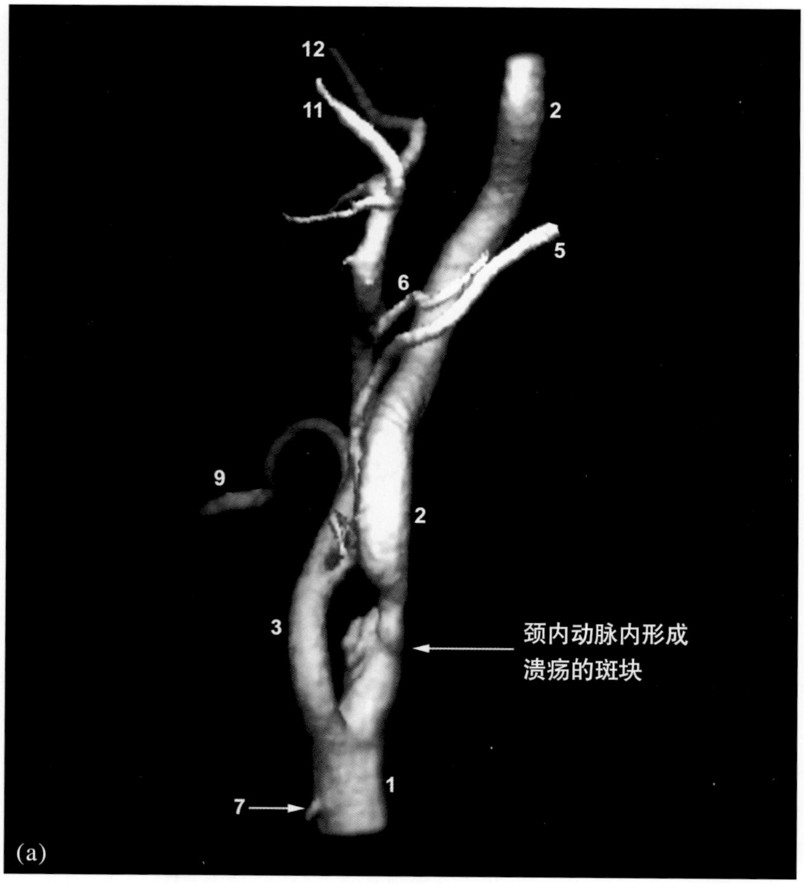

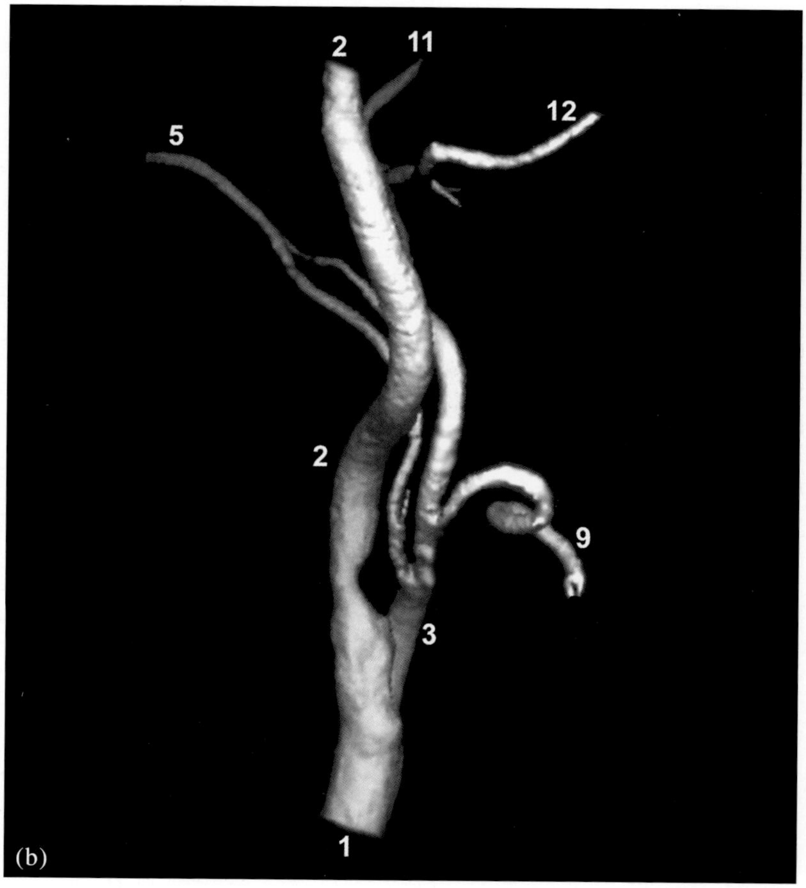

图4.19(a,b) 左颈总动脉3D造影，侧面观(a)及内侧观(b)。显示广泛的动脉粥样硬化斑块累及颈内动脉近段。侧面观尚可显示内侧像上无法见到的溃疡斑块所形成的阶梯样改变。

1 common carotid artery 颈总动脉
2 internal carotid artery 颈内动脉
3 external carotid artery 颈外动脉
5 occipital artery 枕动脉
6 posterior auricular artery 耳后动脉
7 superior thyroid artery 甲状腺上动脉
9 lingual artery 舌动脉
11 superficial temporal artery 颞浅动脉
12 internal maxillary artery 上颌动脉

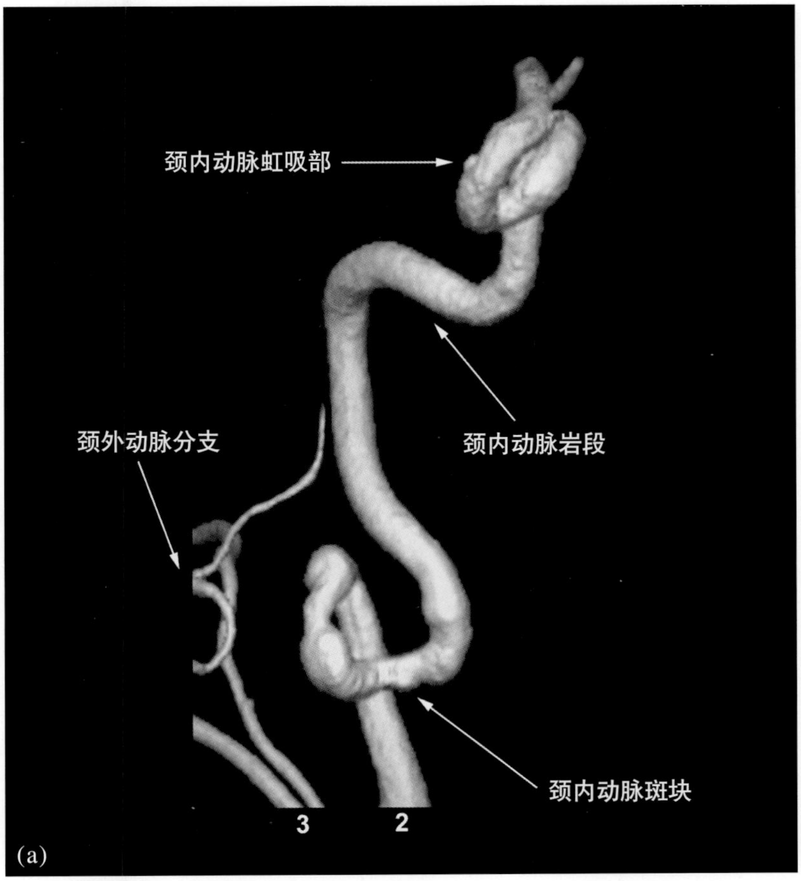

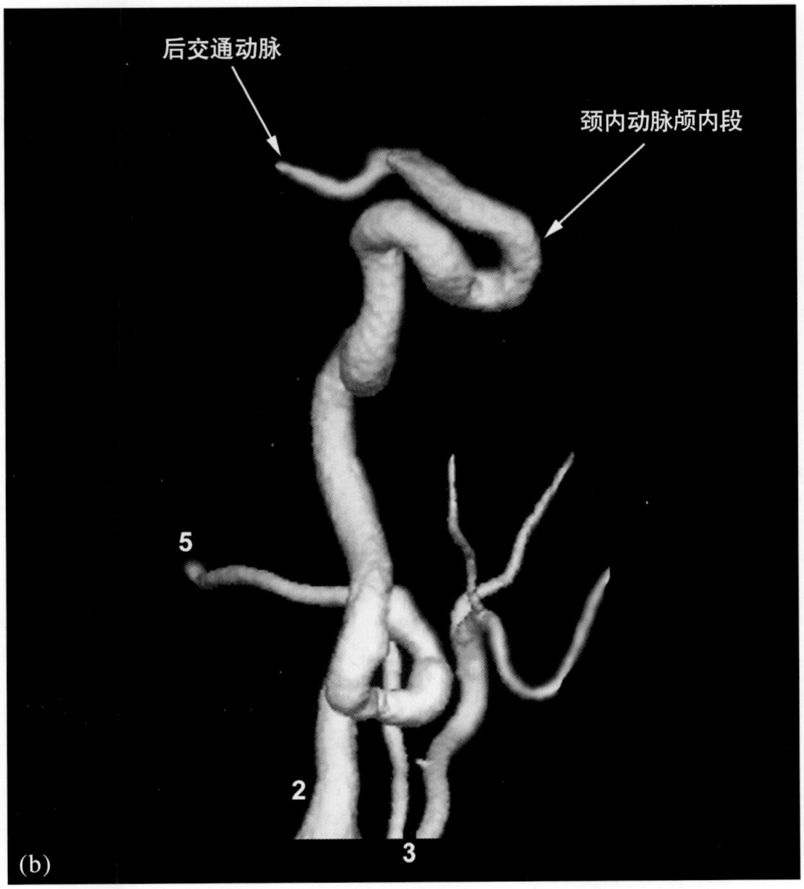

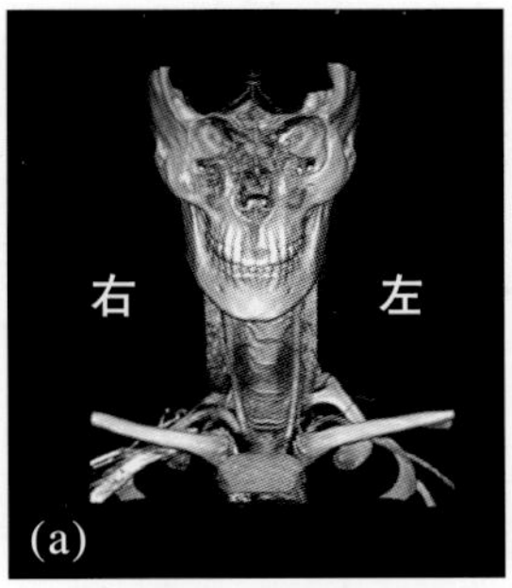

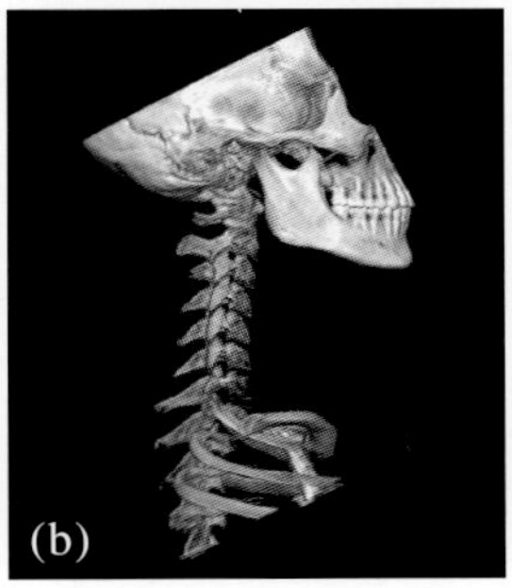

图 4.20(a～c) 右颈总动脉 3D 造影，前面观(a)、侧面观(b)和内侧观(c)。显示颈内动脉颈段呈显著迂曲改变，迂曲部分的动脉粥样硬化狭窄、不规则，而这些变化更常见于长期高血压的患者。在内侧观上还可以见到颈内动脉海绵窦段小动脉瘤。

2 internal carotid artery 颈内动脉
3 external carotid artery branches 颈外动脉分支
5 occipital artery 枕动脉

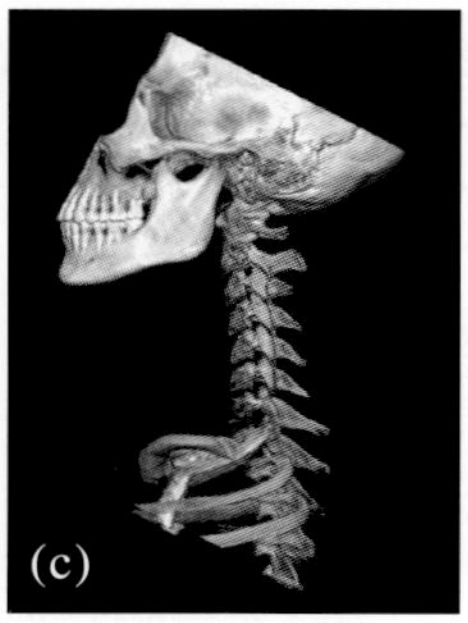

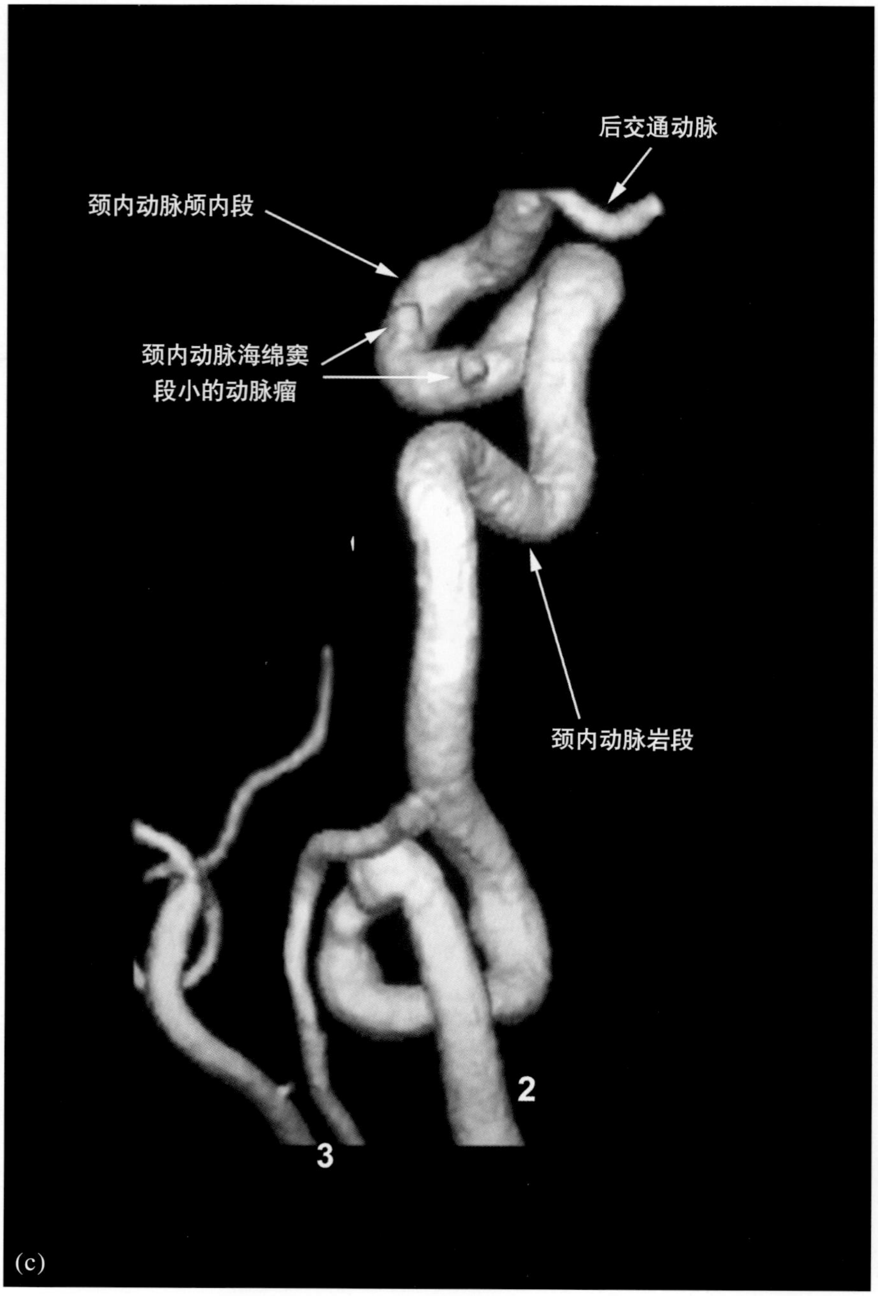

图 4.20 (续)

2 internal carotid artery 颈内动脉
3 external carotid artery branches 颈外动脉分支
5 occipital artery 枕动脉

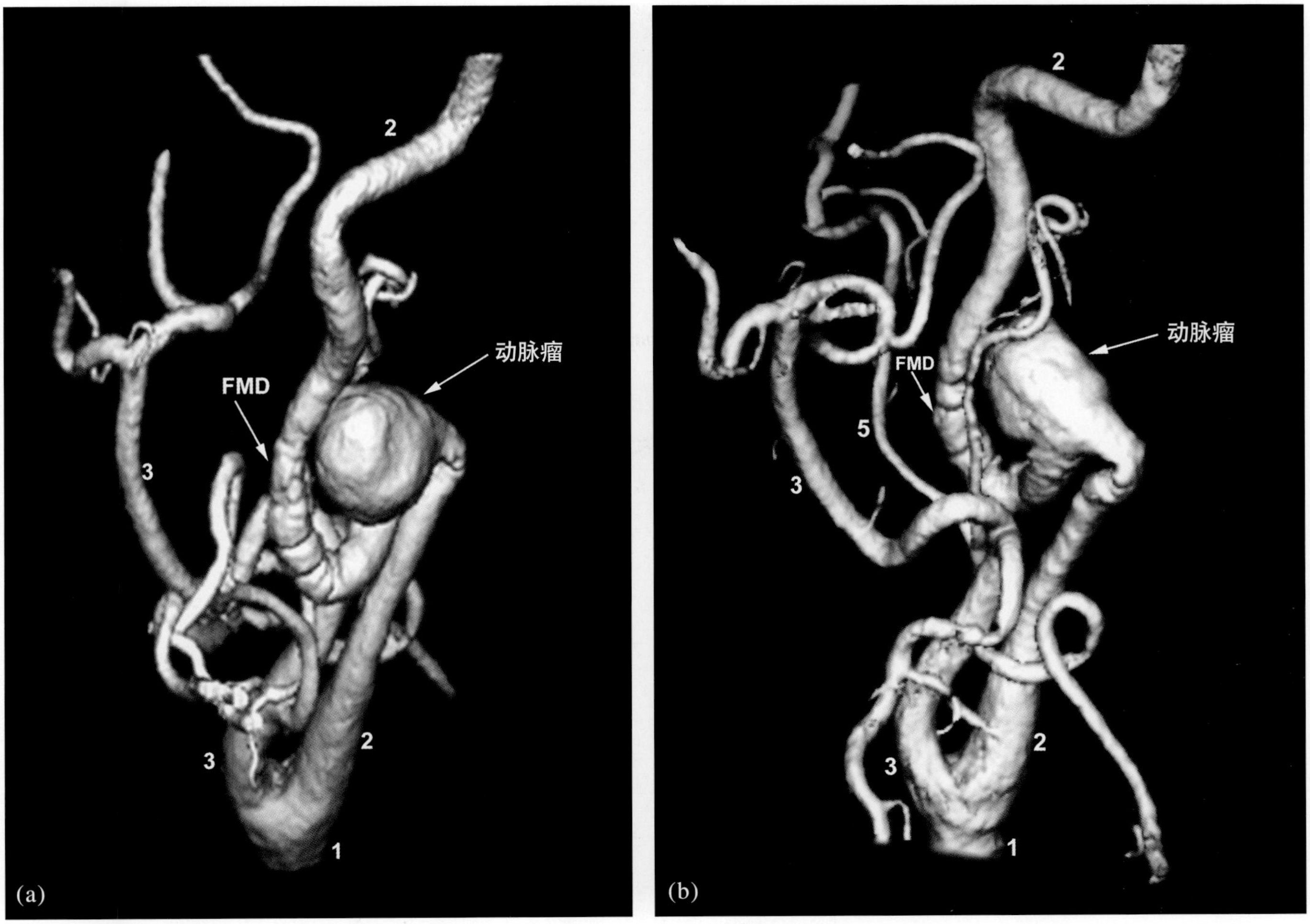

图 4.21(a,b) 两幅颈总动脉 3D 造影。图上可见颈内动脉颈段纤维肌性发育异常(FMD)，并伴随一大的动脉瘤。

1 common carotid artery 颈总动脉
2 internal carotid artery 颈内动脉
3 external carotid artery 颈外动脉
5 occipital artery 枕动脉

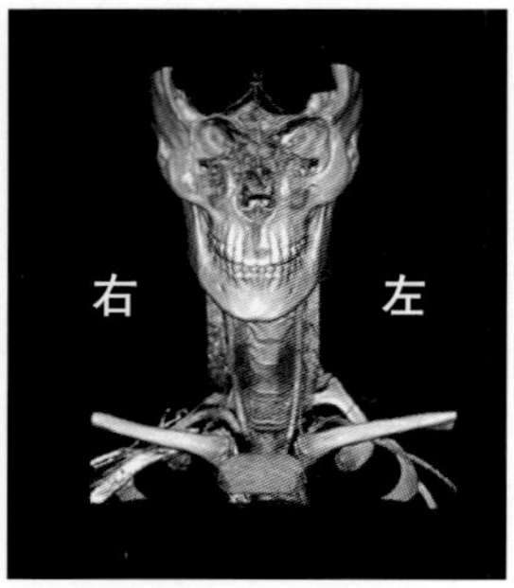

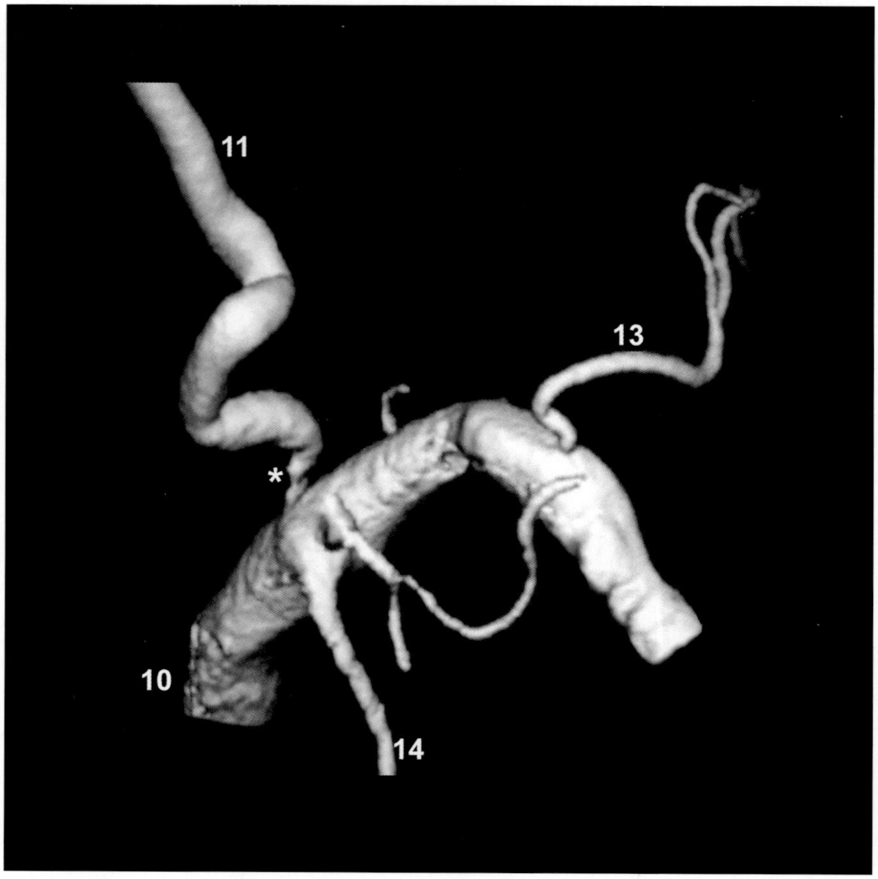

图4.22 左锁骨下动脉3D前面观。显示左椎动脉起始段高度(重度)狭窄。本图与图4.23为同一患者影像。

10 left subclavian artery 左锁骨下动脉
11 left vertebral artery 左椎动脉
13 left costocervical trunk 左肋颈干
14 left internal mammary artery 左胸廓内动脉
* high grade stenosis origin left vertebral artery 左椎动脉起始部高度狭窄

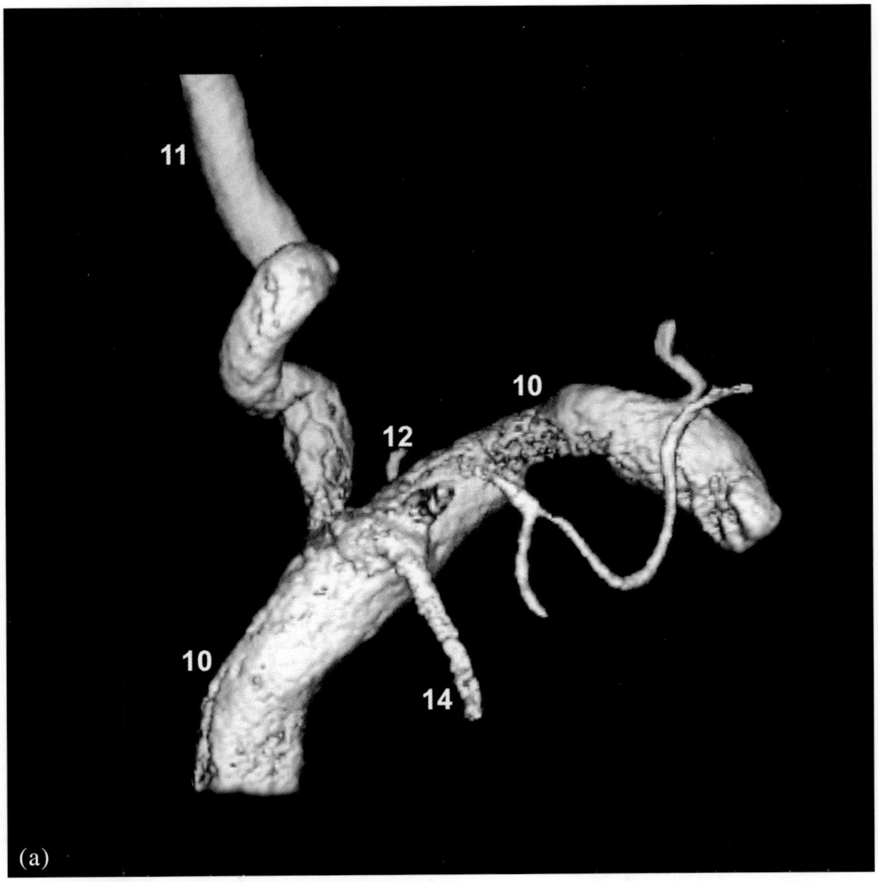

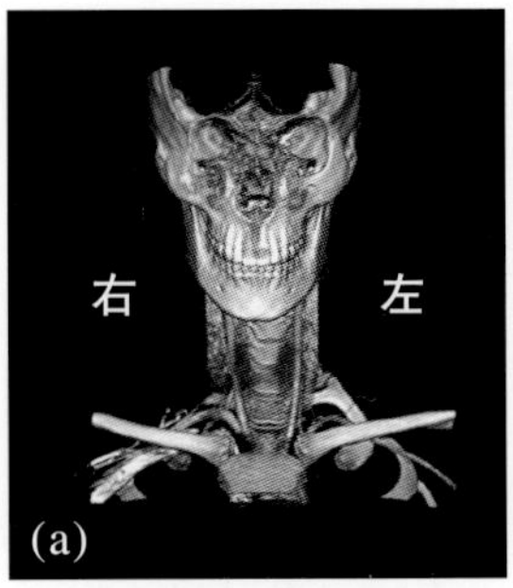

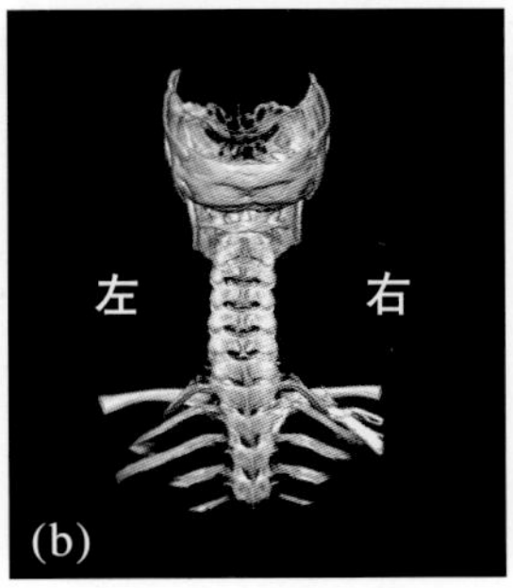

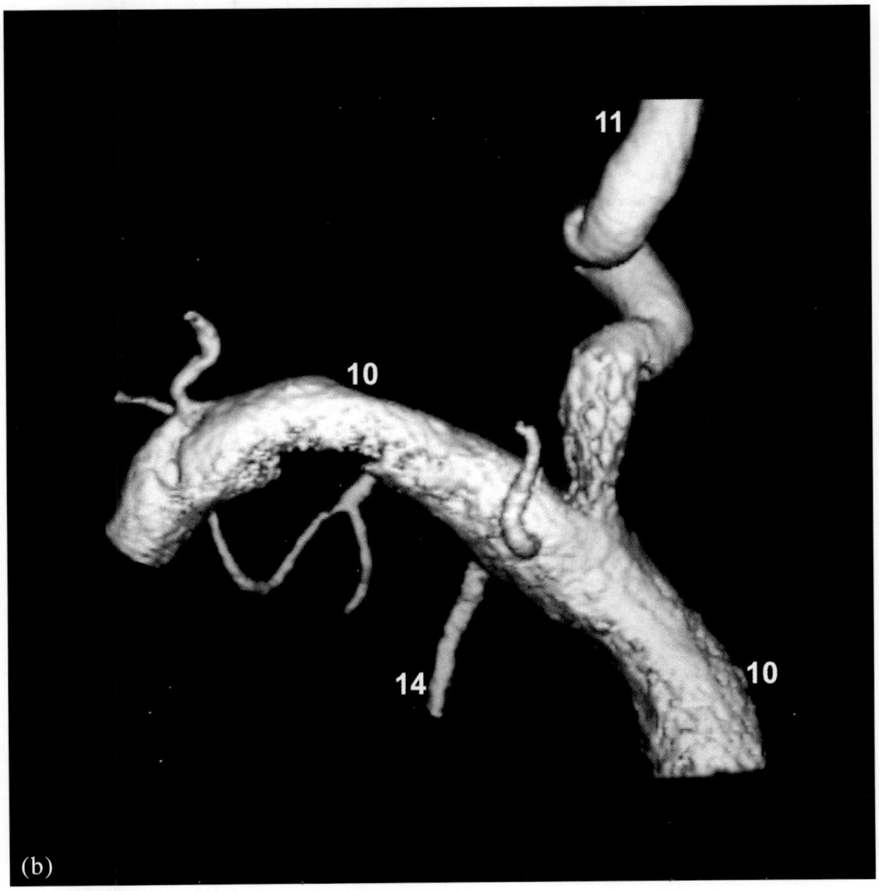

图 4.23(a,b) 左锁骨下动脉 3D 造影，前面观(a)和后面观(b)。此图为左椎动脉近段放置一个球扩支架，用于治疗图 4.22 所示椎动脉起始段高度狭窄后的影像，注意在左侧椎动脉表面可见支架压痕。

10 left subclavian artery 左锁骨下动脉
11 left vertebral artery 左椎动脉
12 left thyrocervical trunk 左甲状颈干
14 left internal mammary artery 左胸廓内动脉

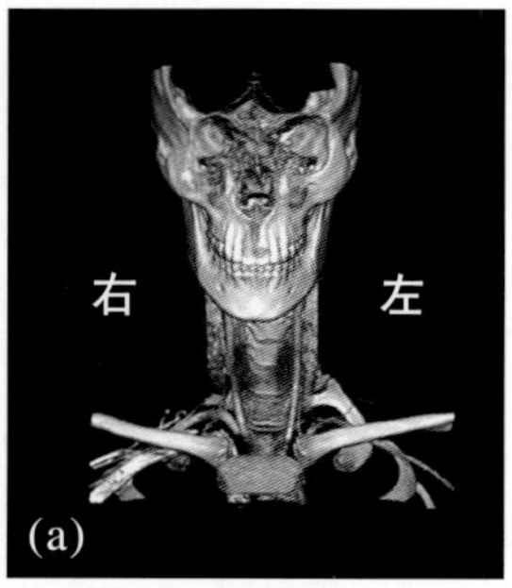

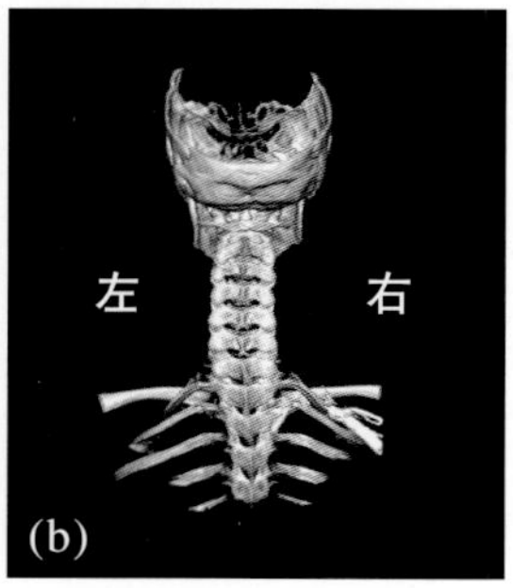

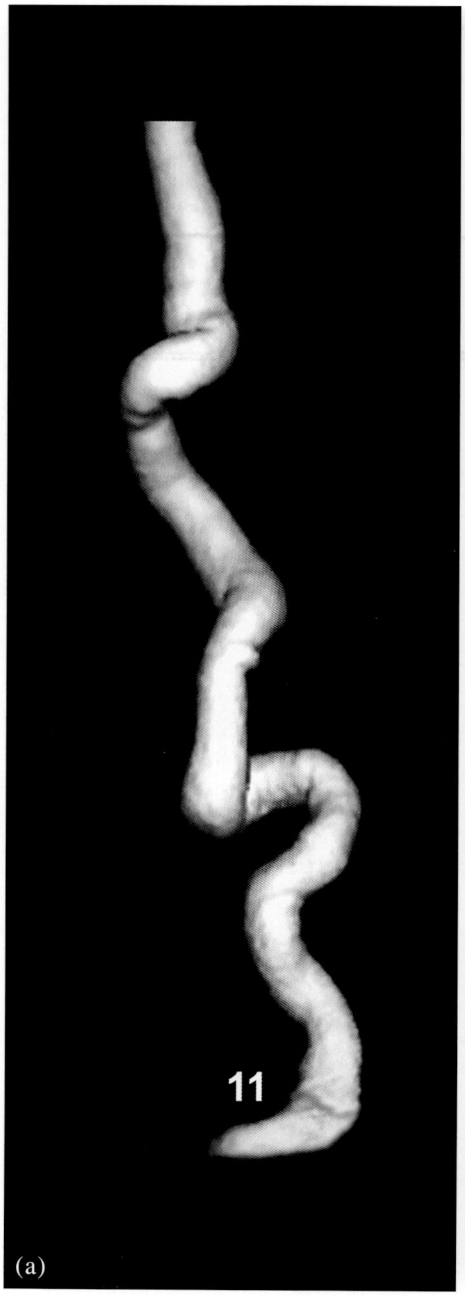

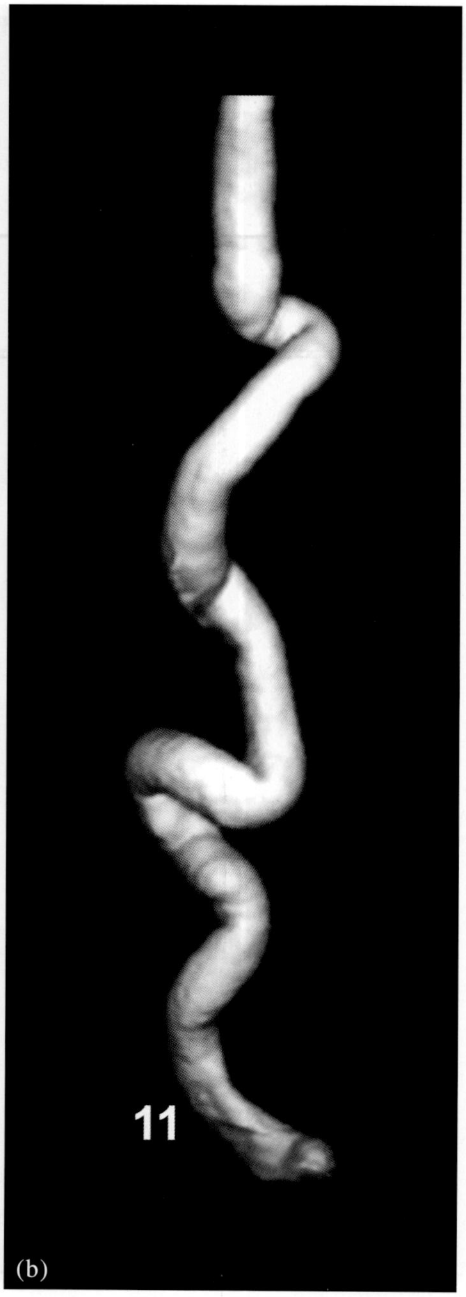

图4.24(a,b) 左椎动脉3D造影，前面观(a)和后面观(b)。影像可见左椎动脉颈段迂曲、延长。

11 vertebral artery 椎动脉

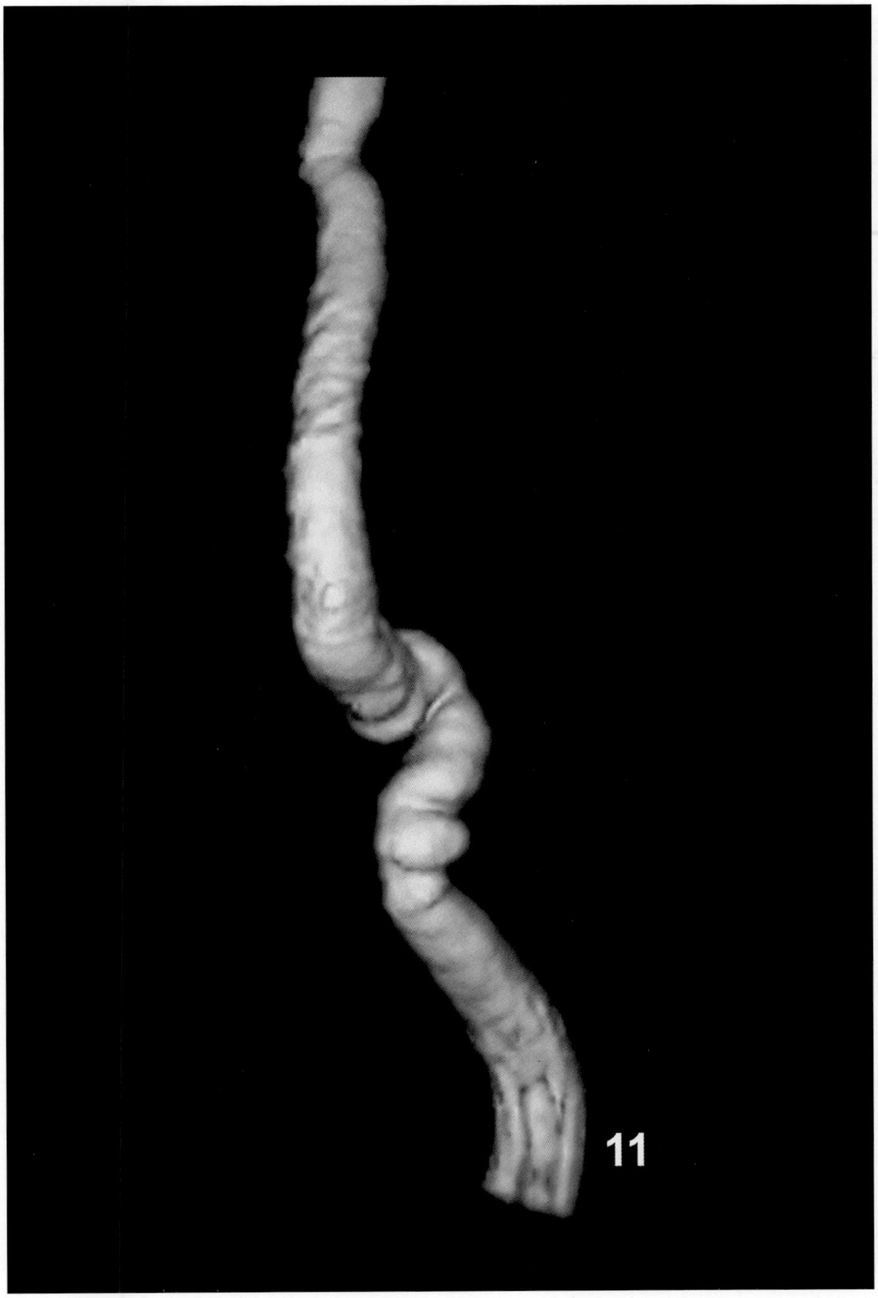

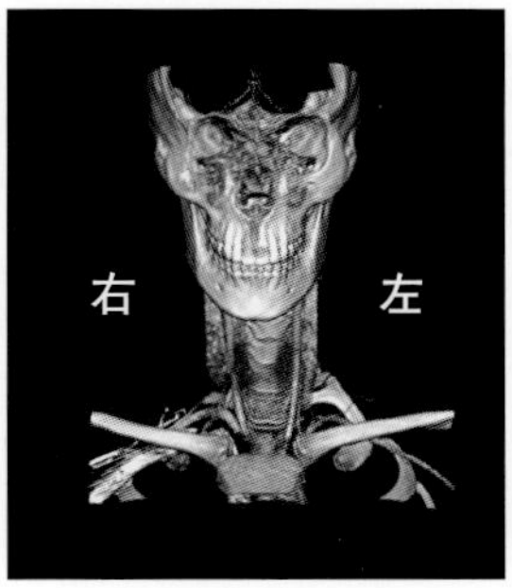

图4.25 左椎动脉3D造影前面观。左椎动脉下颈段内可见纤维肌性发育异常。

11 vertebral artery 椎动脉

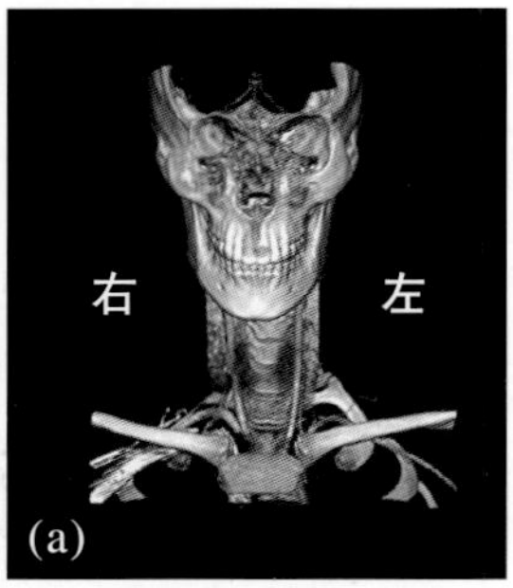

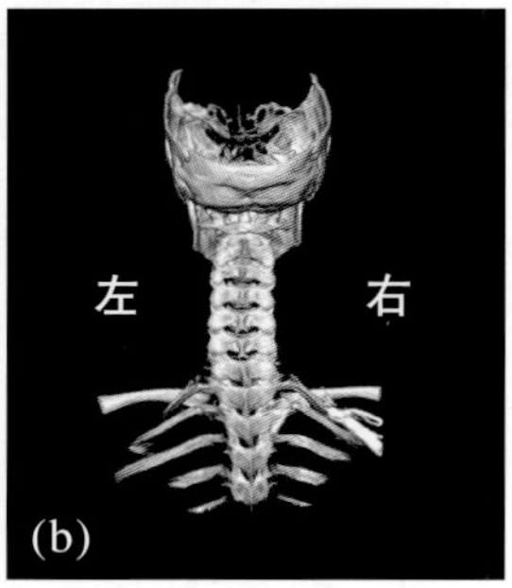

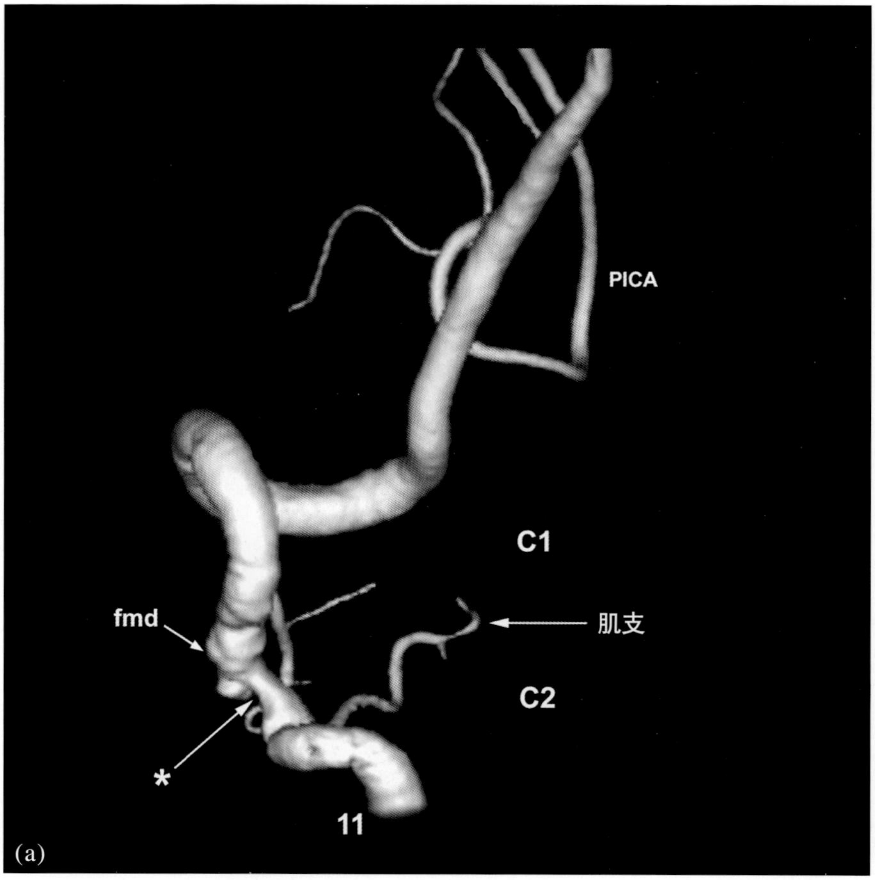

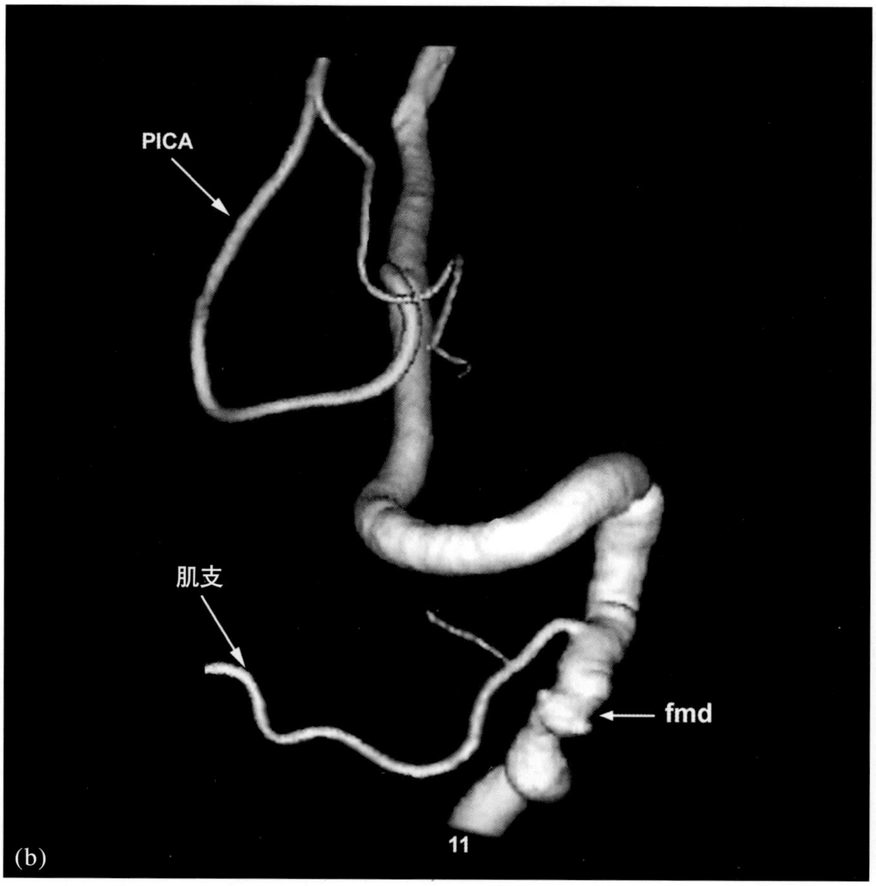

图4.26(a,b) 右椎动脉3D造影，前面观(a)和后面观(b)。图像显示严重的纤维肌性发育异常(fmd)累及椎动脉上颈段(C2水平)。图(a)为纤维肌性发育异常导致血管狭窄的前面观。

11 vertebral artery 椎动脉
C1 C1 vertebral segment 椎动脉C1段
C2 C2 vertebral segment 椎动脉C2段
PICA posterior inferior cerebellar artery 小脑后下动脉
* stenosis 狭窄
fmd fibromuscular dysplasia 纤维肌性发育异常

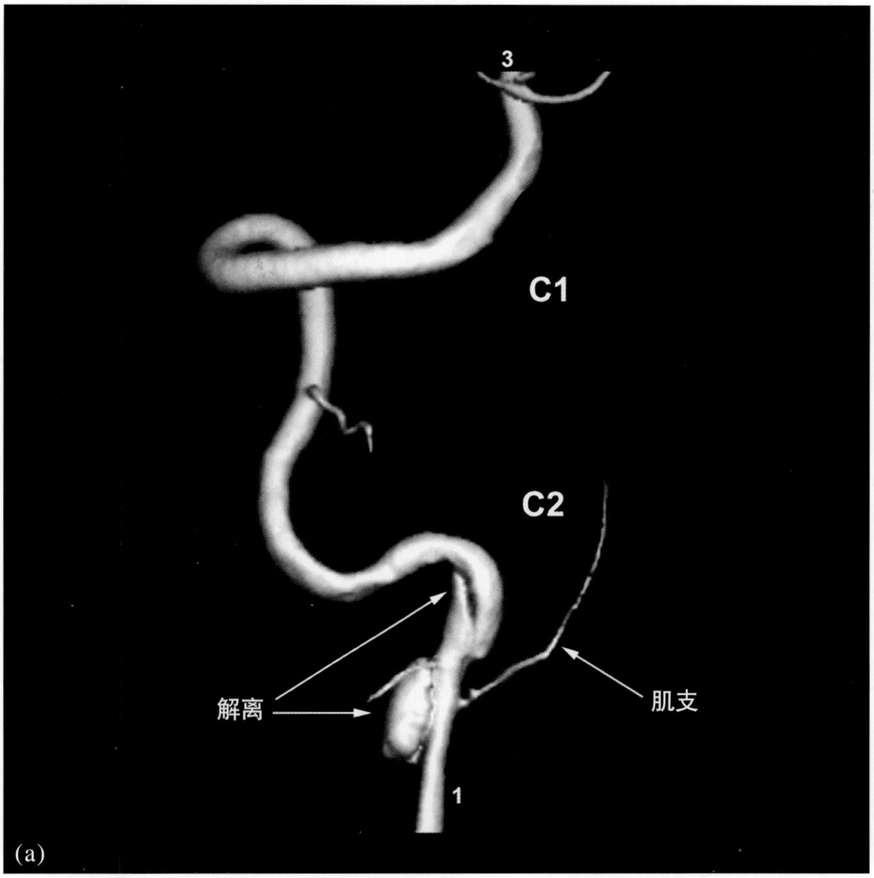

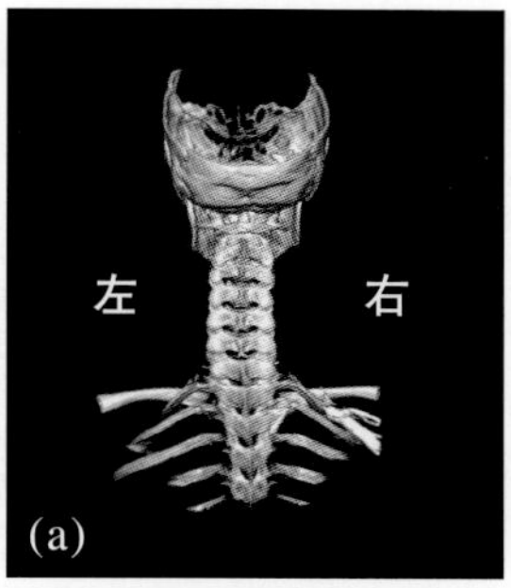

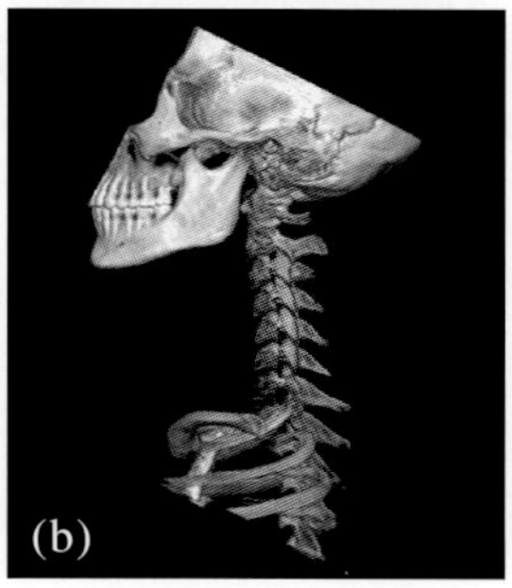

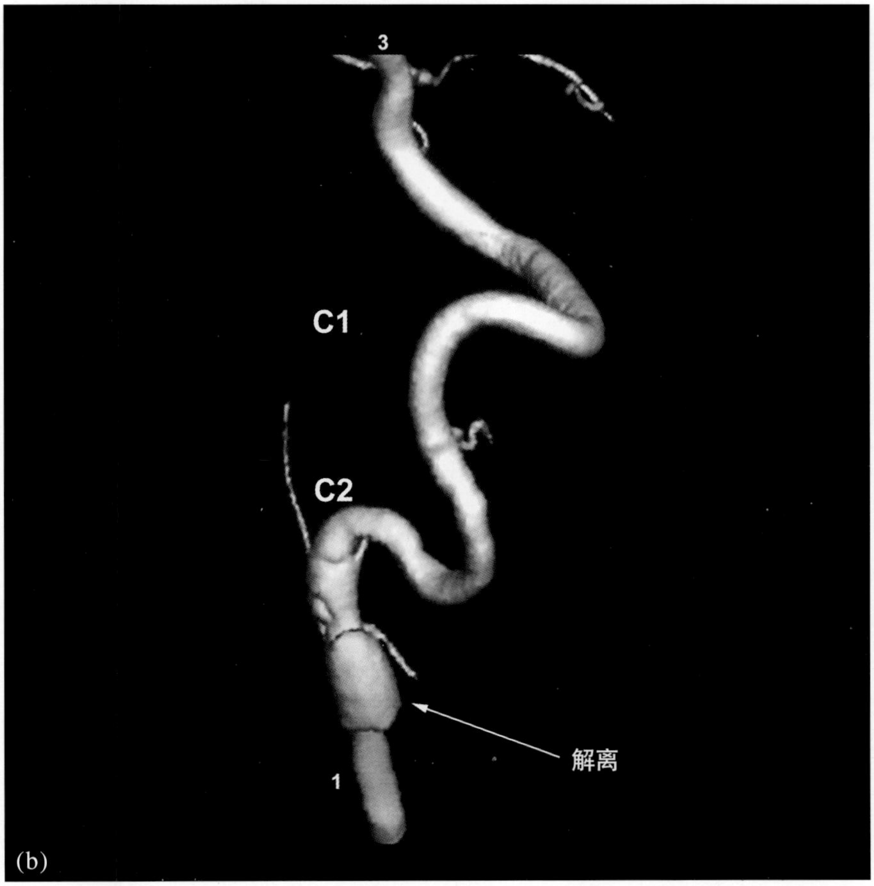

图 4.27(a,b) 左椎动脉 3D 造影，后面观(a)和侧面观(b)。可见因椎动脉上颈段解离而在 C2–C3 水平形成的动脉瘤。

1 vertebral artery 椎动脉
3 basilar artery 基底动脉
C1 C1 vertebral segment 椎动脉 C1 段
C2 C2 vertebral segment 椎动脉 C2 段

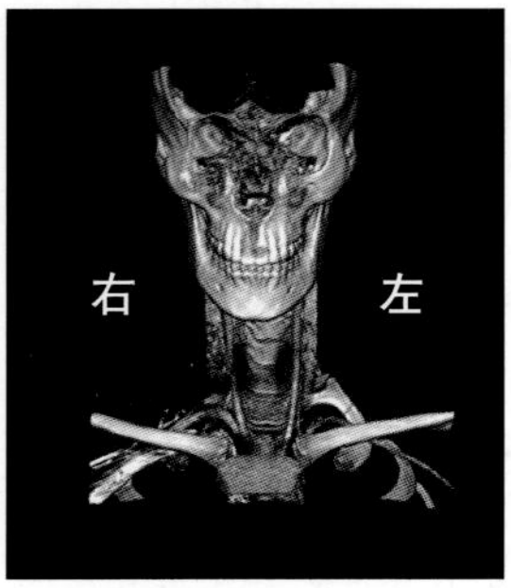

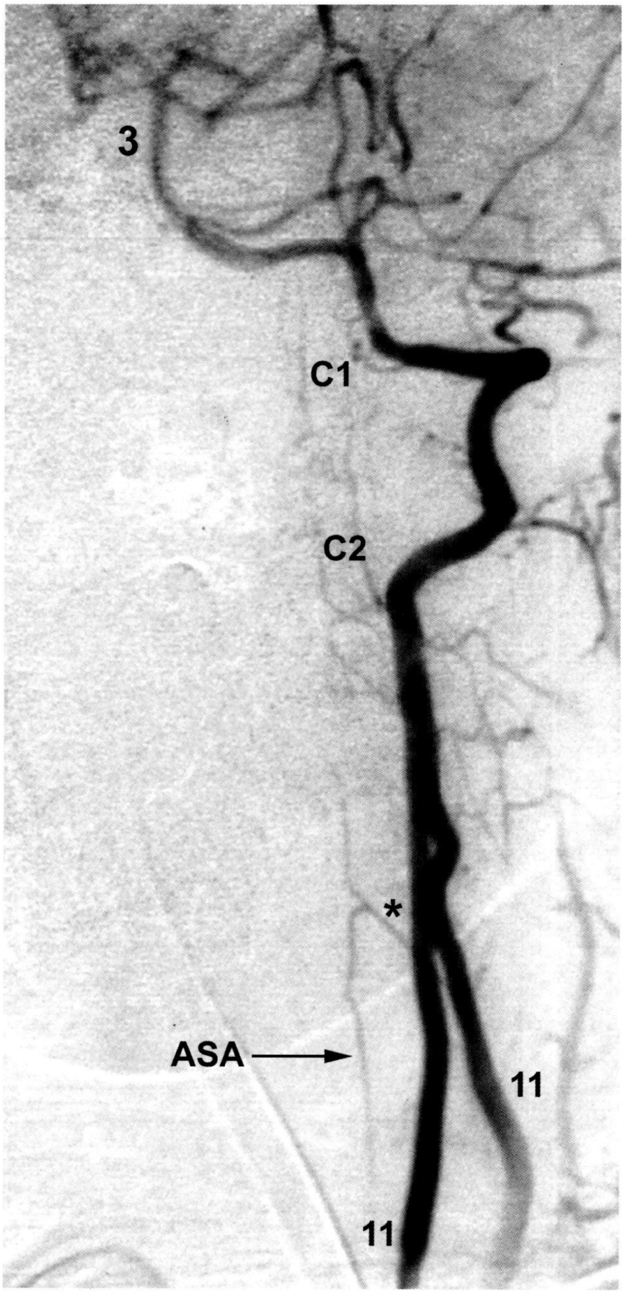

图 4.28 左椎动脉 2D 正位像。可见左椎动脉双干，其根髓动脉供应脊髓前动脉(ASA)。

3 basilar artery 基底动脉
11 vertebral artery 椎动脉
C1 C1 vertebral segment 椎动脉 C1 段
C2 C2 vertebral segment 椎动脉 C2 段
ASA anterior spinal artery 脊髓前动脉
* radiculomedullary feeder to ASA 根髓动脉供应脊髓前动脉

（史怀璋 译）

第五章

颅内颈动脉系统（前循环）

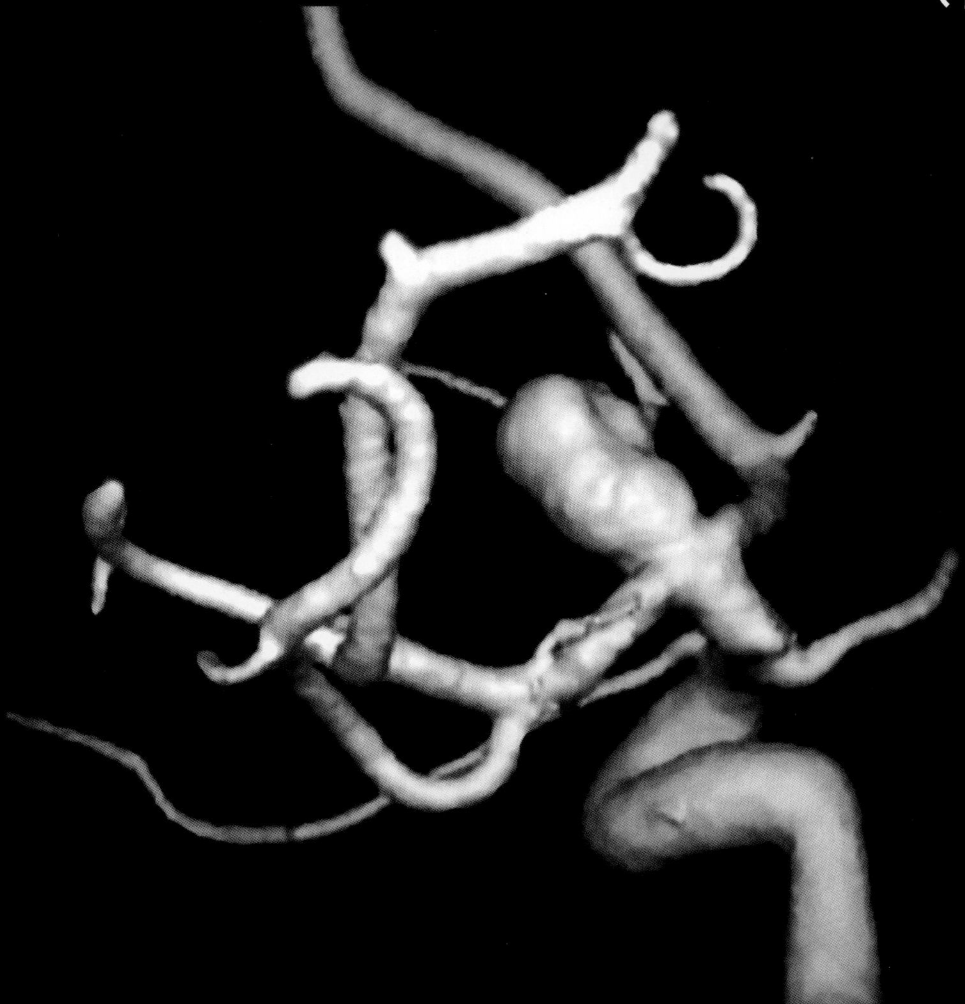

颈内动脉(ICA)颅内段分成岩段、鞍前段、海绵窦段、床突上段，在图示中进一步分成岩垂直段、岩水平段、鞍前段(Fisher C5)、海绵窦水平段(Fisher C4)、前膝段(Fisher C3)以及床突上近段、床突上远段。我们发现这种命名法最有助于讨论解剖及相关病理。

颈内动脉在进入颅底后，走行在岩颈动脉管垂直及水平部分至岩骨尖附近。它经由岩水平段末端的破裂孔后，骤然急转续为鞍前段。在邻近蝶鞍水平后部，颈内动脉由垂直转为向前突出水平走行续为海绵窦水平段。由于海绵窦的大小和范围存在变异，因此颈内动脉穿过硬膜的水平也存在变异。出于对本图谱的考虑，我们设定颈内动脉于Fisher C5–C4交界附近穿过硬膜。

颈内动脉海绵窦段发出几支小的分支，脑膜垂体动脉(MHA)干大多在Fisher C5–C4交界处发自颈内动脉后壁。正常情况下，在高分辨率的2D数字减血管造影(2D DSA)经常能看到这支很小的血管。在3DRA上正常大小的MHA干近段是否显影视情况而定。下外侧干或下海绵窦动脉经常发自海绵窦水平段侧壁，这支血管在2D DSA上偶尔能够显影，在常规的3DRA上除了病理性扩张外是不显影的。正常细小包膜支(McConnell's包膜动脉)不恒定地发自海绵窦水平段的内侧壁。这些分支在硬膜外沿鞍底内侧走行，它们与其对侧的对应血管相互吻合。

颈内动脉海绵窦段由后向前迂曲走行，最后部分通常走行接近中线。我们也称Fischer C5–C4交界为颈内动脉海绵窦段第一(后)膝，在海绵窦前部颈内动脉移行到前膝段处形成第二(前)膝，颈内动脉在移行床突上段之前仍行于海绵窦内，但很快第二次穿过海绵窦硬膜，然后经由前床突下内侧转为行向后上，进入蛛网膜下腔。

眼动脉的起始存在变异，发自前膝段和床突上段的交界处附近，被特征性地描述为前膝段和床突终末血管[1]下段[2-3]。眼动脉最常发自颈内动脉床突段的内侧缘，大约90%的个体位于硬膜内[4]。换言之，最经常发自颈内动脉海绵窦段第二次穿过硬膜处(硬膜环)的上方。

我们将床突上段分成床突上近段和床突上远段。前膝段和后交通动脉(PCoA)之间的一段被称为床突上近段；床突上远段终止于颈内动脉分叉，包括后交通动脉和脉络丛前动脉。用床突上近段和床突上远段这两个词代替

Fischer C1和C2，是因为我们发现它们更形象、更通俗、更简明。

颈内动脉床突上近段的上内侧壁发出一个非常小的分支至垂体腺，被称为垂体上动脉。垂体上动脉除了病理性扩张的情况以外，在3DRA上是看不到的。

自垂体上动脉远侧的颈内动脉床突上段后壁发出的是后交通动脉和脉络丛前动脉(自下到上)。在3DRA上经常能够看到这些血管的近端。交界部的扩张或漏斗样改变在3DRA上也经常能看到。因为可获得很多不同角度的图像，所以很容易与小的动脉瘤相鉴别。但是这些扩张和漏斗样改变经常是常规的2D DSA无法确诊的。由于2D DSA这项技术所能提供的图像数量有限，非病理性漏斗样改变与动脉瘤的鉴别存在一定限制。

颈内动脉床突上远段起自脉络丛前动脉，止于颈内动脉分叉。颈内动脉分叉后的两个主要分支是大脑前动脉(ACA)A1段和大脑中动脉的(MCA)M1段。内侧和外侧豆纹动脉分别起自A1段和M1段。当这些血管病理性扩张或发生于大的主干并进一步分成多支穿动脉时，那些比较大的近段主干在3DRA上能够显影。

颅内血液循环的特点就是变异性和不稳定性。每支颅内血管命名的一般规则经常遵循于其对脑组织的供应区域。例如，命名某一支供应中央前/Roland前回(运动区)的血管为中央前或Roland前支。这个方法很有用，因为它更清晰地描述了脑实质区域的血管供应，能够推断(在一定限度内)出特定血管分支的作用。为了有助于皮质支的命名，Salamon等人设计了一种使用方便的塑料盘当做标尺，用来放在颈动脉血管造影的侧位像上，为确认皮质支提供了便利手段[5]。

大脑前动脉A1段起自颈内动脉分叉，止于A1-A2交界。A1段略偏前向内侧方行至中线。当它到达A1-前交通(ACoA)交界后向上续为A2段。ACA的A2段的第一个分支是眶额动脉，第二个分支是额极动脉，A2以多种形式分成胼周动脉以及延续的胼缘动脉。胼周动脉走行于胼周池内，而胼缘动脉走行于扣带回上方的扣带沟内。10%的单侧胼周动脉供应双侧大脑半球[6]。胼周动脉、胼缘动脉的分支供应额叶、顶叶的内侧面和大脑半球额顶区的内1/3。胼缘动脉通常是两支中较小的，发出前、中、后内侧额动脉，通常沿中线走行。胼周动脉发出3个主要分支：旁中央支、顶上内侧支(楔叶前)、顶下内侧支。胼缘动脉末段走行在扣带沟内，扣带沟位于中央沟向内侧的延续之下。胼周动脉末段走行在胼胝体压部下方，然后进入纵裂，与大脑后动脉的一个小分支，即胼胝体压部动脉或后胼周动脉相吻合。当ACA或PCA梗塞的时候，这种吻合能向梗塞区域提供侧支血液供应。在这里有必要讨论一下Heubner回返动脉。这支重要的穿动脉大多起自A1的远端或A2的近端，发出后向侧方平行于ACA的A1段和MCA的M1段轴面走行，然后进入前穿质，供应尾状核头、外侧核及内囊前脚。

大脑中动脉的M1段向外侧走行于侧裂池内，其起点不远处通常发出一个供应颞叶前部的皮质支。这支血管沿颞前部颞极下方走行。大脑中动脉在侧裂内走向侧方分成2支(75%)或三支(25%)[7]。大脑中动脉分成2/3支的位置存在变异，大多数情况下分叉的位置是在侧裂从水平转为前后走行处，即大脑中动脉的膝部。岛叶皮质的表面是侧裂内大脑中动脉分叉后的分支，这些分支被称为M2段。大脑中动脉的各个分支继续分出皮质支供应额、颞、顶叶的外侧凸面，这些行经各盖部表面的分支被称为M3段。大脑中动脉末端皮质分支被称为M4段，供应外侧2/3的大脑半球。

大脑中动脉的末端皮层分支也根据它们的供应区域而命名。大脑中动脉分成两支是最常见的形式，其中向前上的分支发出眶额支，供应额叶下外侧；额盖支(蛇皮掌组)供应额中回及额下回包括Broca’s区。在这些分支之后发出的是中央前支和中央Roland支上升，供应相对应的运动和感觉回。大脑中动脉向后下的分支包括前顶支和后顶支，供应顶叶腹侧；角动脉与侧裂平行走行，然后向后上，供应顶下小叶、枕叶外侧、颞叶上部；颞中后支沿颞叶凸面向外，供应其余的颞叶。

这里应该提一下侧裂点。侧裂点是最上内点，即大脑中动脉侧裂段转向下外在侧裂的后上方穿出侧裂的点。在断层扫描神经影像时代之前，血管造影是诊断颅内病变的常规手段，包括侧裂三角在内的诸多参考点是诊断的重要标志。侧裂三角是表示岛叶皮质表面的大脑中动脉几何图形，这个三角的改变有助于颅内病变的定位。

参考文献

[1] Huber, P., 1982. *Krayenenbuhl/Yasargil Cerebral Angiography.* New York: Thieme Medical Publishers, pp.50–55.

[2] Osborn, A. 1980. *Introduction to Cerebral Angiography.* Philadelphia: Harper & Row Publishers, pp.114.

[3] Grossman, R., D. and Yousem. 2004. Neuroradiology: The Requisites, Second Edition. St. Louis: C.V. Mosby, p.84.

[4] Hayreh, S. 1974. *The ophthalmic artery.* In Radiology of the Skull and Brain: Angiography Volume 2. T.H. Newton and D.G. Potts, eds., St. Louis: C.V. Mosby, p. 1334.

[5] Pierre, M., N. Moscow, and G. Salamon. 1974. *Anatomy of the cortical branches of the middle cerebral artery.* In Radiology of the Skull and Brain: Angiography Volume 2, T.H. Newton and D.G. Potts, eds., St. Louis: C.V. Mosby Company, pp.1477–1478.

[6] Rael, J., and L. Casey. 2000. Cerebral angiography. In Neuroimaging. W.W. Orrison, ed. Philadelphia: W. B. Saunders Company, p.228.

[7] Ring B. A. 1974. *The middle cerebral artery.* In Radiology of the Skull and Brain: Angiography Volume 2. T.H. Newton and D.G. Potts, eds., St. Louis: C.V. Mosby, p.1447.

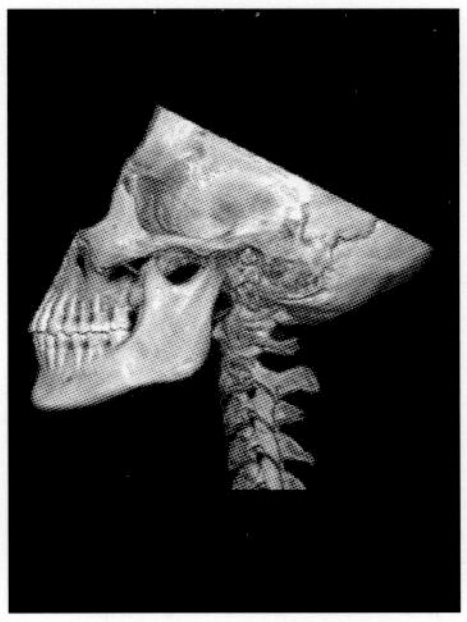

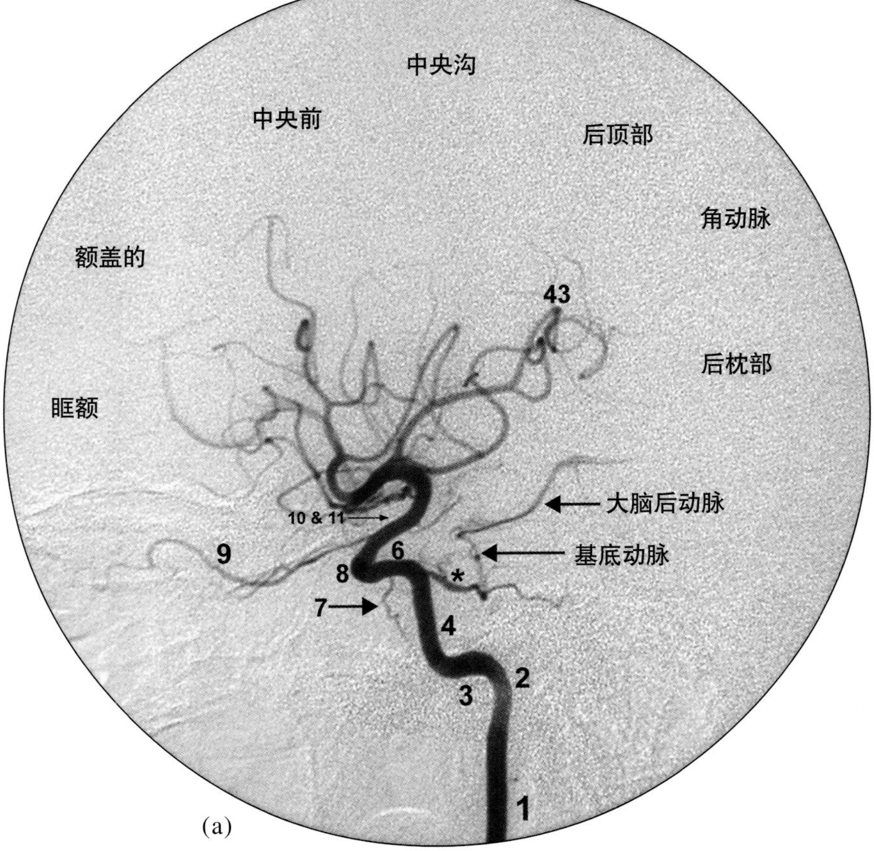

(a)

图 5.1(a) 颈内动脉 2D 造影，动脉早期侧位像。前动脉未显影使得大脑中动脉(MCA)近段支显示得较清楚，注意胚胎永存三叉动脉(*)的充盈为颈内及椎－基底循环提供交通。大脑中动脉末端分支的命名采用模板方式，这是考虑到大脑中动脉的近段分支形式存在很大的变异。

1 internal carotid artery—cervical segment 颈内动脉－颈段
2 internal carotid artery—vertical petrous segment 颈内动脉－岩垂直段
3 internal carotid artery—horizontal petrous segment 颈内动脉－岩水平段
4 presellar (Fischer C5) segment internal carotid artery 颈内动脉鞍前段
6 horizontal (Fischer C4) intracavernous segment internal carotid artery 颈内动脉海绵窦水平段
7 inferolateral trunk 下外侧干
8 anterior genu (Fischer C3) intracavernous segment internal carotid artery 颈内动脉海绵窦前膝段
9 ophthalmic artery 眼动脉
10 proximal supraclinoid segment internal carotid artery (from ophthalmic to posterior communicating artery) 颈内动脉床突上近段(从眼动脉到后交通动脉)
11 distal supraclinoid segment internal carotid artery (from posterior communicating artery to internal carotid artery bifurcation) 颈内动脉床突上远段(从后交通动脉到颈内动脉分叉)
43 sylvian point 侧裂点
* persistent trigeminal artery 永存三叉动脉

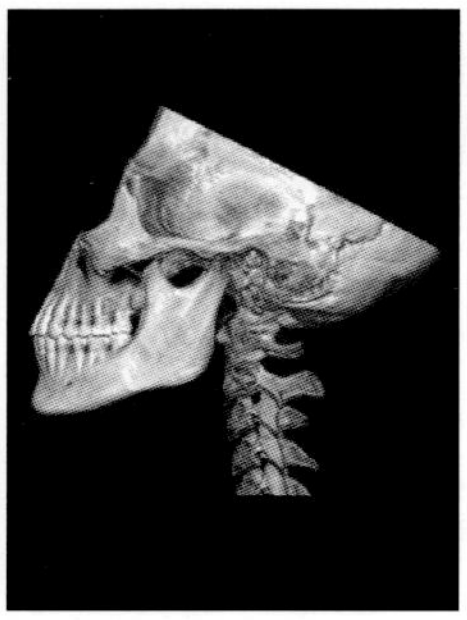

图5.1(b) 颈内动脉2D造影，动脉早期侧位像。前动脉未显影使得大脑中动脉(MCA)远段支显示得较清楚。大脑中动脉末端分支的命名采用模板标注，这是考虑到大脑中动脉的近段分支形式存在很大的变异，注意眼球后部脉络膜视网膜充盈。

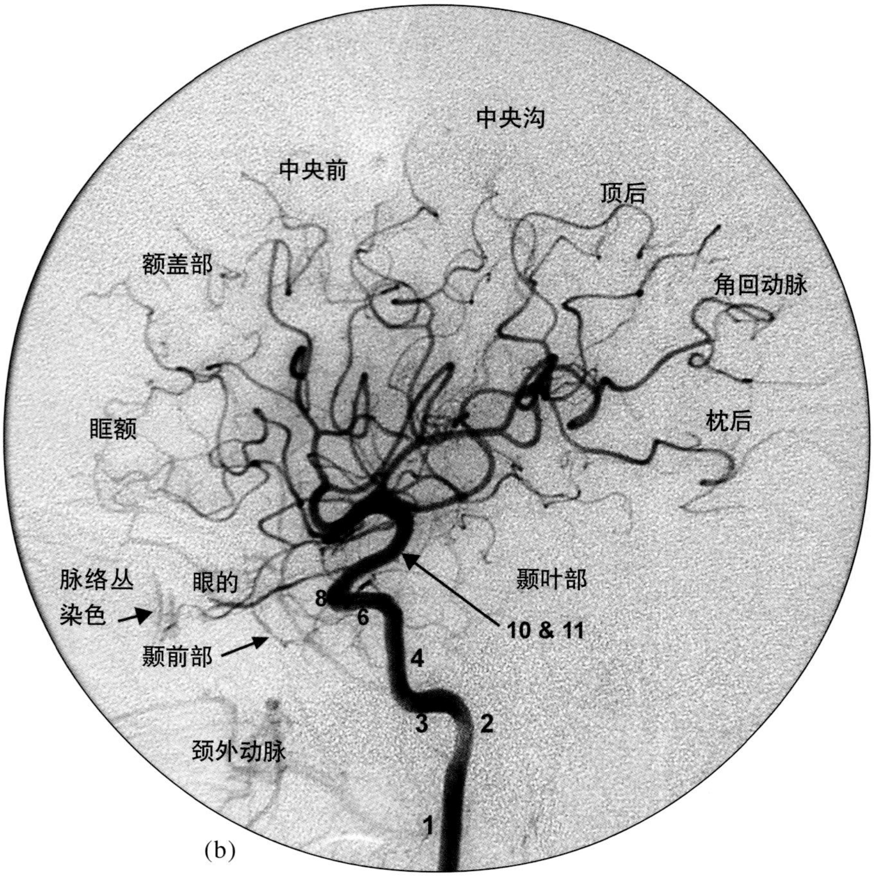

(b)

1 internal carotid artery—cervical segment 颈内动脉－颈段
2 internal carotid artery—vertical petrous segment 颈内动脉－岩垂直段
3 internal carotid artery—horizontal petrous segment 颈内动脉－岩水平段
4 presellar (Fischer C5) segment internal carotid artery
颈内动脉鞍前段
6 horizontal (Fischer C4) intracavernous segment internal carotid artery
颈内动脉海绵窦水平段
8 anterior genu (Fischer C3) intracavernous segment internal carotid artery
颈内动脉海绵窦前膝段
10、11 proximal and distal supraclinoid segment internal carotid artery
颈内动脉床突上近段和颈内动脉床突上远段

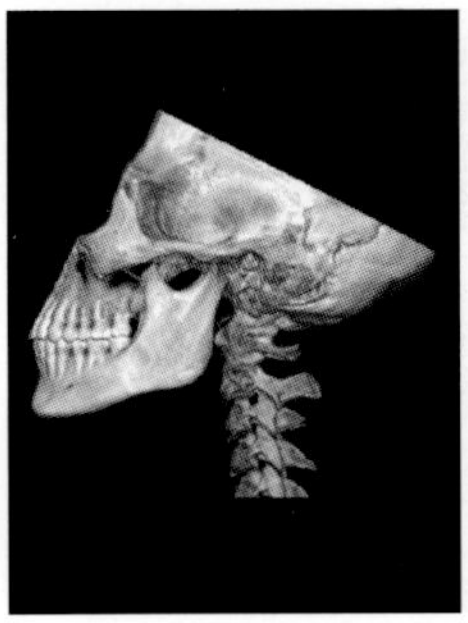

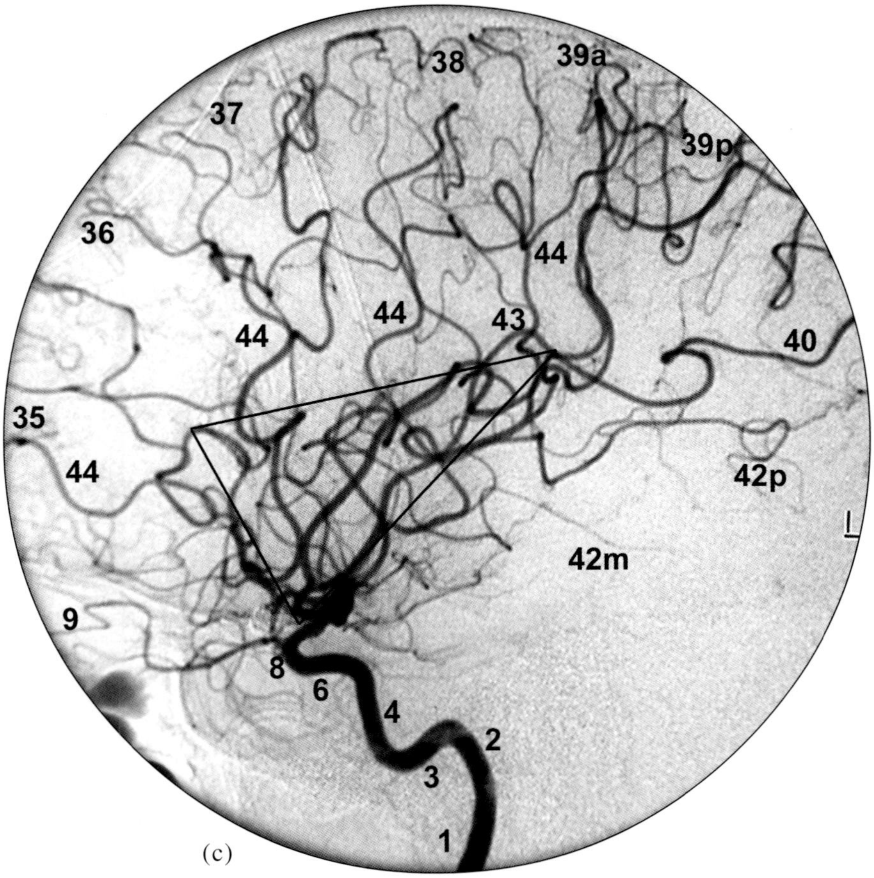

(c)

图 5.1(c) 颈内动脉 2D 造影，动脉晚期侧位像。图像上的三角形称为侧裂三角，它表示了岛叶表面的大脑中动脉的几何图形。这个三角图形的改变提示大脑中动脉被占位性病变所致移位。由于大脑中动脉近段血管结构明显变化所致，相应变化的远段各支血管可以用这种模板结构命名方式来简化确认。

1 internal carotid artery–cervical segment 颈内动脉－颈段
2 internal carotid artery–vertical petrous segment 颈内动脉－岩垂直段
3 internal carotid artery–horizontal petrous segment 颈内动脉－岩水平段
4 presellar (Fischer C5) segment internal carotid artery 颈内动脉鞍前段
6 horizontal (Fischer C4) intracavernous segment internal carotid artery 颈内动脉海绵窦水平段
8 anterior genu (Fischer C3) intracavernous segment internal carotid artery 颈内动脉海绵窦前膝段
9 ophthalmic artery 眼动脉
35 orbitofrontal branch of middle cerebral artery 大脑中动脉眶额支
36 operculofrontal branches of middle cerebral artery 大脑中动脉额盖支
37 pre–central branch(es) of middle cerebral artery 大脑中动脉中央前支
38 central rolandic branches of middle cerebral artery 大脑中动脉中央沟支
39a anterior parietal branch of middle cerebral artery 大脑中动脉顶前支
39p posterior parietal branch of middle cerebral artery 大脑中动脉顶后支
40 angular artery 角回动脉
42m middle temporal branches of middle cerebral artery 大脑中动脉颞中支
42p posterior temporal branches of middle cerebral artery 大脑中动脉颞后支
43 sylvian point 侧裂点
44 opercular branches of MCA 大脑中动脉岛盖支

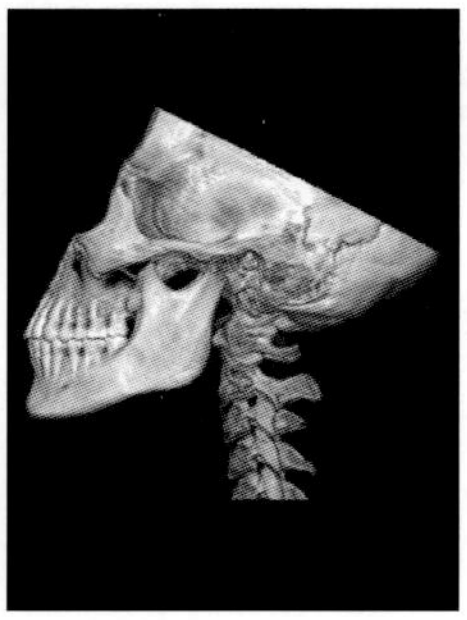

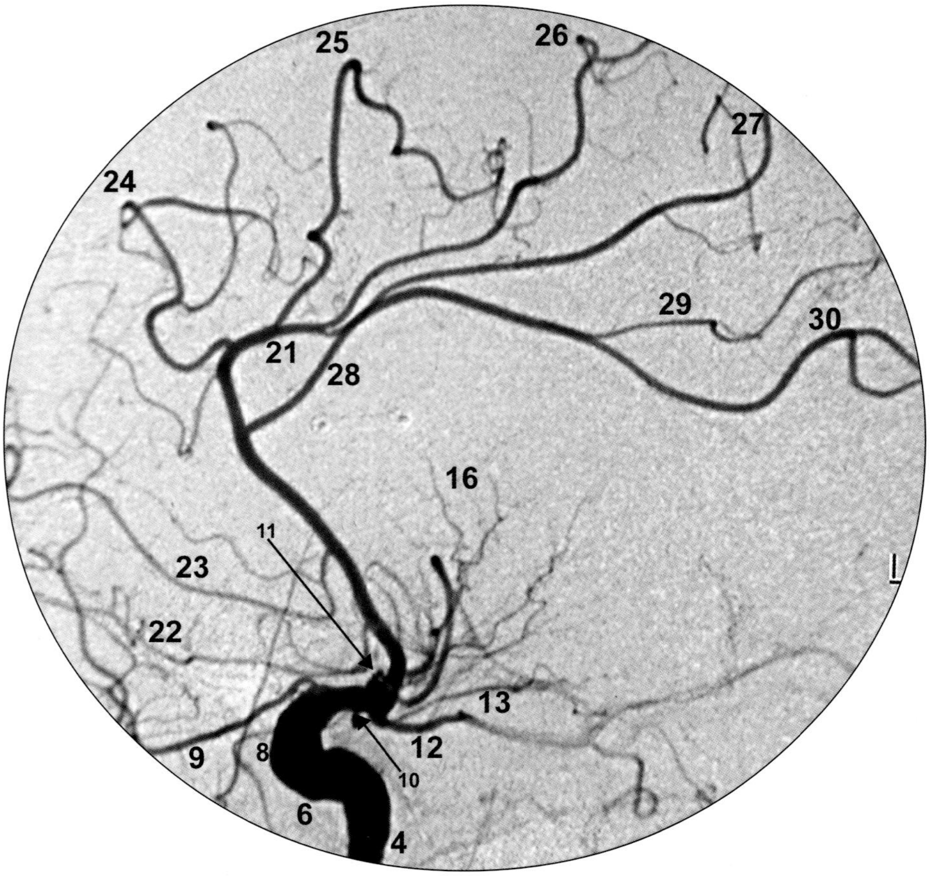

图5.2 颈总动脉造影侧位像。由于动脉粥样硬化梗塞，大脑中动脉不显影，使得大脑前动脉区域影像清楚。

4 presellar (Fischer C5) segment internal carotid artery
颈内动脉鞍前段

6 horizontal (Fischer C4) intracavernous segment internal carotid artery 颈内动脉海绵窦水平段

8 anterior genu (Fischer C3) intracavernous segment internal carotid artery 颈内动脉海绵窦前膝段

9 ophthalmic artery 眼动脉

10、11 proximal and distal supraclinoid segment internal carotid artery 颈内动脉床突上近段和颈内动脉床突上远段

12 posterior communicating artery 后交通动脉

13 anterior choroidal artery 脉络丛前动脉

16 medial lenticulostriate arteries 内侧豆纹动脉

21 callosomarginal branch of anterior cerebral artery
大脑前动脉胼缘支

22 orbitofrontal branch of anterior cerebral artery
大脑前动脉眶额支

23 frontopolar branch of anterior cerebral artery
大脑前动脉额极支

24 anterior internal frontal branch of anterior cerebral artery
大脑前动脉额前内侧支

25 middle internal frontal branch of anterior cerebral artery
大脑前动脉额中内侧支

26 posterior internal frontal branch of anterior cerebral artery
大脑前动脉额后内侧支

27 paracentral lobule artery branch of anterior cerebral artery
大脑前动脉旁中央小叶动脉

28 pericallosal branch of anterior cerebral artery
大脑前动脉胼周支

29 superior internal parietal branch of anterior cerebral artery
大脑前动脉顶上内侧支

30 inferior internal parietal branch of anterior cerebral artery
大脑前动脉顶下内侧支

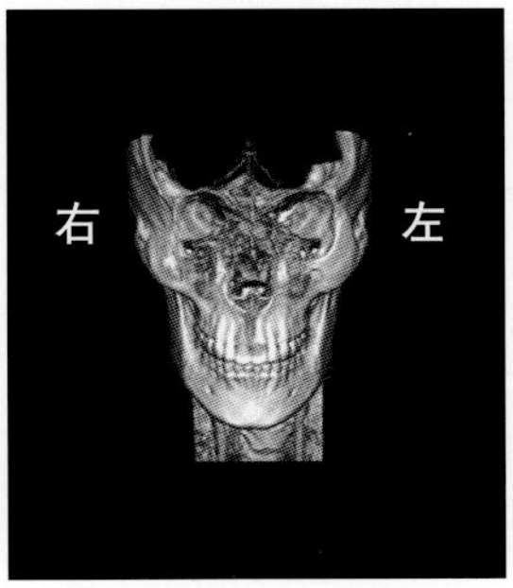

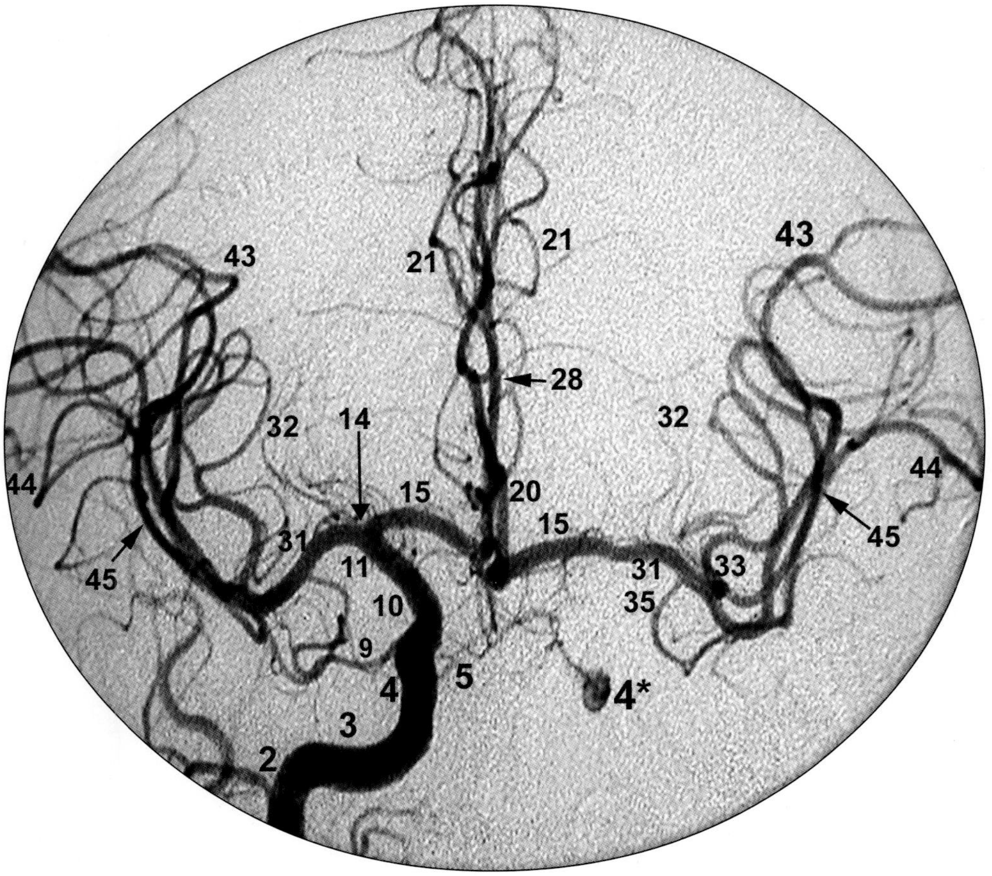

图5.3 右颈总动脉2D造影正位像。在这个图像显示了颅内段颈内动脉系统的前动脉、中动脉分支正常影像。发达的前交通动脉使得双侧大脑前动脉A2段均显影。也可见一个脑膜垂体干的小斜坡支供应血流到左侧颅内段颈内动脉(4)。这个位像上的ACA和MCA分支的广泛重叠限制了确认各支被命名了的血管。

2 internal carotid artery—vertical petrous segment
颈内动脉－岩垂直段
3 internal carotid artery—horizontal petrous segment
颈内动脉－岩水平段
4 presellar (Fischer C5) segment internal carotid artery
颈内动脉鞍前段
5 meningohypophyseal trunk 脑膜垂体干
9 ophthalmic artery 眼动脉
10、11 proximal and distal supraclinoid segment internal carotid artery 颈内动脉床突上近段和颈内动脉床突上远段
14 internal carotid artery bifurcation 颈内动脉分叉
15 A1 segment of anterior cerebral artery 大脑前动脉A1段
20 proximal A2 segment anterior cerebral artery
大脑前动脉A2近段
21 callosomarginal branch of anterior cerebral artery
大脑前动脉胼缘支
28 pericallosal branch of anterior cerebral artery
大脑前动脉胼周支
31 M1 segment of middle cerebral artery 大脑中动脉M1段
32 lateral lenticulostriate arteries 外侧豆纹动脉
33 bifurcation/trifurcation of middle cerebral artery
大脑中动脉2/3分叉
35 orbitofrontal branch of middle cerebral artery
大脑中动脉眶额支
43 sylvian point 侧裂点
44 opercular branches of middle cerebral artery
大脑中动脉岛盖支
45 sylvian (insular) branches of middle cerebral artery
大脑中动脉侧裂(岛叶)支

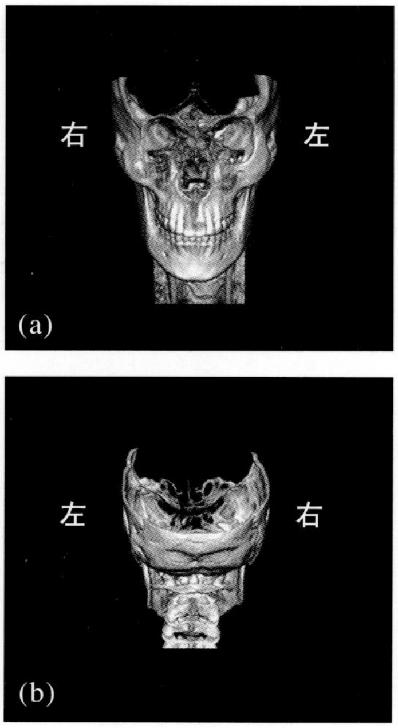

图5.4(a,b) 右颈内动脉3D造影，前面观(a)和后面观(b)。除了一支动脉粥样硬化的不规则颈内分支以外，这是一个正常的影像。位置及分支模式也是正常的。

1 internal carotid artery—cervical segment 颈内动脉—颈段
2 internal carotid artery—vertical petrous segment 颈内动脉－岩垂直段
3 internal carotid artery—horizontal petrous segment 颈内动脉－岩水平段
4 presellar (Fischer C5) segment internal carotid artery 颈内动脉鞍前段
8 anterior genu (Fischer C3) intracavernous segment internal carotid artery 颈内动脉海绵窦前膝段
9 ophthalmic artery 眼动脉
10、11 proximal and distal supraclinoid segment internal carotid artery 颈内动脉床突上近段和颈内动脉床突上远段
14 internal carotid artery bifurcation 颈内动脉分叉
15 A1 segment of anterior cerebral artery 大脑前动脉A1段
18 Al—A2 junction anterior cerebral artery 大脑前动脉 A1—A2 交界
20 proximal A2 segment anterior cerebral artery 大脑前动脉 A2 近段
21 callosomarginal branch of anterior cerebral artery 大脑前动脉胼缘支
28 pericallosal branch of anterior cerebral artery 大脑前动脉胼周支
31 M1 segment of middle cerebral artery 大脑中动脉M1段
33 bifurcation/trifurcation of middle cerebral artery 大脑中动脉 2/3 分叉
43 sylvian point 侧裂点
44 opercular branches of middle cerebral artery 大脑中动脉岛盖支
45 sylvian (insular) branches of middle cerebral artery 大脑中动脉侧裂(岛叶)支

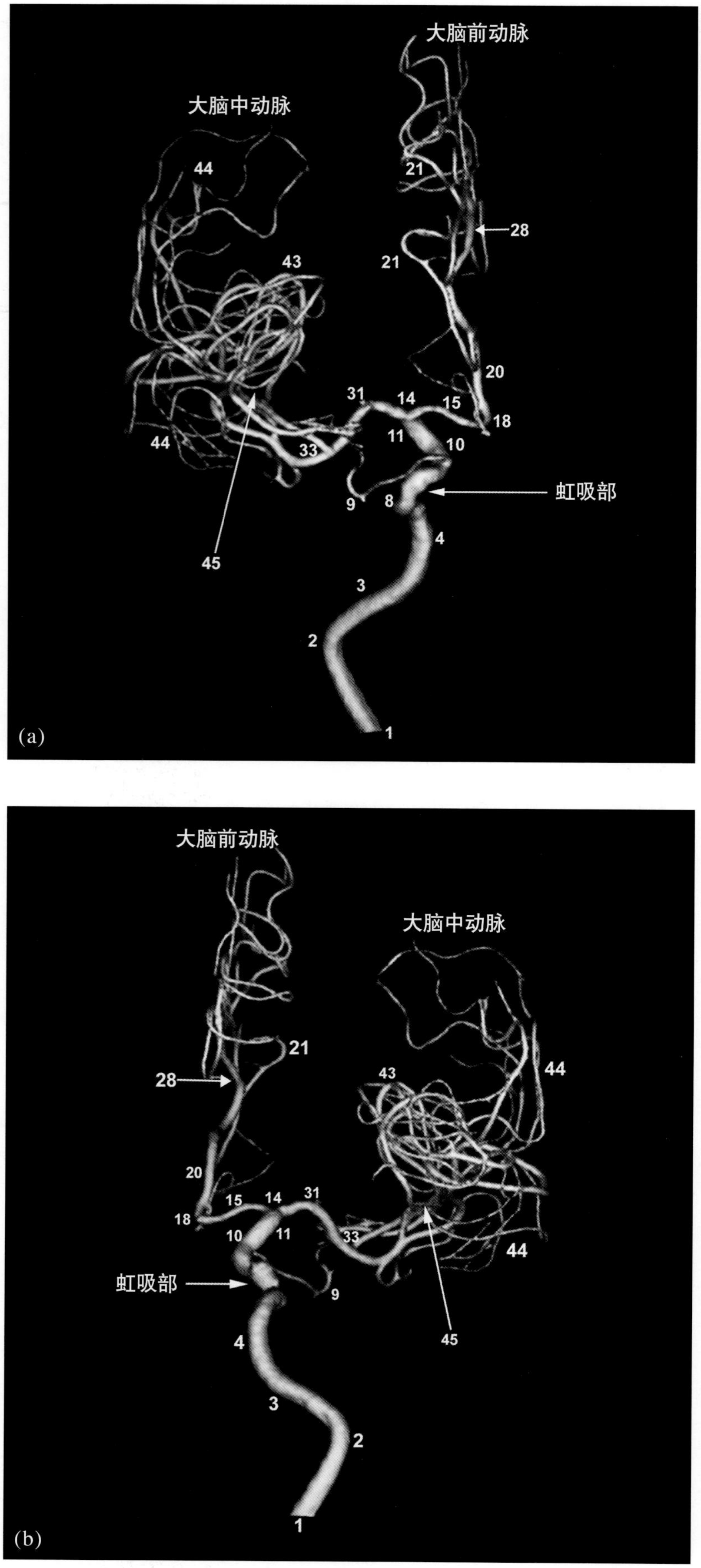

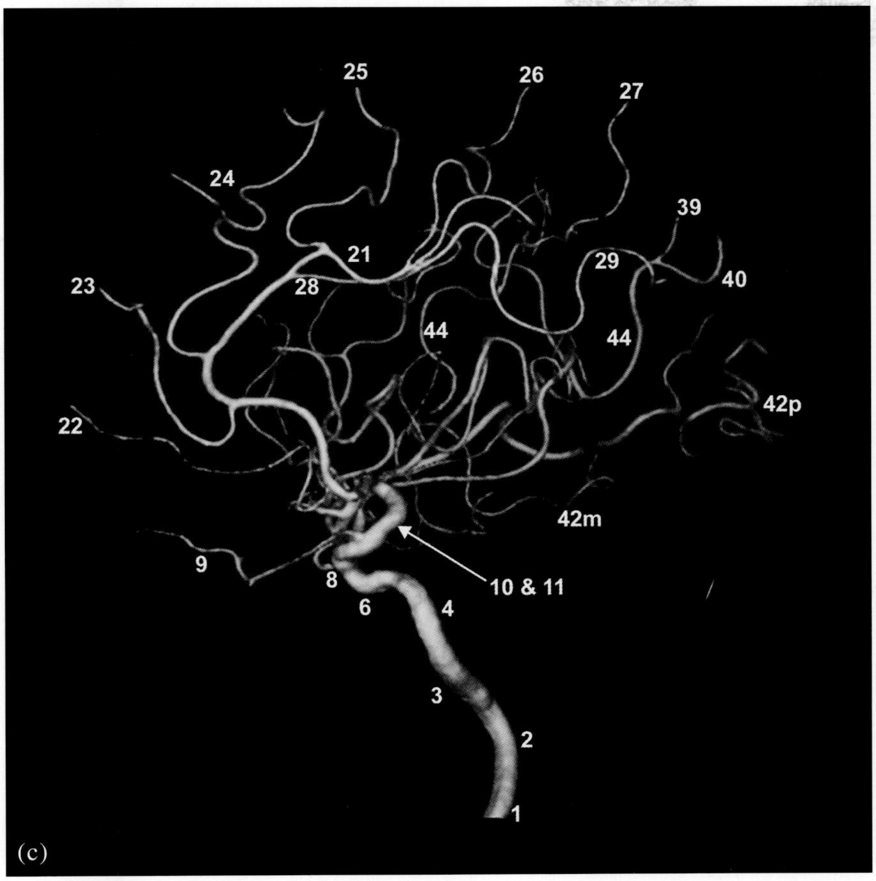

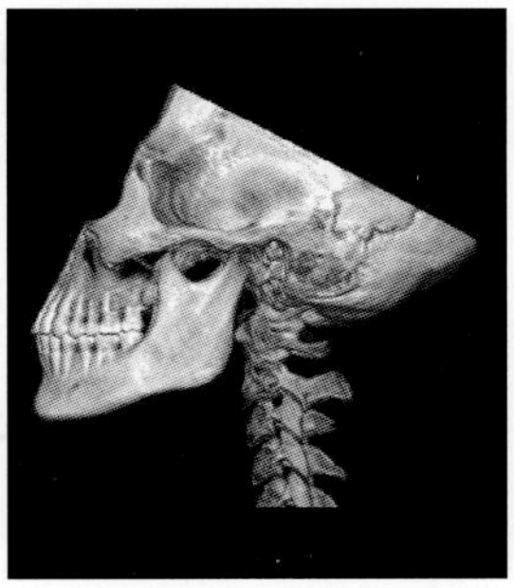

图 5.4(c) 右颈内动脉 3D 造影内侧观。此图与图 5.4(a,b)是同一个患者。颈内动脉因动脉粥样硬化显示不规则(颈动脉虹吸)。

1 internal carotid artery—cervical segment 颈内动脉 – 颈段
2 internal carotid artery—vertical petrous segment 颈内动脉 – 岩垂直段
3 internal carotid artery—horizontal petrous segment 颈内动脉 – 岩水平段
4 presellar (Fischer C5) segment internal carotid artery 颈内动脉鞍前段
6 horizontal (Fischer C4) intracavernous segment internal carotid artery 颈内动脉海绵窦水平段
8 anterior genu (Fischer C3) intracavernous segment internal carotid artery 颈内动脉海绵窦前膝段
9 ophthalmic artery 眼动脉
10、11 proximal and distal supraclinoid segment internal carotid artery 颈内动脉床突上近段和颈内动脉床突上远段
21 callosomarginal branch of anterior cerebral artery 大脑前动脉胼缘支
22 orbitofrontal branch of anterior cerebral artery 大脑前动脉眶额支
23 frontopolar branch of anterior cerebral artery. 大脑前动脉额极支
24 anterior internal frontal branch of anterior cerebral artery 大脑前动脉额前内侧支
25 middle internal frontal branch of anterior cerebral artery 大脑前动脉额中内侧支
26 posterior internal frontal branch of anterior cerebral artery 大脑前动脉额后内侧支
27 paracentral lobule artery branch of anterior cerebral artery 大脑前动脉旁中央小叶动脉
28 pericallosal branch of anterior cerebral artery 大脑前动脉胼周支
29 superior internal parietal branch of anterior cerebral artery 大脑前动脉顶上内侧支
39 parietal branch of middle cerebral artery 大脑中动脉顶支
40 angular artery 角回动脉
42m middle temporal branch of middle cerebral artery 大脑中动脉颞中支
42p posterior temporal branch of middle cerebral artery 大脑中动脉颞后支
44 opercular branches of middle cerebral artery 大脑中动脉岛盖支

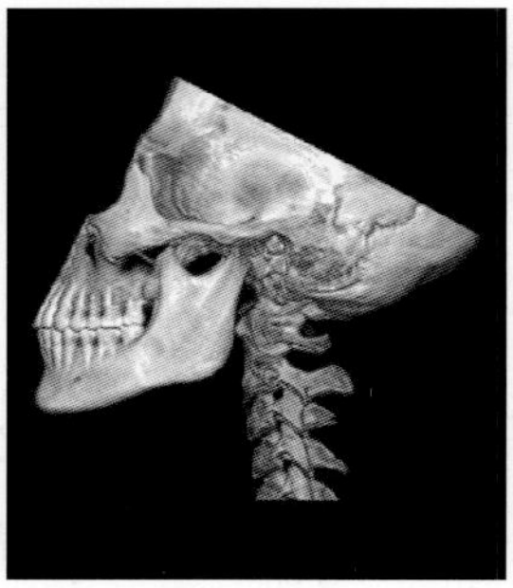

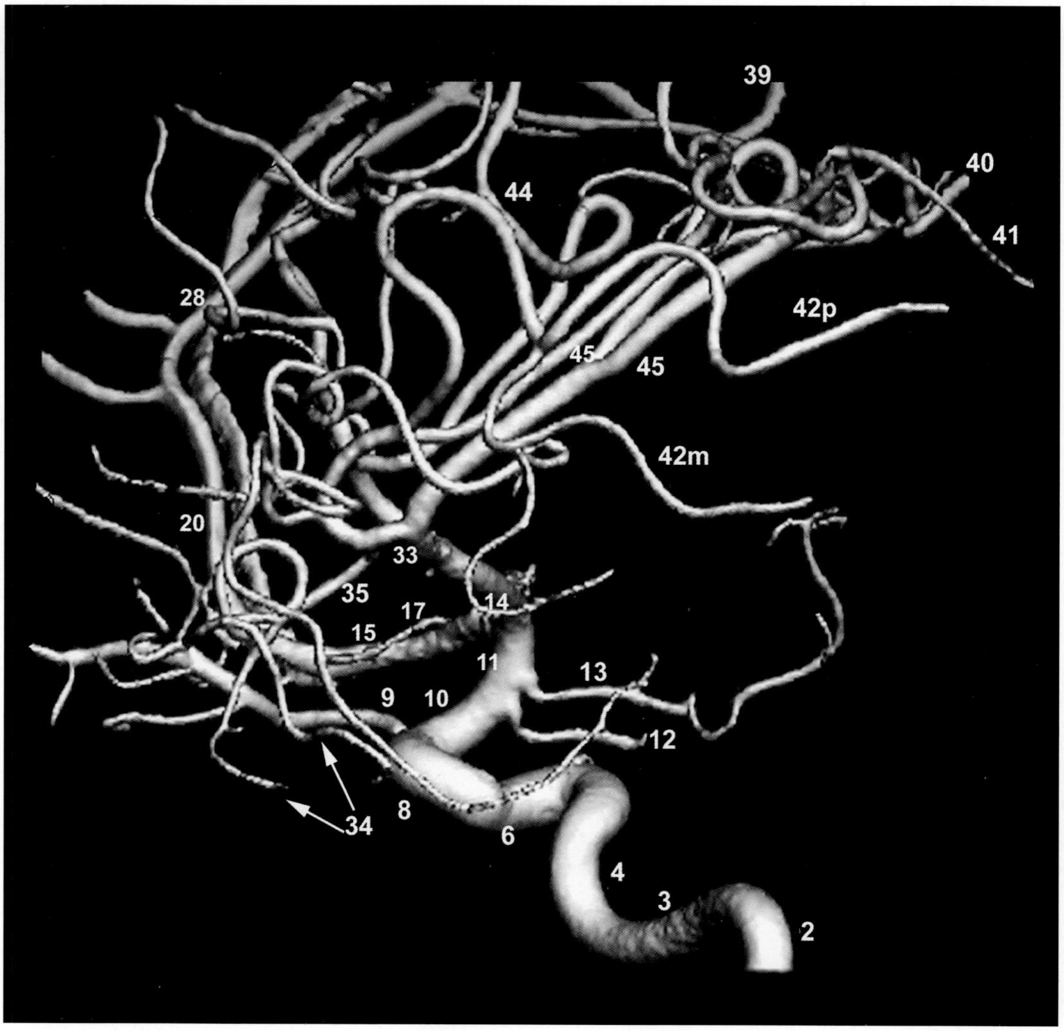

图5.5(a) 左颈内动脉3D造影侧面观。在这个造影像上，大脑前动脉和大脑中动脉有一个明显的重叠，这导致了在确认各支血管时的困难。

2 internal carotid artery–vertical petrous segment
颈内动脉－岩垂直段
3 internal carotid artery–horizontal petrous segment
颈内动脉－岩水平段
4 presellar (Fischer C5) segment internal carotid artery
颈内动脉鞍前段
6 horizontal (Fischer C4) intracavernous segment internal carotid artery 颈内动脉海绵窦水平段
8 anterior genu (Fischer C3) intracavernous segment internal carotid artery 颈内动脉海绵窦前膝段
9 ophthalmic artery 眼动脉
10、11 proximal and distal supraclinoid segment internal carotid artery 颈内动脉床突上近段和颈内动脉床突上远段
12 posterior communicating artery 后交通动脉
13 anterior choroidal artery 脉络丛前动脉
14 internal carotid artery bifurcation 颈内动脉分叉
15 A1 segment of anterior cerebral artery 大脑前动脉A1段
17 recurrent artery of Heubner Heubner 回返动脉
20 proximal A2 segment anterior cerebral artery 大脑前动脉A2近段
28 pericallosal branch of anterior cerebral artery
大脑前动脉胼周支
33 bifurcation/trifurcation of middle cerebral artery
大脑中动脉2/3分叉
34 anterior temporal lobe branches of middle cerebral artery
大脑中动脉颞叶前支
35 orbitofrontal branch of middle cerebral artery
大脑中动脉眶额支
39 parietal branch of middle cerebral artery 大脑中动脉顶支
40 angular artery 角回动脉
41 temporo–occipital branch of middle cerebral artery
大脑中动脉颞枕支
42m middle temporal branch of middle cerebral artery
大脑中动脉颞中支
42p posterior temporal branch of middle cerebral artery
大脑中动脉颞后支
44 opercular branches of middle cerebral artery 大脑中动脉岛盖支
45 sylvian (insular) branches of middle cerebral artery
大脑中动脉侧裂(岛叶)支

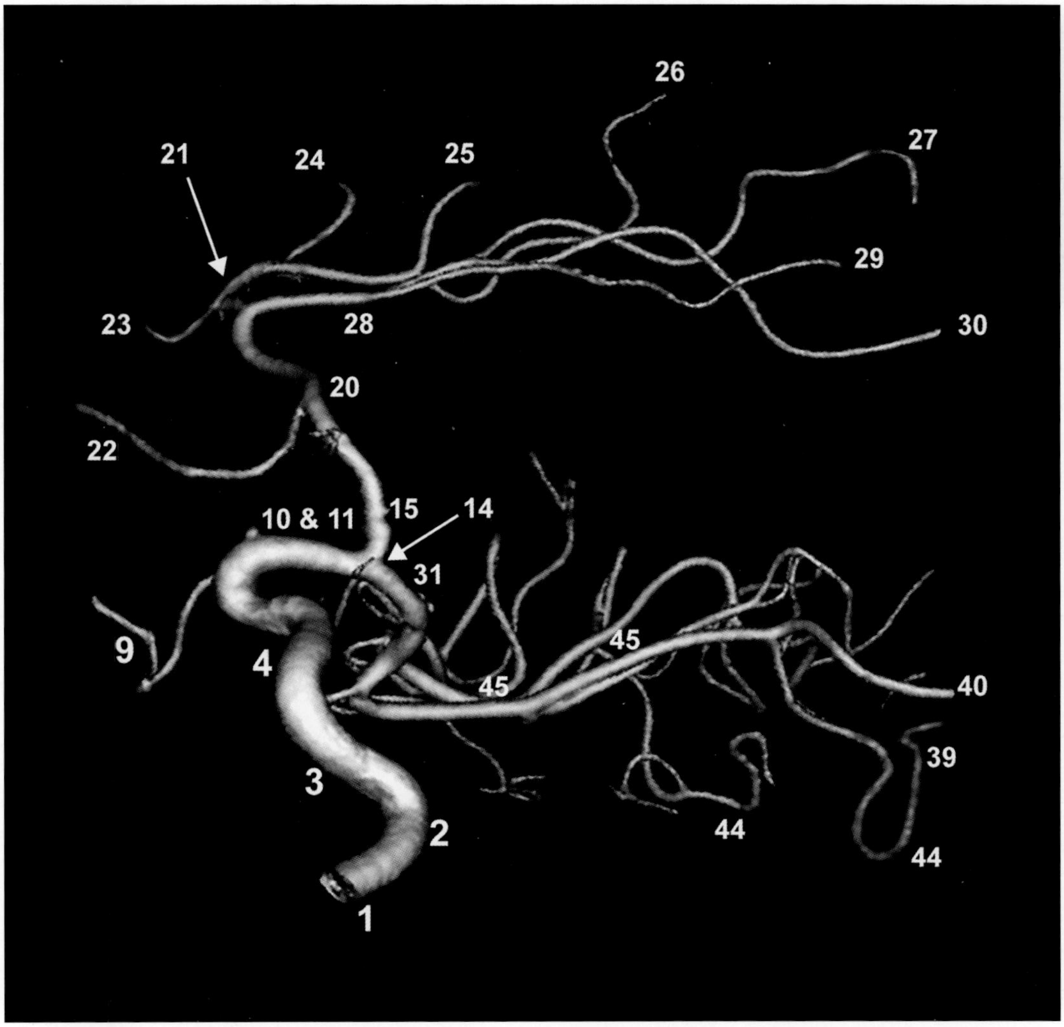

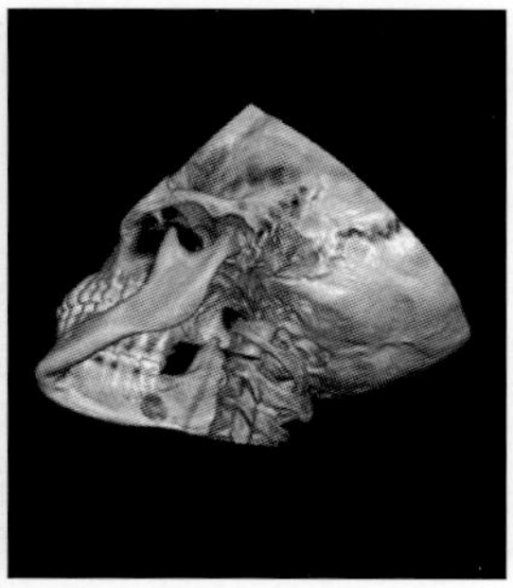

图5.5(b) 右颈内动脉3D造影,(中线底位观)复合位像。这个位像上能够区分开前动脉和中动脉的分支，比较方便命名某支特定的血管(本图与图 5.5(a)的角度相对而言)。

1 internal carotid artery—cervical segment 颈内动脉－颈段
2 internal carotid artery—vertical petrous segment 颈内动脉－岩垂直段
3 internal carotid artery—horizontal petrous segment 颈内动脉－岩水平段
4 presellar (Fischer C5) segment internal carotid artery 颈内动脉鞍前段
9 ophthalmic artery 眼动脉
10、11 proximal and distal supraclinoid segment internal carotid artery 颈内动脉床突上近段和颈内动脉床突上远段
14 internal carotid artery bifurcation 颈内动脉分叉
15 A1 segment of anterior cerebral artery 大脑前动脉 A1 段
20 proximal A2 segment anterior cerebral artery 大脑前动脉 A2 近段
21 callosomarginal branch of anterior cerebral artery 大脑前动脉胼缘支
22 orbitofrontal branch of anterior cerebral artery 大脑前动脉眶额支
23 frontopolar branch of anterior cerebral artery 大脑前动脉额极支
24 anterior internal frontal branch of anterior cerebral artery 大脑前动脉额前内侧支
25 middle internal frontal branch of anterior cerebral artery 大脑前动脉额中内侧支
26 posterior internal frontal branch of anterior cerebral artery 大脑前动脉额后内侧支
27 paracentral lobule artery branch of anterior cerebral artery 大脑前动脉旁中央小叶动脉
28 pericallosal branch of anterior cerebral artery 大脑前动脉胼周支
29 superior internal parietal branch of anterior cerebral artery 大脑前动脉顶上内侧支
30 inferior internal parietal branch of anterior cerebral artery 大脑前动脉顶下内侧支
31 M1 segment of middle cerebral artery 大脑中动脉 M1 段
39 parietal branch of middle cerebral artery 大脑中动脉顶支
40 angular artery 角回动脉
44 opercular branches of middle cerebral artery 大脑中动脉岛盖支
45 sylvian (insular) branches of middle cerebral artery 大脑中动脉侧裂(岛叶)支

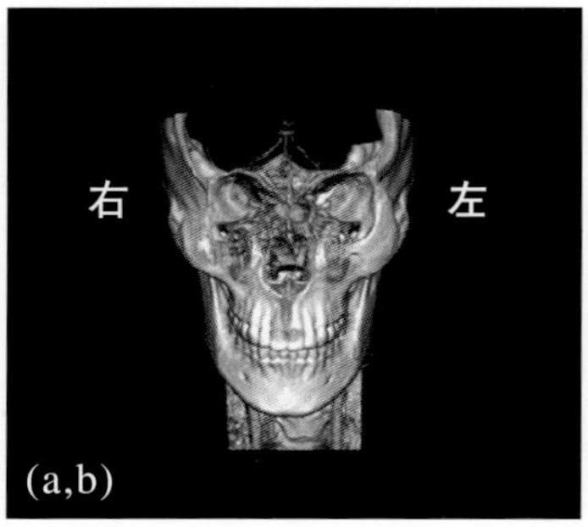

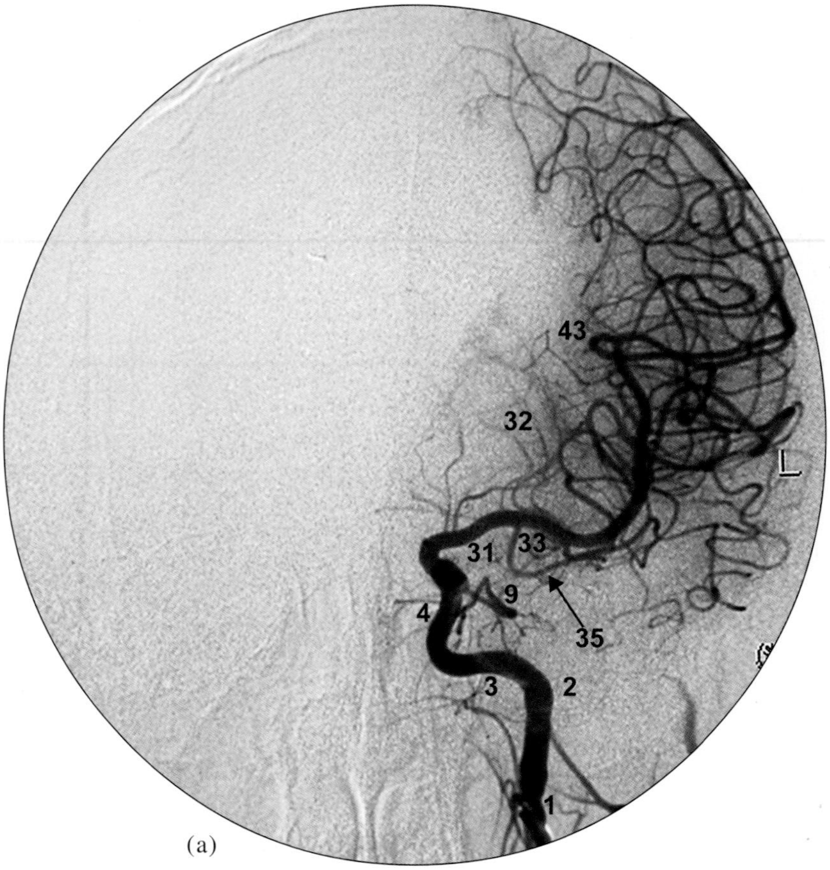

(a)

图5.6(a～d) 颈内动脉2D造影，正位(a)，3D造影前面观(b)，3D造影侧面观(c)，3D造影内侧观(d)。由于大脑前动脉A1段严重的发育不良(一种正常的变异体)，只有大脑中动脉供应区的显影。

1 internal carotid artery–cervical segment
颈内动脉－颈段
2 internal carotid artery–vertical petrous segment
颈内动脉－岩垂直段
3 internal carotid artery–horizontal petrous segment 颈内动脉－岩水平段
4 presellar (Fischer C5) segment internal carotid artery 颈内动脉鞍前段
6 horizontal (Fischer C4) intracavernous segment internal carotid artery 颈内动脉海绵窦水平段
8 anterior genu (Fischer C3) intracavernous segment internal carotid artery
颈内动脉海绵窦前膝段
9 ophthalmic artery 眼动脉
10、11 proximal and distal supraclinoid segment internal carotid artery
颈内动脉床突上近段和颈内动脉床突上远段
13 anterior choroidal artery 脉络丛前动脉
31 M1 segment of middle cerebral artery
大脑中动脉M1段
32 lateral lenticulostriate arteries 外侧豆纹动脉
33 bifurcation/trifurcation of middle cerebral artery 大脑中动脉2/3分叉
35 orbitofrontal branch of middle cerebral artery
大脑中动脉眶额支
39 parietal branch of middle cerebral artery
大脑中动脉顶支
40 angular artery 角回动脉
41 temporo–occipital branch of middle cerebral artery 大脑中动脉颞枕支
43 sylvian point 侧裂点
44 opercular branches of middle cerebral artery
大脑中动脉岛盖支
45 sylvian (insular) branches of middle cerebral artery 大脑中动脉侧裂(岛叶)支
* truncated lateral lenticulostriate arteries
被截去顶端的外侧豆纹动脉

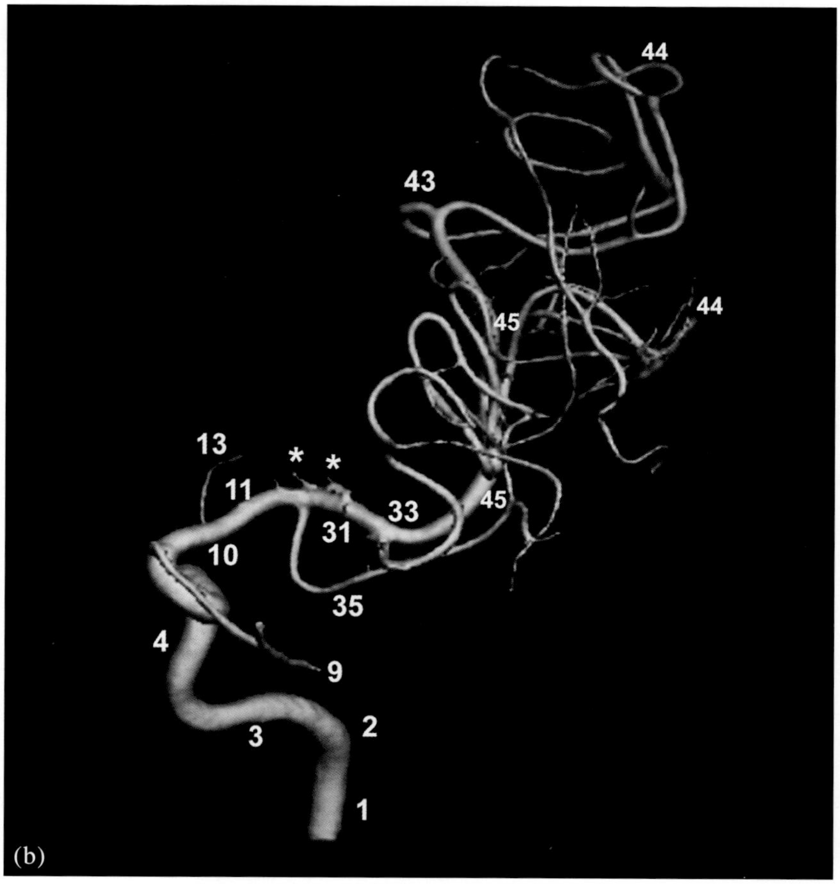

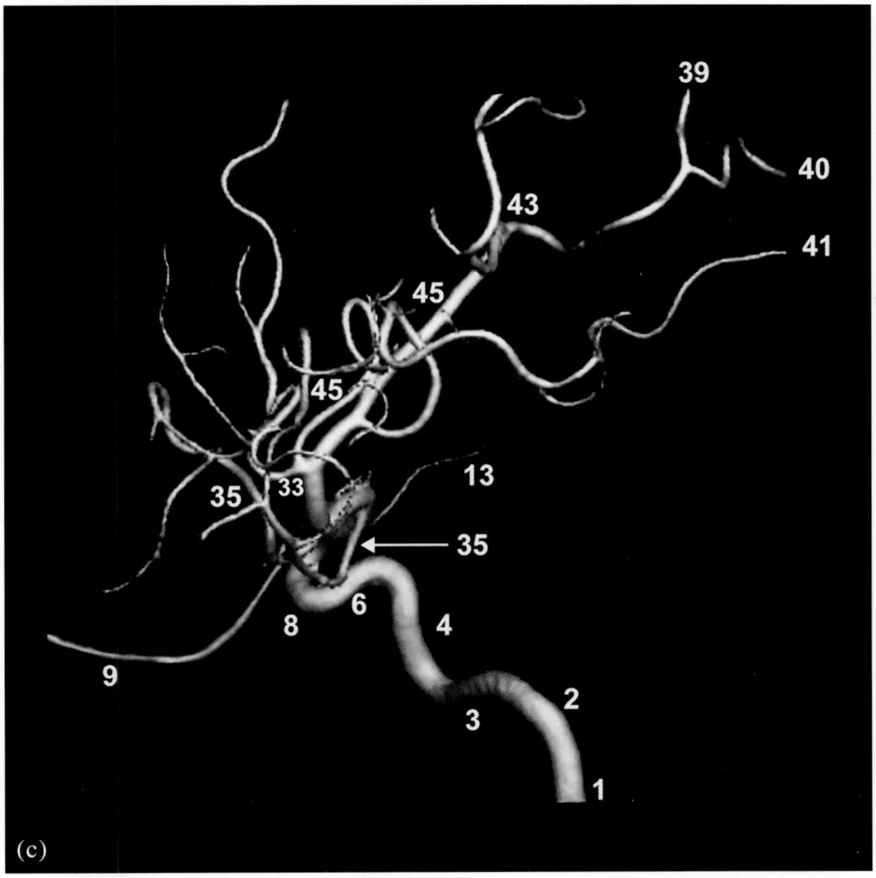
39
40
43
41
45
45
13
35
33
35
8
6
4
9
2
3
1
(c)

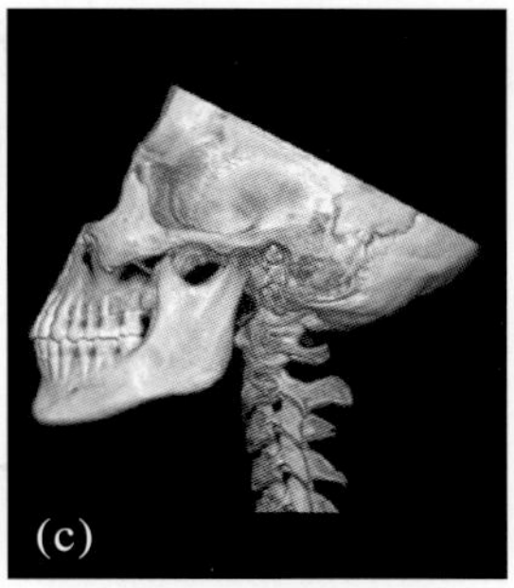
(c)

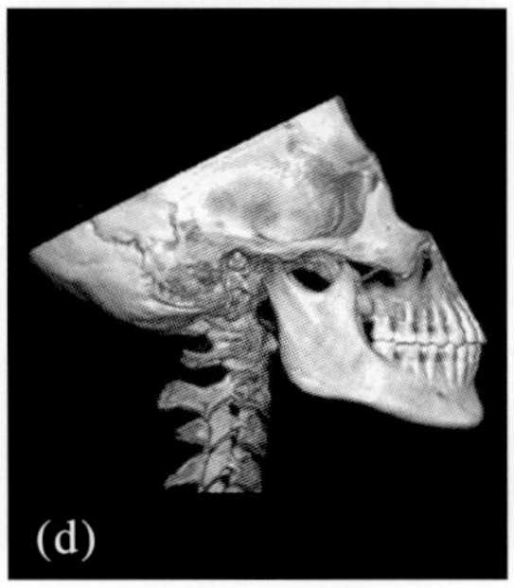
(d)

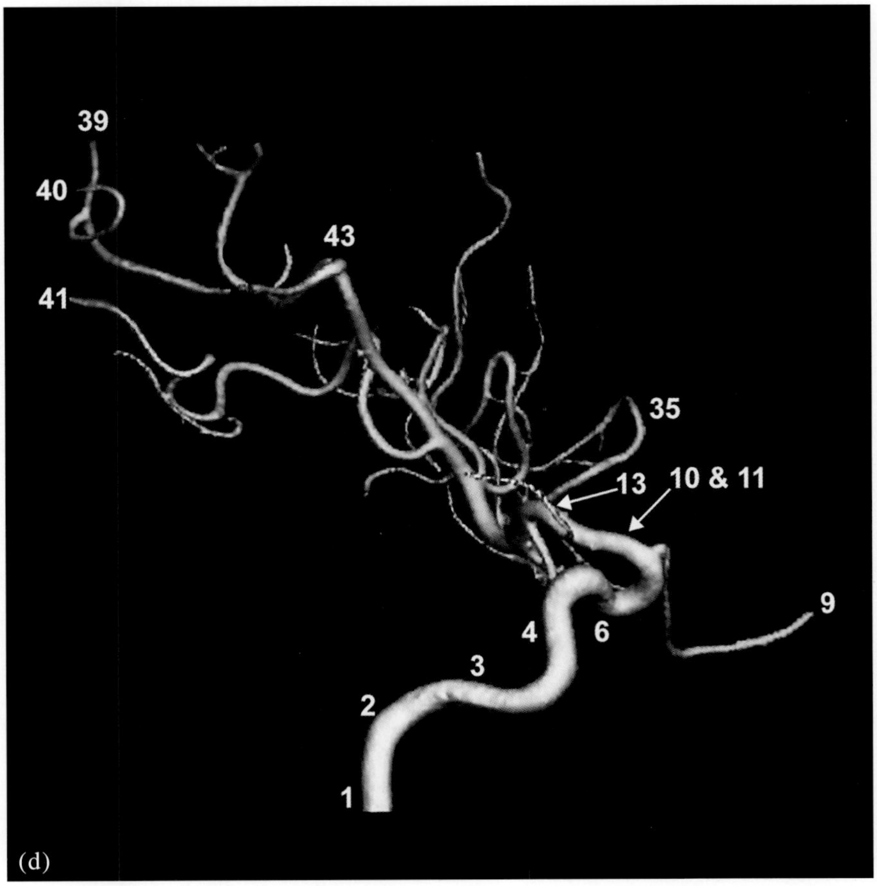
39
40
43
41
35
13
10 & 11
9
4
6
3
2
1
(d)

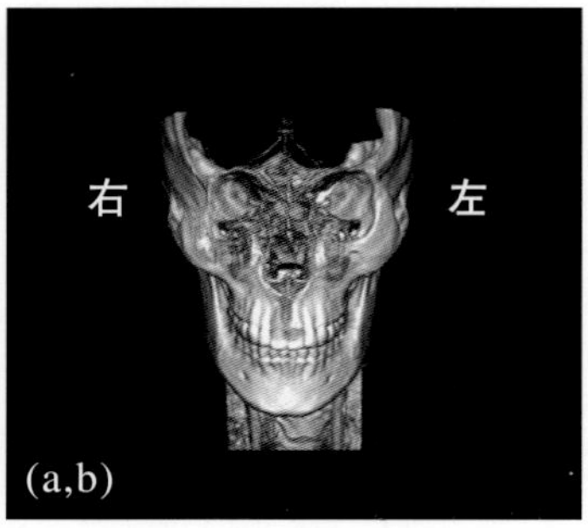

图5.7(a～d) 右颈内动脉2D造影正位(a)，3D造影前面观(b)，3D造影后面观(c)，3D造影上面观(d)。颈内动脉系统显影正常，大脑前动脉A2段在3D像上被有意去掉。注意大脑中动脉的提前分叉(正常变异)。

1 internal carotid artery–certical segment
颈内动脉－颈段
2 internal carotid artery–vertical petrous segment
颈内动脉－岩垂直段
3 internal carotid artery–horizontal petrous segment
颈内动脉－岩水平段
4 presellar (Fischer C5) segment internal carotid artery 颈内动脉鞍前段
6 horizontal (Fischer C4) intracavernous segment internal carotid artery 颈内动脉海绵窦水平段
9 ophthalmic artery 眼动脉
10、11 proximal and distal supraclinoid segment internal carotid artery
颈内动脉床突上近段和颈内动脉床突上远段
12 posterior communicating artery 后交通动脉
13 anterior choroidal artery 脉络丛前动脉
14 internal carotid artery bifurcation 颈内动脉分叉
15 A1 segment of anterior cerebral artery
大脑前动脉A1段
17 recurrent artery of Heubner Heubner回返动脉
20 proximal A2 segment anterior cerebral artery
大脑前动脉A2近段
21 callosomarginal branch of anterior cerebral artery
大脑前动脉胼缘支
28 pericallosal branch of anterior cerebral artery
大脑前动脉胼周支
31 M1 segment of middle cerebral artery
大脑中动脉M1段
32 lateral lenticulostriate arteries
外侧豆纹动脉
33 bifurcation/trifurcation of middle cerebral artery
大脑中动脉2/3分叉
34 anterior temporal lobe branch of middle cerebral artery 大脑中动脉颞叶前支
35 orbitofrontal branch of middle cerebral artery
大脑中动脉眶额支
43 sylvian point 侧裂点
44 opercular branches of middle cerebral artery
大脑中动脉岛盖支
45 sylvian (insular) branches of middle cerebral artery 大脑中动脉侧裂(岛叶)支

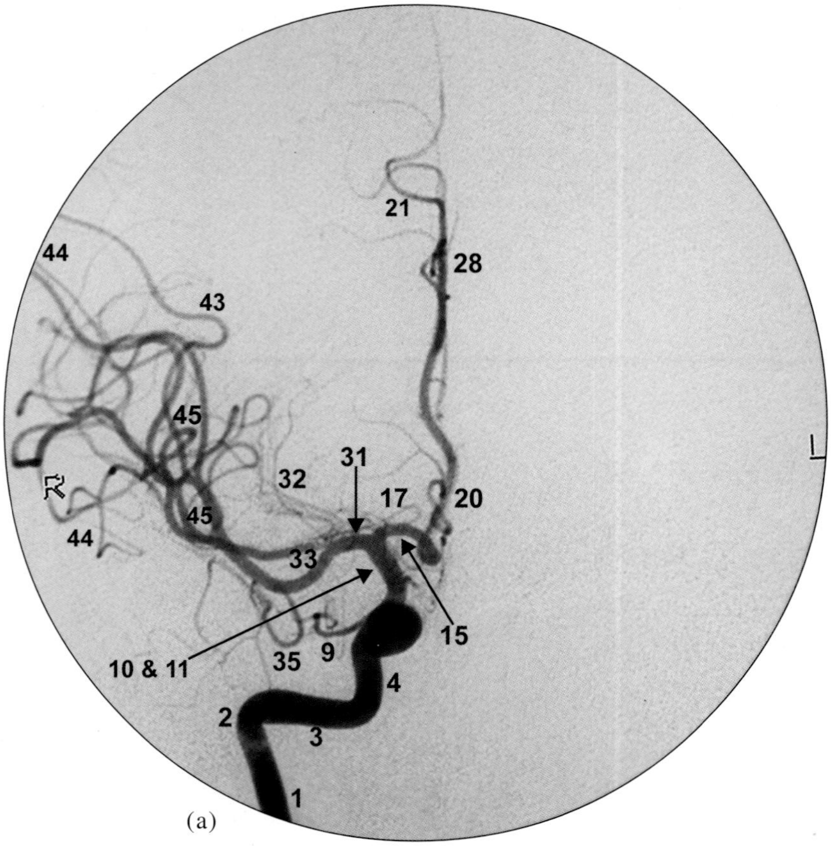

(a)

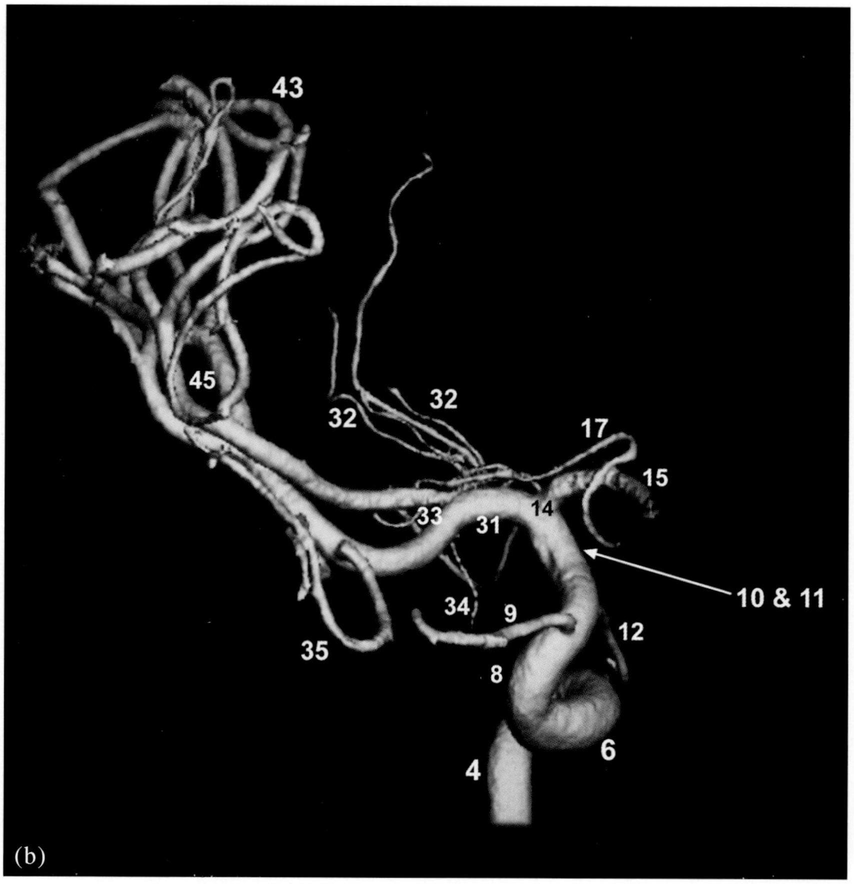

(b)

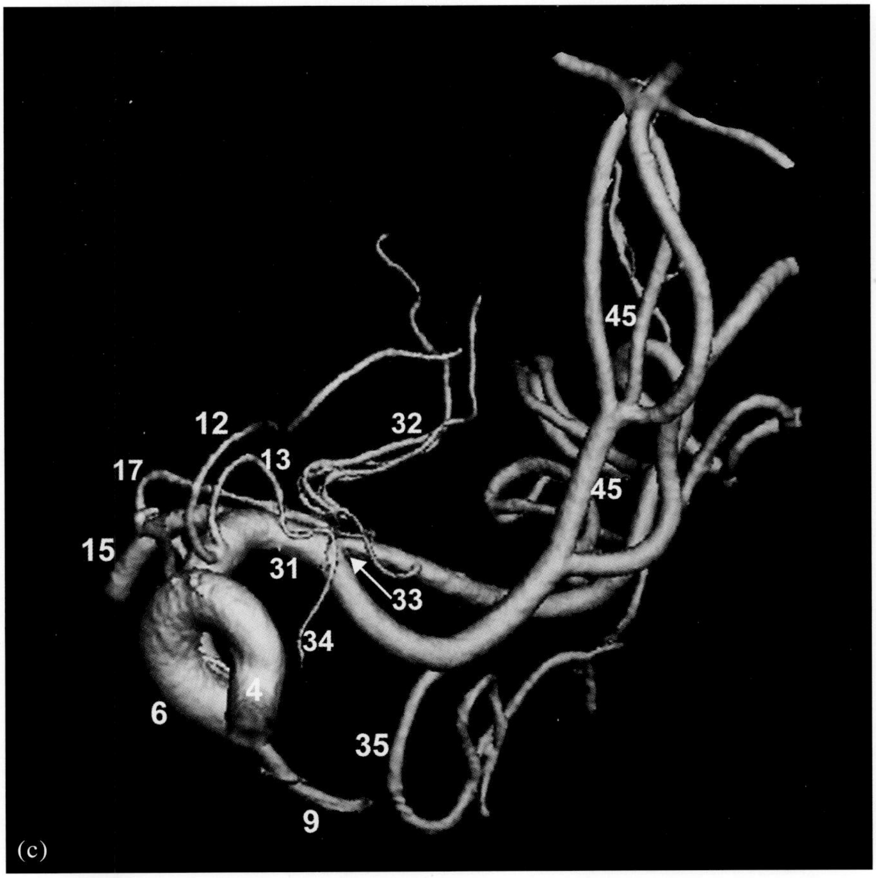
45
12
32
13
17
45
15
31
33
34
4
6
35
9
(c)

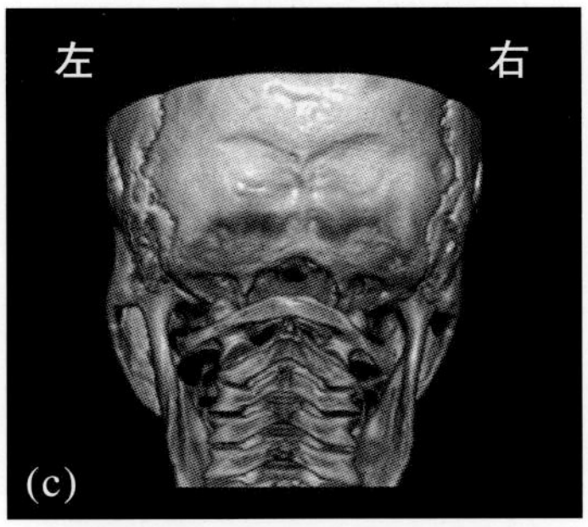
左
右
(c)

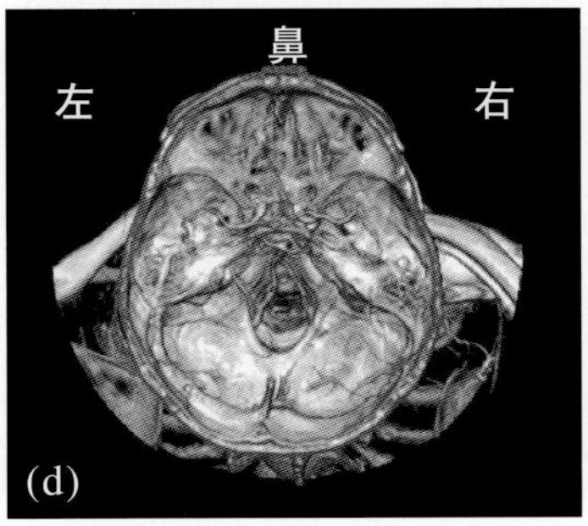
鼻
左
右
(d)

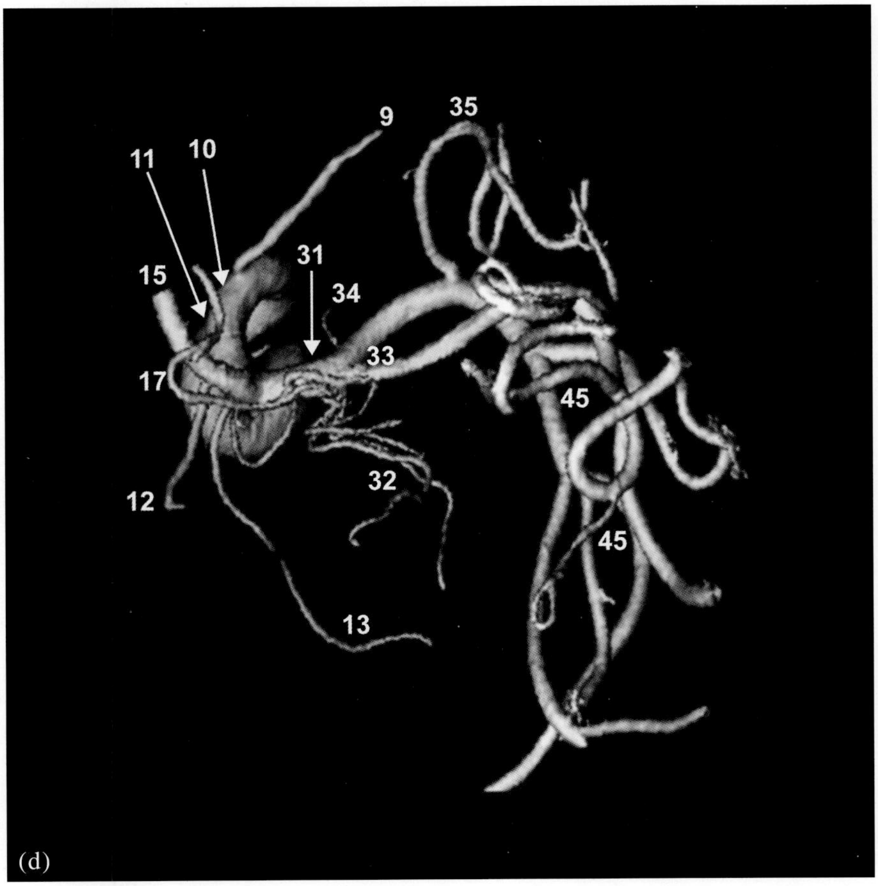
9
35
11
10
31
15
34
33
17
45
32
12
45
13
(d)

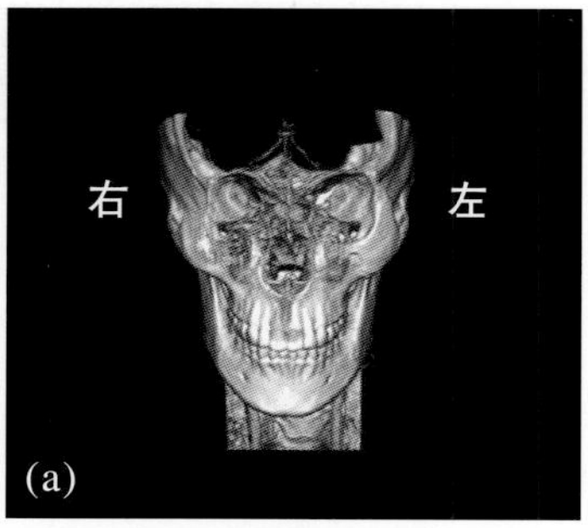

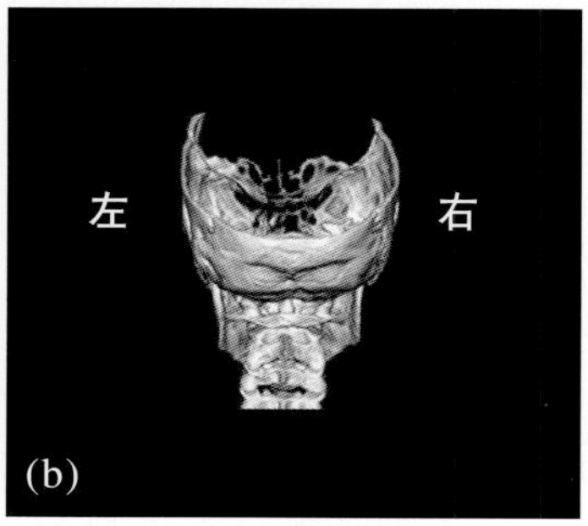

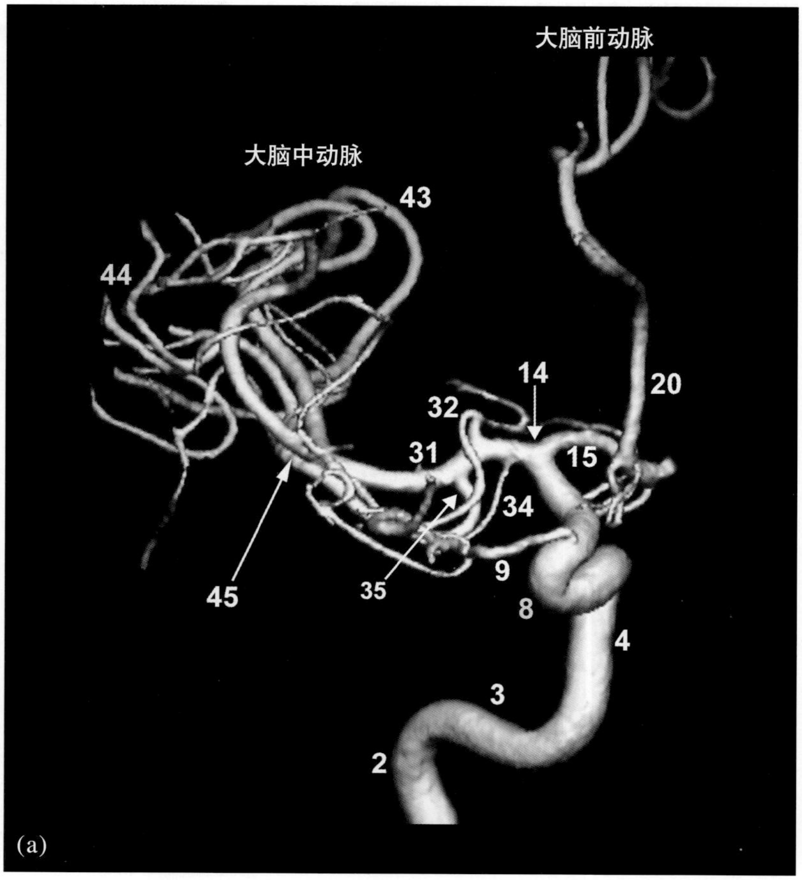

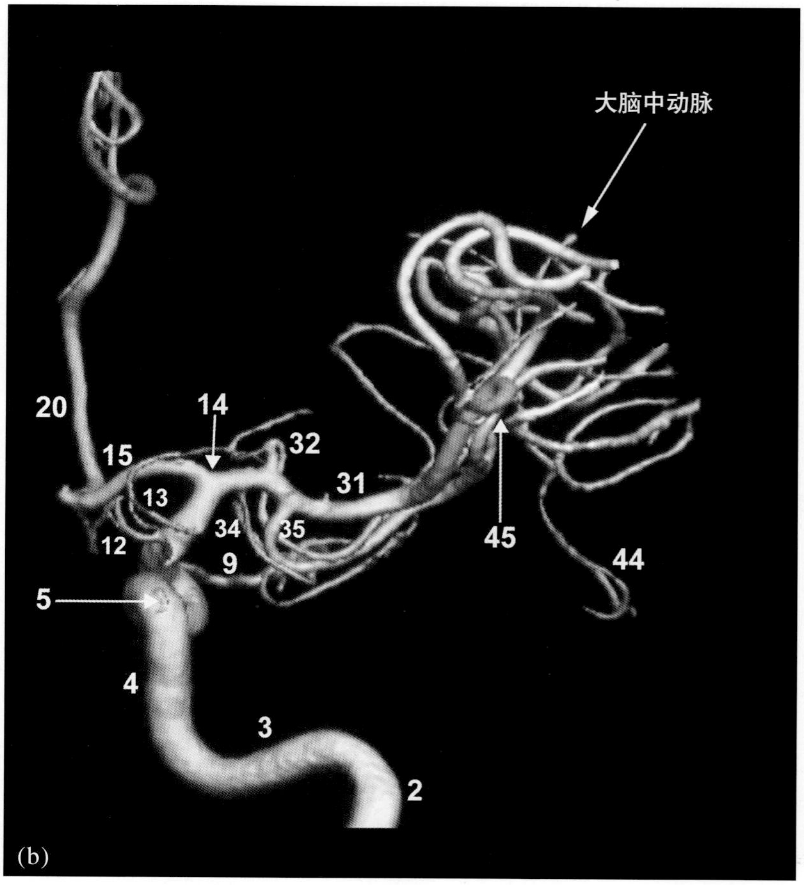

图5.8(a～d) 右颈内动脉3D造影，前面观(a)，后面观(b)，小角度右后斜面观(PRO)(c)，大角度右后斜面观(PRO)(d)。示颈内动脉系统显影正常。注意后交通动脉和脉络丛前动脉起始部的漏斗样扩张。

2 internal carotid artery—vertical petrous segment 颈内动脉－岩垂直段

3 internal carotid artery—horizontal petrous segment 颈内动脉－岩水平段

4 presellar (Fischer C5) segment internal carotid artery 颈内动脉鞍前段

5 proximal meningohypophyseal trunk 近端的脑膜垂体干

6 horizontal (Fischer C4) intracavernous segment internal carotid artery 颈内动脉海绵窦水平段

8 anterior genu (Fischer C3) intracavernous segment internal carotid artery 颈内动脉海绵窦前膝段

9 ophthalmic artery 眼动脉

10、11 proximal and distal surpraclinoid segment internal carotid artery 颈内动脉床突上近段和颈内动脉床突上远段

12 posterior communicating artery 后交通动脉

13 anterior choroidal artery 脉络丛前动脉

14 internal carotid artery bifurcation 颈内动脉分叉

15 A1 segment of anterior cerebral artery 大脑前动脉A1段

20 proximal A2 segment anterior cerebral artery 大脑前动脉A2近段

31 M1 segment of middle cerebral artery 大脑中动脉M1段

32 lateral lenticulostriate arteries 外侧豆纹动脉

34 anterior temporal lobe branches of middle cerebral artery 大脑中动脉颞叶前支

35 orbitofrontal branch of middle cerebral artery 大脑中动脉眶额支

43 sylvian point 侧裂点

44 opercular branches of middle cerebral artery 大脑中动脉岛盖支

45 sylvian (insular) branches of middle cerebral artery 大脑中动脉侧裂(岛叶)支

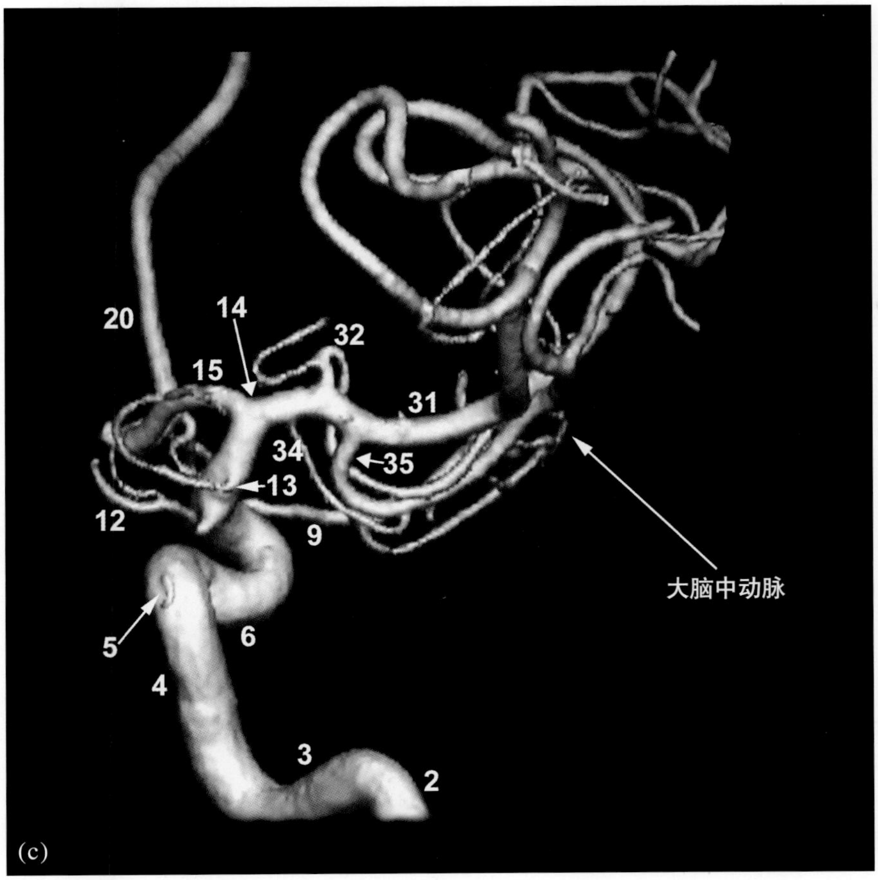
20
14
32
15
31
34
35
13
12
9
大脑中动脉
5
6
4
3
2
(c)

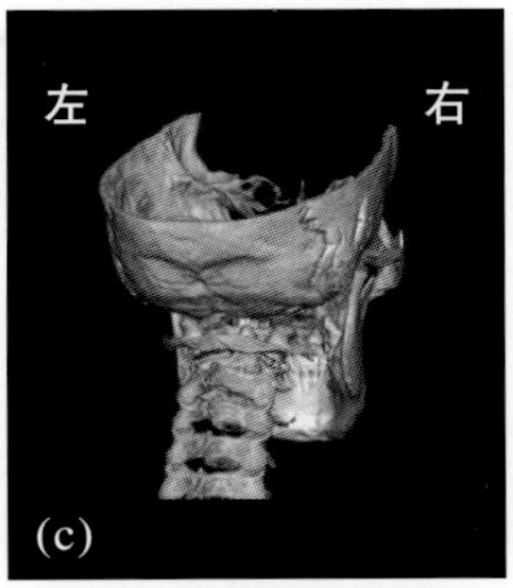
左
右
(c)

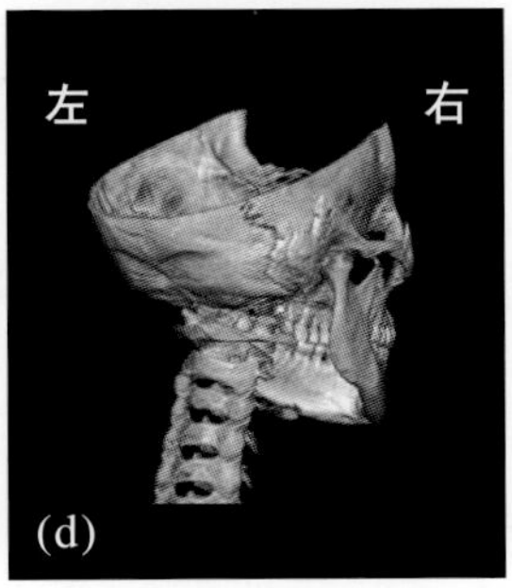
左
右
(d)

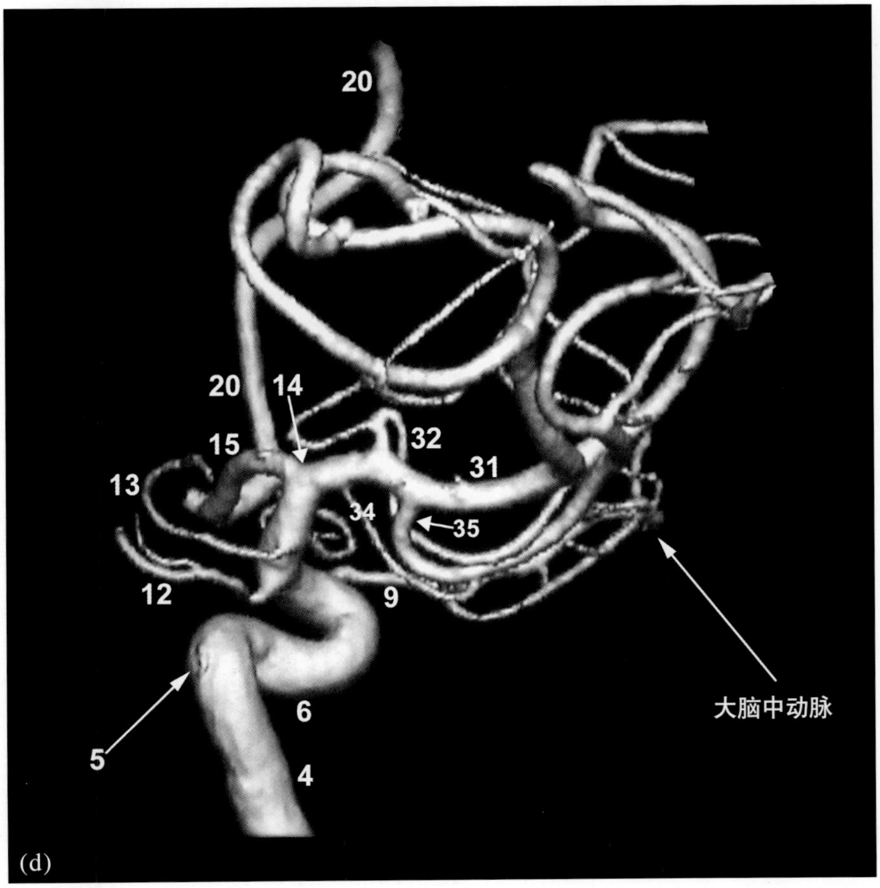
20
20
14
32
15
31
13
34
35
12
9
大脑中动脉
6
5
4
(d)

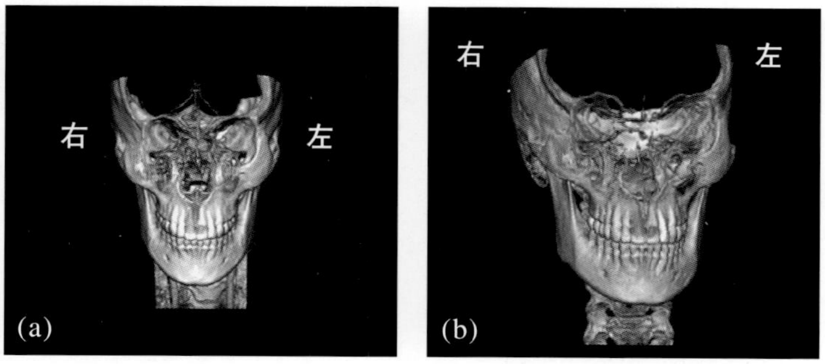

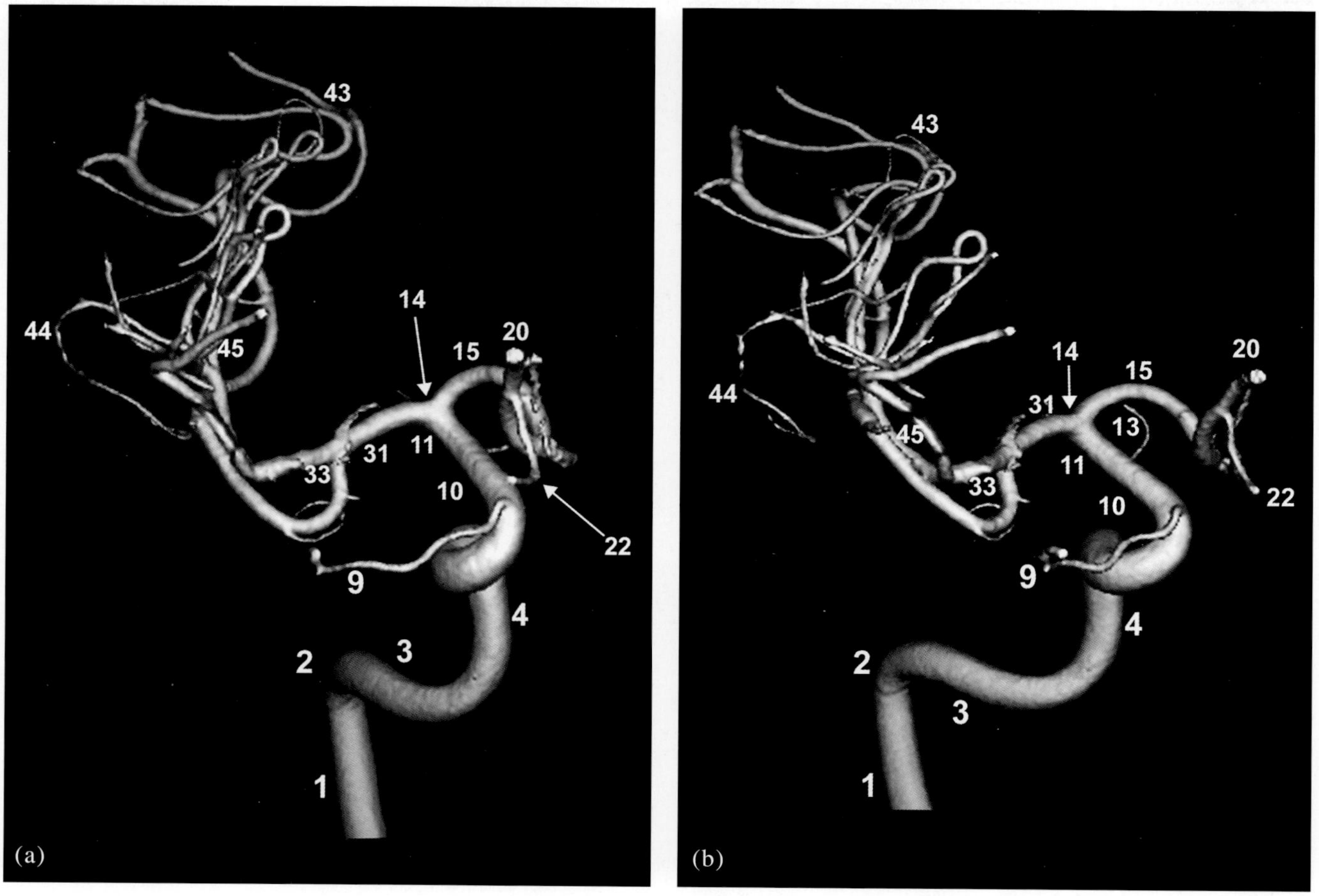

图 5.9(a～d) 右颈内动脉 3D 造影，前面观(a)，右前斜面观(RAO)(b)，侧面观(c)，内侧观(d)。这些图像显示颈内动脉系统显影正常。图像上大脑前动脉 A2 段的近端被有意去掉。

1 internal carotid artery–cervical segment 颈内动脉－颈段
2 internal carotid artery–vertical petrous segment 颈内动脉－岩垂直段
3 internal carotid artery–horizontal petrous segment 颈内动脉－岩水平段
4 presellar (Fischer C5) segment internal carotid artery 颈内动脉鞍前段
6 horizontal (Fischer C4) intracavernous segment internal carotid artery 颈内动脉海绵窦水平段
8 anterior genu (Fischer C3) intracavernous segment internal carotid artery 颈内动脉海绵窦前膝段
9 ophthalmic artery 眼动脉
10、11 proximal and distal supraclinoid segment internal carotid artery 颈内动脉床突上近段和颈内动脉床突上远段
13 anterior choroidal artery 脉络丛前动脉
14 internal carotid artery bifurcation 颈内动脉分叉
15 A1 segment of anterior cerebral artery 大脑前动脉 A1 段
20 proximal A2 segment anterior cerebral artery 大脑前动脉A2近段
22 orbitofrontal branch of anterior cerebral artery 大脑前动脉眶额支
31 M1 segment of middle cerebral artery 大脑中动脉 M1 段
33 bifurcation/trifurcation of middle cerebral artery 大脑中动脉2/3分叉
43 sylvian point 侧裂点
44 opercular branches of middle cerebral artery 大脑中动脉岛盖支
45 sylvian (insular) branches of middle cerebral artery 大脑中动脉侧裂(岛叶)支

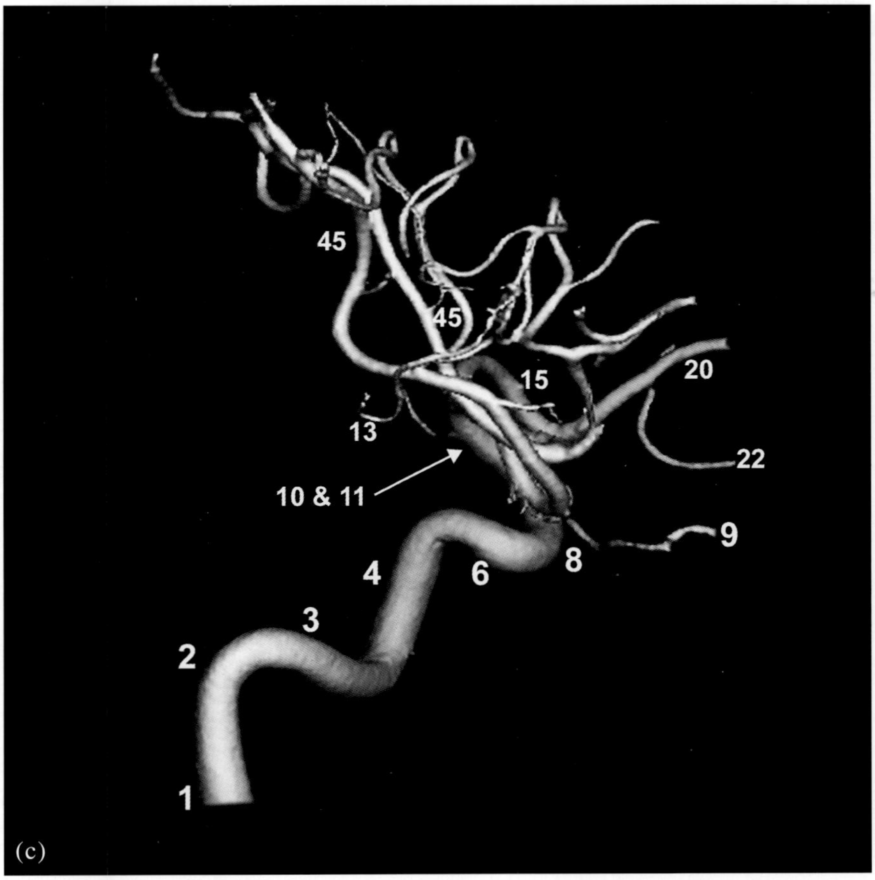

(c)

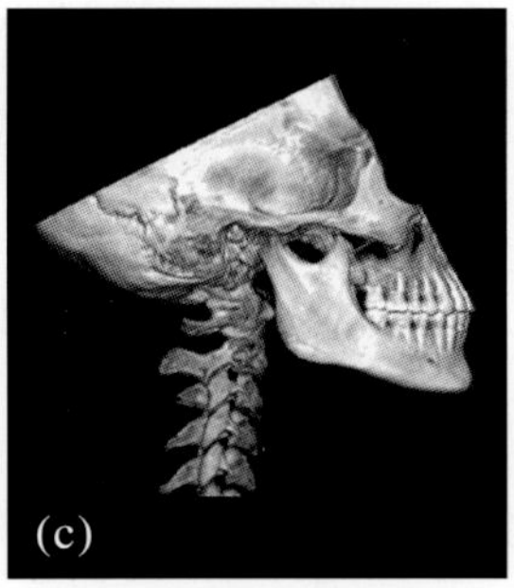
(c)

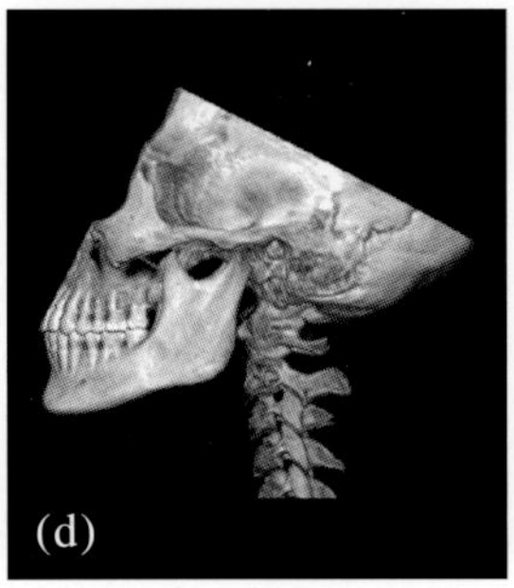
(d)

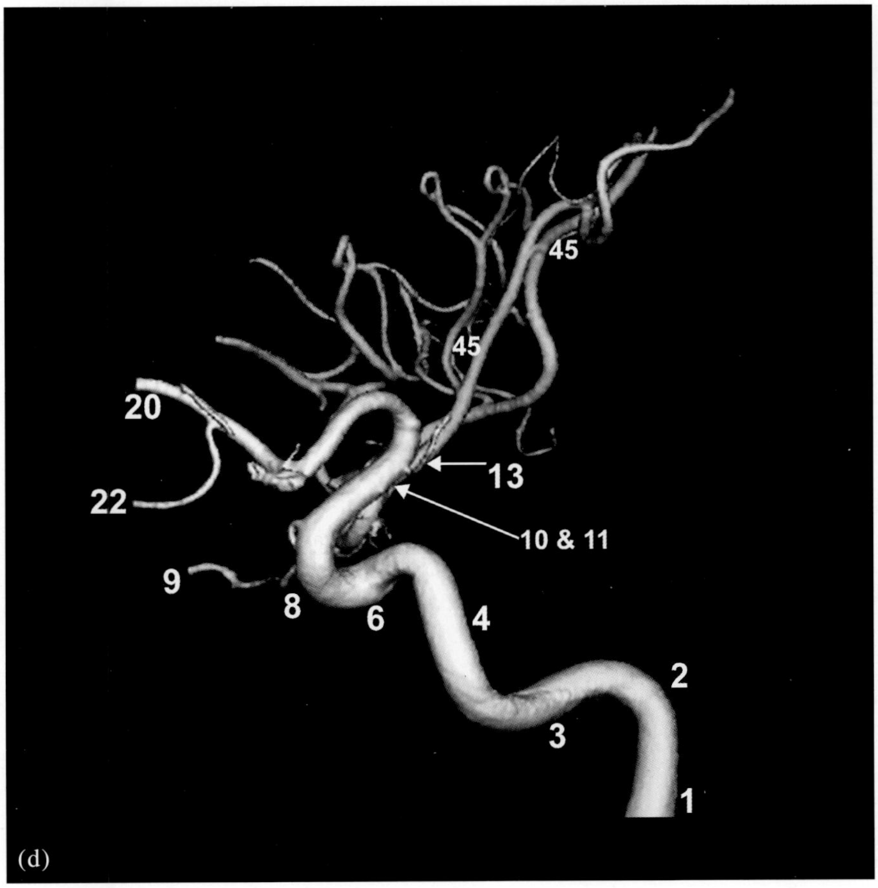

(d)

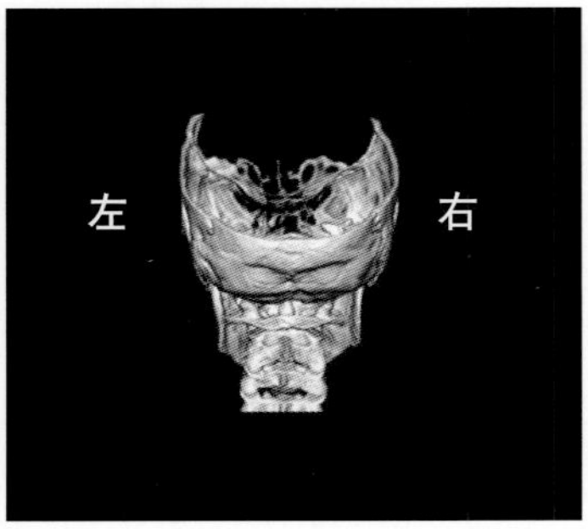

图5.10 右颈内动脉3D造影后面观。此造影显示一个颈内动脉海绵窦段的巨大(大于2.5cm)动脉瘤。

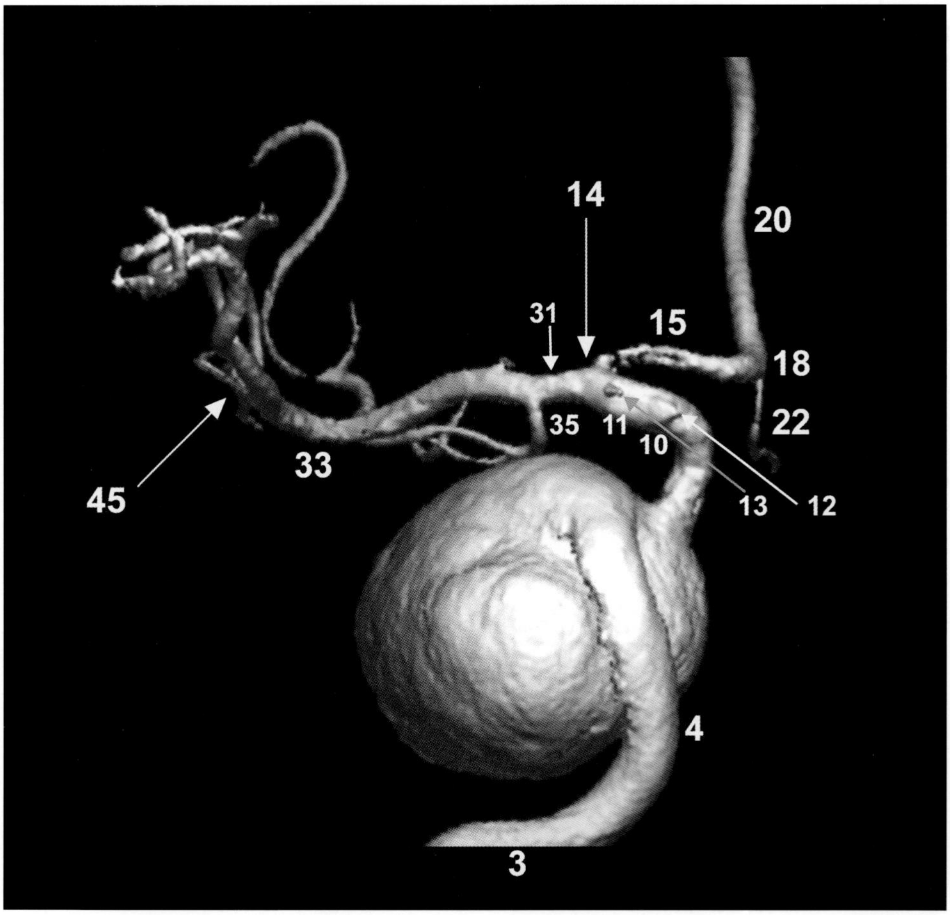

3 internal carotid artery–horizontal petrous segment
颈内动脉－岩水平段
4 presellar (Fischer C5) segment internal carotid artery
颈内动脉鞍前段
10、11 proximal and distal supraclinoid segment internal carotid artery 颈内动脉床突上近段和颈内动脉床突上远段
12 stump of the posterior communicating artery 后交通动脉残端
13 stump of the anterior choroidal artery 脉络丛前动脉残端
14 internal carotid artery bifurcation 颈内动脉分叉
15 A1 segment of anterior cerebral artery 大脑前动脉A1段
18 Al–A2 junction anterior cerebral artery
大脑前动脉A1–A2交界
20 proximal A2 segment anterior cerebral artery
大脑前动脉A2近段
22 orbitofrontal branch of anterior cerebral artery
大脑前动脉眶额支
31 M1 segment of middle cerebral artery 大脑中动脉M1段
33 bifurcation/trifurcation of middle cerebral artery
大脑中动脉2/3分叉
35 orbitofrontal branch of middle cerebral artery 大脑中动脉眶额支
45 sylvian (insular) branches of middle cerebral artery
大脑中动脉侧裂(岛叶)支

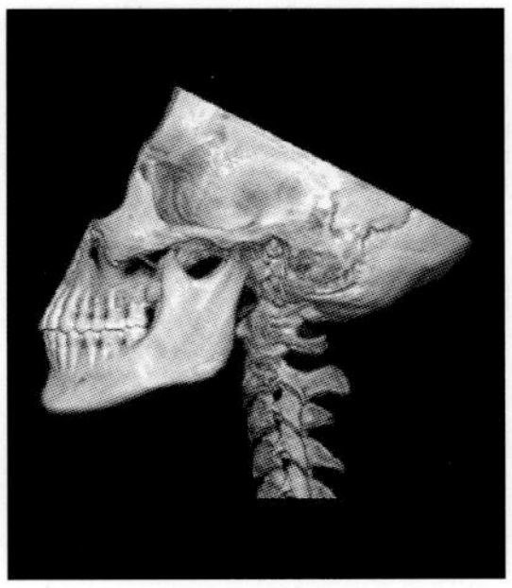

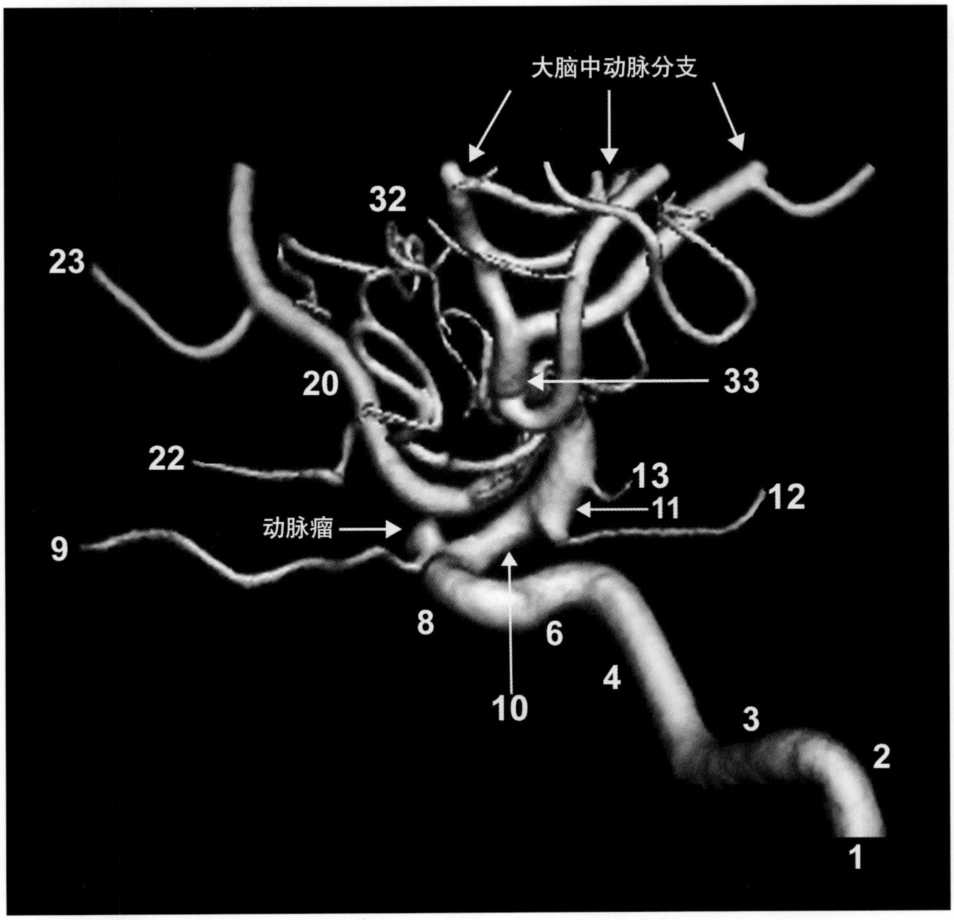

图 5.11 左颈内动脉 3D 造影侧面观。此造影像显示在颈内动脉的眼动脉起始水平一个小的动脉瘤。注意后交通动脉起始部的漏斗样扩张。

1 internal carotid artery−cervical segment 颈内动脉－颈段
2 internal carotid artery−vertical petrous segment 颈内动脉－岩垂直段
3 internal carotid artery−horizontal petrous segment 颈内动脉－岩水平段
4 presellar (Fischer C5) segment internal carotid artery 颈内动脉鞍前段
6 horizontal (Fischer C4) intracavernous segment internal carotid artery 颈内动脉海绵窦水平段
8 anterior genu (Fischer C3) intracavernous segment internal carotid artery 颈内动脉海绵窦前膝段
9 ophthalmic artery 眼动脉
10、11 proximal and distal supraclinoid segment internal carotid artery 颈内动脉床突上近段和颈内动脉床突上远段
12 posterior communicating artery 后交通动脉
13 anterior choroidal artery 脉络丛前动脉
20 proximal A2 segment anterior cerebral artery 大脑前动脉 A2 近段
22 orbitofrontal branch of anterior cerebral artery 大脑前动脉眶额支
23 frontopolar branch of anterior cerebral artery 大脑前动脉额极支
32 lateral lenticulostriate arteries 外侧豆纹动脉
33 bifurcation/trifurcation of middle cerebral artery 大脑中动脉 2/3 分叉

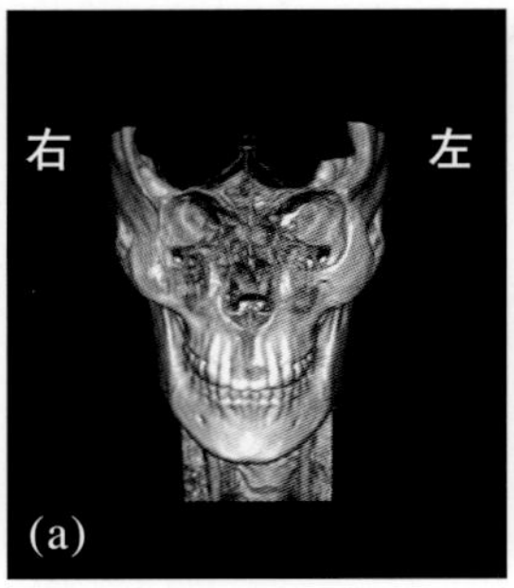

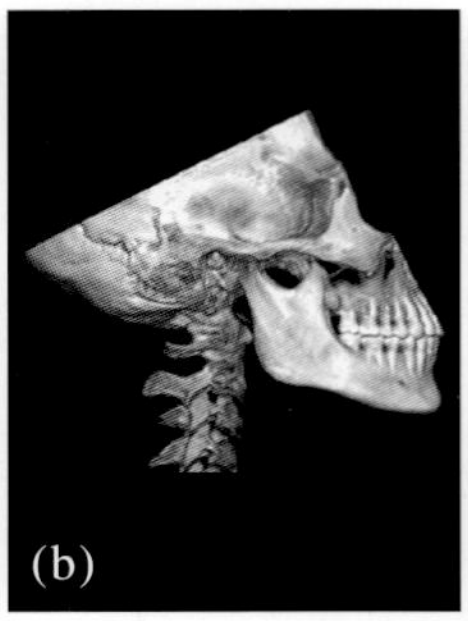

图5.12(a～c) 左颈内动脉3D造影，前面观(a)，内侧观(b)，上面观(c)。显示在颈内动脉的眼动脉起始水平的一个巨大动脉瘤。注意动脉瘤侧面缘局部突出是动脉瘤壁的薄弱区，是一个潜在的破裂部位。

1 internal carotid artery–cervical segment 颈内动脉－颈段
2 internal carotid artery–vertical petrous segment 颈内动脉－岩垂直段
3 internal carotid artery–horizontal petrous segment 颈内动脉－岩水平段
4 presellar (Fischer C5) segment internal carotid artery 颈内动脉鞍前段
5 truncated origin of meningohypophyseal trunk 远端被删除的脑膜垂体干
6 horizontal (Fischer C4) intracavernous segment internal carotid artery 颈内动脉海绵窦水平段
8 anterior genu (Fischer C3) intracavernous segment internal carotid artery 颈内动脉海绵窦前膝段
9 ophthalmic artery 眼动脉
10、11 proximal and distal supraclinoid segment internal carotid artery 颈内动脉床突上近段和颈内动脉床突上远段
14 internal carotid artery bifurcation 颈内动脉分叉
15 A1 segment of anterior cerebral artery 大脑前动脉A1段
18 Al–A2 junction anterior cerebral artery 大脑前动脉A1–A2交界
20 proximal A2 segment anterior cerebral artery 大脑前动脉A2近段
22 orbitofrontal branch of anterior cerebral artery 大脑前动脉眶额支
23 frontopolar branch of anterior cerebral artery 大脑前动脉额极支
31 M1 segment of middle cerebral artery 大脑中动脉M1段
33 bifurcation/trifurcation of middle cerebral artery 大脑中动脉2/3分叉
35 orbitofrontal branch of middle cerebral artery 大脑中动脉眶额支
45 sylvian (insular) branches of middle cerebral artery 大脑中动脉侧裂(岛叶)支
* neck of aneurysm 动脉瘤颈
** dome of aneurysm 动脉瘤顶
P focal protrusion of aneurysm wall 动脉瘤壁突出点

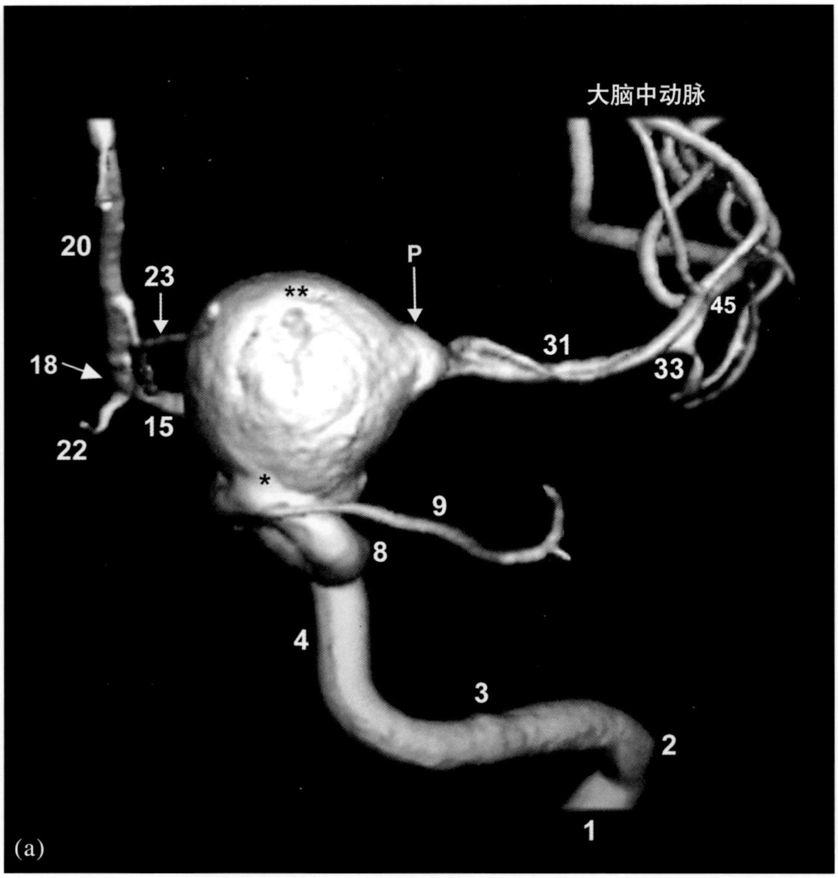

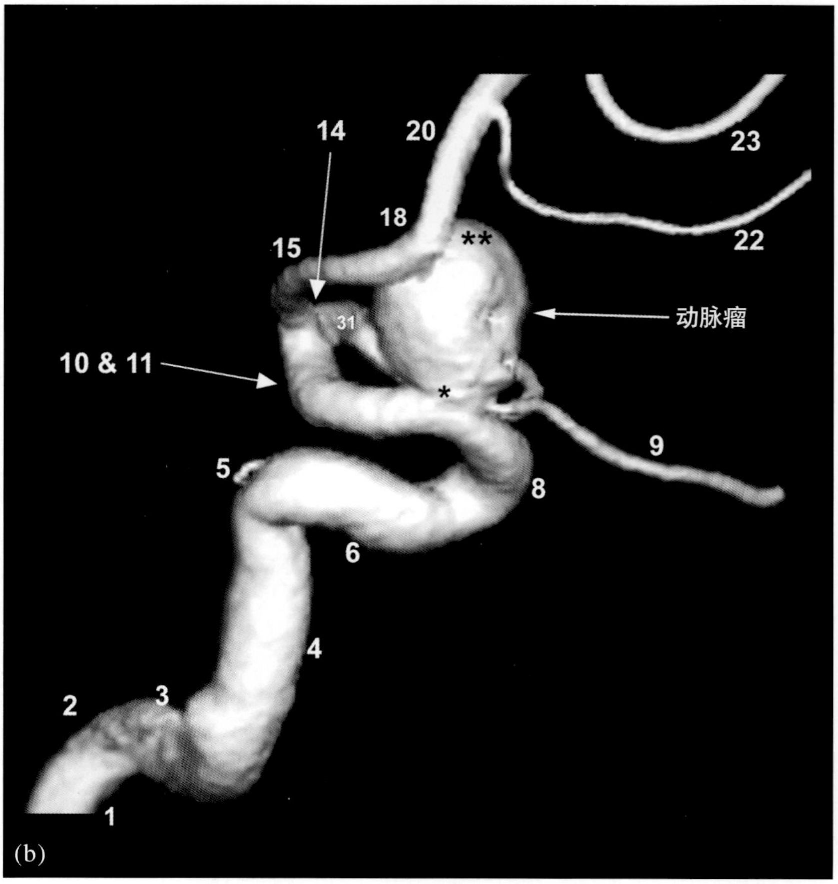

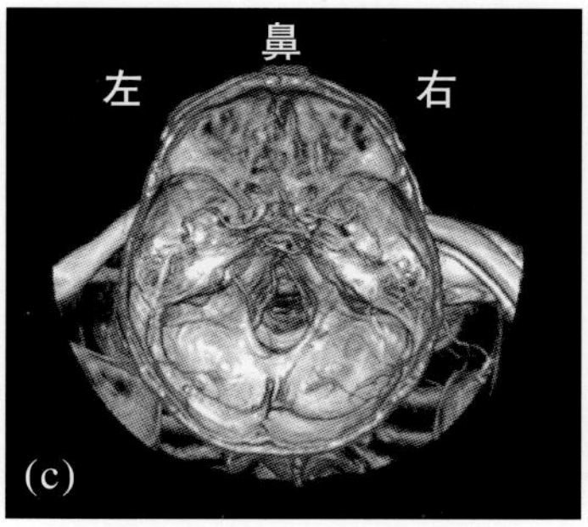

(c)

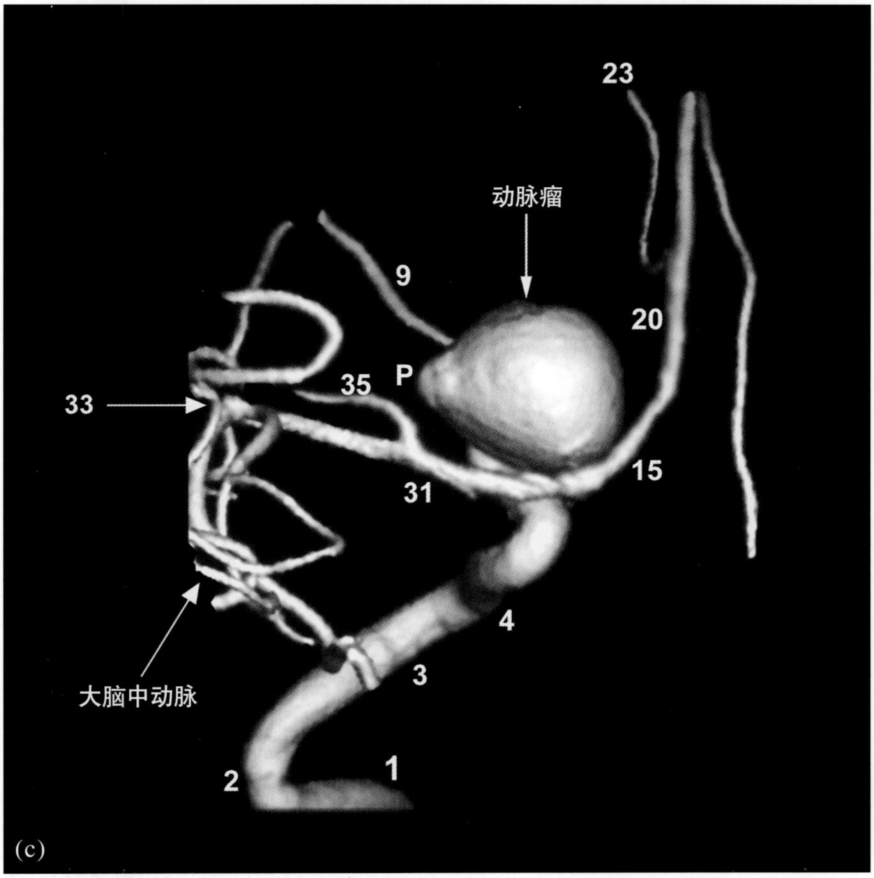

(c)

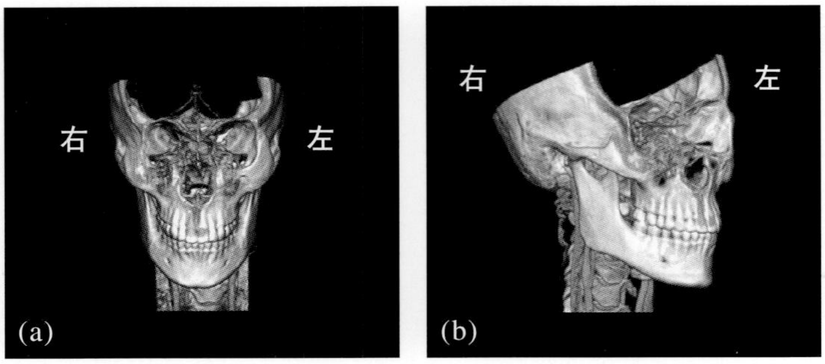

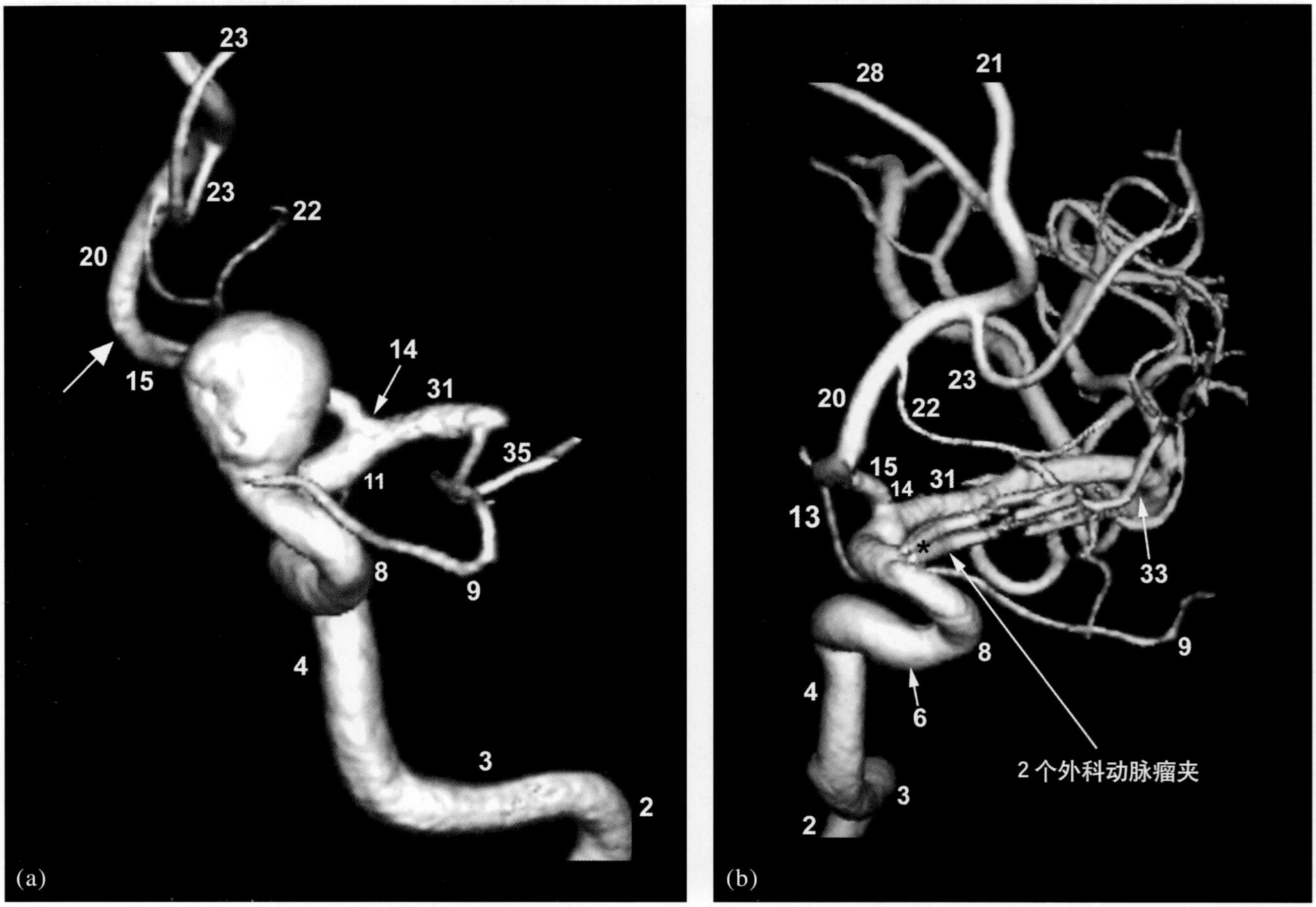

图 5.13(a,b) 左颈内动脉 3D 造影，前面观(a)，右前斜面观(b)。图像(a)在颈内动脉的眼动脉水平有一个巨大动脉瘤。图像(b)采集于手术夹闭之后。2 个动脉瘤夹在动脉瘤颈处将动脉瘤完全夹闭。软件技术能够对金属夹及弹簧圈进行 3D 重建。

2 internal carotid artery−vertical petrous segment 颈内动脉 − 岩垂直段
3 internal carotid artery−horizontal petrous segment 颈内动脉 − 岩水平段
4 presellar (Fischer C5) segment internal carotid artery 颈内动脉鞍前段
6 horizontal (Fischer C4) intracavernous segment internal carotid artery 颈内动脉海绵窦水平段
8 anterior genu (Fischer C3) intracavernous segment internal carotid artery 颈内动脉海绵窦前膝段
9 ophthalmic artery 眼动脉
11 distal supraclinoid segment internal carotid artery 颈内动脉床突上段远段
13 anterior choroidal artery 脉络丛前动脉
14 internal carotid artery bifurcation 颈内动脉分叉
15 A1 segment of anterior cerebral artery 大脑前动脉 A1 段
20 proximal A2 segment anterior cerebral artery 大脑前动脉 A2 近段
21 callosomarginal branch of anterior cerebral artery 大脑前动脉胼缘支
22 orbitofrontal branch of anterior cerebral artery 大脑前动脉眶额支
23 frontopolar branch of anterior cerebral artery 大脑前动脉额极支
28 pericallosal branch of anterior cerebral artery 大脑前动脉胼周支
31 M1 segment of middle cerebral artery 大脑中动脉 M1 段
33 bifurcation/trifurcation of middle cerebral artery 大脑中动脉 2/3 分叉
35 orbitofrontal branch of middle cerebral artery 大脑中动脉眶额支
* surgical aneurysm clips 外科手术的动脉瘤夹

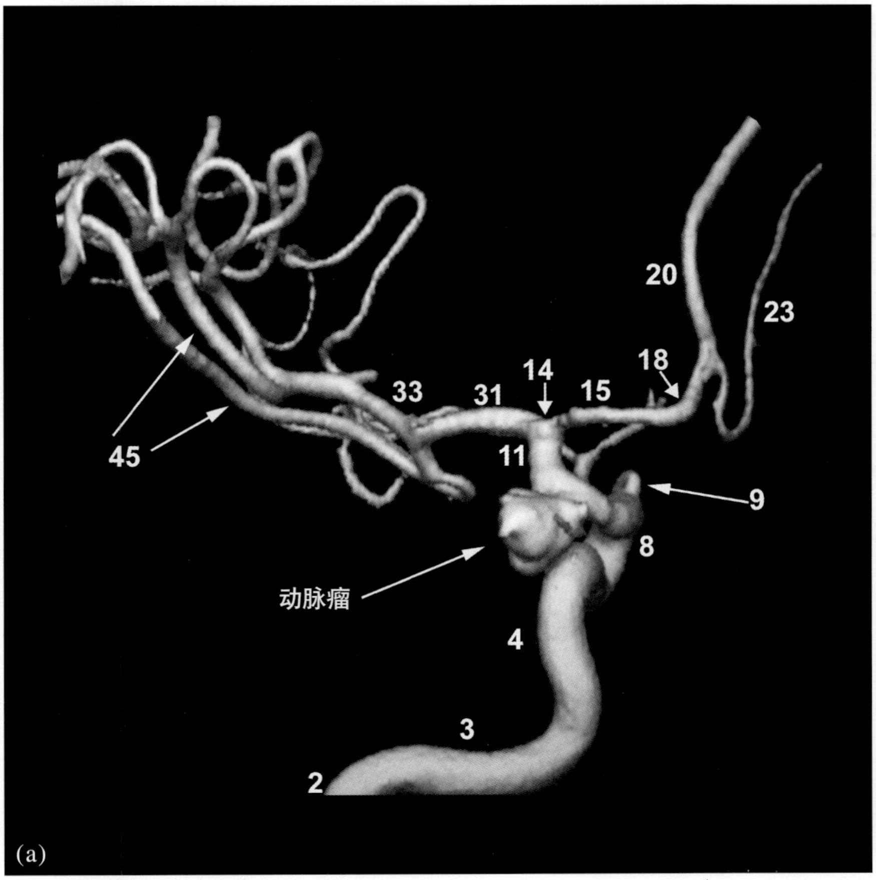

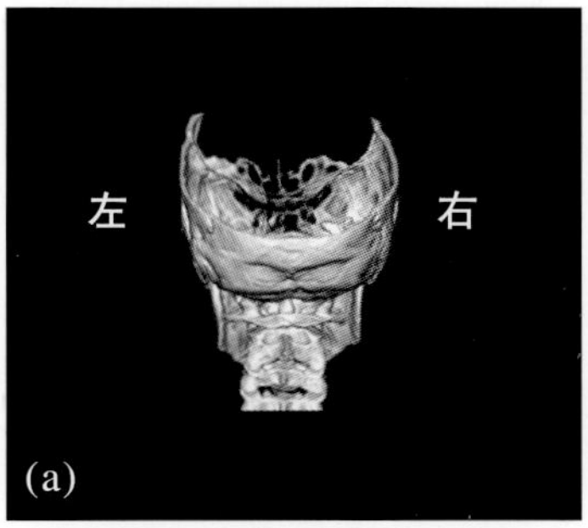

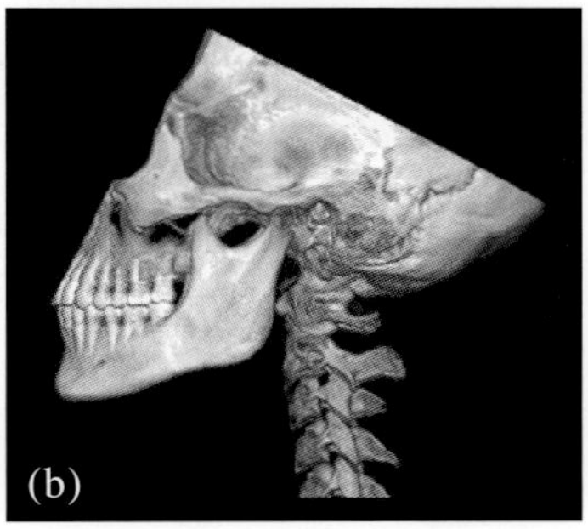

图 5.14(a～e) 左颈内动脉 3D 造影，后面观(a)，侧面观(b)，左前斜面观(LAO)(c)，放大的左前斜面观(d)，上面观(e)。这些造影图像显示了一个发自颈内动脉床突上段后壁的分叶状动脉瘤。这些分叶就是动脉瘤壁的薄弱点即容易破裂的位置。

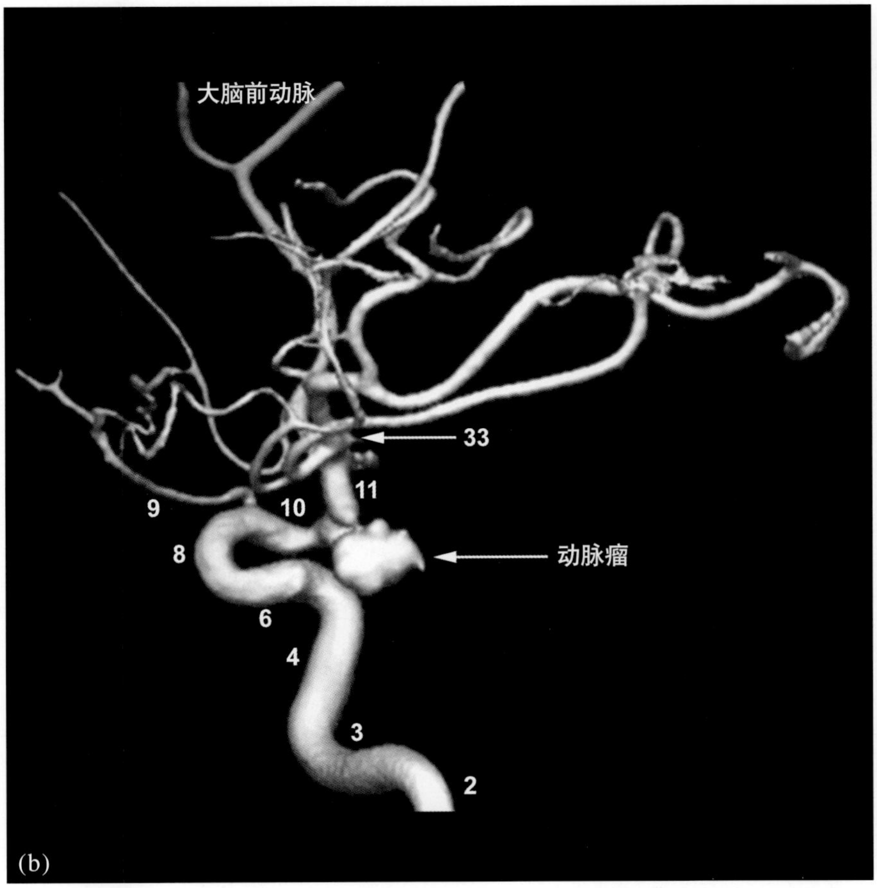

2 internal carotid artery–vertical petrous segment 颈内动脉－岩垂直段

3 internal carotid artery–horizontal petrous segment 颈内动脉－岩水平段

4 presellar (Fischer C5) segment internal carotid artery 颈内动脉鞍前段

6 horizontal (Fischer C4) intracavernous segment internal carotid artery 颈内动脉海绵窦水平段

8 anterior genu (Fischer C3) intracavernous segment internal carotid artery 颈内动脉海绵窦前膝段

9 ophthalmic artery 眼动脉

10、11 proximal and distal supraclinoid segment internal carotid artery 颈内动脉床突上近段和颈内动脉床突上远段

14 internal carotid artery bifurcation 颈内动脉分叉

15 A1 segment of anterior cerebral artery 大脑前动脉 A1 段

18 Al–A2 junction anterior cerebral artery 大脑前动脉 A1–A2 交界

20 proximal A2 segment anterior cerebral artery 大脑前动脉 A2 近段

23 frontopolar branch of anterior cerebral artery 大脑前动脉额极支

31 M1 segment of middle cerebral artery 大脑中动脉 M1 段

33 bifurcation/trifurcation of middle cerebral artery 大脑中动脉 2/3 分叉

45 sylvian (insular) branches of middle cerebral artery 大脑中动脉侧裂(岛叶)支

* neck of aneurysm 动脉瘤颈

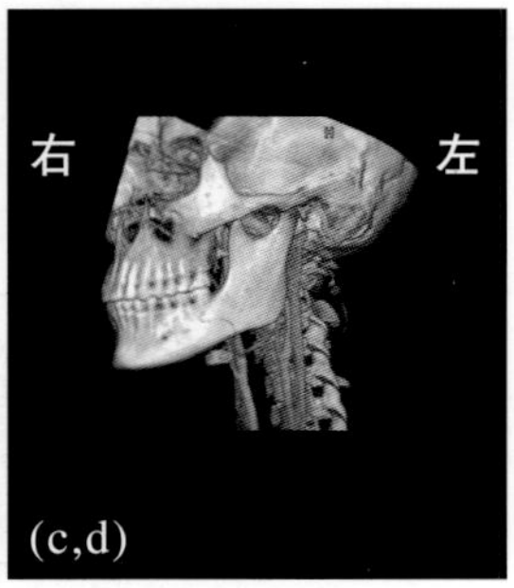

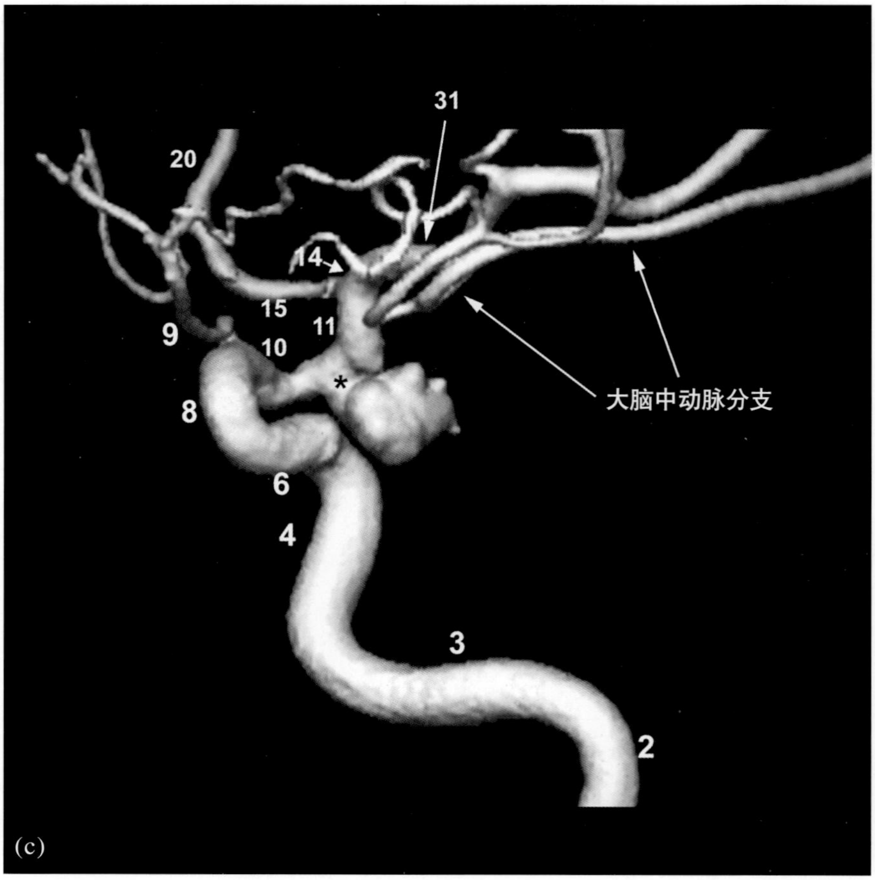

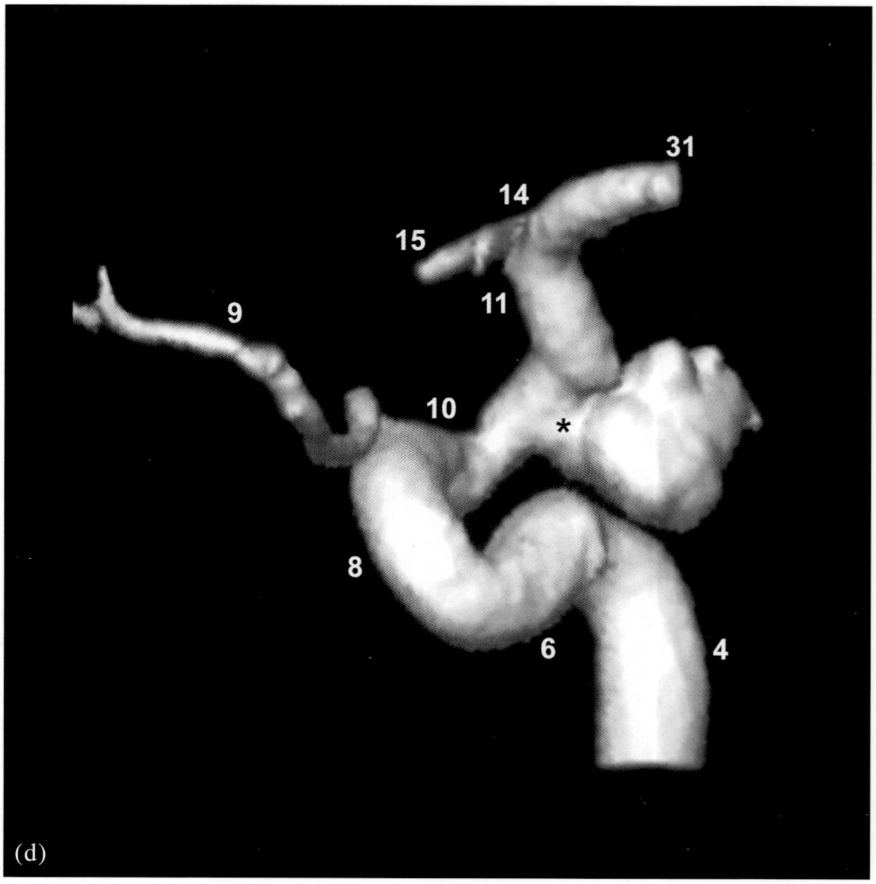

图 5.14（续）

2 internal carotid artery–vertical petrous segment 颈内动脉 – 岩垂直段
3 internal carotid artery–horizontal petrous segment 颈内动脉 – 岩水平段
4 presellar (Fischer C5) segment internal carotid artery 颈内动脉鞍前段
6 horizontal (Fischer C4) intracavernous segment internal carotid artery 颈内动脉海绵窦水平段
8 anterior genu (Fischer C3) intracavernous segment internal carotid artery 颈内动脉海绵窦前膝段
9 ophthalmic artery 眼动脉
10、11 proximal and distal supraclinoid segment internal carotid artery 颈内动脉床突上近段和颈内动脉床突上远段
14 internal carotid artery bifurcation 颈内动脉分叉
15 A1 segment of anterior cerebral artery 大脑前动脉 A1 段
20 proximal A2 segment anterior cerebral artery 大脑前动脉 A2 近段
31 M1 segment of middle cerebral artery 大脑中动脉 M1 段
33 bifurcation/trifurcation of middle cerebral artery 大脑中动脉 2/3 分叉
45 sylvian (insular) branches of middle cerebral artery 大脑中动脉侧裂(岛叶)支
* neck of aneurysm 动脉瘤颈

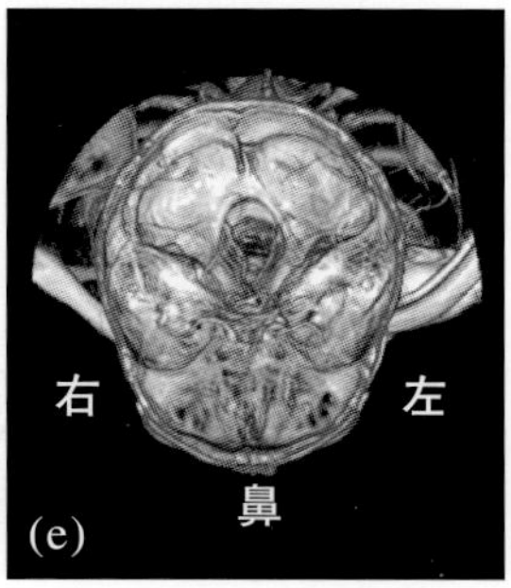
右
左
鼻
(e)

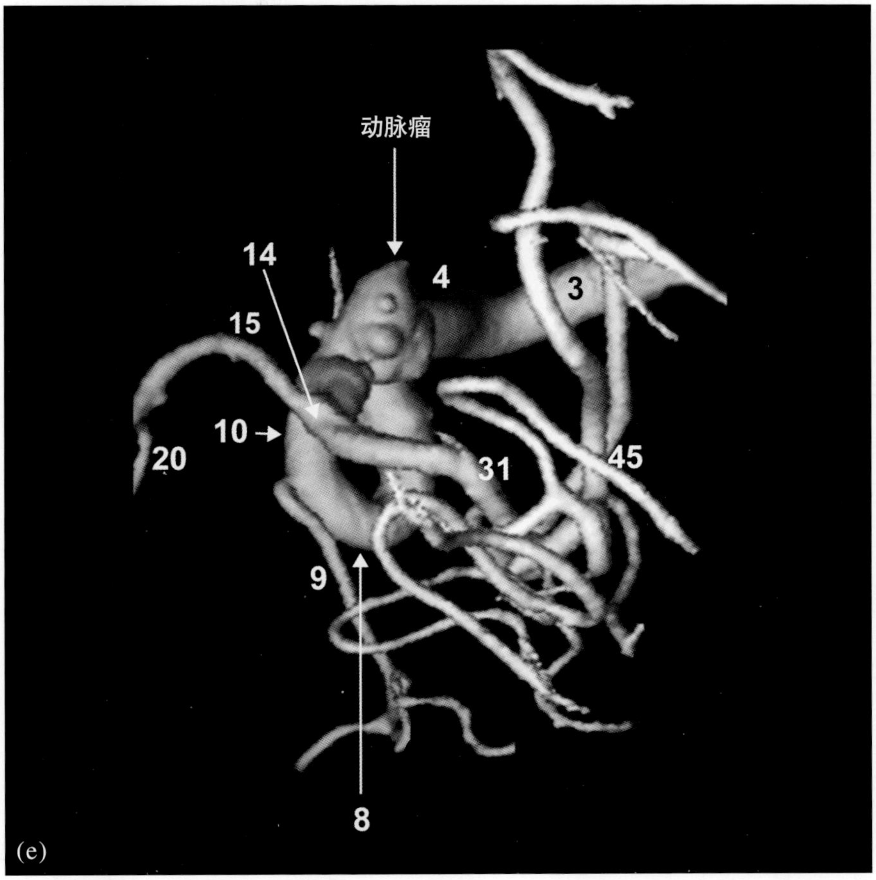
动脉瘤
14
4
3
15
10
20
31
45
9
8
(e)

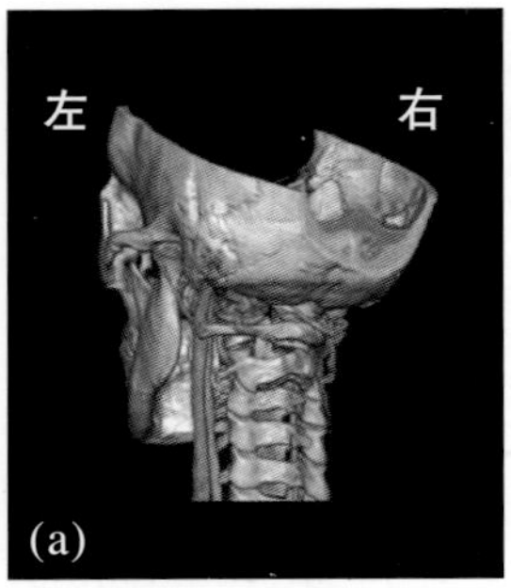

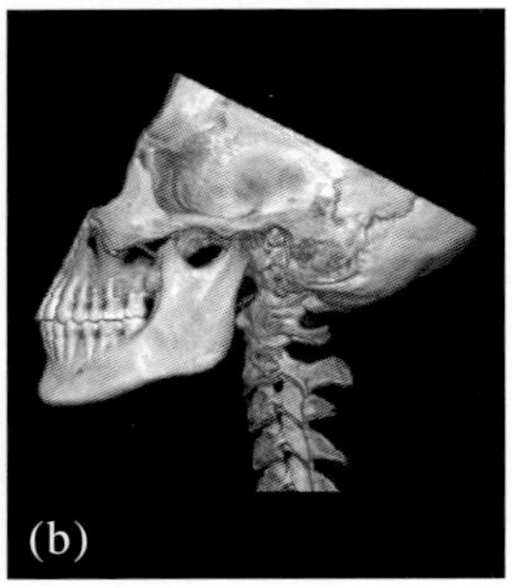

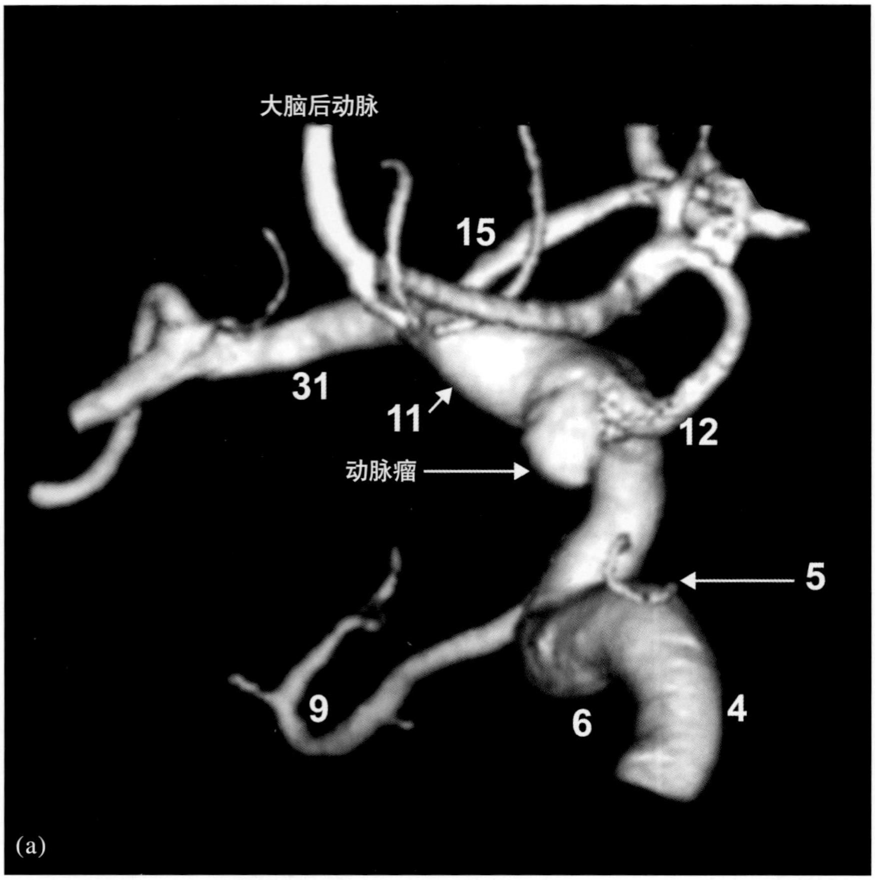

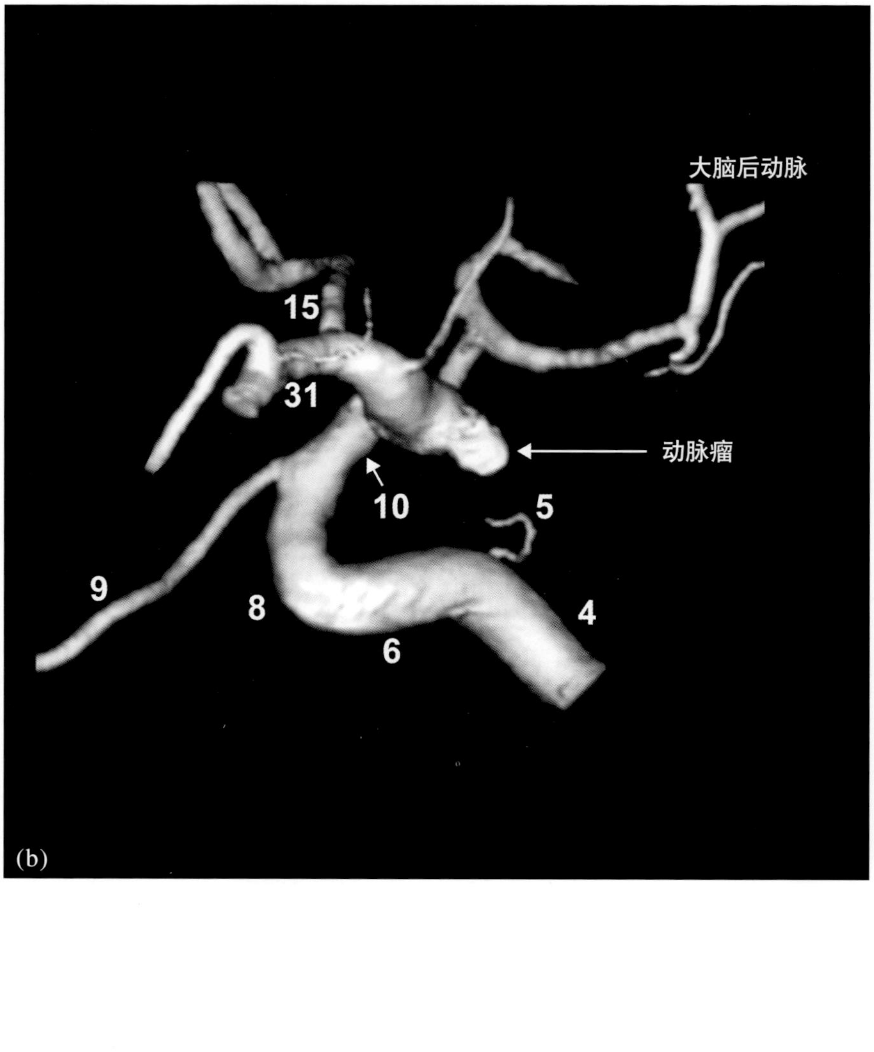

图5.15(a,b) 左颈内动脉3D造影，小角度左前斜面观(LPO)(a)，侧面观(b)在颈内动脉床突上段后壁上发出的后交通动脉/胚胎大脑后动脉的起始处有一个小的动脉瘤。这些影像的视野被有意地限制了。

4 presellar (Fischer C5) segment internal carotid artery 颈内动脉鞍前段

5 meningohypophyseal trunk 脑膜垂体干

6 horizontal (Fischer C4) intracavernous segment internal carotid artery 颈内动脉海绵窦水平段

8 anterior genu (Fischer C3) intracavernous segment internal carotid artery 颈内动脉海绵窦前膝段

9 ophthalmic artery 眼动脉

10、11 proximal and distal supraclinoid segment internal carotid artery 颈内动脉床突上近段和颈内动脉床突上远段

12 posterior communicating artery/fetal origin posterior cerebral artery 后交通动脉

15 A1 segment of anterior cerebral artery 大脑前动脉A1段

31 M1 segment of middle cerebral artery 大脑中动脉M1段

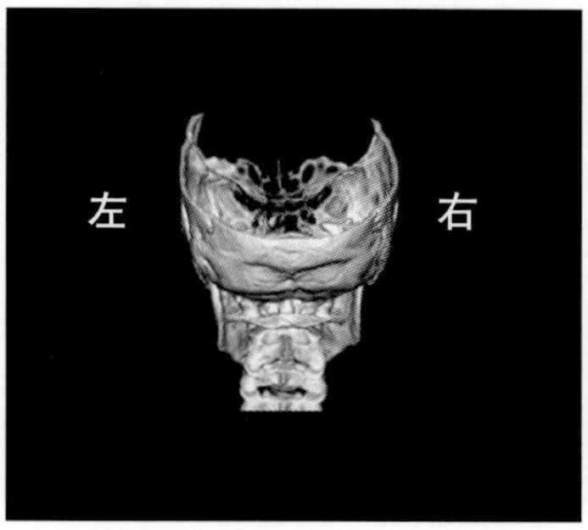

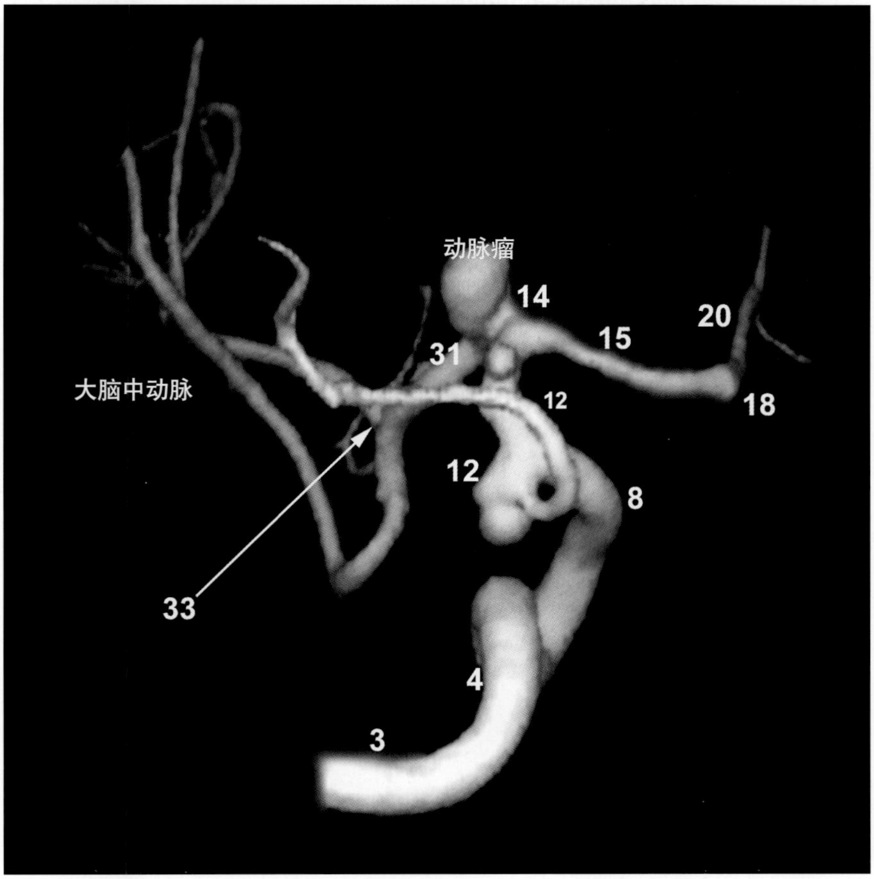

图5.16 左颈内动脉3D造影后面观。3个独立的动脉被确诊。第一个源于后交通动脉起始部颈内动脉床突上段的后壁。第二个略小一些，发自颈内动脉分叉的颈内动脉后壁。第三个最大，动脉瘤发自颈内动脉分叉部指向上方。

3 internal carotid artery−horizontal petrous segment 颈内动脉－岩水平段
4 presellar (Fischer C5) segment internal carotid artery 颈内动脉鞍前段
8 anterior genu (Fischer C3) intracavernous segment internal carotid artery 颈内动脉海绵窦前膝段
12 posterior communicating artery 后交通动脉
14 internal carotid artery bifurcation 颈内动脉分叉
15 A1 segment of anterior cerebral artery 大脑前动脉 A1 段
18Al−A2 junction anterior cerebral artery 大脑前动脉 A1−A2 交界
20 proximal A2 segment anterior cerebral artery 大脑前动脉 A2 近段
31 M1 segment of middle cerebral artery 大脑中动脉 M1 段
33 bifurcation/trifurcation of middle cerebral artery 大脑中动脉 2/3 分叉

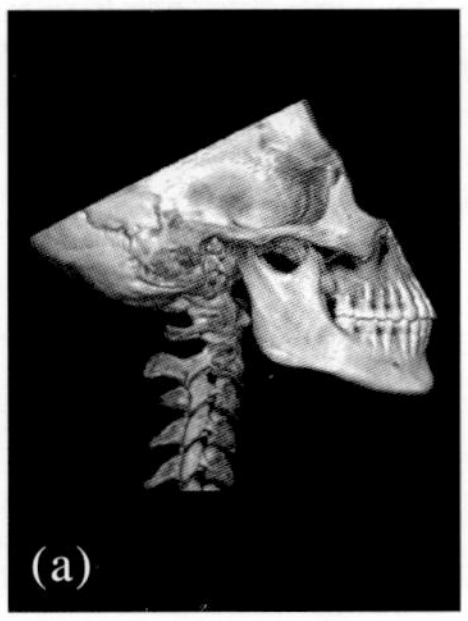

图5.17(a～c) 左颈内动脉3D造影，内侧观(a)，下面观左后斜位(LPO)(b)，下面观右后斜位(RPO)(c)。一个动脉瘤位于颈内动脉床突上段后壁发自脉络丛前动脉处。注意(c)造影像上动脉瘤的后下壁小的分叶点即动脉瘤壁的薄弱点，是最容易破裂的位置。

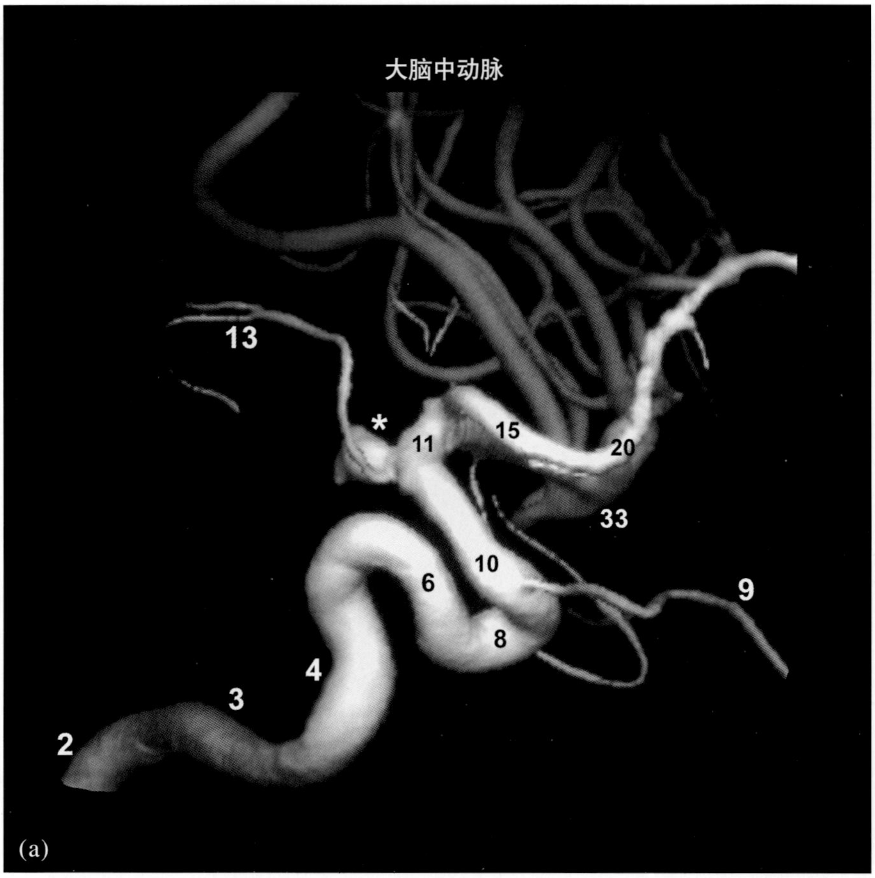

2 internal carotid artery–vertical petrous segment 颈内动脉－岩垂直段
3 internal carotid artery–horizontal petrous segment 颈内动脉－岩水平段
4 presellar (Fischer C5) segment internal carotid artery 颈内动脉鞍前段
6 horizontal (Fischer C4) intracavernous segment internal carotid artery 颈内动脉海绵窦水平段
8 anterior genu (Fischer C3) intracavernous segment internal carotid artery 颈内动脉海绵窦前膝段
9 ophthalmic artery 眼动脉
10、11 proximal and distal supraclinoid segment internal carotid artery 颈内动脉床突上近段和颈内动脉床突上远段
13 anterior choroidal artery 脉络丛前动脉
14 internal carotid artery bifurcation 颈内动脉分叉
15 A1 segment of anterior cerebral artery 大脑前动脉A1段
20 proximal A2 segment anterior cerebral artery 大脑前动脉A2近段
31 M1 segment of middle cerebral artery 大脑中动脉M1段
33 bifurcation/trifurcation of middle cerebral artery 大脑中动脉2/3分叉
34 anterior temporal lobe branches of middle cerebral artery 大脑中动脉颞叶前支
45 sylvian (insular) branches of middle cerebral artery 大脑中动脉侧裂(岛叶)支
* aneurysm 动脉瘤

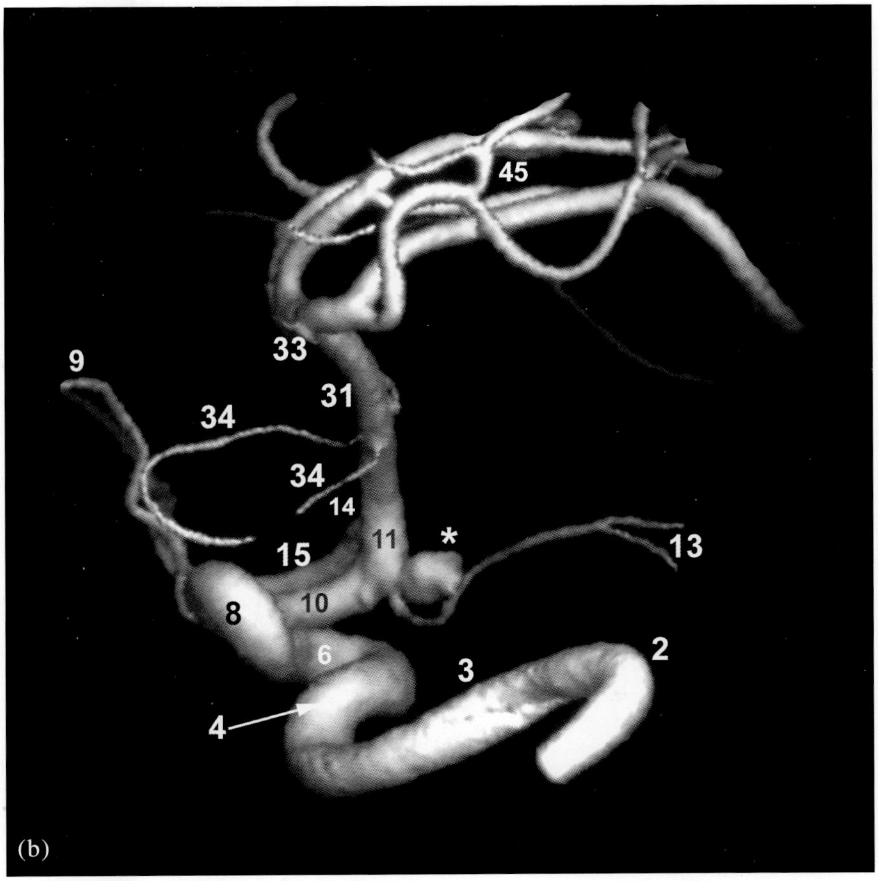

(b)

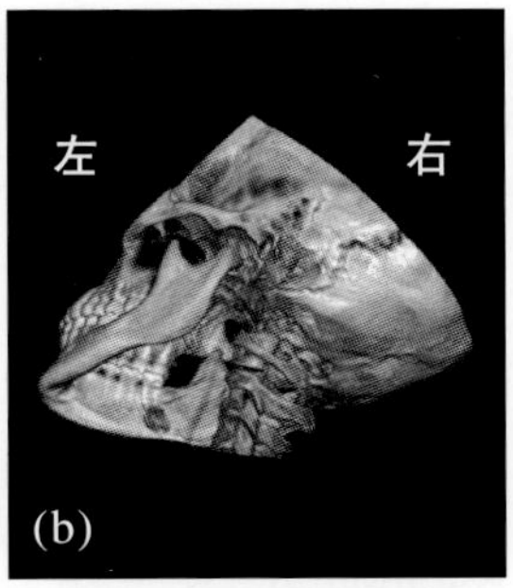

(b)

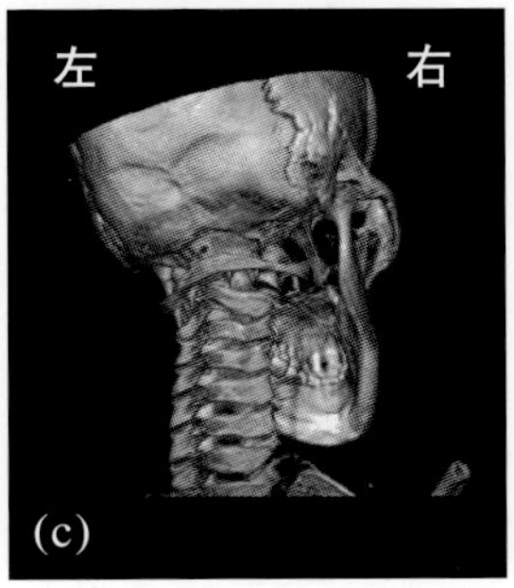

(c)

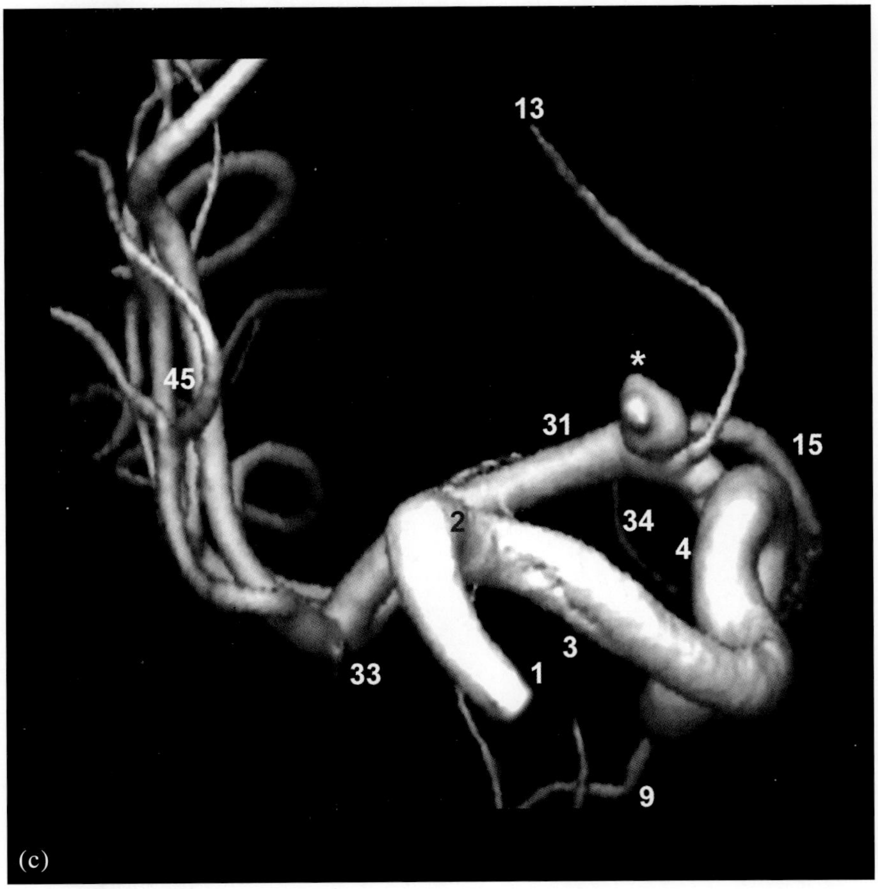

(c)

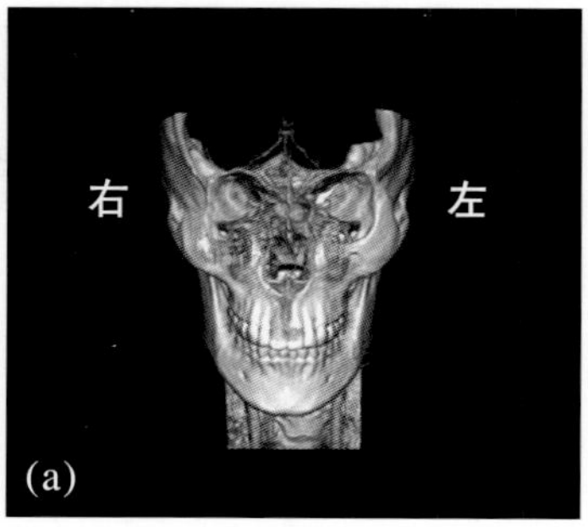

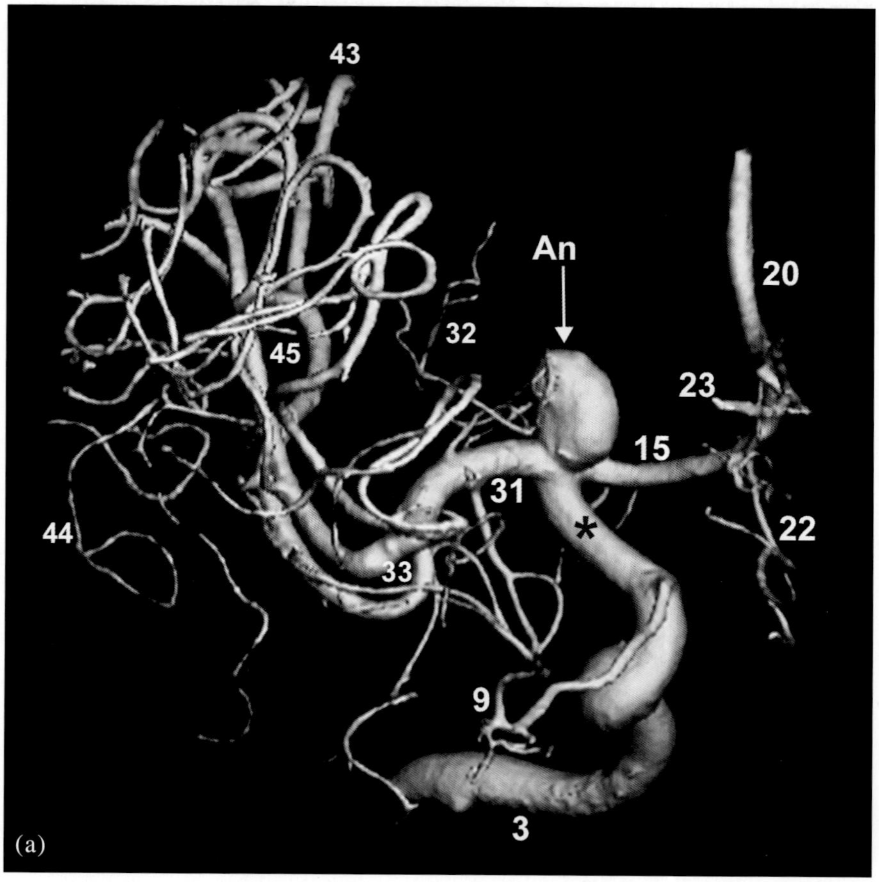

图5.18(a～e) 右颈内动脉3D造影，前面观(a)，小角度左后斜面观(LPO)(b)，大角度左后斜面观(LPO)(c)，右后斜面观(RPO)(d)以及上面观(e)。这些影像显示颈内动脉分叉部起动脉瘤。注意血管的其他正常表象。

3 internal carotid artery—horizontal petrous segment 颈内动脉－岩水平段
4 presellar (Fischer C5) segment internal carotid artery 颈内动脉鞍前段
5 meningohypophyseal trunk 脑膜垂体干
6 horizontal (Fischer C4) intracavernous segment internal carotid artery 颈内动脉海绵窦水平段
8 anterior genu (Fischer C3) intracavernous segment internal carotid artery 颈内动脉海绵窦前膝段
9 ophthalmic artery 眼动脉
12 posterior communicating artery 后交通动脉
13 anterior choroidal artery 脉络丛前动脉
15 A1 segment of anterior cerebral artery 大脑前动脉A1段
20 proximal A2 segment anterior cerebral artery 大脑前动脉A2近段
22 orbitofrontal branch of anterior cerebral artery 大脑前动脉眶额支
23 frontopolar branch of anterior cerebral artery 大脑前动脉额极支
28 pericallosal branch of anterior cerebral artery 大脑前动脉胼周支
31 M1 segment of middle cerebral artery 大脑中动脉M1段
32 lateral lenticulostriate arteries 外侧豆纹动脉
33 bifurcation/trifurcation of middle cerebral artery 大脑中动脉2/3分叉
34 anterior temporal lobe branches of middle cerebral artery 大脑中动脉颞叶前支
40 angular artery 角回动脉
43 sylvian point 侧裂点
44 opercular branches of middle cerebral artery 大脑中动脉岛盖支
45 sylvian (insular) branches of middle cerebral artery 大脑中动脉侧裂(岛叶)支
* supraclinoid segment of internal carotid artery 颈内动脉床突上段
An aneurysm 动脉瘤
D dome of aneurysm 动脉瘤顶

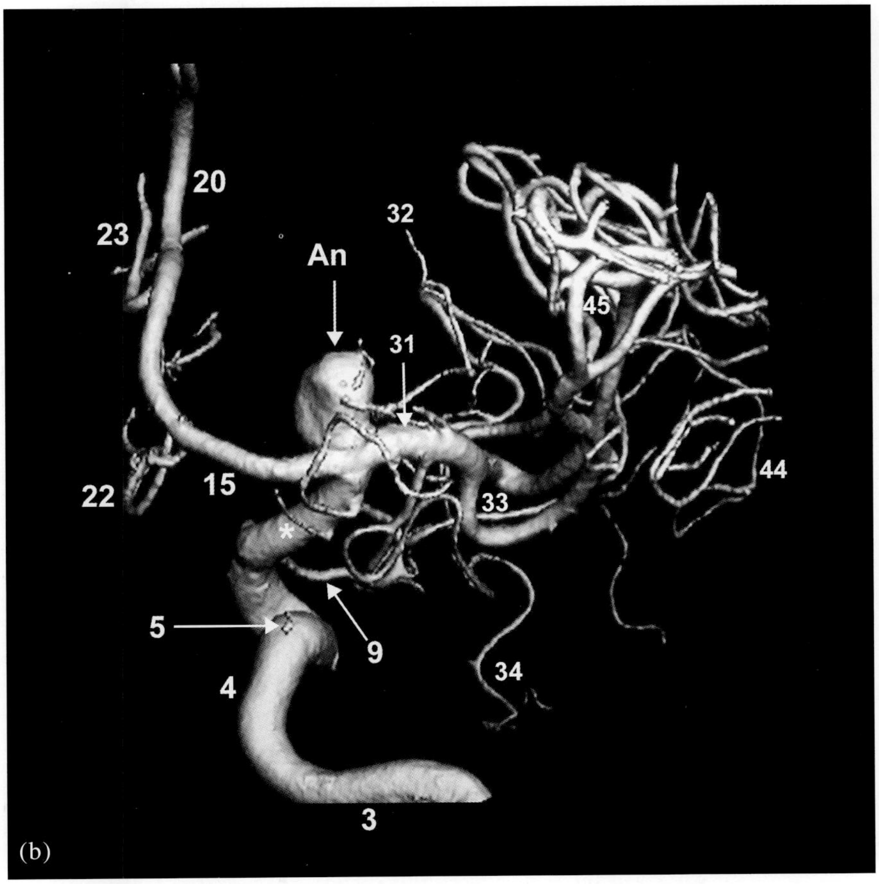
20
23
32
An
45
31
44
22
15
33
5
9
4
34
3
(b)

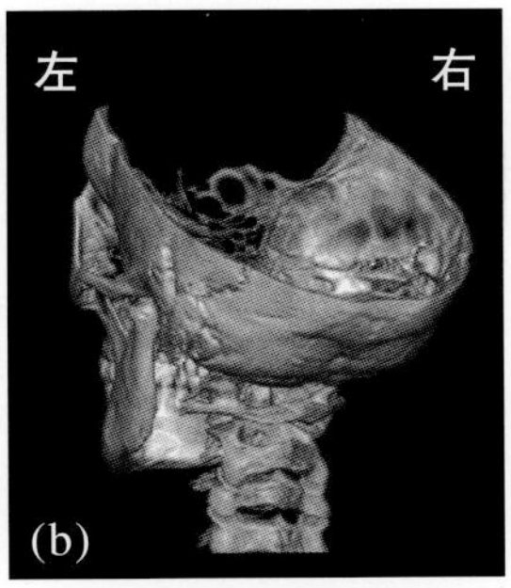
左
右
(b)

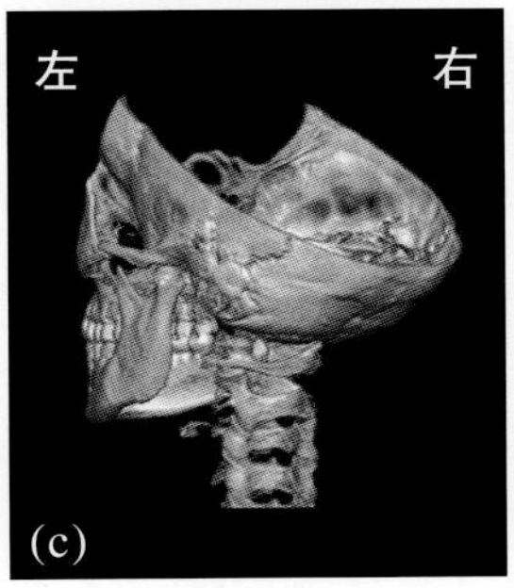
左
右
(c)

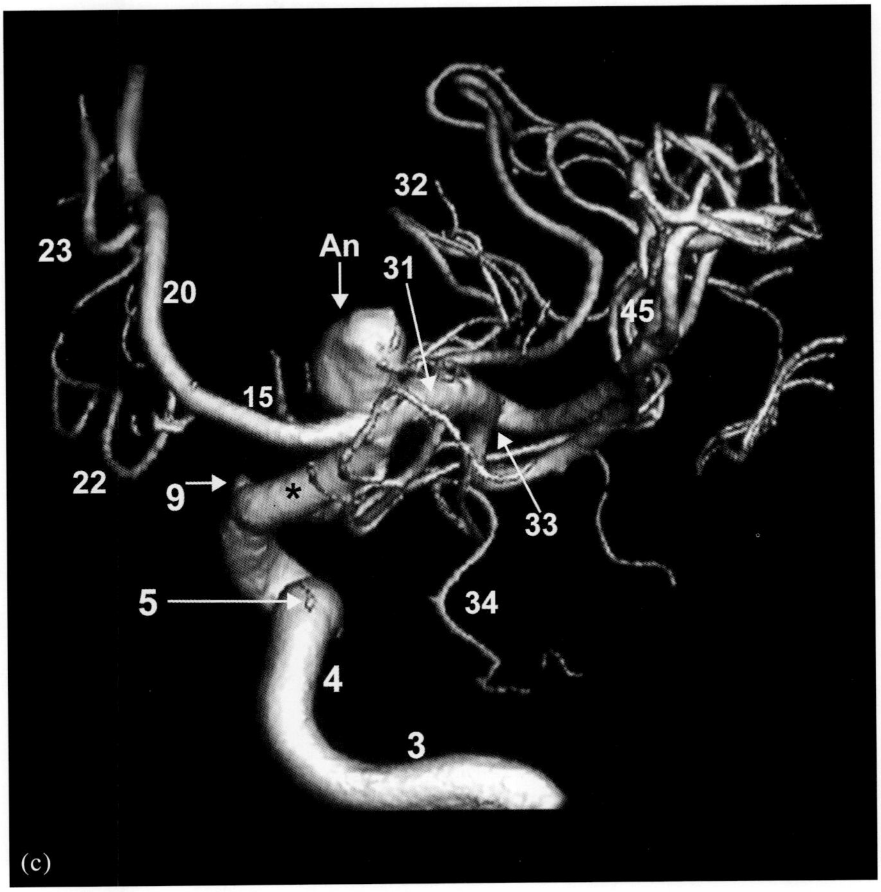
32
23
An
31
20
45
15
22
9
33
5
34
4
3
(c)

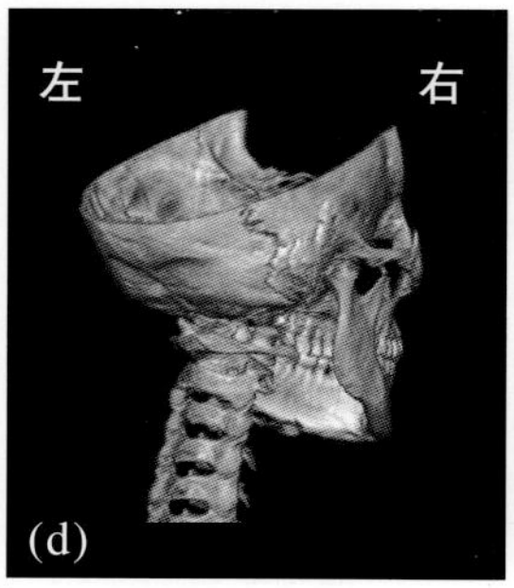

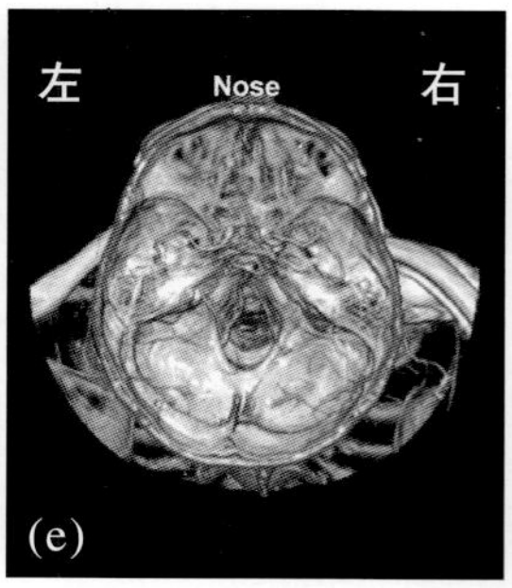

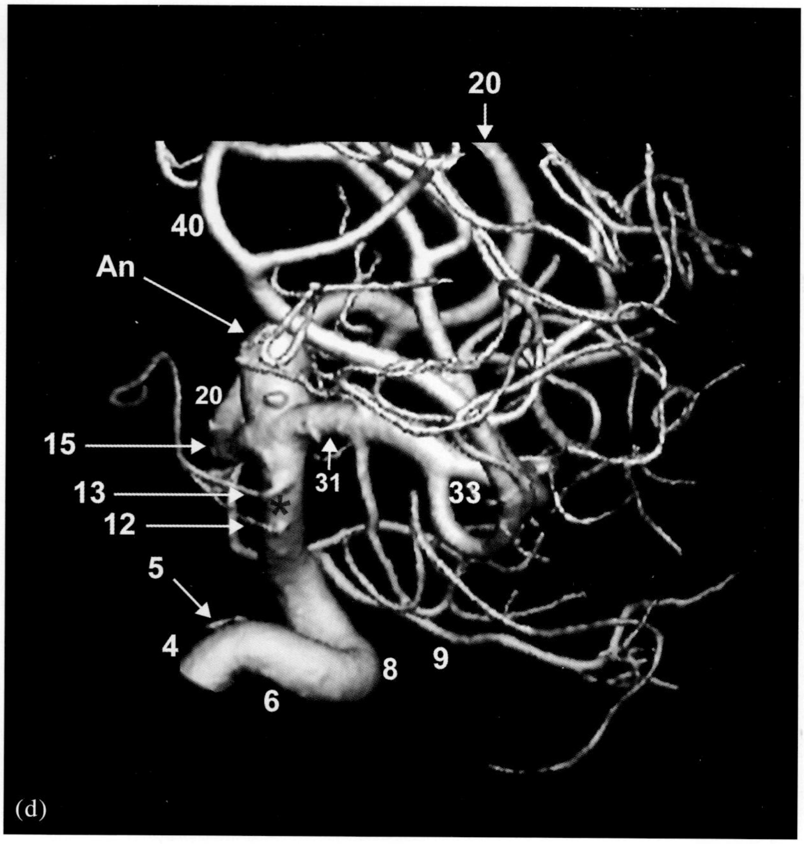

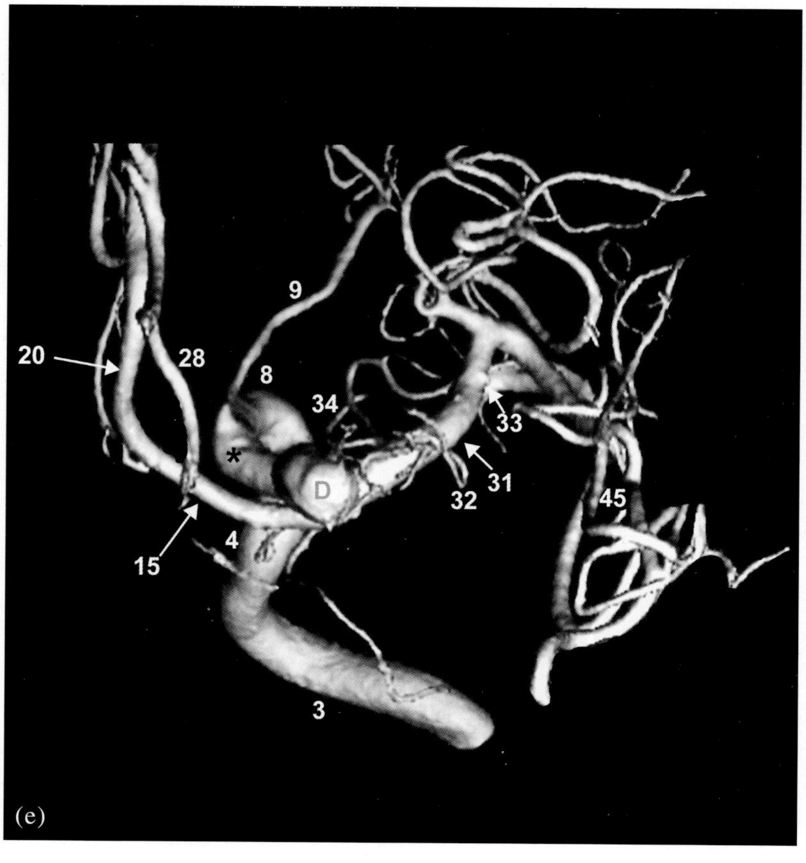

图 5.18（续）

3 internal carotid artery—horizontal petrous segment 颈内动脉－岩水平段
4 presellar (Fischer C5) segment internal carotid artery 颈内动脉鞍前段
5 meningohypophyseal trunk 脑膜垂体干
6 horizontal (Fischer C4) intracavernous segment internal carotid artery 颈内动脉海绵窦水平段
8 anterior genu (Fischer C3) intracavernous segment internal carotid artery 颈内动脉海绵窦前膝段
9 ophthalmic artery 眼动脉
12 posterior communicating artery 后交通动脉
13 anterior choroidal artery 脉络丛前动脉
15 A1 segment of anterior cerebral artery 大脑前动脉 A1 段
20 proximal A2 segment anterior cerebral artery 大脑前动脉 A2 近段
22 orbitofrontal branch of anterior cerebral artery 大脑前动脉眶额支
23 frontopolar branch of anterior cerebral artery 大脑前动脉额极支
28 pericallosal branch of anterior cerebral artery 大脑前动脉胼周支
31 M1 segment of middle cerebral artery 大脑中动脉 M1 段
32 lateral lenticulostriate arteries 外侧豆纹动脉
33 bifurcation/trifurcation of middle cerebral artery 大脑中动脉 2/3 分叉
34 anterior temporal lobe branches of middle cerebral artery 大脑中动脉颞叶前支
40 angular artery 角回动脉
43 sylvian point 侧裂点
44 opercular branches of middle cerebral artery 大脑中动脉岛盖支
45 sylvian (insular) branches of middle cerebral artery 大脑中动脉侧裂(岛叶)支
* supraclinoid segment of internal carotid artery 颈内动脉床突上段
An aneurysm 动脉瘤
D dome of aneurysm 动脉瘤顶

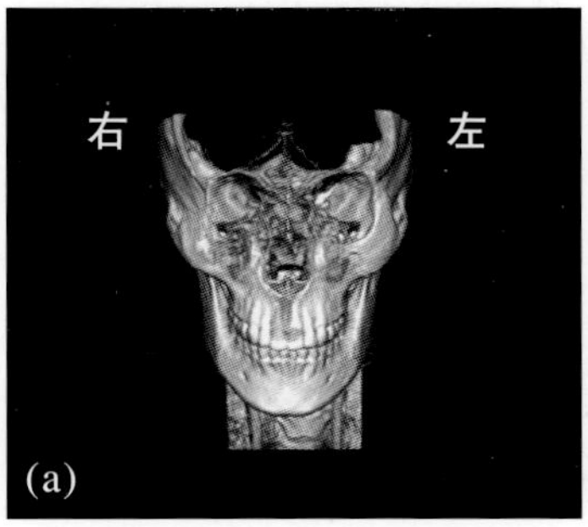

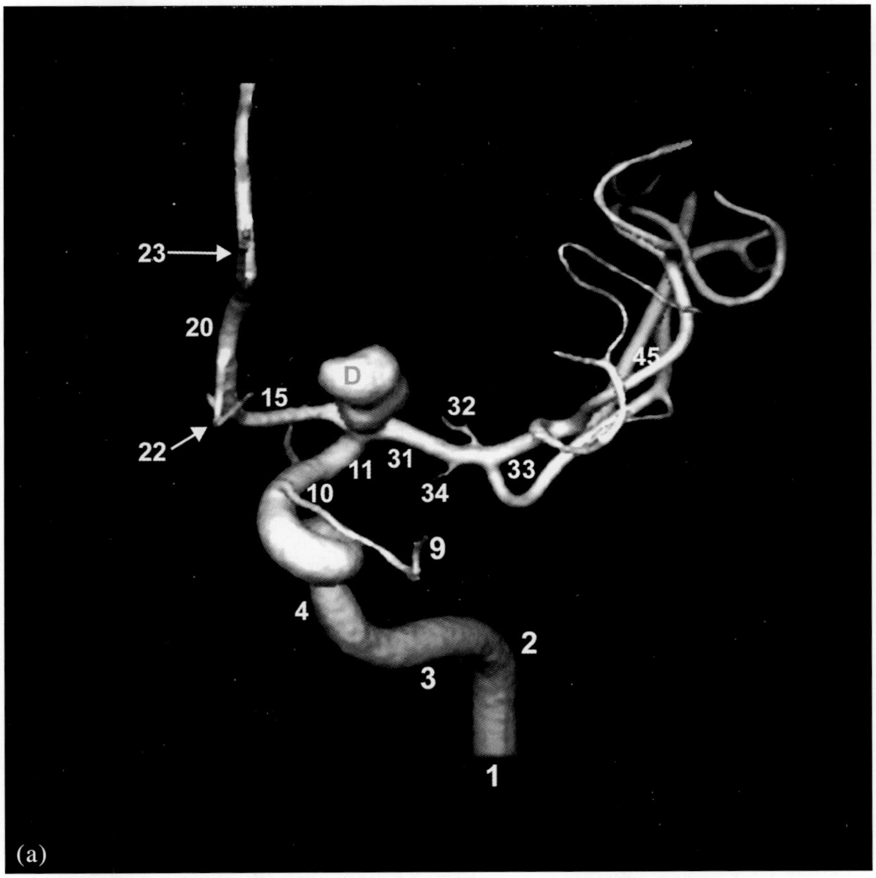

图5.19(a～e) 左颈内动脉3D造影，前面观(a)，下面观(b)，后面观(c)，左后斜面观(LPO)(d)以及上面观(e)。在颈内动脉分叉部有一个大的动脉瘤指向前稍上方。

1 internal carotid artery−cervical segment 颈内动脉－颈段
2 internal carotid artery−vertical petrous segment 颈内动脉－岩垂直段
3 internal carotid artery−horizontal petrous segment 颈内动脉－岩水平段
4 presellar (Fischer C5) segment internal carotid artery 颈内动脉鞍前段
6 horizontal (Fischer C4) intracavernous segment internal carotid artery 颈内动脉海绵窦水平段
8 anterior genu (Fischer C3) intracavernous segment internal carotid artery 颈内动脉海绵窦前膝段
9 ophthalmic artery 眼动脉
10、11 proximal and distal supraclinoid segment internal carotid artery 颈内动脉床突上近段和颈内动脉床突上远段
12 posterior communicating artery 后交通动脉
13 origin of anterior choroidal artery 脉络丛前动脉起点
15 A1 segment of anterior cerebral artery 大脑前动脉 A1 段
18 A1−A2 junction anterior cerebral artery 大脑前动脉 A1−A2 交界
19 anterior communicating artery 前交通动脉
20 proximal A2 segment anterior cerebral artery 大脑前动脉 A2 近段
22 orbitofrontal branch of anterior cerebral artery 大脑前动脉眶额支
23 frontopolar branch of anterior cerebral artery 大脑前动脉额极支
28 pericallosal branch of anterior cerebral artery 大脑前动脉胼周支
31 M1 segment of middle cerebral artery 大脑中动脉 M1 段
32 lateral lenticulostriate arteries 外侧豆纹动脉
33 bifurcation/trifurcation of middle cerebral artery 大脑中动脉 2/3 分叉
34 anterior temporal lobe branches of middle cerebral artery 大脑中动脉颞叶前支
35 orbitofrontal branch of middle cerebral artery 大脑中动脉眶额支
40 angular artery 角回动脉
43 sylvian point 侧裂点
45 sylvian (insular) branches of middle cerebral artery 大脑中动脉侧裂(岛叶)支
D dome of the aneurysm 动脉瘤顶
* neck of the aneurysm at the internal carotid artery bifurcation 颈内动脉分叉部的动脉瘤颈

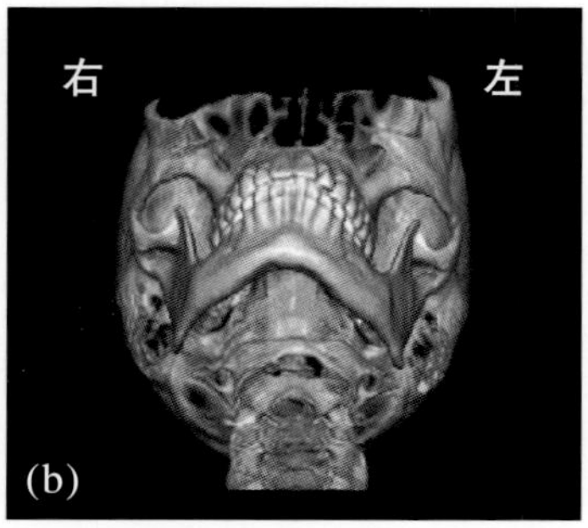

(b)

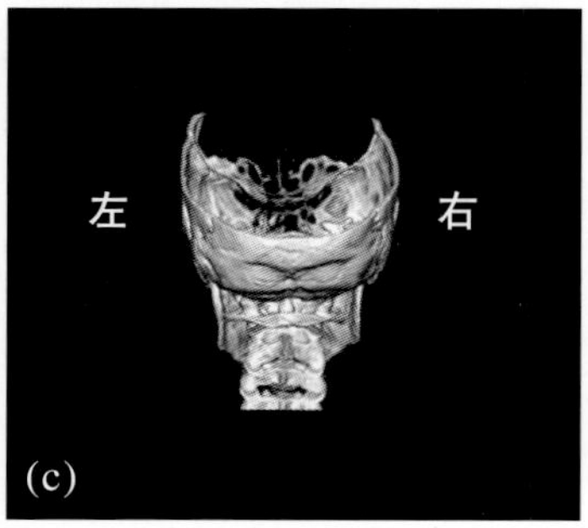

(c)

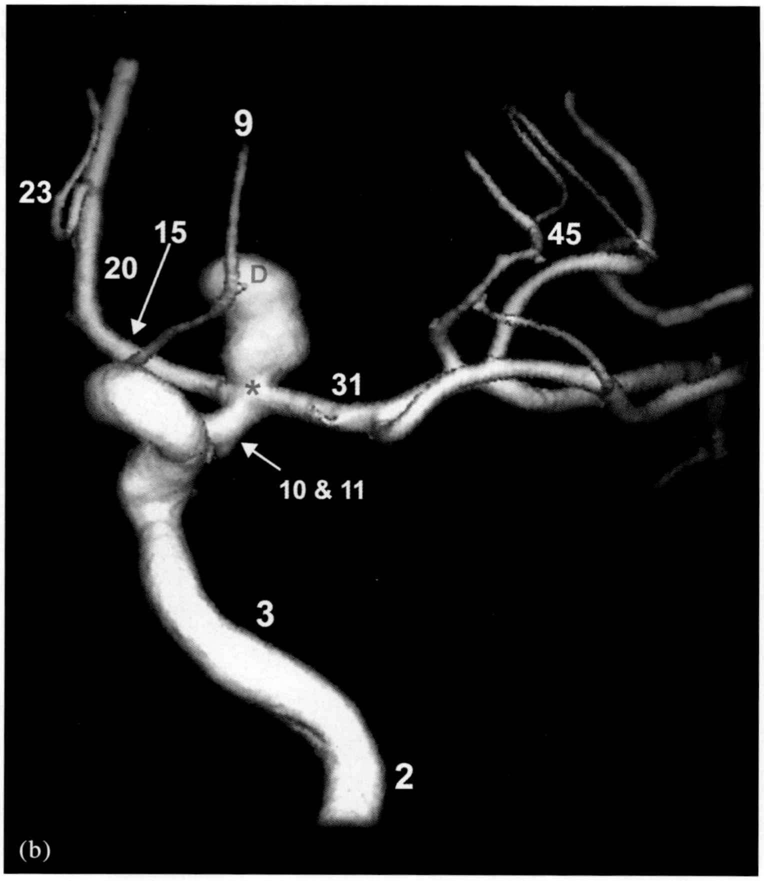

(b)

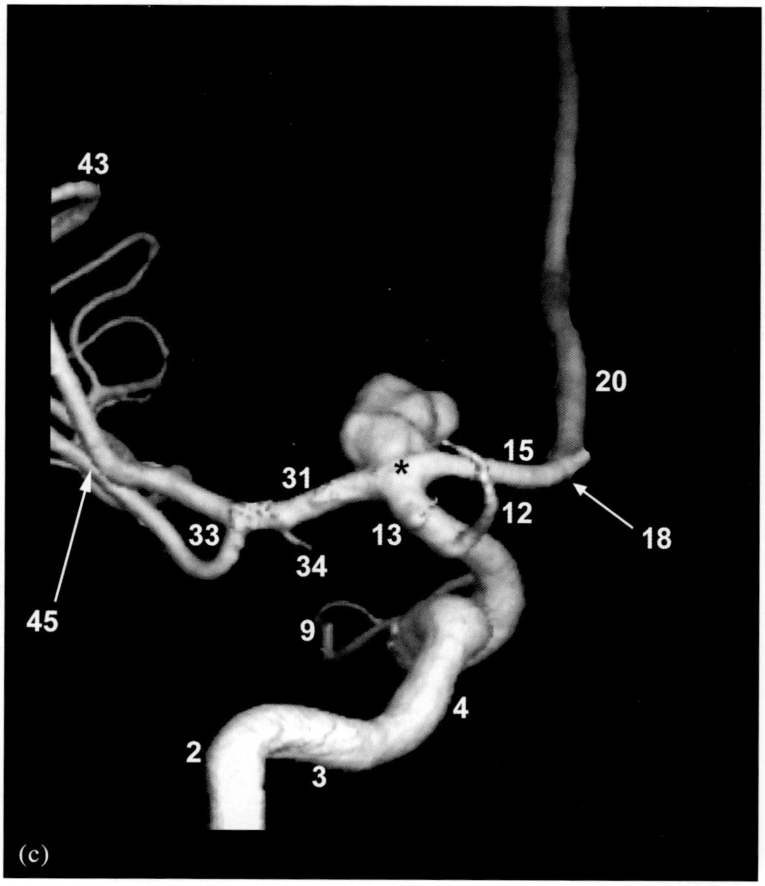

(c)

图 5.19 (续)

1 internal carotid artery–cervical segment 颈内动脉－颈段
2 internal carotid artery–vertical petrous segment 颈内动脉－岩垂直段
3 internal carotid artery–horizontal petrous segment 颈内动脉－岩水平段
4 presellar (Fischer C5) segment internal carotid artery 颈内动脉鞍前段
6 horizontal (Fischer C4) intracavernous segment internal carotid artery 颈内动脉海绵窦水平段
8 anterior genu (Fischer C3) intracavernous segment internal carotid artery 颈内动脉海绵窦前膝段
9 ophthalmic artery 眼动脉
10、11 proximal and distal supraclinoid segment internal carotid artery 颈内动脉床突上近段和颈内动脉床突上远段
12 posterior communicating artery 后交通动脉
13 origin of anterior choroidal artery 脉络丛前动脉起点
15 A1 segment of anterior cerebral artery 大脑前动脉A1段
18 Al–A2 junction anterior cerebral artery 大脑前动脉 A1–A2 交界
19 anterior communicating artery 前交通动脉
20 proximal A2 segment anterior cerebral artery 大脑前动脉 A2 近段
22 orbitofrontal branch of anterior cerebral artery 大脑前动脉眶额支
23 frontopolar branch of anterior cerebral artery 大脑前动脉额极支
28 pericallosal branch of anterior cerebral artery 大脑前动脉胼周支
31 M1 segment of middle cerebral artery 大脑中动脉M1段
32 lateral lenticulostriate arteries 外侧豆纹动脉
33 bifurcation/trifurcation of middle cerebral artery 大脑中动脉 2/3 分叉

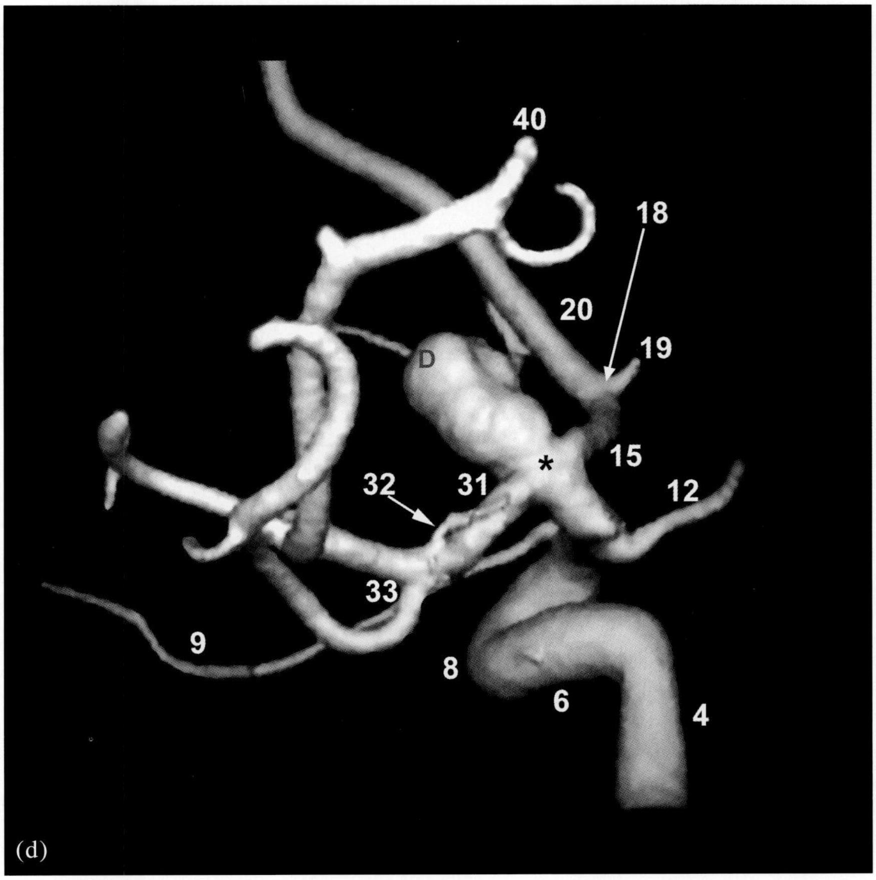

(d)

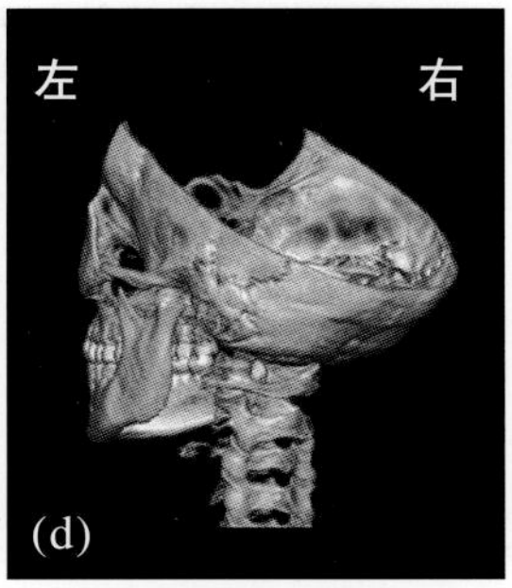

(d)

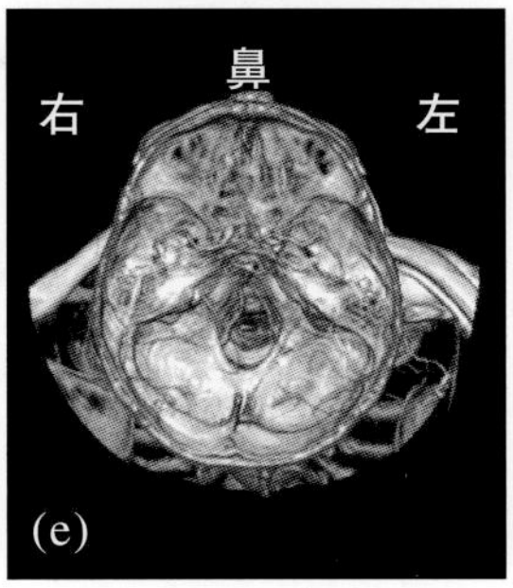

(e)

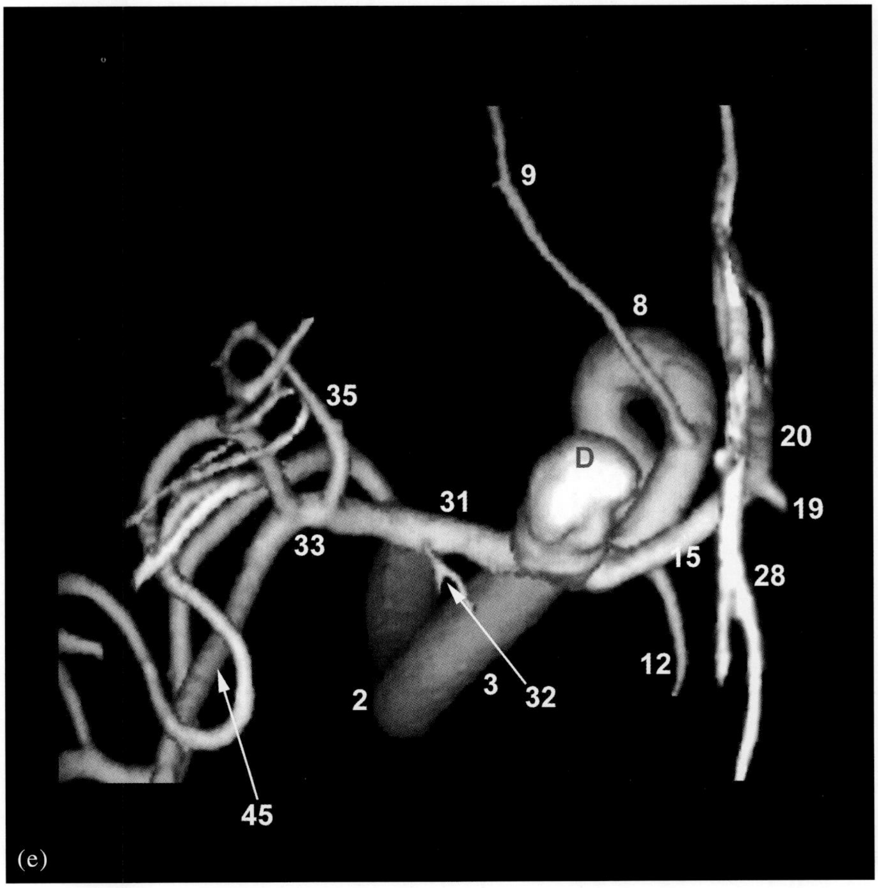

(e)

34 anterior temporal lobe branches of middle cerebral artery 大脑中动脉颞叶前支
35 orbitofrontal branch of middle cerebral artery 大脑中动脉眶额支
40 angular artery 角回动脉
43 sylvian point 侧裂点
45 sylvian (insular) branches of middle cerebral artery 大脑中动脉侧裂(岛叶)支
D dome of the aneurysm 动脉瘤顶
* neck of the aneurysm at the internal carotid artery bifurcation 颈内动脉分叉部的动脉瘤颈

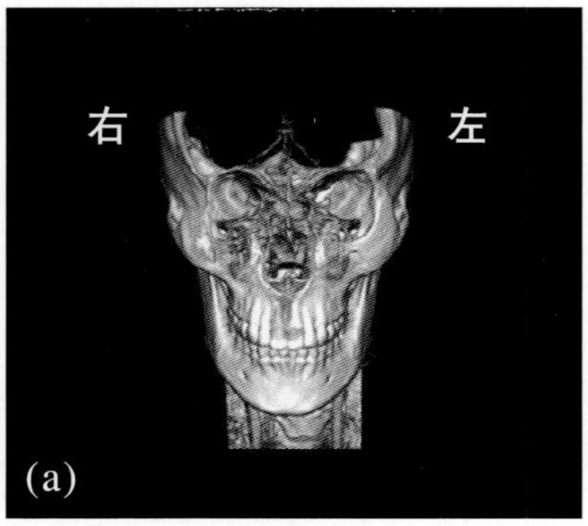

图5.20(a~c) 右颈内动脉3D造影，前面观(a)，后面观(b)，内侧观(c)。这些影像显示了一个源于前交通动脉区的动脉瘤。在动脉瘤的内侧面有个小的局灶叶状突起是动脉瘤壁的薄弱部分，也是较容易破裂的位置。注意颈内动脉海绵窦段还有一个微小动脉瘤。

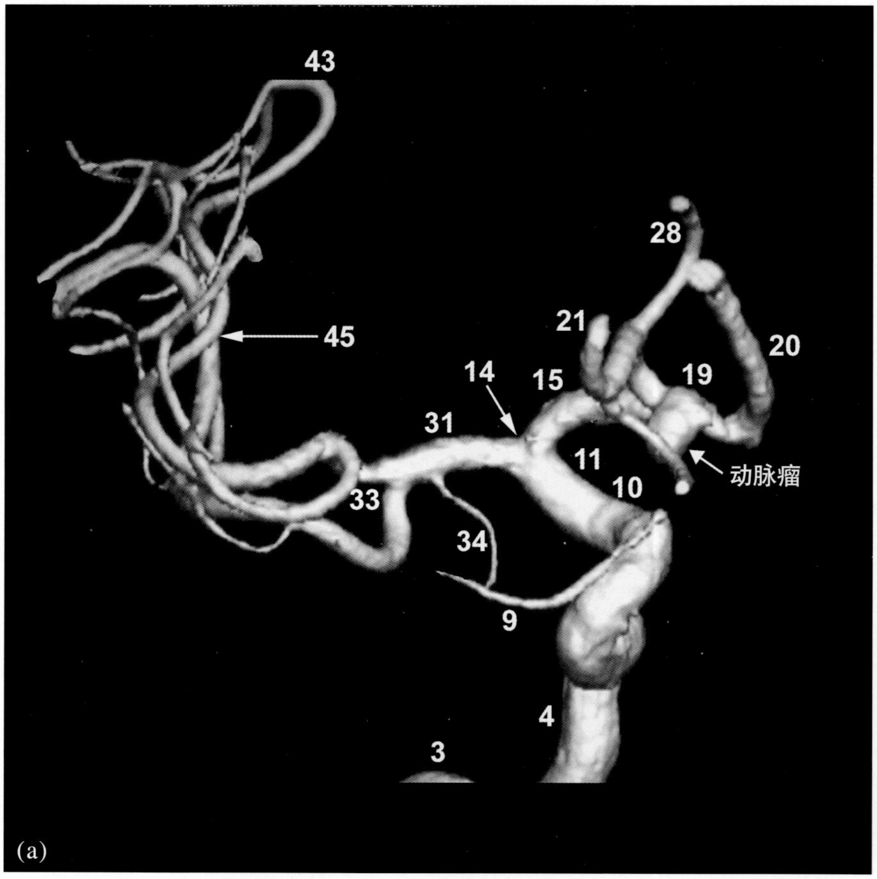

2 internal carotid artery–vertical petrous segment
颈内动脉－岩垂直段
3 internal carotid artery–horizontal petrous segment
颈内动脉－岩水平段
4 presellar (Fischer C5) segment internal carotid artery
颈内动脉鞍前段
6 horizontal (Fischer C4) intracavernous segment internal carotid artery 颈内动脉海绵窦水平段
8 anterior genu (Fischer C3) intracavernous segment internal carotid artery 颈内动脉海绵窦前膝段
9 ophthalmic artery 眼动脉
10、11 proximal and distal supraclinoid segment internal carotid artery 颈内动脉床突上近段和颈内动脉床突上远段
14 internal carotid artery bifurcation 颈内动脉分叉
15 A1 segment of anterior cerebral artery 大脑前动脉A1段
19 anterior communicating artery 前交通动脉
20 proximal A2 segment anterior cerebral artery
大脑前动脉A2近段
31 M1 segment of middle cerebral artery 大脑中动脉M1段
33 bifurcation/trifurcation of middle cerebral artery
大脑中动脉2/3分叉
34 anterior temporal lobe branches of middle cerebral artery
大脑中动脉颞叶前支
43 sylvian point 侧裂点
45 sylvian (insular) branches of middle cerebral artery
大脑中动脉侧裂(岛叶)支
* origin of the posterior communicating artery
后交通动脉的起点
** origin of the anterior choroidal artery 脉络丛前动脉的起点

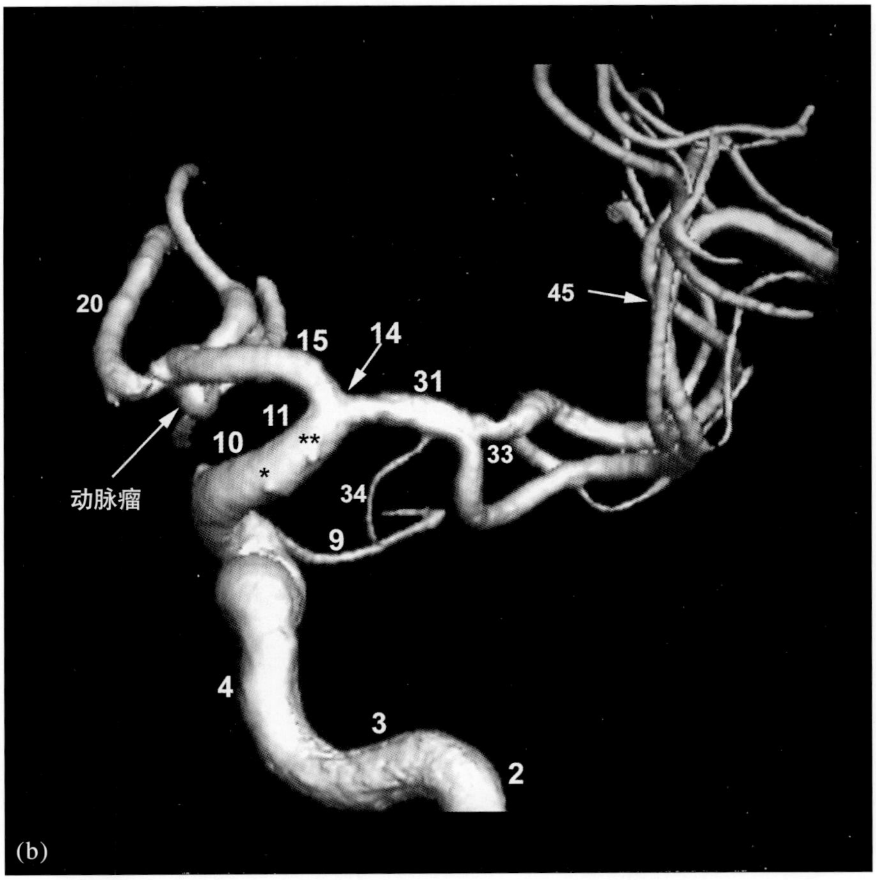
20
15
14
31
45
11
10
**
*
33
34
动脉瘤
9
4
3
2
(b)

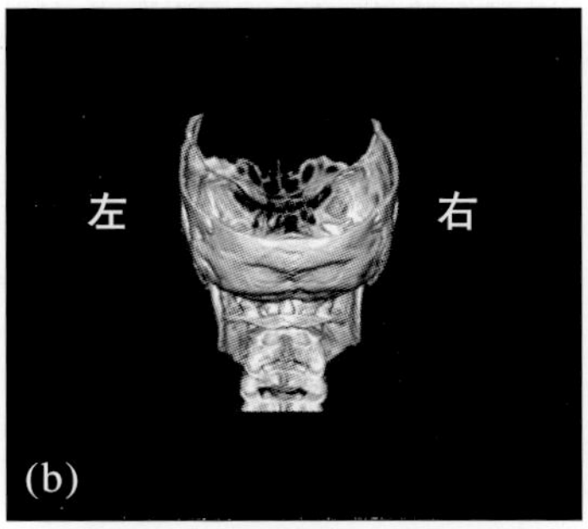
左
右
(b)

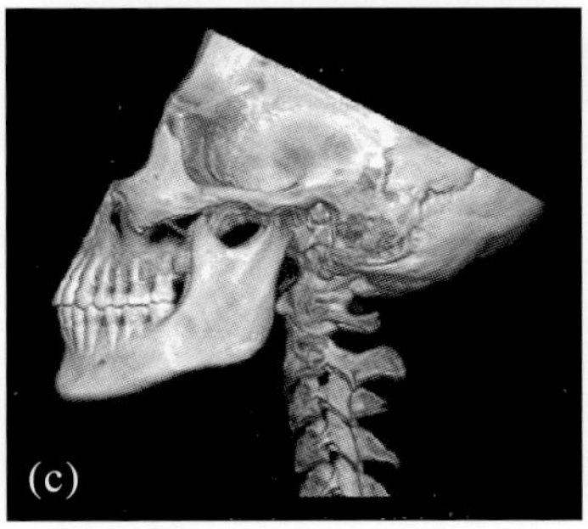
(c)

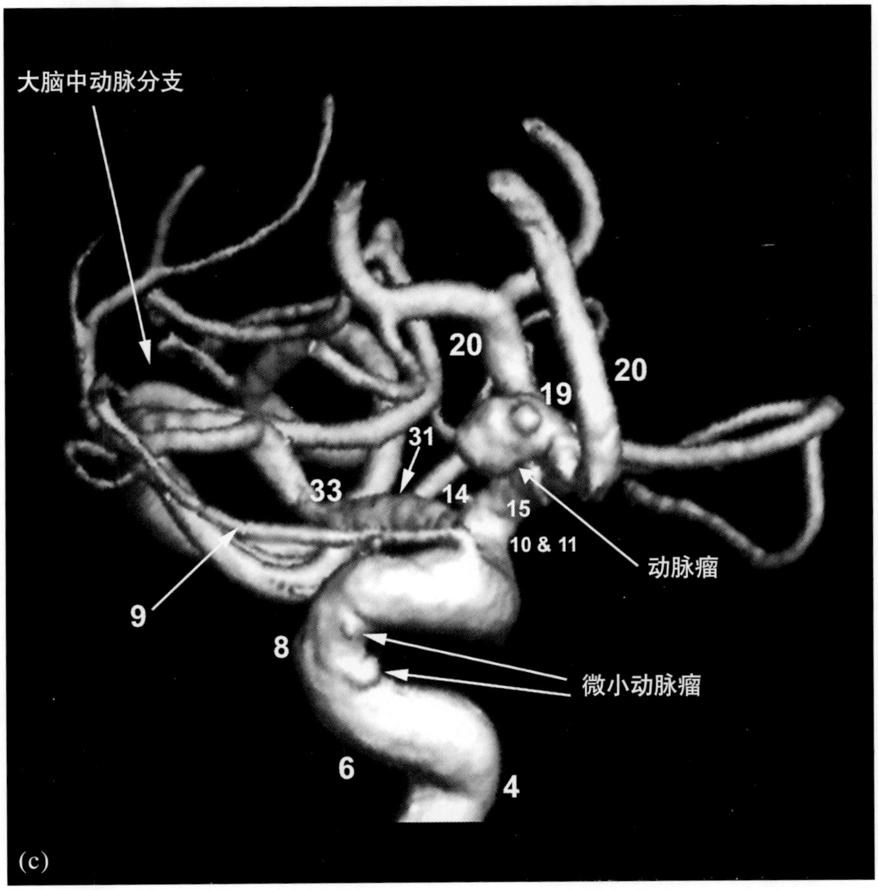
大脑中动脉分支
20
20
19
31
33
14
15
10 & 11
动脉瘤
9
8
微小动脉瘤
6
4
(c)

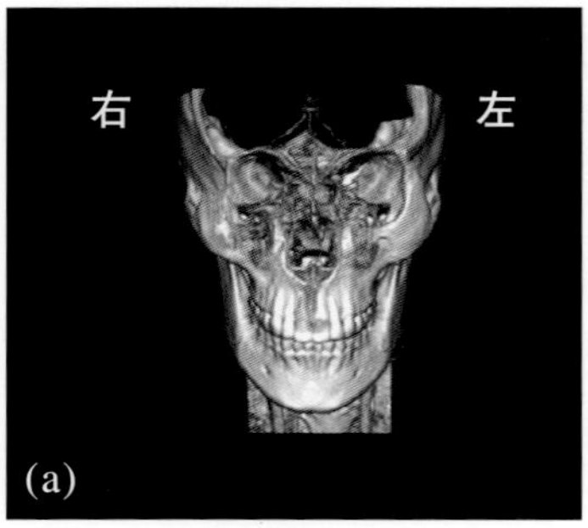

图5.21(a～c) 右颈内动脉造影，2D正位(a)，3D前面观(b)，3D左后斜面观(LPO)(c)。在前交通动脉处有一个动脉瘤。

1 internal carotid artery—cervical segment 颈内动脉－颈段
2 internal carotid artery—vertical petrous segment 颈内动脉－岩垂直段
3 internal carotid artery—horizontal petrous segment 颈内动脉－岩水平段
4 presellar (Fischer C5) segment internal carotid artery 颈内动脉鞍前段
6 horizontal (Fischer C4) intracavernous segment internal carotid artery 颈内动脉海绵窦水平段
10、11 proximal and distal supraclinoid segment internal carotid artery 颈内动脉床突上近段和颈内动脉床突上远段
14 internal carotid artery bifurcation 颈内动脉分叉
15 A1 segment of anterior cerebral artery 大脑前动脉A1段
18 Al—A2 junction anterior cerebral artery 大脑前动脉A1—A2交界
19 anterior communicating artery 前交通动脉
20 proximal A2 segment anterior cerebral artery 大脑前动脉A2近段
21 callosomarginal branch of anterior cerebral artery 大脑前动脉胼缘支
22 orbitofrontal branch of anterior cerebral artery 大脑前动脉眶额支
28 pericallosal branch of anterior cerebral artery 大脑前动脉胼周支
32 lateral lenticulostriate arteries 外侧豆纹动脉
33 bifurcation/trifurcation of middle cerebral artery 大脑中动脉2/3分叉
34 anterior temporal lobe branches of middle cerebral artery 大脑中动脉颞叶前支
43 sylvian point 侧裂点
44 opercular branches of middle cerebral artery 大脑中动脉岛盖支
45 sylvian (insular) branches of middle cerebral artery 大脑中动脉侧裂(岛叶)支

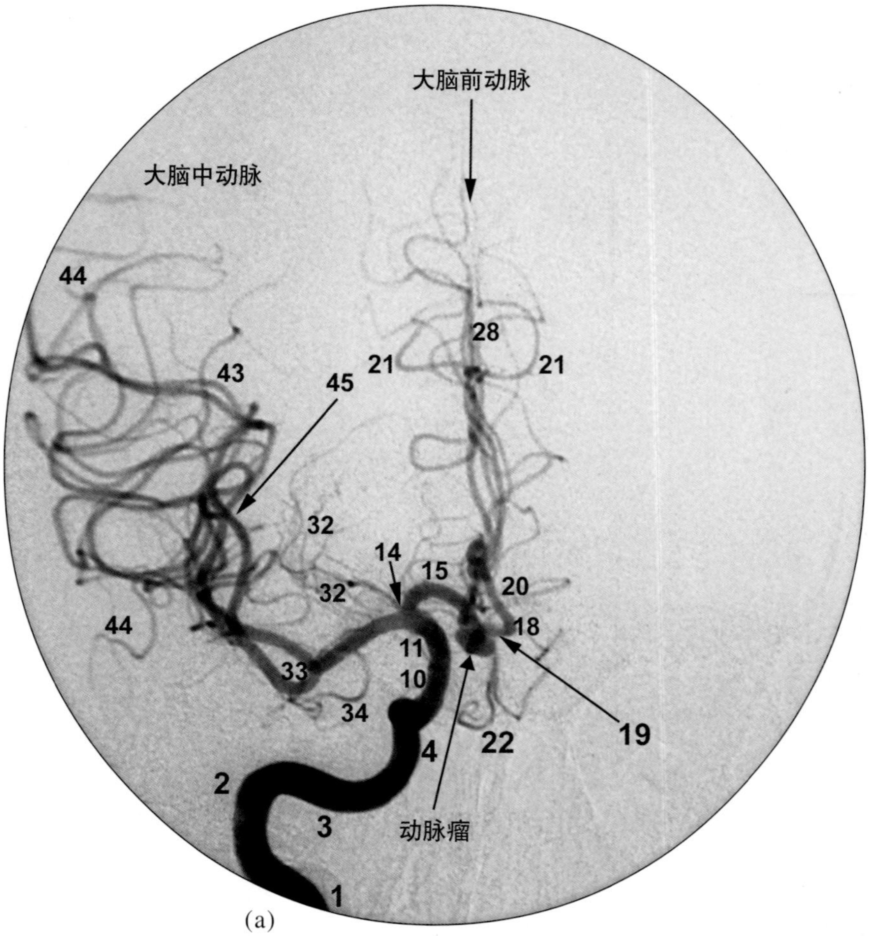

(a)

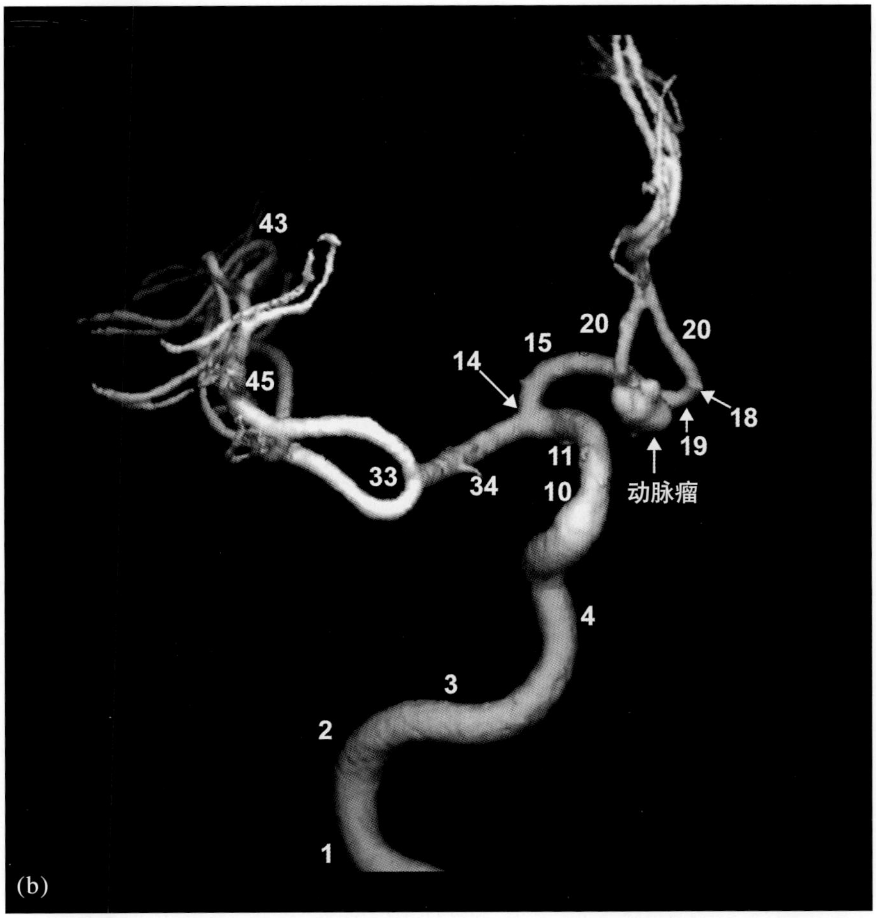
43
45
33
34
14
15
20
20
18
19
11
10
动脉瘤
4
3
2
1
(b)

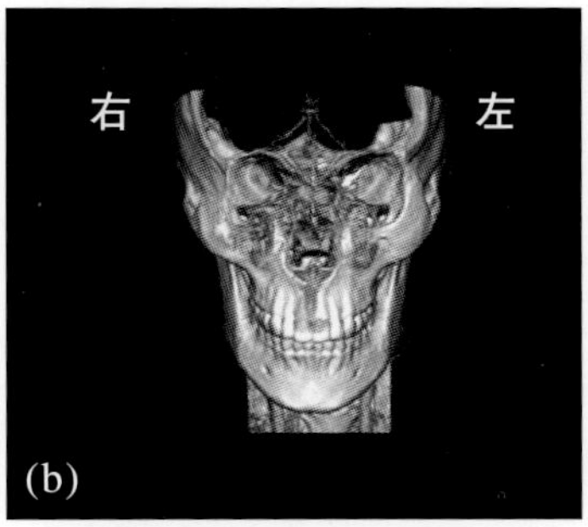
右
左
(b)

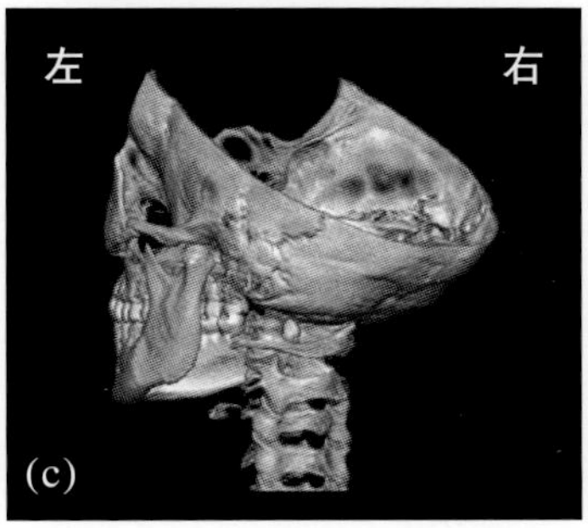
左
右
(c)

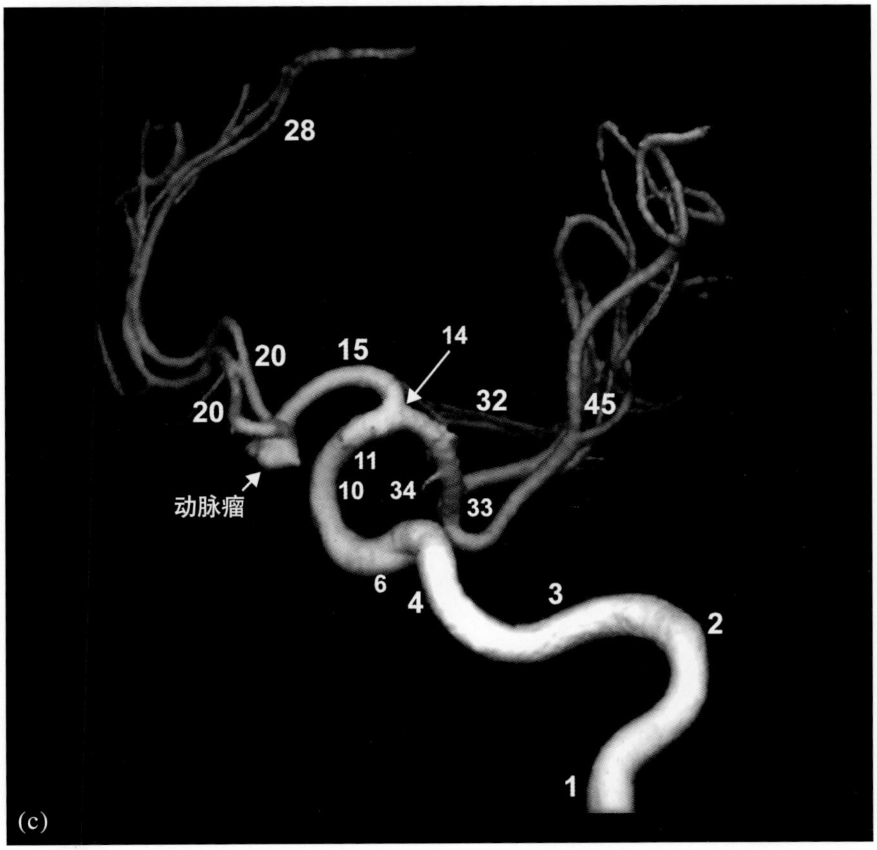
28
20
15
14
32
45
20
11
10
34
33
动脉瘤
6
4
3
2
1
(c)

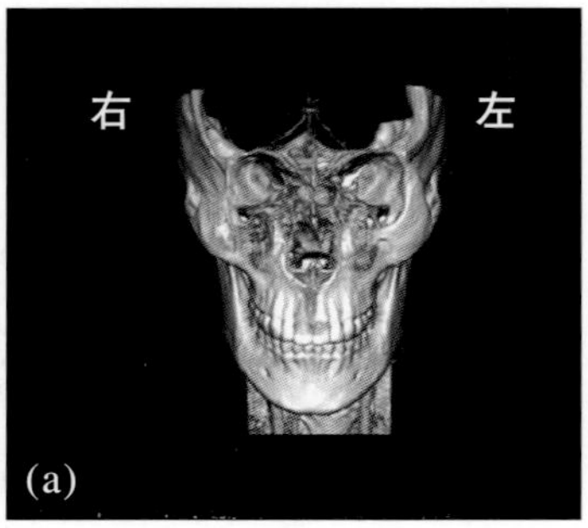

(a)

图 5.22(a～c) 左颈内动脉 3D 造影，前面观(a)，后面观(b)，上面观(c)。在前交通动脉区有一个动脉瘤，另外影像显示颈内动脉鞍前段有一畸形血管。位于左侧大脑前动脉 A1 和 A2 段交界处后壁有一个微小动脉瘤(大约 2mm)。

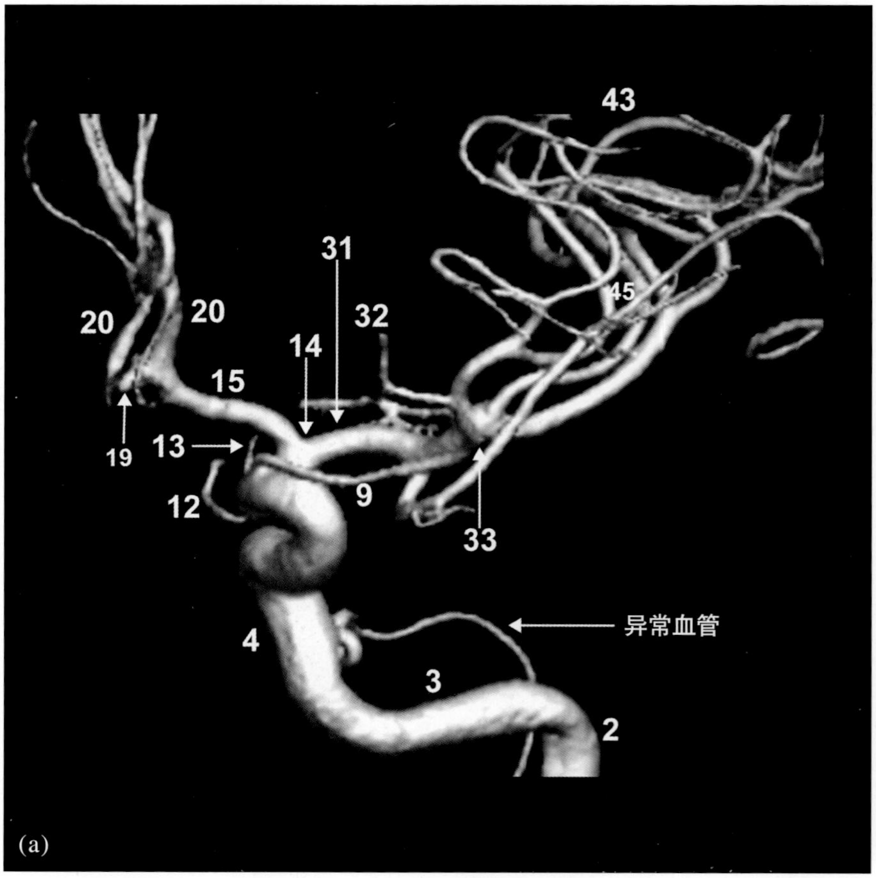

(a)

2 internal carotid artery–vertical petrous segment 颈内动脉－岩垂直段
3 internal carotid artery–horizontal petrous segment 颈内动脉－岩水平段
4 presellar (Fischer C5) segment internal carotid artery 颈内动脉鞍前段
8 anterior genu (Fischer C3) intracavernous segment internal carotid artery 颈内动脉海绵窦前膝段
9 ophthalmic artery 眼动脉
10、11 proximal and distal supraclinoid segment internal carotid artery 颈内动脉床突上近段和颈内动脉床突上远段
12 posterior communicating artery 后交通动脉
13 anterior choroidal artery 脉络丛前动脉
14 internal carotid artery bifurcation 颈内动脉分叉
15 A1 segment of anterior cerebral artery 大脑前动脉 A1 段
18 A1–A2 junction anterior cerebral artery 大脑前动脉 A1–A2 交界
19 anterior communicating artery 前交通动脉
20 proximal A2 segment anterior cerebral artery 大脑前动脉 A2 近段
21 callosomarginal branch of anterior cerebral artery 大脑前动脉胼缘支
28 pericallosal branch of anterior cerebral artery 大脑前动脉胼周支
31 M1 segment of middle cerebral artery 大脑中动脉 M1 段
32 lateral lenticulostriate arteries 外侧豆纹动脉
33 bifurcation/trifurcation of middle cerebral artery 大脑中动脉 2/3 分叉
43 sylvian point 侧裂点
45 sylvian (insular) branches of middle cerebral artery 大脑中动脉侧裂(岛叶)支
An Aneurysm 动脉瘤

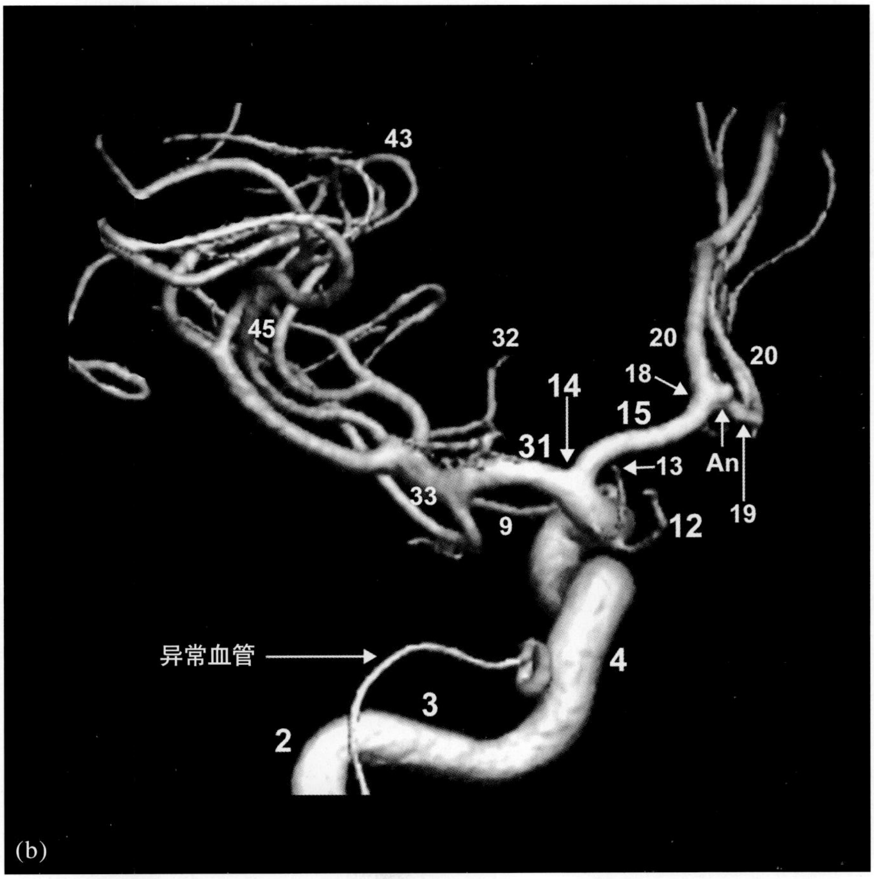
43
45
32
20
20
18
14
15
31
13
An
33
9
12
19
异常血管
4
3
2
(b)

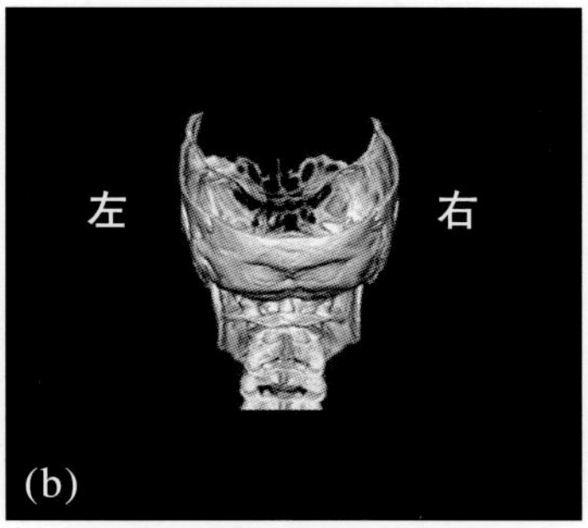
左
右
(b)

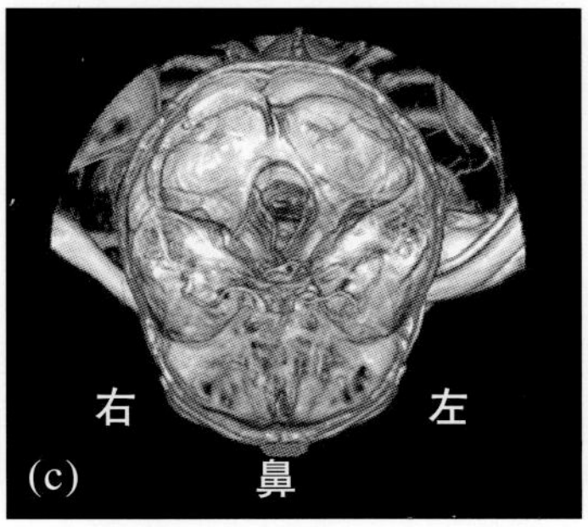
右
左
鼻
(c)

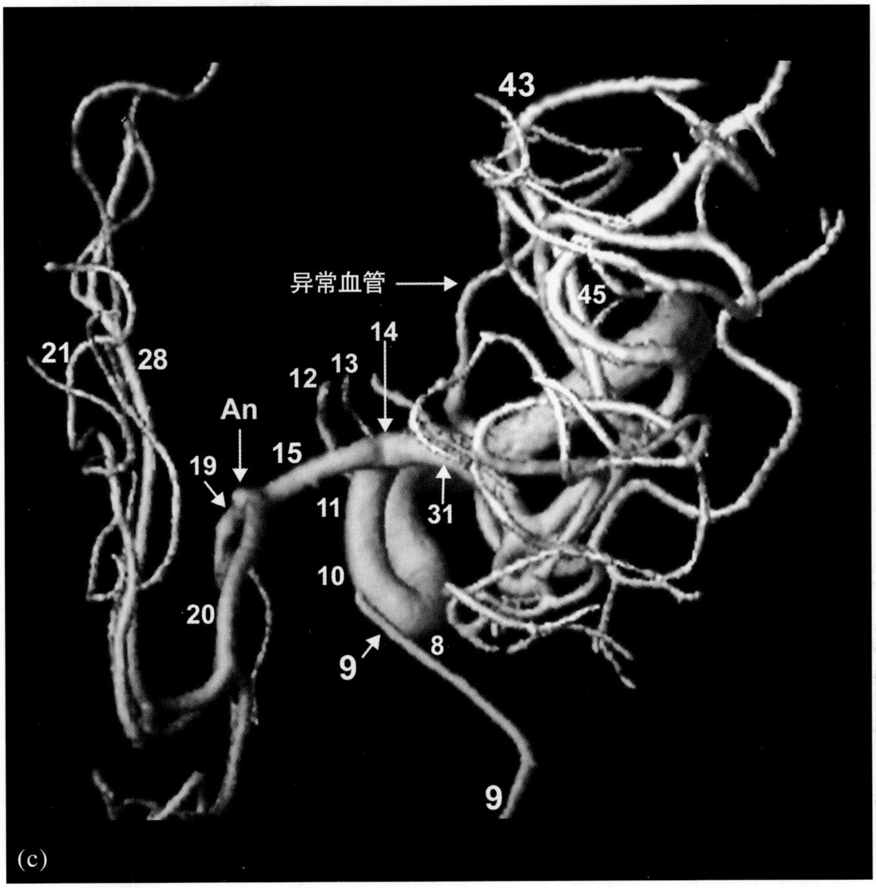
43
异常血管
45
14
21
28
12
13
An
19
15
31
11
10
20
9
8
9
(c)

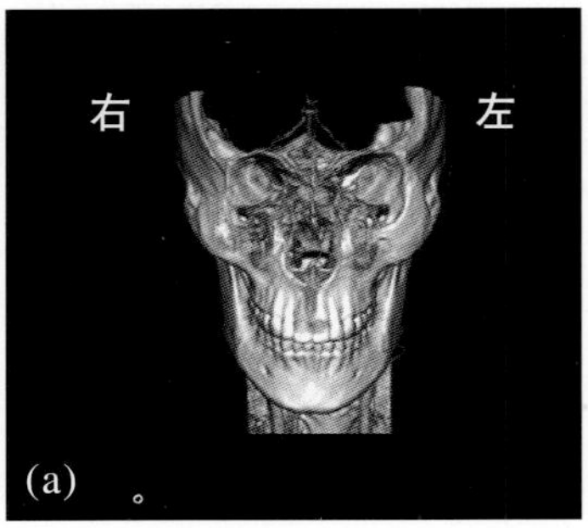

图5.23(a～c) 左颈内动脉3D造影，前面观(a)，左前斜面观(LAO)(b)，后面观(c)。有一“靴”形动脉瘤发自左大脑中动脉2/3分叉处。

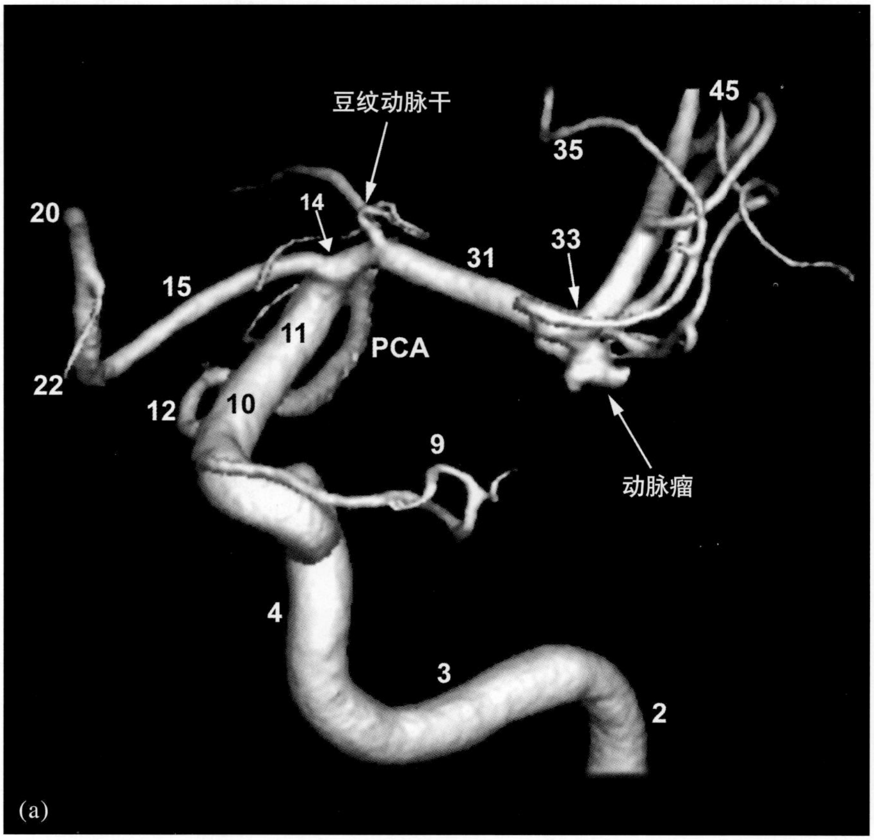

2 internal carotid artery–vertical petrous segment
颈内动脉－岩垂直段
3 internal carotid artery–horizontal petrous segment
颈内动脉－岩水平段
4 presellar (Fischer C5) segment internal carotid artery
颈内动脉鞍前段
6 horizontal (Fischer C4) intracavernous segment internal carotid artery 颈内动脉海绵窦水平段
8 anterior genu (Fischer C3) intracavernous segment internal carotid artery 颈内动脉海绵窦前膝段
9 ophthalmic artery 眼动脉
10、11 proximal and distal supraclinoid segments internal carotid artery 颈内动脉床突上近段和颈内动脉床突上远段
12 posterior communicating artery 后交通动脉
13 anterior choroidal artery 脉络丛前动脉
14 internal carotid artery bifurcation 颈内动脉分叉
15 A1 segment of anterior cerebral artery 大脑前动脉A1段
16 medial lenticulostriate artery 内侧豆纹动脉
18 A1–A2 junction anterior cerebral artery
大脑前动脉A1–A2交界
20 proximal A2 segment anterior cerebral artery
大脑前动脉A2近段
22 orbitofrontal branch of anterior cerebral artery
大脑前动脉眶额支
31 M1 segment of middle cerebral artery 大脑中动脉M1段
33 bifurcation/trifurcation of middle cerebral artery
大脑中动脉2/3分叉
35 orbitofrontal branch of middle cerebral artery
大脑中动脉眶额支
45 sylvian (insular) branches of middle cerebral artery
大脑中动脉侧裂(岛叶)支
PCA posterior cerebral artery 大脑后动脉

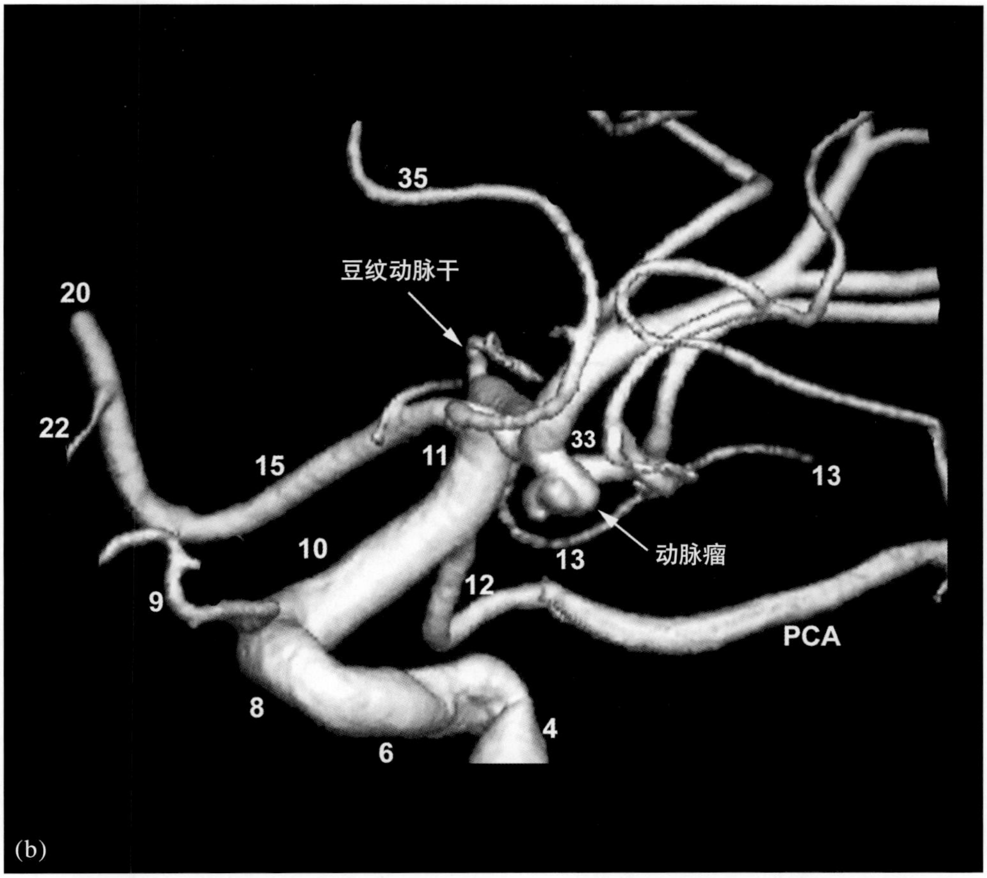
35
豆纹动脉干
20
22
15
11
33
13
10
13
动脉瘤
9
12
PCA
8
4
6
(b)

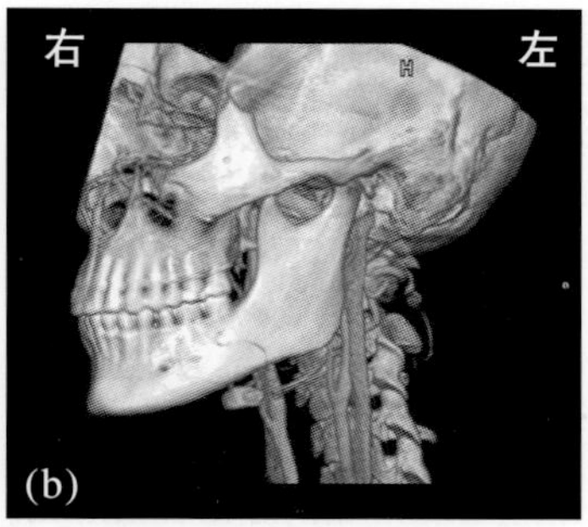
右
左
(b)

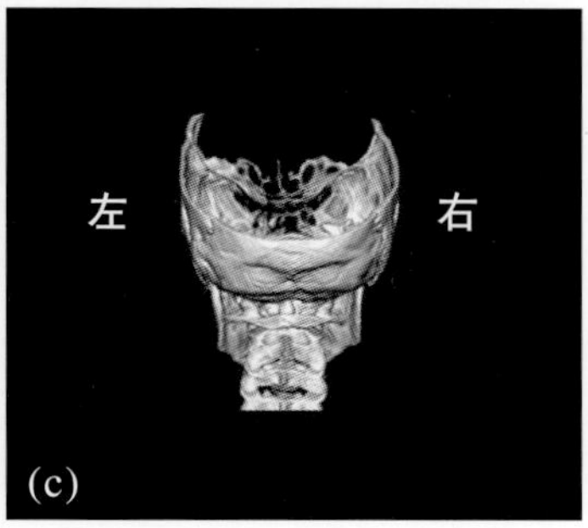
左
右
(c)

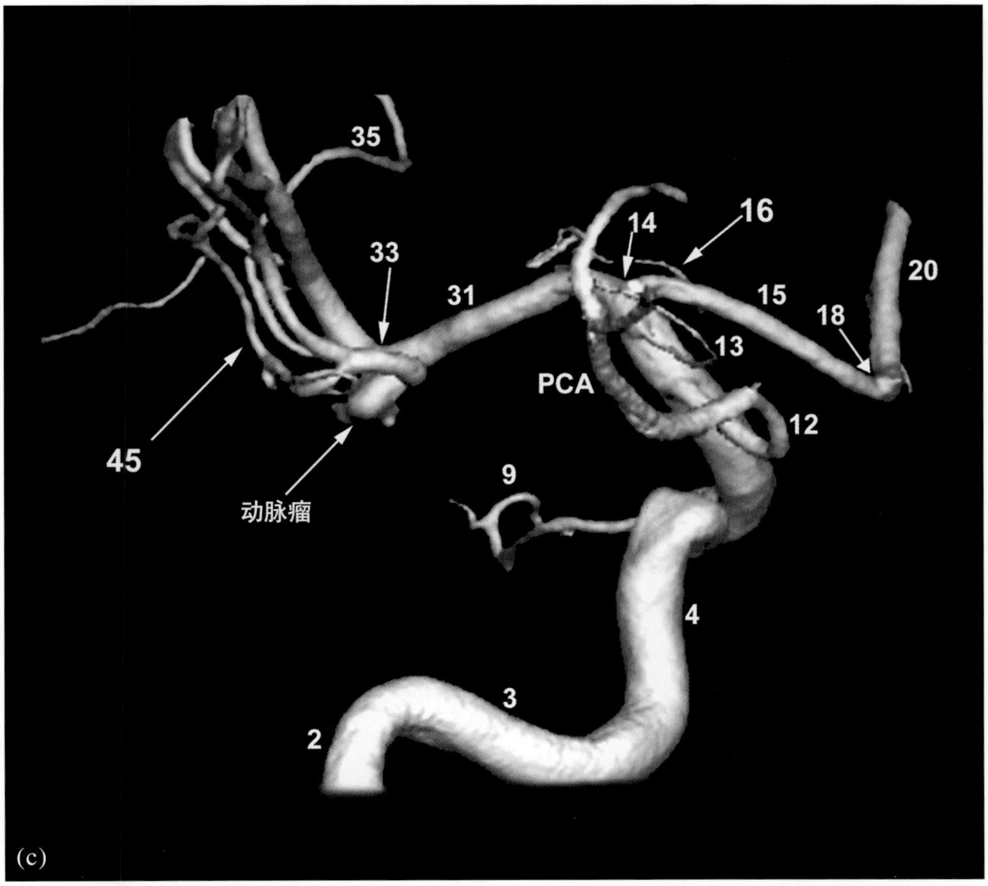
35
14
16
33
31
15
20
18
13
PCA
45
12
9
动脉瘤
4
3
2
(c)

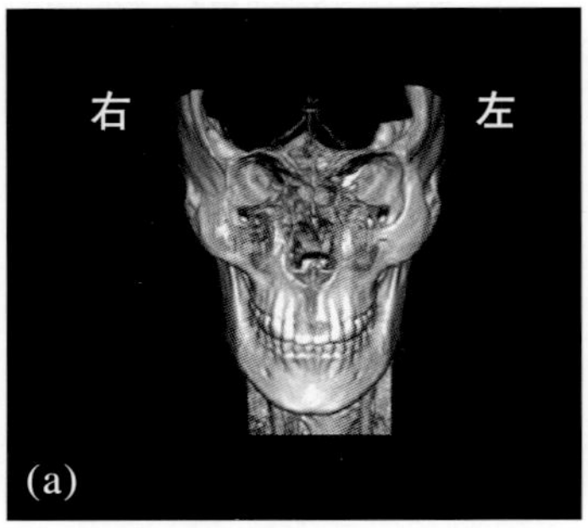

(a)

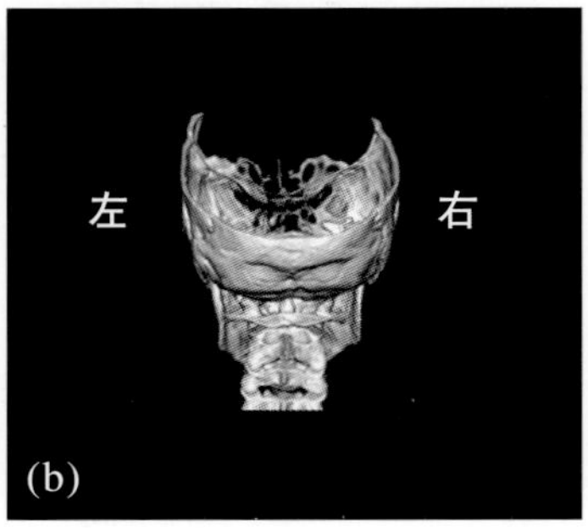

(b)

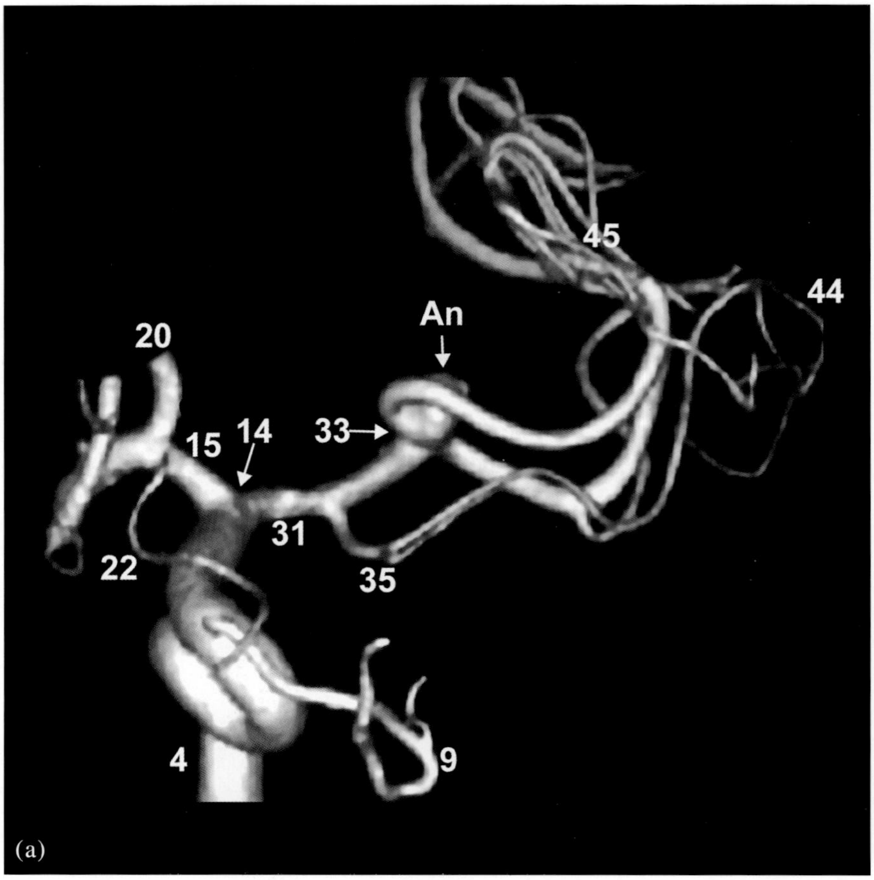

(a)

图 5.24(a～d) 左颈内动脉 3D 造影，前面观(a)，后面观(b)，左后斜面观(LPO)(c)以及侧面观(d)。有一动脉瘤发自大脑中动脉分叉处。

1 internal carotid artery–cervical segment 颈内动脉－颈段
2 internal carotid artery–vertical petrous segment 颈内动脉－岩垂直段
3 internal carotid artery–horizontal petrous segment 颈内动脉－岩水平段
4 presellar (Fischer C5) segment internal carotid artery 颈内动脉鞍前段
6 horizontal (Fischer C4) intracavernous segment internal carotid artery 颈内动脉海绵窦水平段
8 anterior genu (Fischer C3) intracavernous segment internal carotid artery 颈内动脉海绵窦前膝段
9 ophthalmic artery 眼动脉
10、11 proximal and distal supraclinoid segments internal carotid artery 颈内动脉床突上近段和颈内动脉床突上远段
12 posterior communicating artery 后交通动脉
13 anterior choroidal artery 脉络丛前动脉
14 internal carotid artery bifurcation 颈内动脉分叉
15 A1 segment of anterior cerebral artery 大脑前动脉 A1 段
18 A1–A2 junction anterior cerebral artery 大脑前动脉 A1–A2 交界

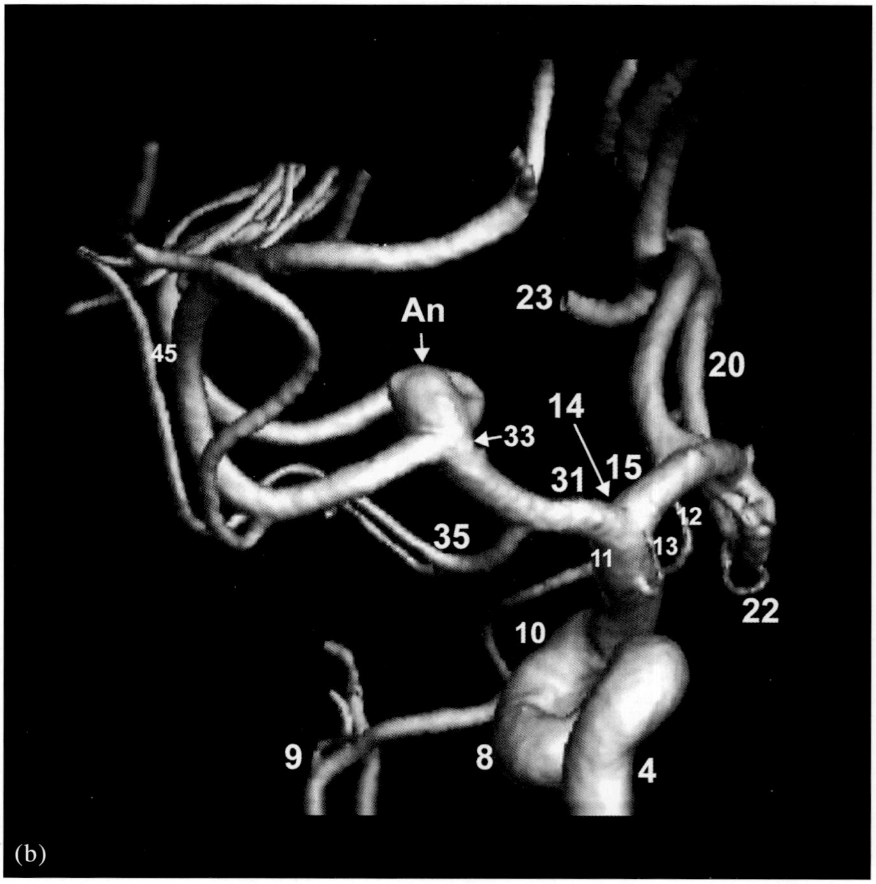

(b)

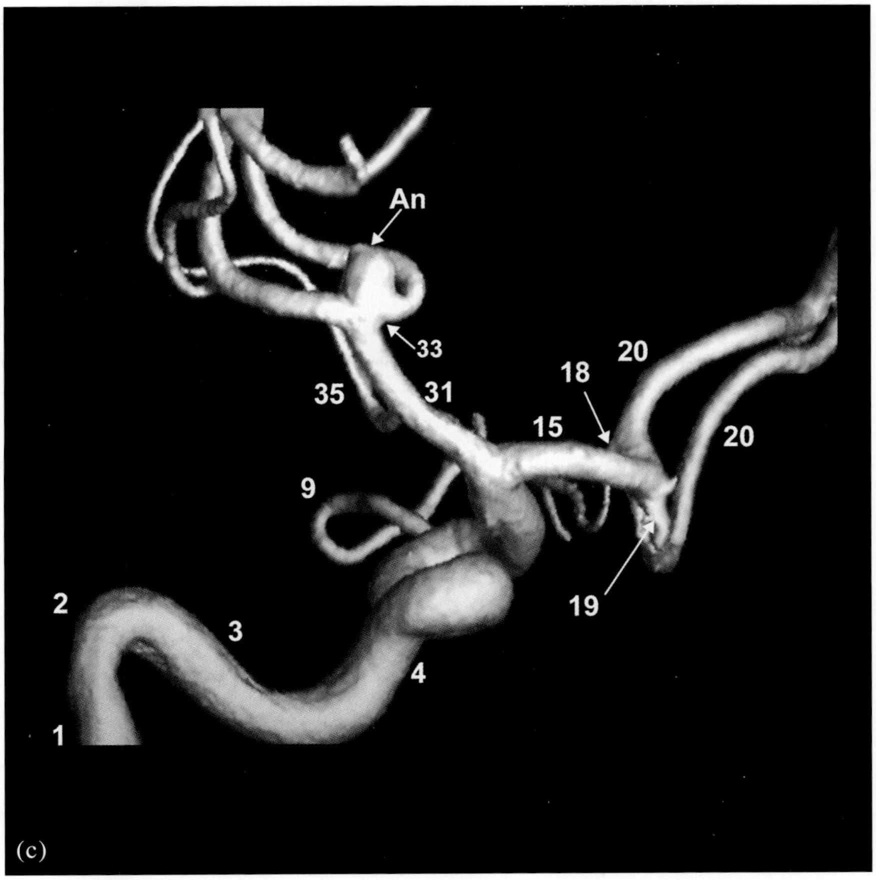

(c)

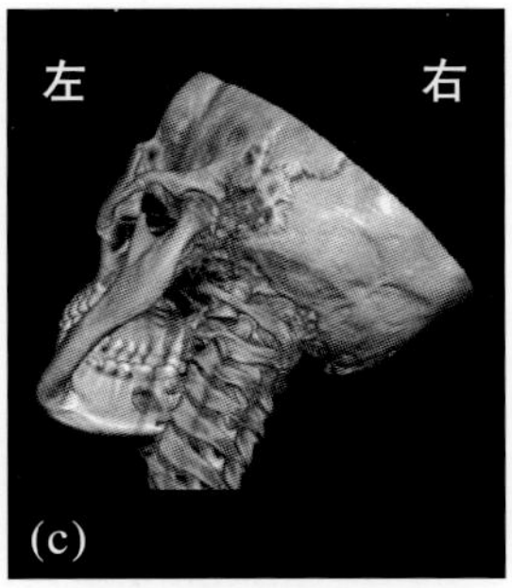

(c)

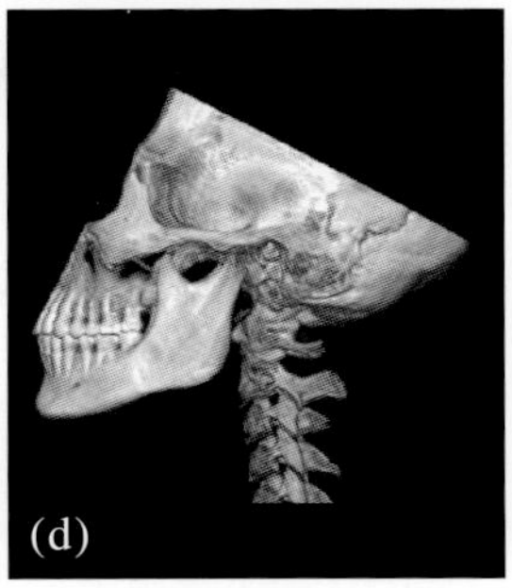
(d)

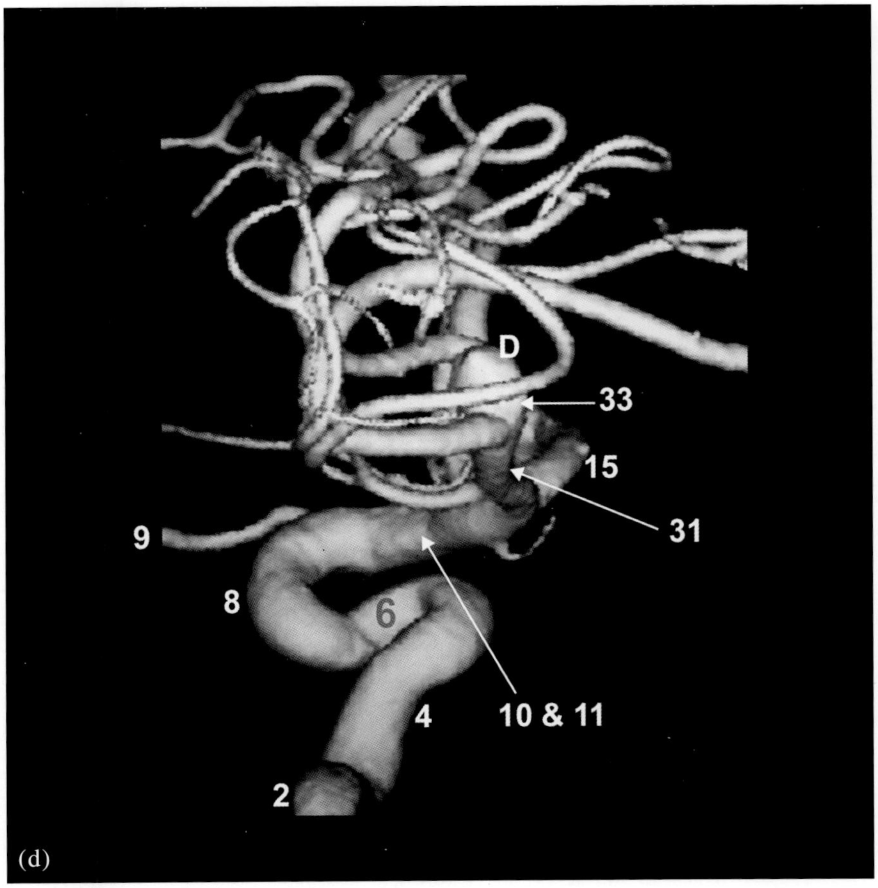

(d)

19 anterior communicating artery 前交通动脉
20 proximal A2 segment anterior cerebral artery 大脑前动脉 A2 近段
22 orbitofrontal branch of anterior cerebral artery 大脑前动脉眶额支
23 frontopolar branch of anterior cerebral artery 大脑前动脉额极支
31 M1 segment of middle cerebral artery 大脑中动脉 M1 段
33 bifurcation trifurcation of middle cerebral artery 大脑中动脉 2/3 分叉
35 orbitofrontal branch of middle cerebral artery 大脑中动脉眶额支
D dome of aneurysm 动脉瘤顶
An aneurysm 动脉瘤

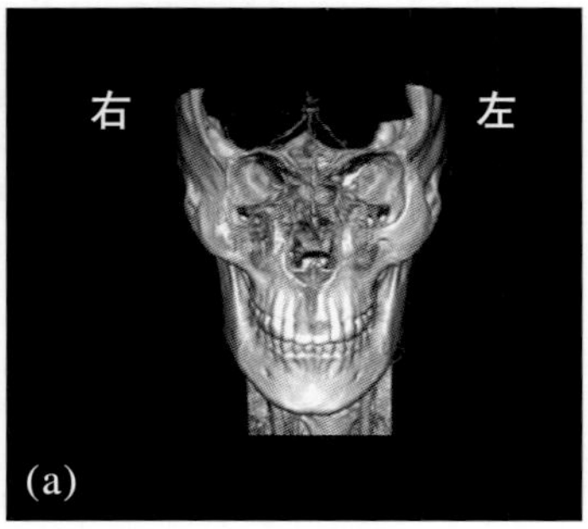

(a)

图5.25(a～e) 左颈内动脉造影，2D正位(a)，2D放大正位(b)，3D前面观(c)，3D后面观(d)和3D下面观(e)。这些影像显示在左大脑中动脉2/3分叉处有一动脉瘤。在(b)造影像上能够看到血管内栓塞时动脉瘤内微导管和弹簧圈。

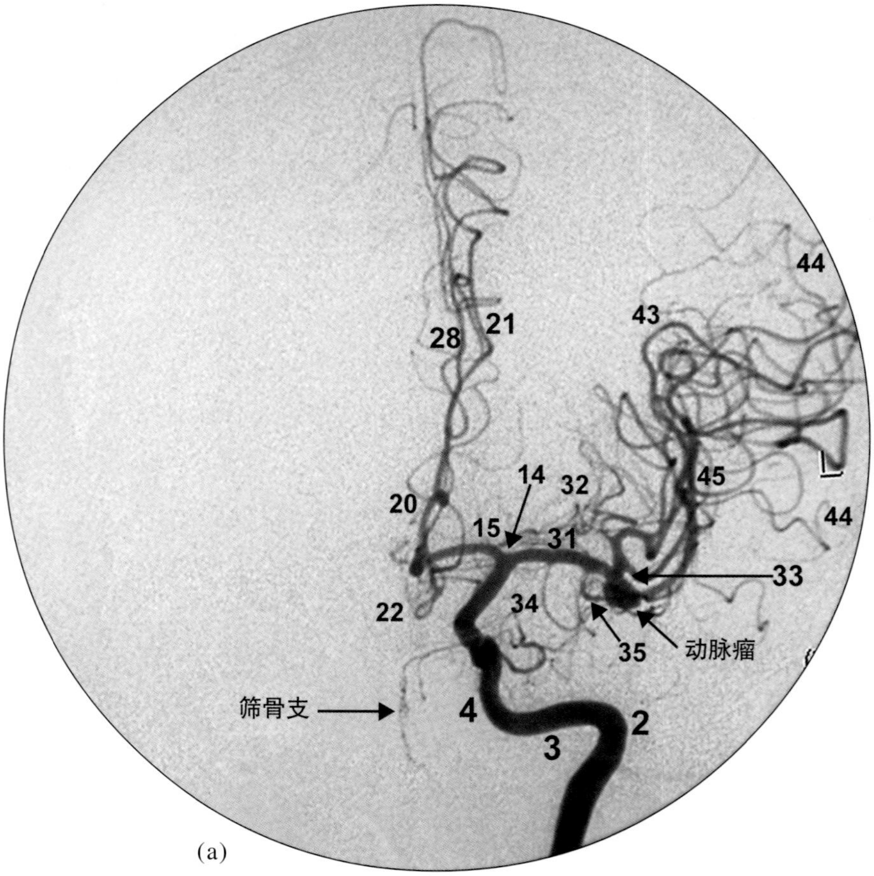

(a)

2 internal carotid artery–vertical petrous segment 颈内动脉－岩垂直段
3 internal carotid artery–horizontal petrous segment 颈内动脉－岩水平段
4 presellar (Fischer C5) segment internal carotid artery 颈内动脉鞍前段
6 horizontal (Fischer C4) intracavernous segment internal carotid artery 颈内动脉海绵窦水平段
8 anterior genu (Fischer C3) intracavernous segment internal carotid artery 颈内动脉海绵窦前膝段
9 ophthalmic artery 眼动脉
10、11 proximal and distal supraclinoid segments internal carotid artery 颈内动脉床突上近段和颈内动脉床突上远段
12 posterior communicating artery 后交通动脉
13 anterior choroidal artery 脉络丛前动脉
14 internal carotid artery bifurcation 颈内动脉分叉
15 A1 segment of anterior cerebral artery 大脑前动脉A1段
18 A1–A2 junction anterior cerebral artery 大脑前动脉A1–A2交界
20 proximal A2 segment anterior cerebral artery 大脑前动脉A2近段
21 callosomarginal branch of anterior cerebral artery 大脑前动脉胼缘支
22 orbitofrontal branch of anterior cerebral artery 大脑前动脉眶额支
28 pericallosal branch of anterior cerebral artery 大脑前动脉胼周支
31 M1 segment of middle cerebral artery 大脑中动脉M1段
32 lateral lenticulostriate arteries 外侧豆纹动脉
33 bifurcation/trifurcation of middle cerebral artery 大脑中动脉2/3分叉
34 anterior temporal lobe branches of middle cerebral artery 大脑中动脉颞叶前支
35 orbitofrontal branch of middle cerebral artery 大脑中动脉眶额支
43 sylvian point 侧裂点
44 opercular branches of middle cerebral artery 大脑中动脉岛盖支
45 sylvian (insular) branches of middle cerebral artery 大脑中动脉侧裂(岛叶)支
* GDC coils in aneurysm sac (b) 动脉瘤囊内的弹簧圈(b)

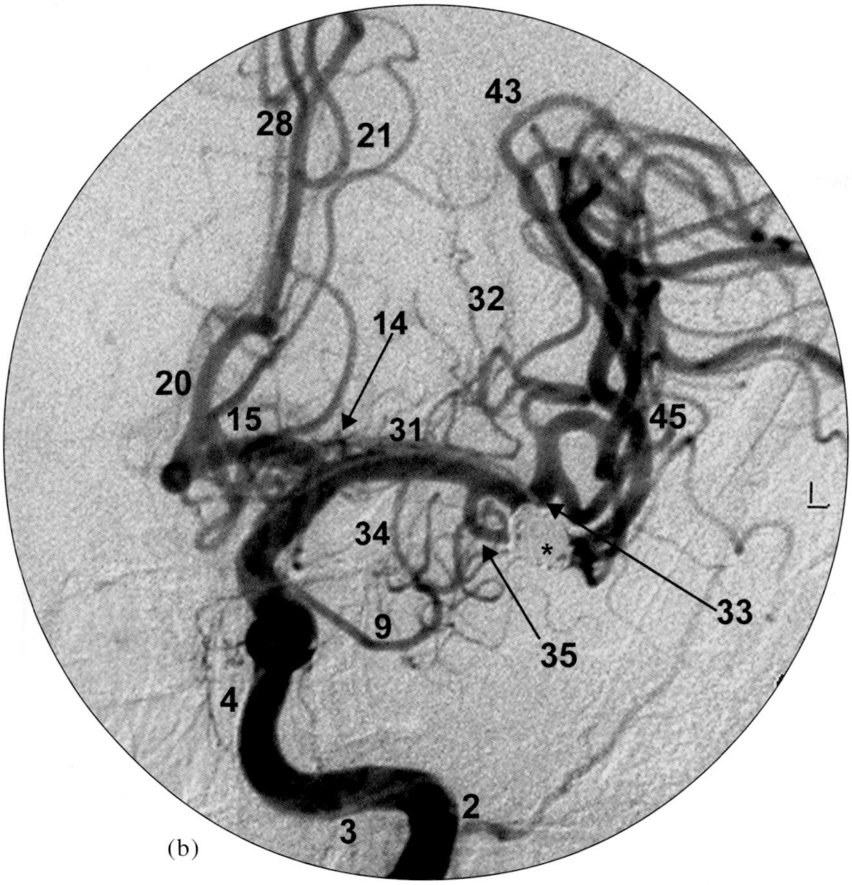
28
21
43
32
14
20
15
31
45
34
*
33
9
35
4
2
3
(b)

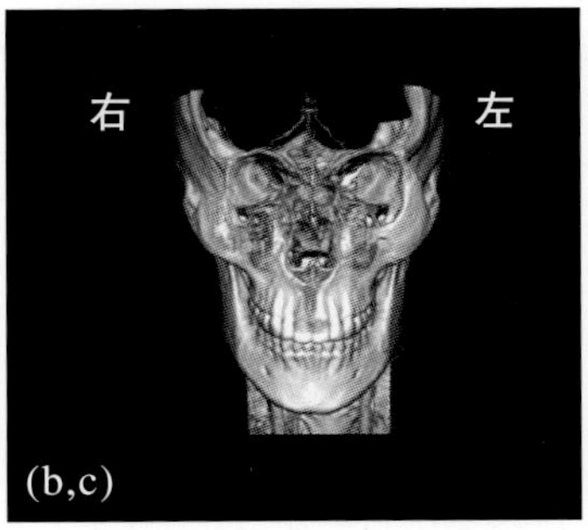
右
左
(b,c)

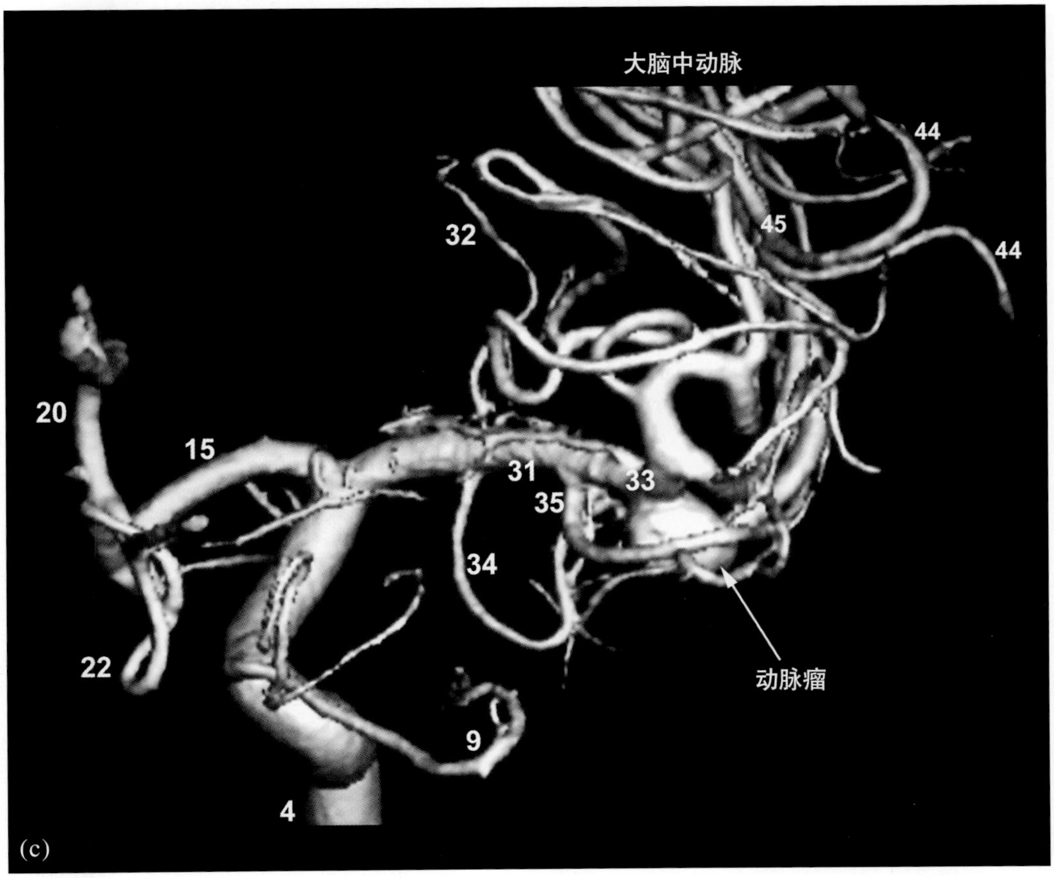
大脑中动脉
44
32
45
44
20
15
31
33
35
34
22
动脉瘤
9
4
(c)

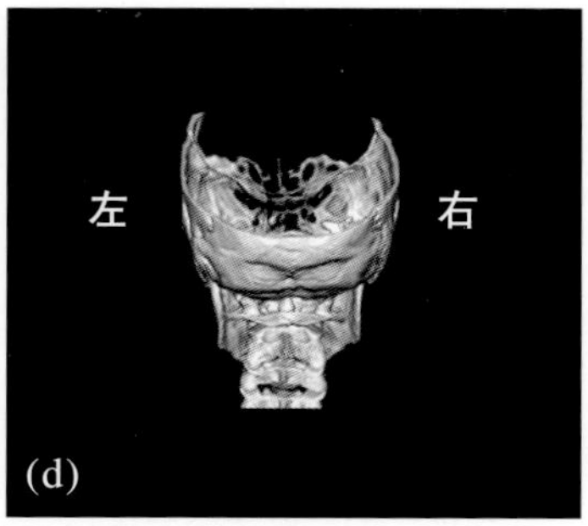

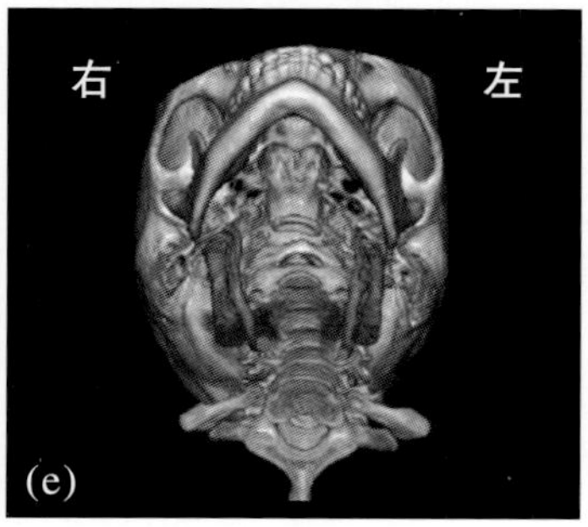

图 5.25（续）

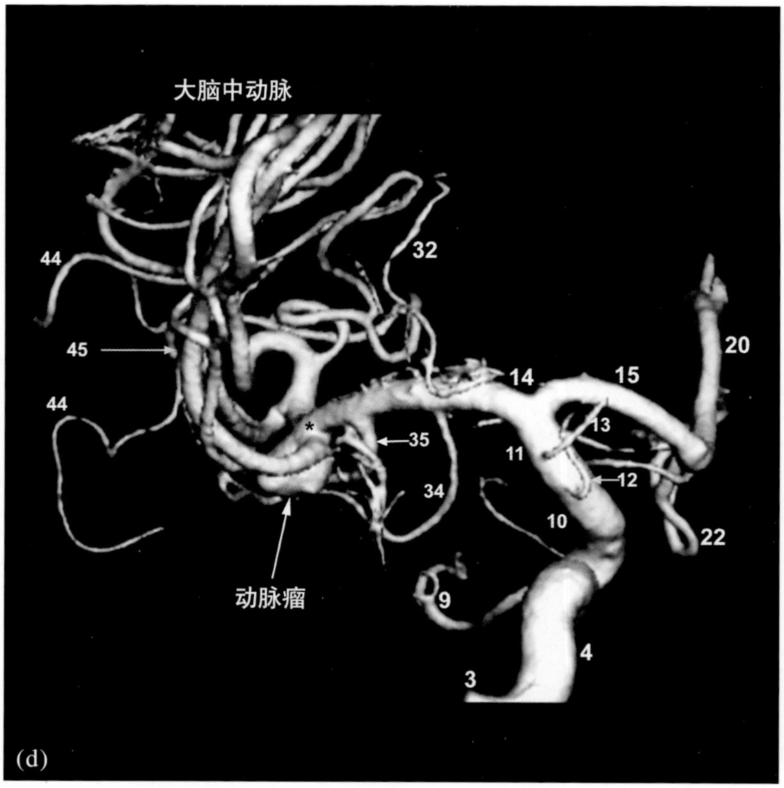

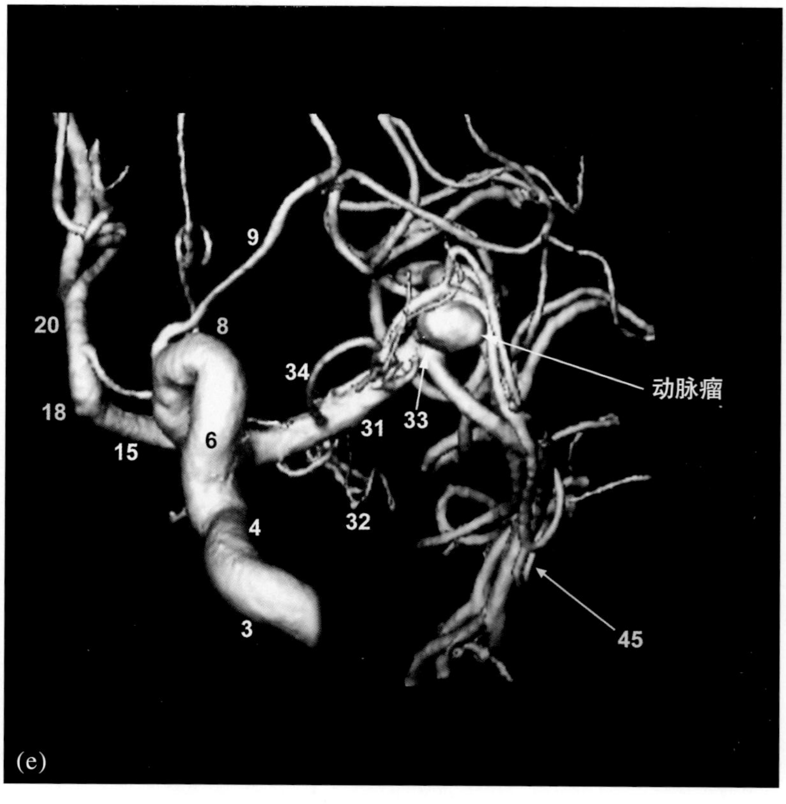

2 internal carotid artery–vertical petrous segment 颈内动脉－岩垂直段

3 internal carotid artery–horizontal petrous segment 颈内动脉－岩水平段

4 presellar (Fischer C5) segment internal carotid artery 颈内动脉鞍前段

6 horizontal (Fischer C4) intracavernous segment internal carotid artery 颈内动脉海绵窦水平段

8 anterior genu (Fischer C3) intracavernous segment internal carotid artery 颈内动脉海绵窦前膝段

9 ophthalmic artery 眼动脉

10、11 proximal and distal supraclinoid segments internal carotid artery 颈内动脉床突上近段和颈内动脉床突上远段

12 posterior communicating artery 后交通动脉

13 anterior choroidal artery 脉络丛前动脉

14 internal carotid artery bifurcation 颈内动脉分叉

15 A1 segment of anterior cerebral artery 大脑前动脉A1段

18 A1–A2 junction anterior cerebral artery 大脑前动脉 A1–A2 交界

20 proximal A2 segment anterior cerebral artery 大脑前动脉 A2 近段

21 callosomarginal branch of anterior cerebral artery 大脑前动脉胼缘支

22 orbitofrontal branch of anterior cerebral artery 大脑前动脉眶额支

28 pericallosal branch of anterior cerebral artery 大脑前动脉胼周支

31 M1 segment of middle cerebral artery 大脑中动脉 M1 段

32 lateral lenticulostriate arteries 外侧豆纹动脉

33 bifurcation/trifurcation of middle cerebral artery 大脑中动脉 2/3 分叉

34 anterior temporal lobe branches of middle cerebral artery 大脑中动脉颞叶前支

35 orbitofrontal branch of middle cerebral artery 大脑中动脉眶额支

43 sylvian point 侧裂点

44 opercular branches of middle cerebral artery 大脑中动脉岛盖支

45 sylvian (insular) branches of middle cerebral artery 大脑中动脉侧裂(岛叶)支

* GDC coils in aneurysm sac (b) 动脉瘤囊内的弹簧圈(b)

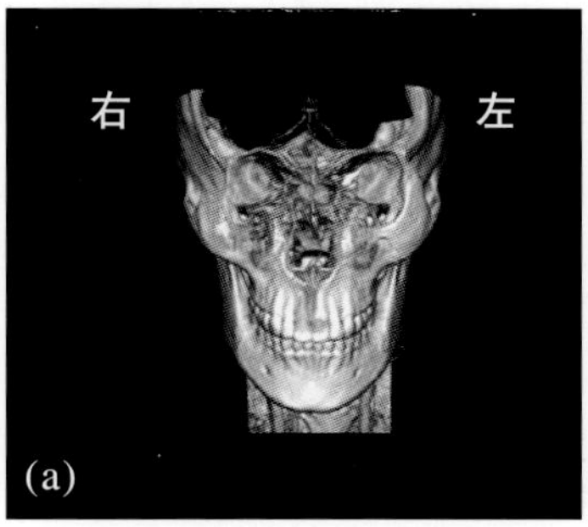

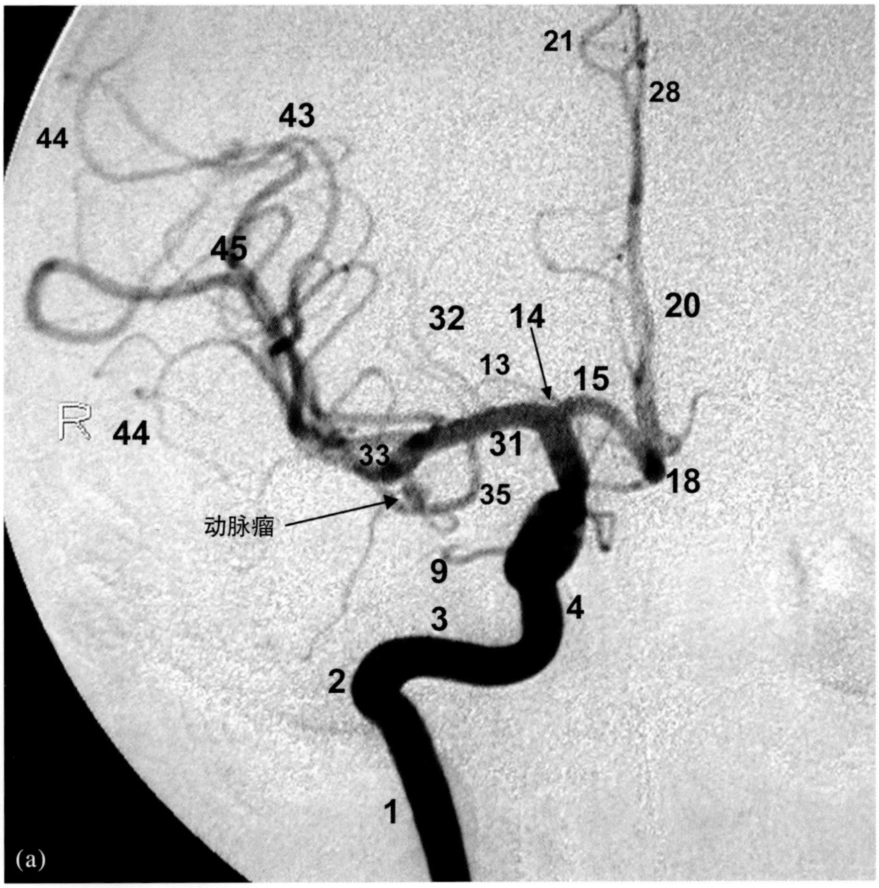

图5.26(a～c) 右颈内动脉造影，2D正位(a)，3D前面观(b)，3D右前斜面观(RAO)(c)。这些影像显示在右大脑中动脉分叉处有一小动脉瘤，瘤顶指向下方。

1 internal carotid artery–cervical segment 颈内动脉－颈段

2 internal carotid artery–vertical petrous segment 颈内动脉－岩垂直段

3 internal carotid artery–horizontal petrous segment 颈内动脉－岩水平段

4 presellar (Fischer C5) segment internal carotid artery 颈内动脉鞍前段

8 anterior genu (Fischer C3) intracavernous segment internal carotid artery 颈内动脉海绵窦前膝段

9 ophthalmic artery 眼动脉

10、11 proximal and distal supraclinoid segments internal carotid artery 颈内动脉床突上近段和颈内动脉床突上远段

13 anterior choroidal artery 脉络丛前动脉

14 internal carotid artery bifurcation 颈内动脉分叉

15 A1 segment of anterior cerebral artery 大脑前动脉 A1 段

18 A1–A2 junction anterior cerebral artery 大脑前动脉 A1–A2 交界

20 proximal A2 segment anterior cerebral artery 大脑前动脉 A2 近段

21 callosomarginal branch of anterior cerebral artery 大脑前动脉胼缘支

22 orbitofrontal branch of anterior cerebral artery 大脑前动脉眶额支

23 frontopolar branch of anterior cerebral artery 大脑前动脉额极支

28 pericallosal branch of anterior cerebral artery 大脑前动脉胼周支

31 M1 segment of middle cerebral artery 大脑中动脉 M1 段

32 lateral lenticulostriate arteries 外侧豆纹动脉

33 bifurcation/trifurcation of middle cerebral artery 大脑中动脉 2/3 分叉

35 orbitofrontal branch of middle cerebral artery 大脑中动脉眶额支

43 sylvian point 侧裂点

44 opercular branches of middle cerebral artery 大脑中动脉岛盖支

45 sylvian (insular) branches of middle cerebral artery 大脑中动脉侧裂(岛叶)支

An aneurysm 动脉瘤

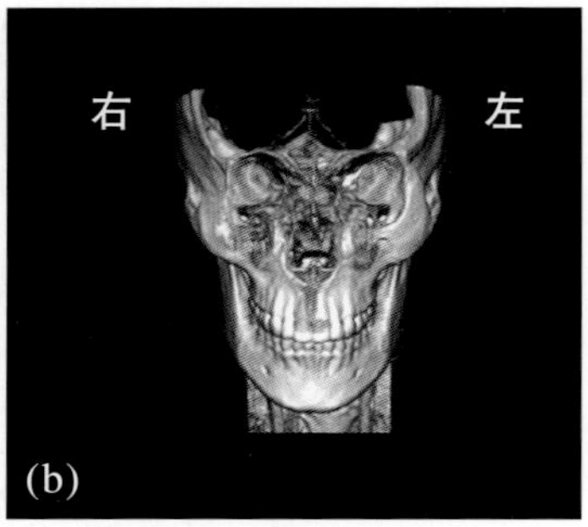

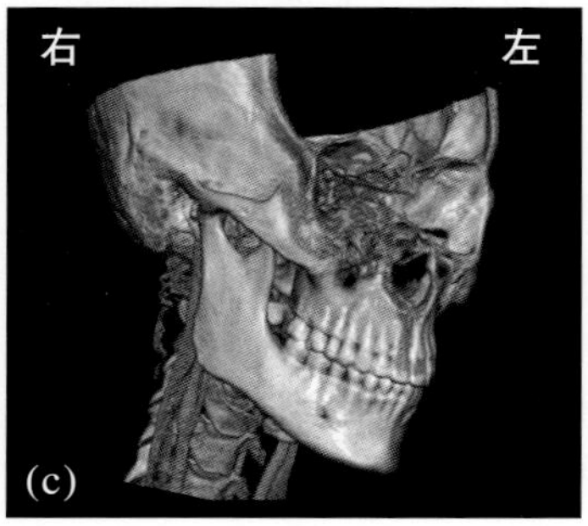

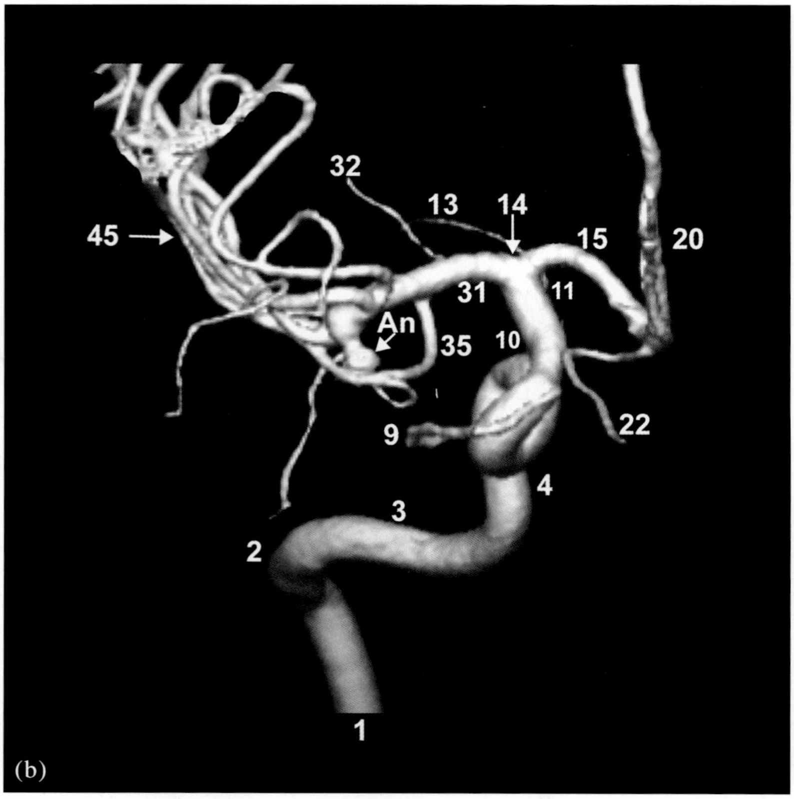

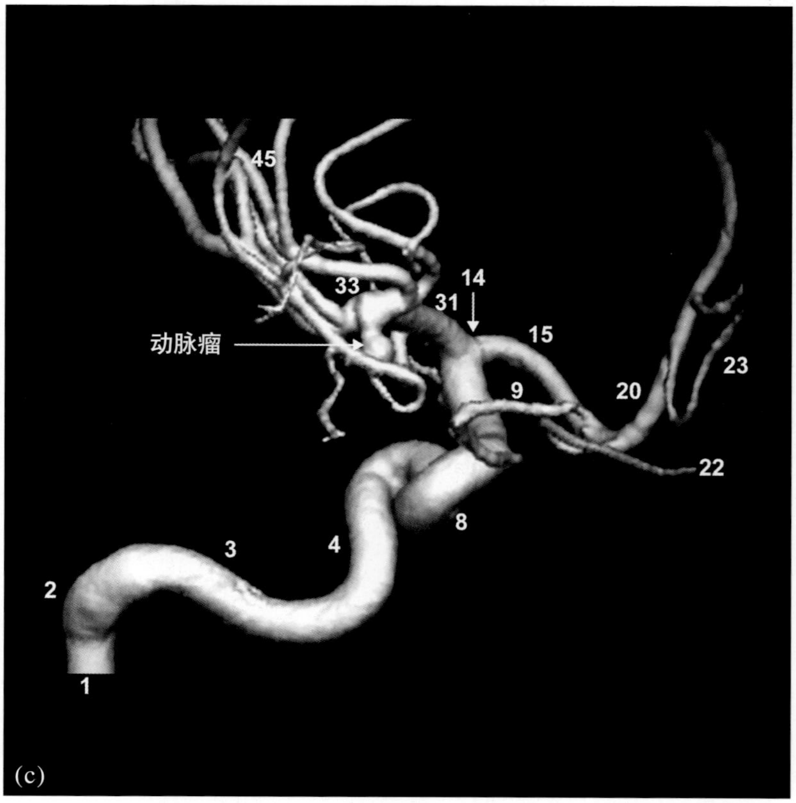

图 5.26（续）

1 internal carotid artery–cervical segment
颈内动脉－颈段
2 internal carotid artery–vertical petrous segment
颈内动脉－岩垂直段
3 internal carotid artery–horizontal petrous segment
颈内动脉－岩水平段
4 presellar (Fischer C5) segment internal carotid artery
颈内动脉鞍前段
8 anterior genu (Fischer C3) intracavernous segment internal carotid artery 颈内动脉海绵窦前膝段
9 ophthalmic artery 眼动脉
10、11 proximal and distal supraclinoid segments internal carotid artery
颈内动脉床突上近段和颈内动脉床突上远段
13 anterior choroidal artery 脉络丛前动脉
14 internal carotid artery bifurcation 颈内动脉分叉
15 A1 segment of anterior cerebral artery
大脑前动脉 A1 段
18 A1–A2 junction anterior cerebral artery
大脑前动脉 A1–A2 交界
20 proximal A2 segment anterior cerebral artery
大脑前动脉 A2 近段
21 callosomarginal branch of anterior cerebral artery
大脑前动脉胼缘支
22 orbitofrontal branch of anterior cerebral artery
大脑前动脉眶额支
23 frontopolar branch of anterior cerebral artery
大脑前动脉额极支
28 pericallosal branch of anterior cerebral artery
大脑前动脉胼周支
31 M1 segment of middle cerebral artery
大脑中动脉 M1 段
32 lateral lenticulostriate arteries 外侧豆纹动脉
33 bifurcation/trifurcation of middle cerebral artery 大脑中动脉 2/3 分叉
35 orbitofrontal branch of middle cerebral artery 大脑中动脉眶额支
43 sylvian point 侧裂点
44 opercular branches of middle cerebral artery 大脑中动脉岛盖支
45 sylvian (insular) branches of middle cerebral artery 大脑中动脉侧裂(岛叶)支
An aneurysm 动脉瘤

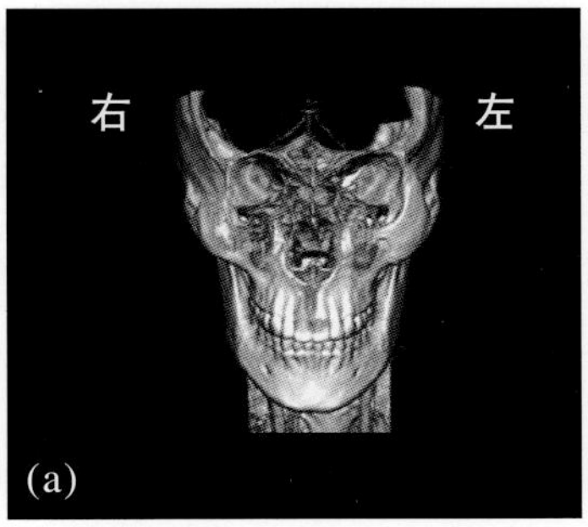

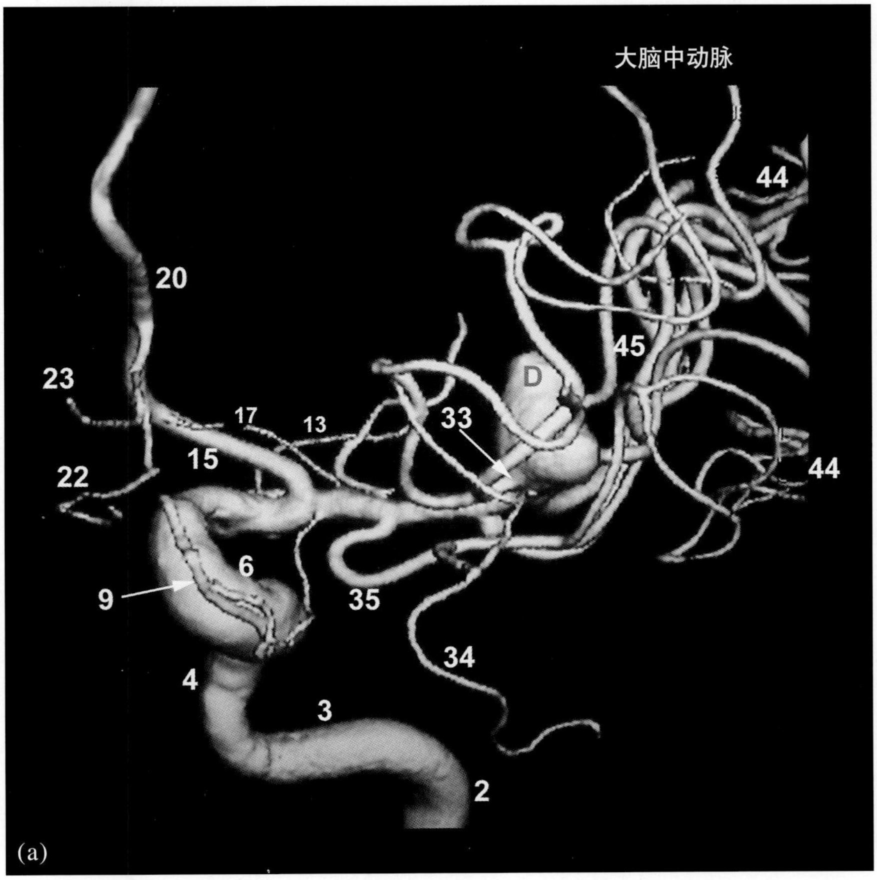

图5.27(a～h) 左颈内动脉3D造影，前面观(a)，3D后面观(b)，3D右后斜面观(c)，3D侧面观(d)，3D上斜面观(e)，3D上面观(f)和动脉瘤及其周围的大脑中动脉分支的局部3D影像(g，h)。左大脑中动脉2/3分叉处有一个大动脉瘤左颞叶内，瘤顶指向上方。

2 internal carotid artery–vertical petrous segment 颈内动脉－岩垂直段
3 internal carotid artery–horizontal petrous segment 颈内动脉－岩水平段
4 presellar (Fischer C5) segment internal carotid artery 颈内动脉鞍前段
6 horizontal (Fischer C4) intracavernous segment internal carotid artery 颈内动脉海绵窦水平段
8 anterior genu (Fischer C3) intracavernous segment internal carotid artery 颈内动脉海绵窦前膝段
9 ophthalmic artery 眼动脉
10、11 proximal and distal supraclinoid segments internal carotid artery 颈内动脉床突上近段和颈内动脉床突上远段
12 posterior communicating artery 后交通动脉
13 anterior choroidal artery 脉络丛前动脉
14 internal carotid artery bifurcation 颈内动脉分叉
15 A1 segment of anterior cerebral artery 大脑前动脉A1段
17 recurrent artery of Heubner 回返动脉
18 A1–A2 junction anterior cerebral artery 大脑前动脉A1–A2交界
20 proximal A2 segment anterior cerebral artery 大脑前动脉A2近段
21 callosomarginal branch of anterior cerebral artery 大脑前动脉胼缘支
22 orbitofrontal branch of anterior cerebral artery 大脑前动脉眶额支
23 frontopolar branch of anterior cerebral artery 大脑前动脉额极支
28 pericallosal branch of anterior cerebral artery 大脑前动脉胼周支
31 M1 segment middle cerebral artery 大脑中动脉M1段
32 lateral lenticulostriate arteries 外侧豆纹动脉
33 bifurcation/trifurcation of middle cerebral artery 大脑中动脉2/3分叉
34 anterior temporal lobe branches of middle cerebral artery 大脑中动脉颞叶前支
35 orbitofrontal branch of middle cerebral artery 大脑中动脉眶额支
40 angular artery 角回动脉
44 opercular branches of middle cerebral artery 大脑中动脉岛盖支
45 sylvian (insular) branches of middle cerebral artery 大脑中动脉侧裂(岛叶)支
D dome of aneurysm 动脉瘤顶

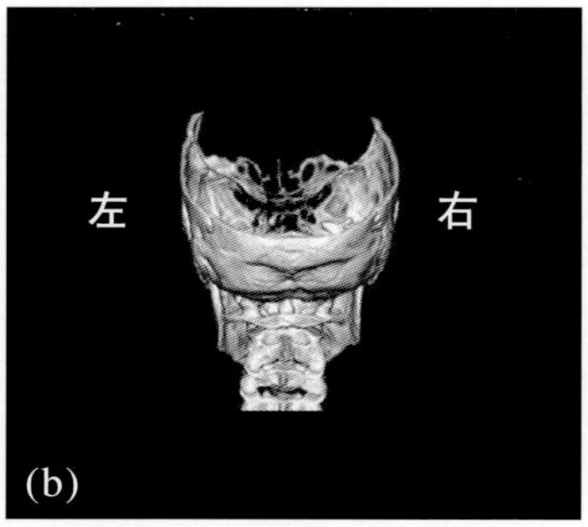

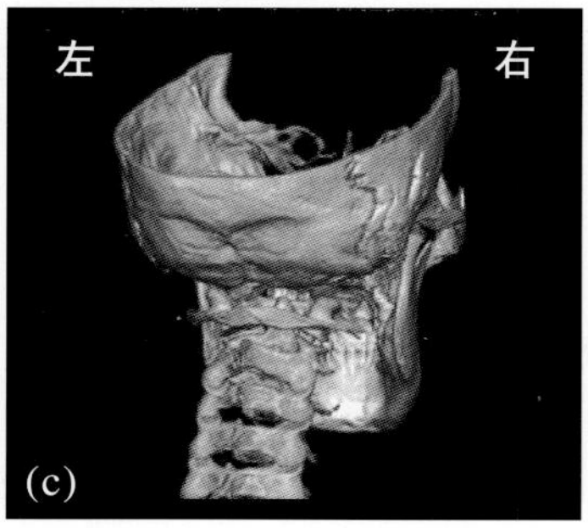

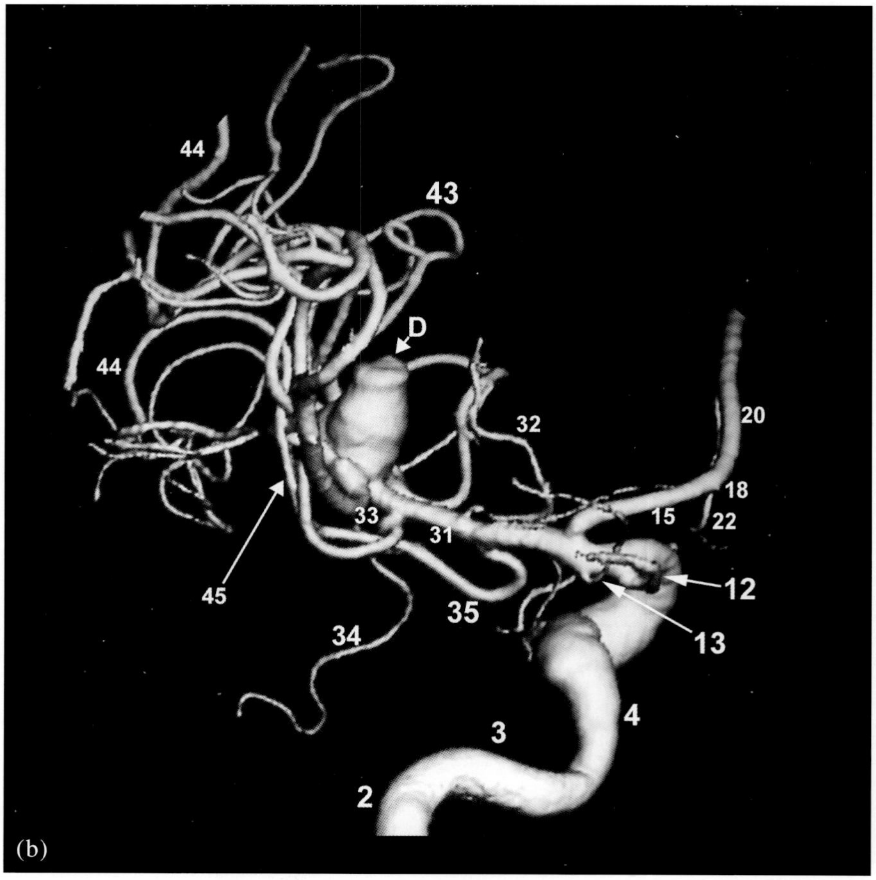

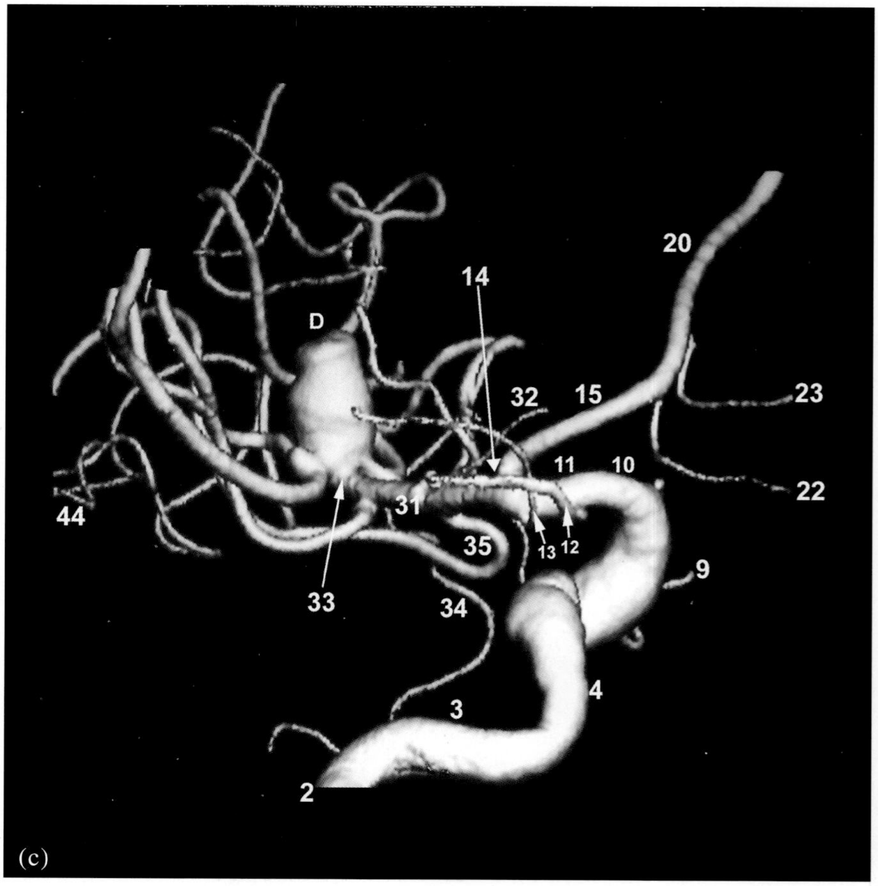

图 5.27（续）

2 internal carotid artery—vertical petrous segment 颈内动脉－岩垂直段

3 internal carotid artery—horizontal petrous segment 颈内动脉－岩水平段

4 presellar (Fischer C5) segment internal carotid artery 颈内动脉鞍前段

6 horizontal (Fischer C4) intracavernous segment internal carotid artery 颈内动脉海绵窦水平段

8 anterior genu (Fischer C3) intracavernous segment internal carotid artery 颈内动脉海绵窦前膝段

9 ophthalmic artery 眼动脉

10、11 proximal and distal supraclinoid segments internal carotid artery 颈内动脉床突上近段和颈内动脉床突上远段

12 posterior communicating artery 后交通动脉

13 anterior choroidal artery 脉络丛前动脉

14 internal carotid artery bifurcation 颈内动脉分叉

15 A1 segment of anterior cerebral artery 大脑前动脉 A1 段

18 A1–A2 junction anterior cerebral artery 大脑前动脉 A1–A2 交界

20 proximal A2 segment anterior cerebral artery 大脑前动脉 A2 近段

21 callosomarginal branch of anterior cerebral artery 大脑前动脉胼缘支

22 orbitofrontal branch of anterior cerebral artery 大脑前动脉眶额支

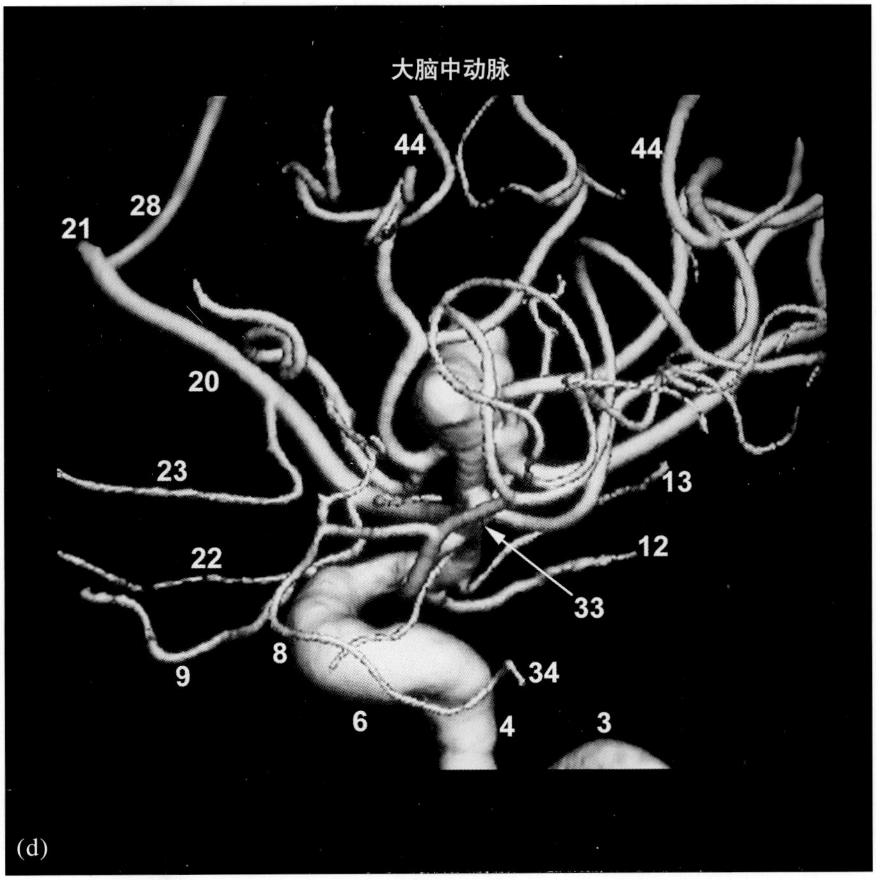

(d)

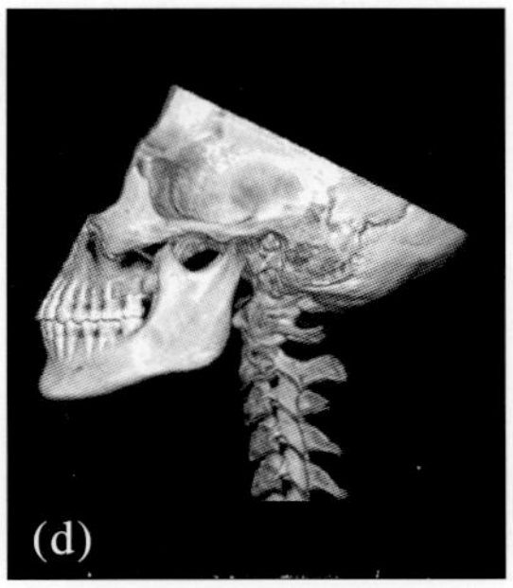
(d)

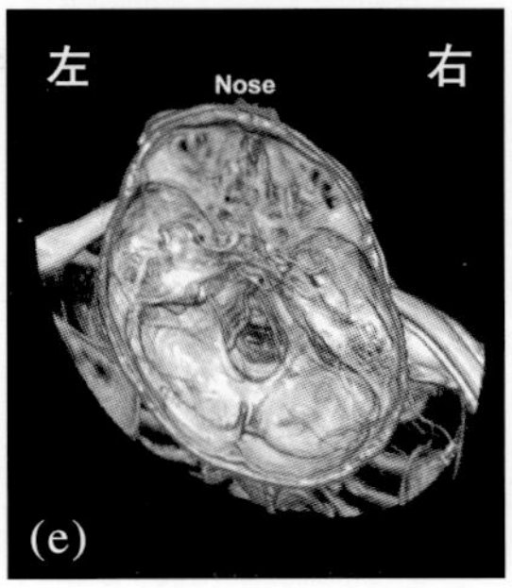

(e)

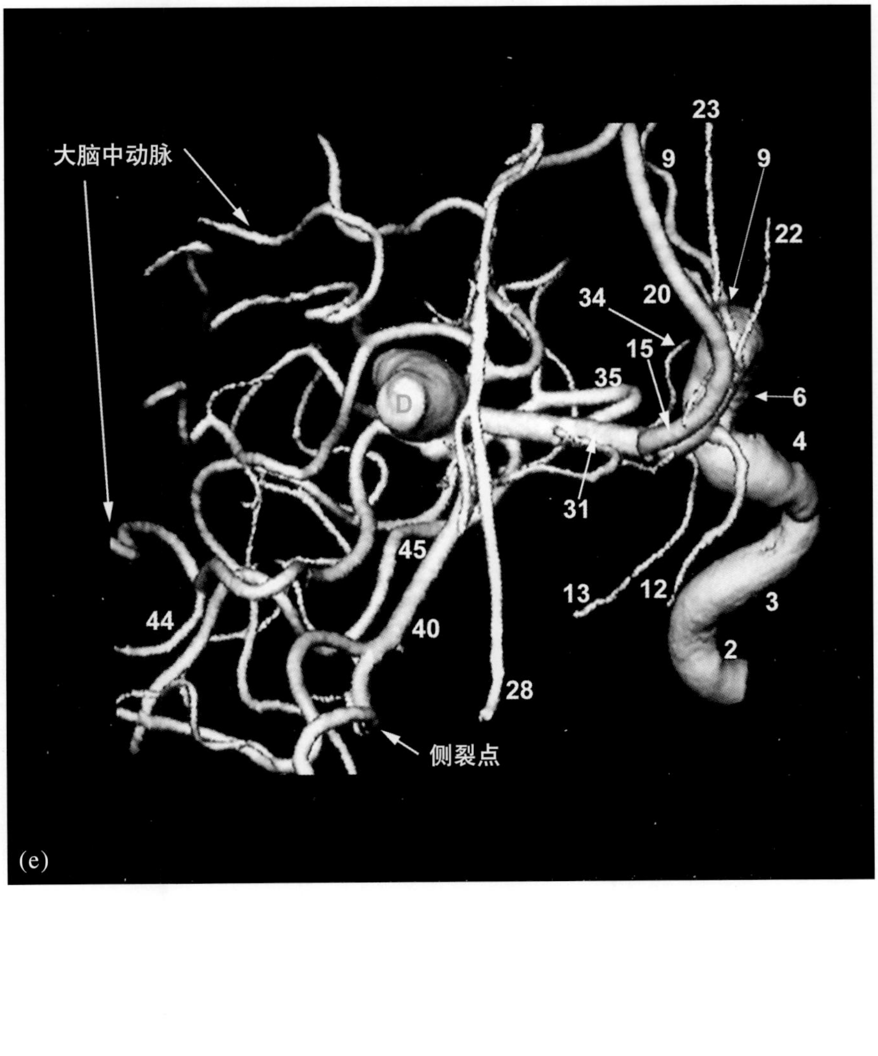

(e)

23 frontopolar branch of anterior cerebral artery 大脑前动脉额极支

28 pericallosal branch of anterior cerebral artery 大脑前动脉胼周支

31 M1 segment of middle cerebral artery 大脑中动脉 M1 段

32 lateral lenticulostriate arteries 外侧豆纹动脉

33 bifurcation/trifurcation of middle cerebral artery 大脑中动脉 2/3 分叉

34 anterior temporal lobe branches of middle cerebral artery 大脑中动脉颞叶前支

35 orbitofrontal branch of middle cerebral artery 大脑中动脉眶额支

40 angular artery 角回动脉

44 opercular branches of middle cerebral artery 大脑中动脉岛盖支

45 sylvian (insular) branches of middle cerebral artery 大脑中动脉侧裂(岛叶)支

D dome of aneurysm 动脉瘤顶

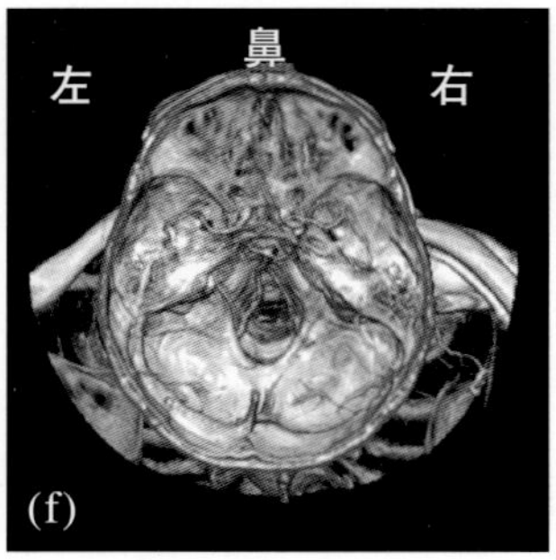

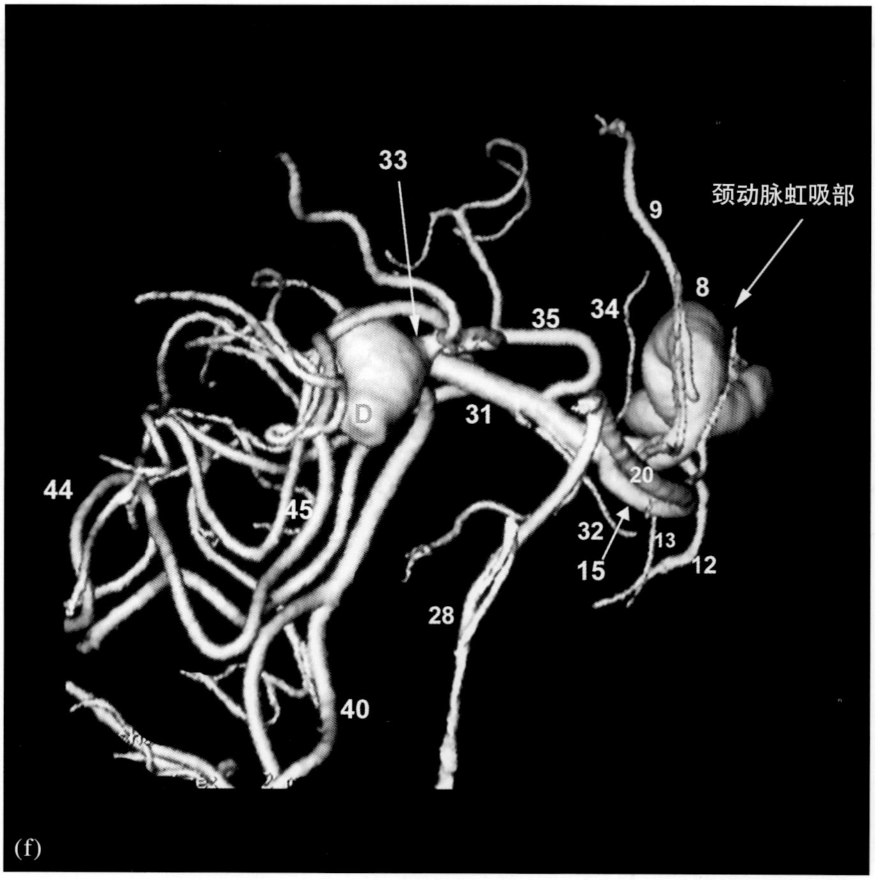

图 5.27（续）

2 internal carotid artery–vertical petrous segment 颈内动脉－岩垂直段
3 internal carotid artery–horizontal petrous segment 颈内动脉－岩水平段
4 presellar (Fischer C5) segment internal carotid artery 颈内动脉鞍前段
6 horizontal (Fischer C4) intracavernous segment internal carotid artery 颈内动脉海绵窦水平段
8 anterior genu (Fischer C3) intracavernous segment internal carotid artery 颈内动脉海绵窦前膝段
9 ophthalmic artery 眼动脉
10、11 proximal and distal supraclinoid segments internal carotid artery 颈内动脉床突上近段和颈内动脉床突上远段
12 posterior communicating artery 后交通动脉
13 anterior choroidal artery 脉络丛前动脉
14 internal carotid artery bifurcation 颈内动脉分叉
15 A1 segment of anterior cerebral artery 大脑前动脉 A1 段
18 A1–A2 junction anterior cerebral artery 大脑前动脉 A1–A2 交界
20 proximal A2 segment anterior cerebral artery 大脑前动脉 A2 近段
21 callosomarginal branch of anterior cerebral artery 大脑前动脉胼缘支
22 orbitofrontal branch of anterior cerebral artery 大脑前动脉眶额支
23 frontopolar branch of anterior cerebral artery 大脑前动脉额极支
28 pericallosal branch of anterior cerebral artery 大脑前动脉胼周支
31 M1 segment of middle cerebral artery 大脑中动脉 M1 段
32 lateral lenticulostriate arteries 外侧豆纹动脉
33 bifurcation/trifurcation of middle cerebral artery 大脑中动脉 2/3 分叉
34 anterior temporal lobe branches of middle cerebral artery 大脑中动脉颞叶前支
35 orbitofrontal branch of middle cerebral artery 大脑中动脉眶额支
40 angular artery 角回动脉
44 opercular branches of middle cerebral artery 大脑中动脉岛盖支
45 sylvian (insular) branches of middle cerebral artery 大脑中动脉侧裂(岛叶)支
D dome of aneurysm 动脉瘤顶

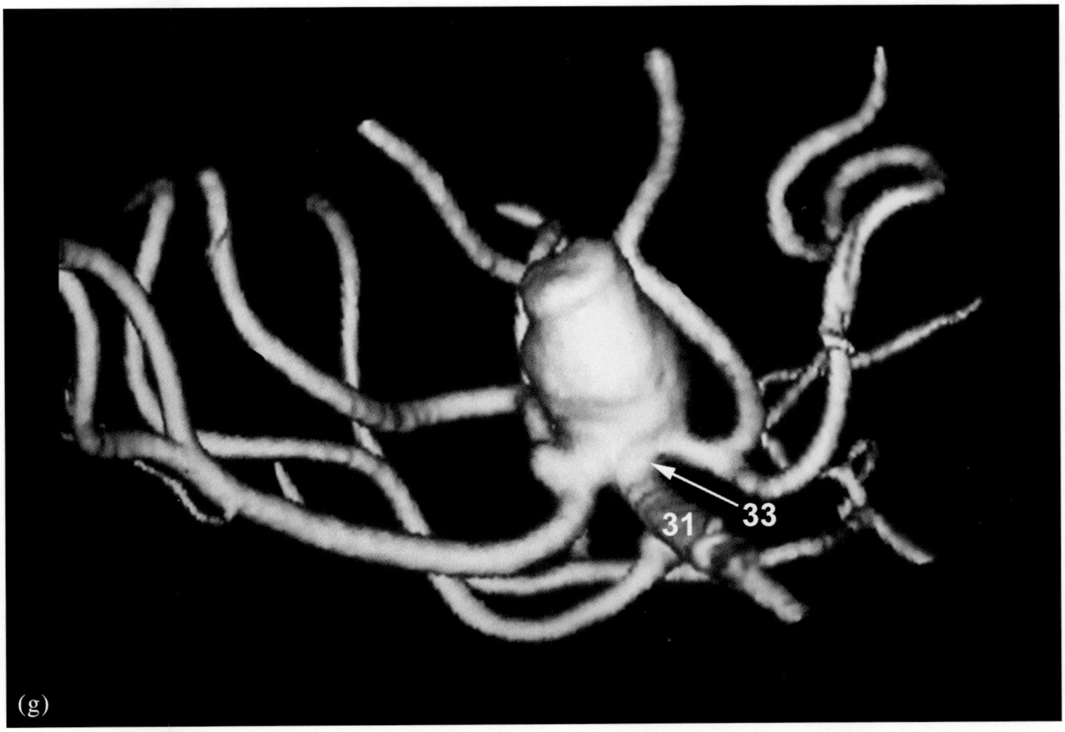

(g)

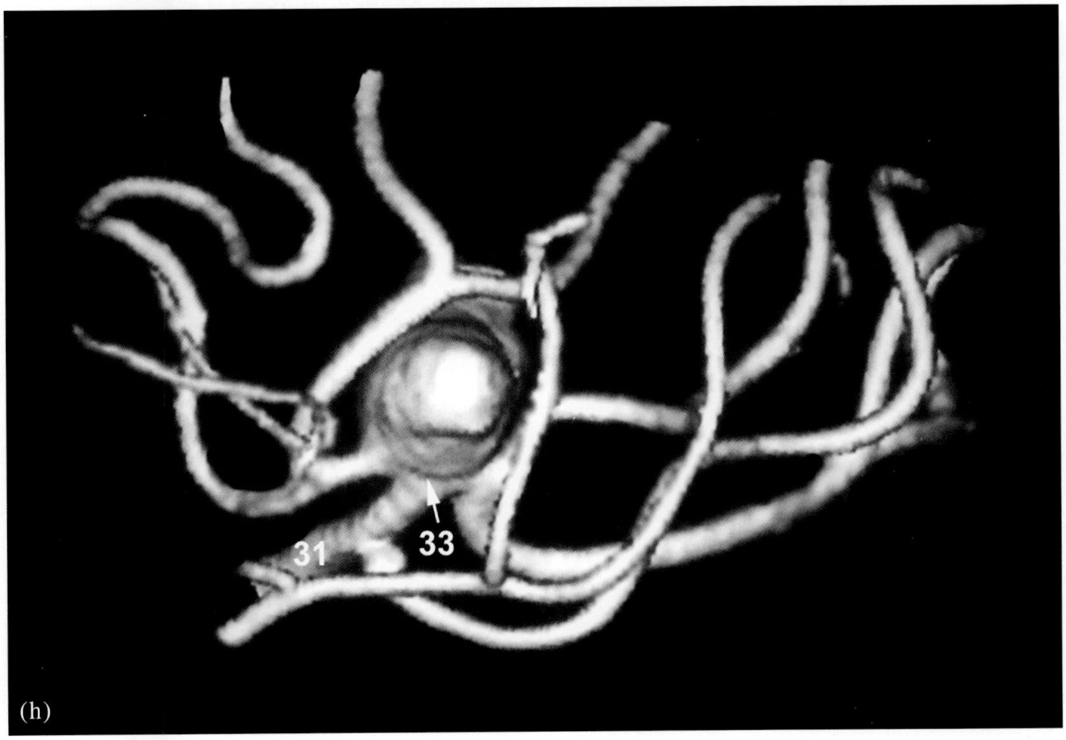

(h)

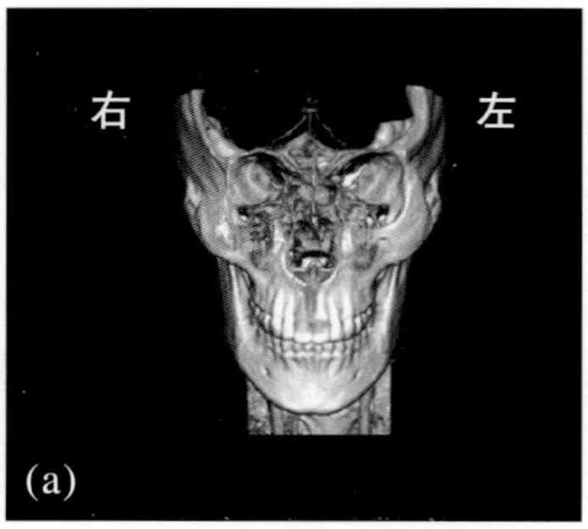

图5.28(a～c) 右颈内动脉造影，3D前面观(a)，3D上面观(b)，治疗后前面观(c)。影像(a)和(b)显示右侧侧裂动静脉畸形(AVM)。部分动脉血流供应来自大脑中动脉的侧裂(岛叶)支(45)。可见早期的静脉引流至一大的侧裂静脉(SV)。注意一个小的动脉瘤发自大脑前动脉A1段的近端和外侧豆纹动脉沿动脉瘤前面下行。栓塞及手术后的影像(c)显示AVM消失和A1段动脉瘤的成功夹闭，并且保留了附近的豆纹动脉。

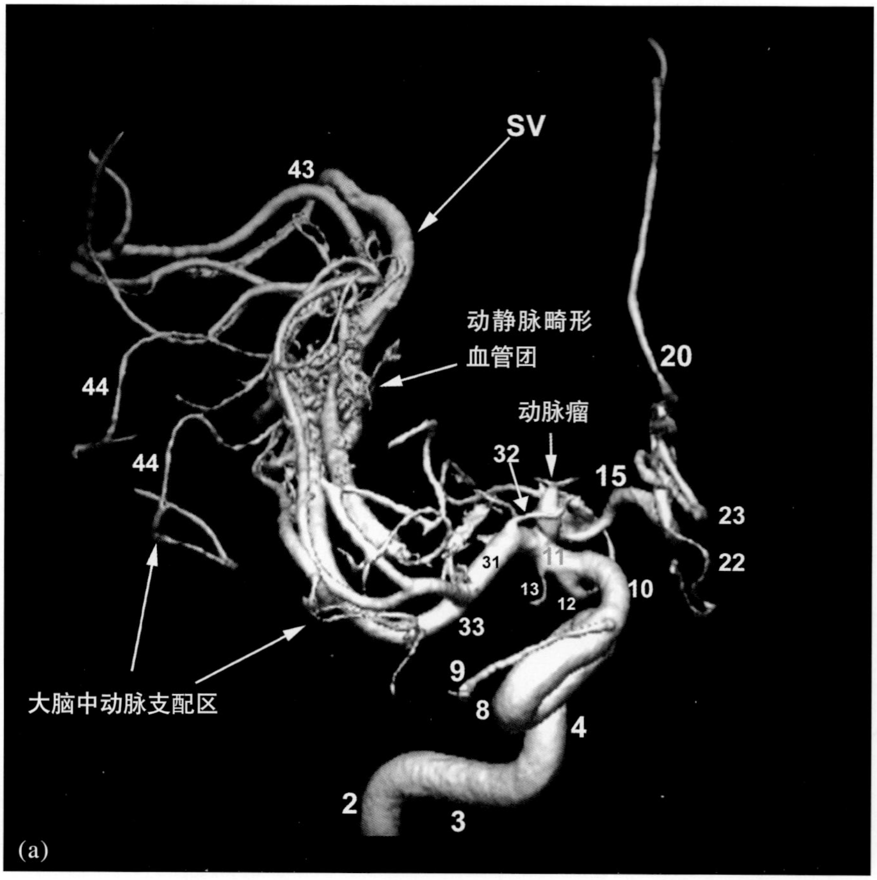

2 internal carotid artery–vertical petrous segment 颈内动脉－岩垂直段
3 internal carotid artery–horizontal petrous segment 颈内动脉－岩水平段
4 presellar (Fischer C5) segment internal carotid artery 颈内动脉鞍前段
6 horizontal (Fischer C4) intracavernous segment internal carotid artery 颈内动脉海绵窦水平段
8 anterior genu (Fischer C3) intracavernous segment internal carotid artery 颈内动脉海绵窦前膝段
9 ophthalmic artery 眼动脉
10、11 proximal and distal supraclinoid segment internal carotid artery 颈内动脉床突上近段和颈内动脉床突上远段
12 infindibular widening at origin of posterior communicating artery 后交通动脉
13 anterior choroidal artery 脉络丛前动脉
15 A1 segment of anterior cerebral artery 大脑前动脉A1段
16 medial lenticulostriate arteries 内侧豆纹动脉
20 proximal A2 segment anterior cerebral artery 大脑前动脉A2近段
22 orbitofrontal branch of anterior cerebral artery 大脑前动脉眶额支
23 frontopolar branch of anterior cerebral artery 大脑前动脉额极支
31 M1 segment of middle cerebral artery 大脑中动脉M1段
32 lateral lenticulostriate artery 外侧豆纹动脉
33 bifurcation/trifurcation of middle cerebral artery 大脑中动脉2/3分叉
43 sylvian point 侧裂点
44 opercular branches of middle cerebral artery 大脑中动脉岛盖支
45 sylvian (insular) branches of middle cerebral artery 大脑中动脉侧裂(岛叶)支
SV early draining sylvian vein 早期引流的侧裂静脉

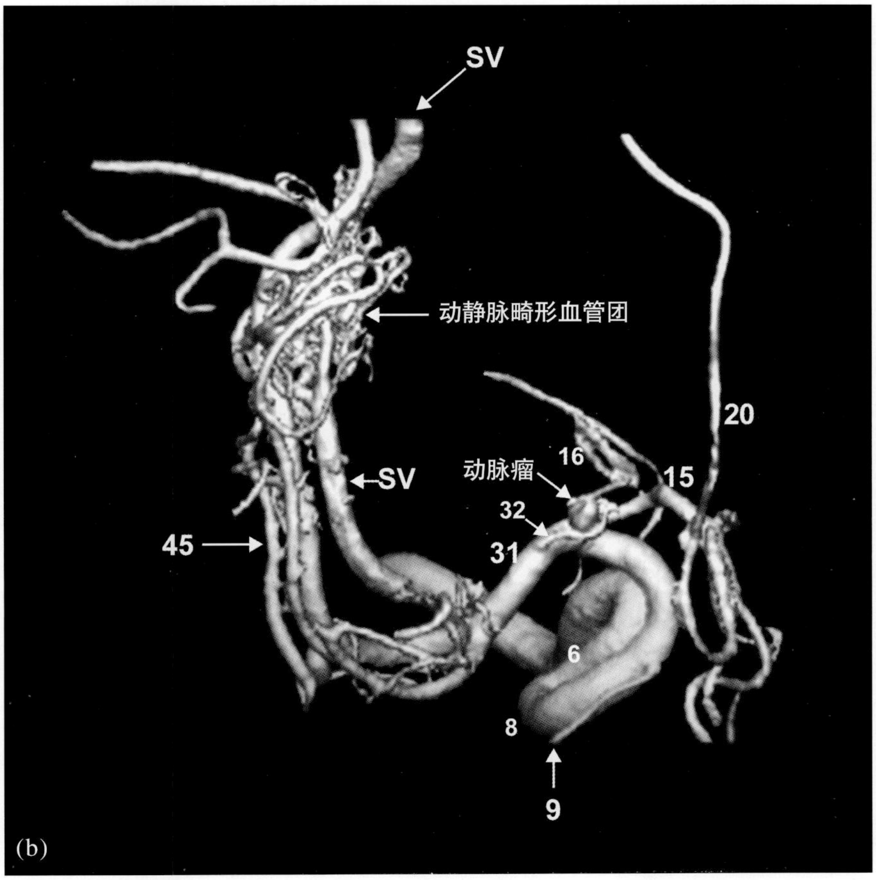
SV
动静脉畸形血管团
20
16
15
动脉瘤
SV
32
45
31
6
8
9
(b)

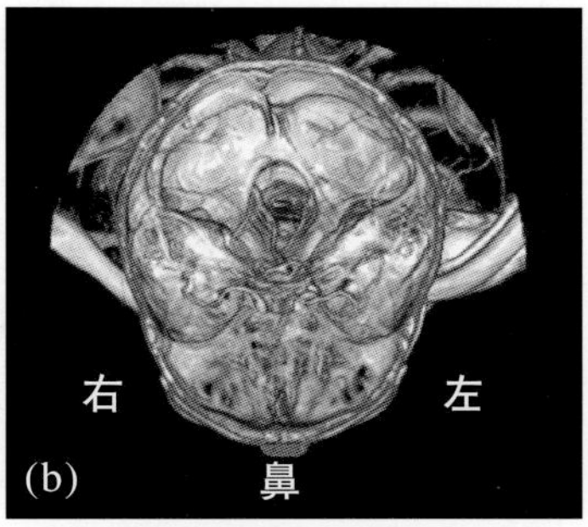
右
左
(b)
鼻

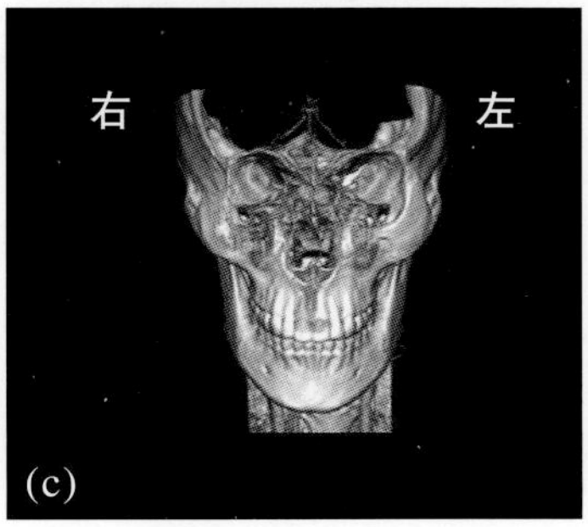
右
左
(c)

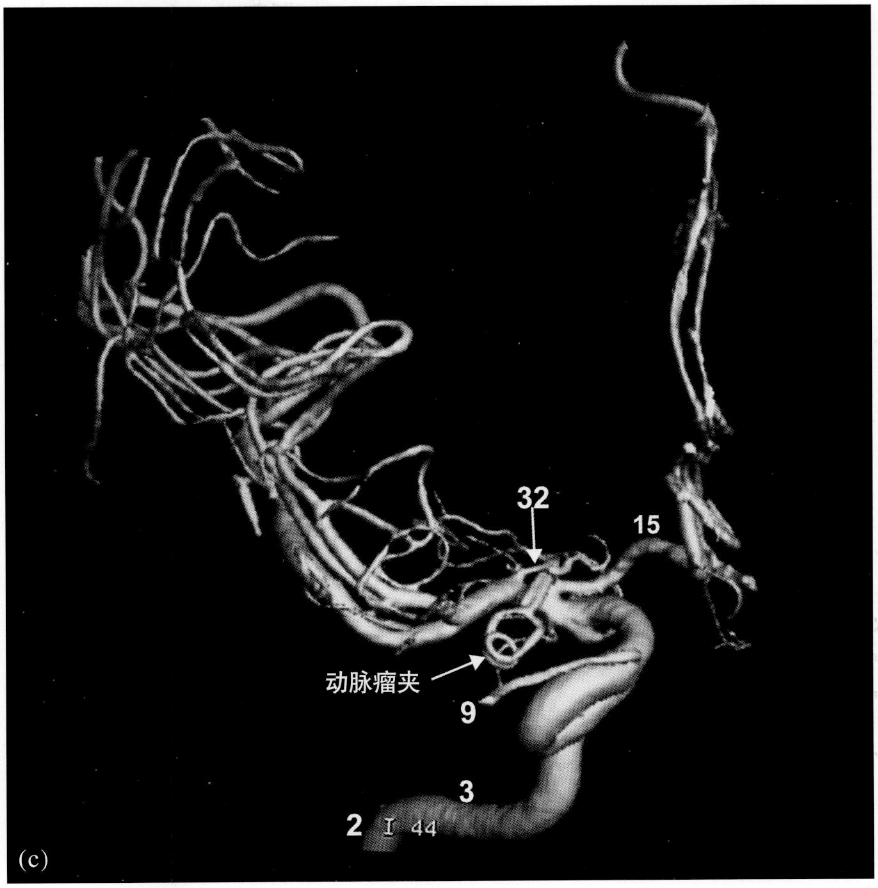
32
15
动脉瘤夹
9
3
2
(c)

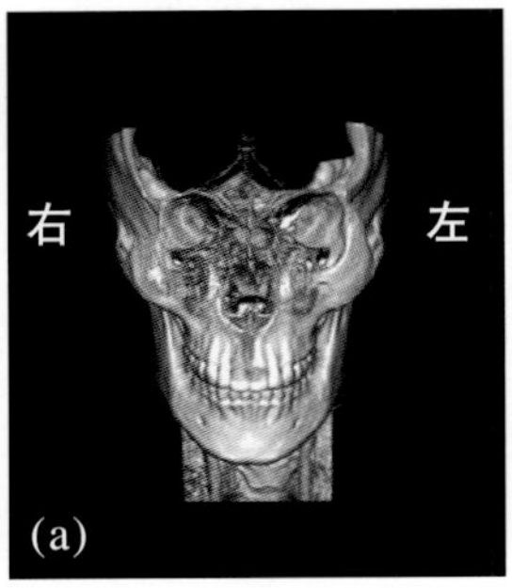

(a)

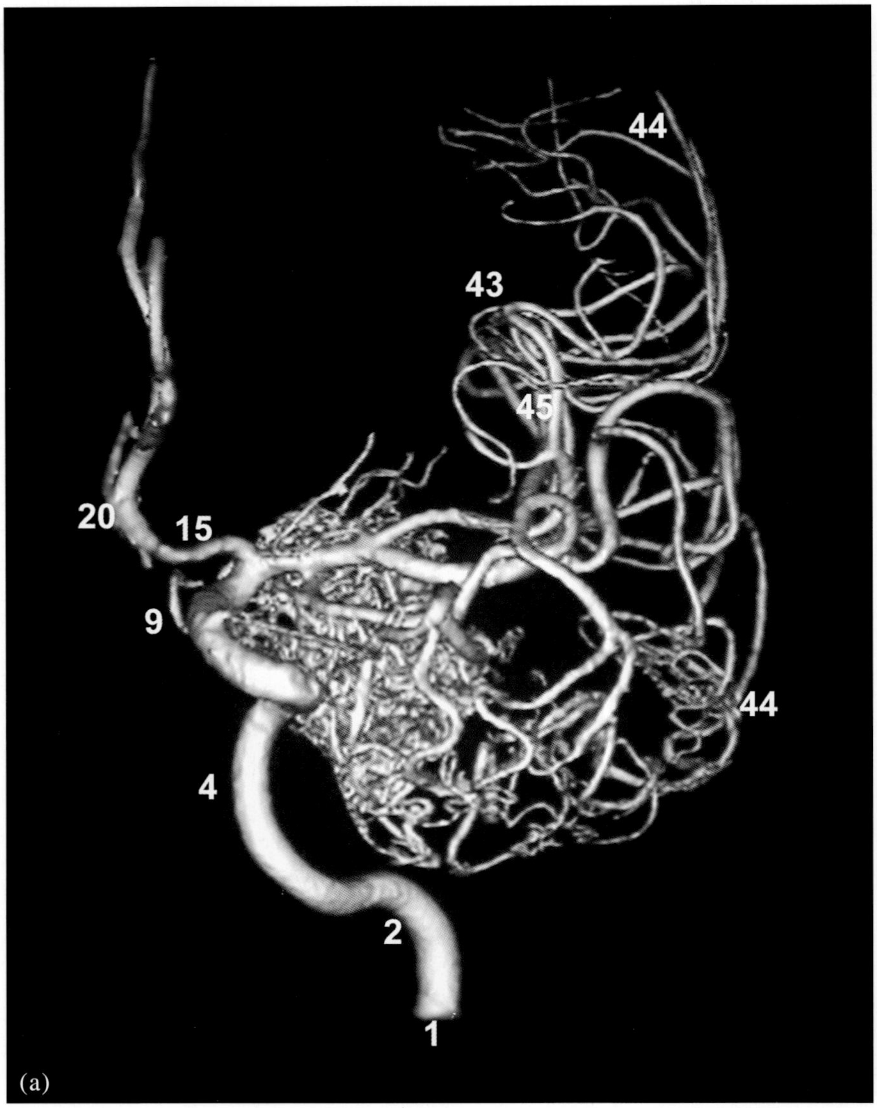

(a)

图5.29(a～c) 左颈内动脉造影，3D前面观(a)，3D侧面观(b)和3D右前斜面观(RAO)(c)。左颞叶有一个大的动静脉血管畸形(AVM)，由多支左侧大脑中动脉的颞叶前、中分支供血。注意一早期引流静脉(⋆)的近段沿动静脉畸形血管团后上缘走行。AVM的下面是一个平的斜向的面，与小脑幕上面关系密切。

1 internal carotid artery—cervical segment 颈内动脉－颈段
2 internal carotid artery—vertical petrous segment 颈内动脉－岩垂直段
3 internal carotid artery—horizontal petrous segment 颈内动脉－岩水平段
4 presellar (Fischer C5) segment internal carotid artery 颈内动脉鞍前段
9 ophthalmic artery 眼动脉
15 A1 segment of anterior cerebral artery 大脑前动脉A1段
20 proximal A2 segment anterior cerebral artery 大脑前动脉A2近段
21 callosomarginal branch of anterior cerebral artery 大脑前动脉胼缘支
23 frontopolar branch of anterior cerebral artery 大脑前动脉额极支
28 pericallosal branch of anterior cerebral artery 大脑前动脉胼周支
34 anterior temporal lobe branches of middle cerebral artery 大脑中动脉颞叶前支
43 sylvian point 侧裂点
44 opercular branches of middle cerebral artery 大脑中动脉岛盖支
45 sylvian (insular) branches of middle cerebral artery 大脑中动脉侧裂(岛叶)支
⋆ proximal segment of an early draining vein of avm 血管畸形早期引流静脉的近段

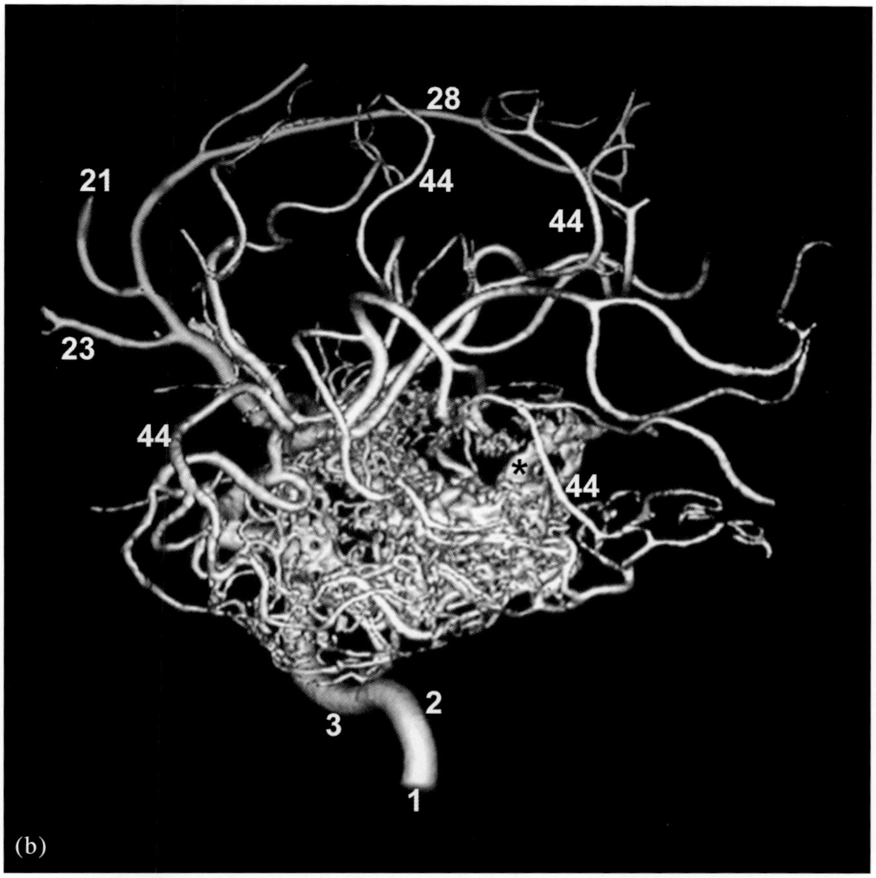

(b)

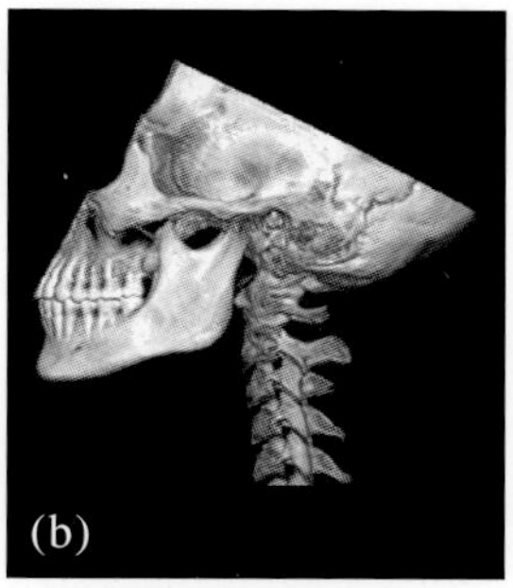
(b)

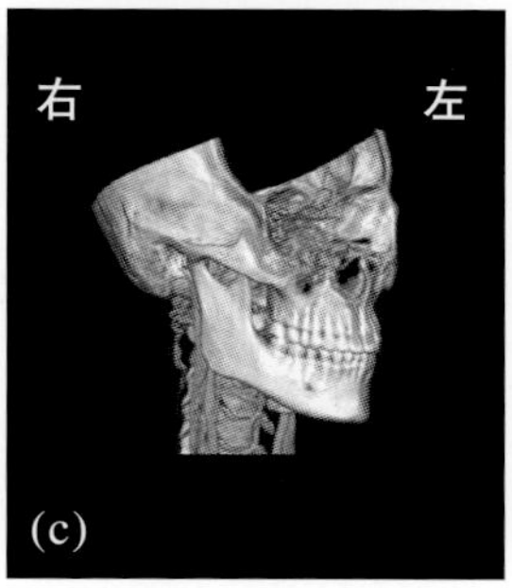

(c)

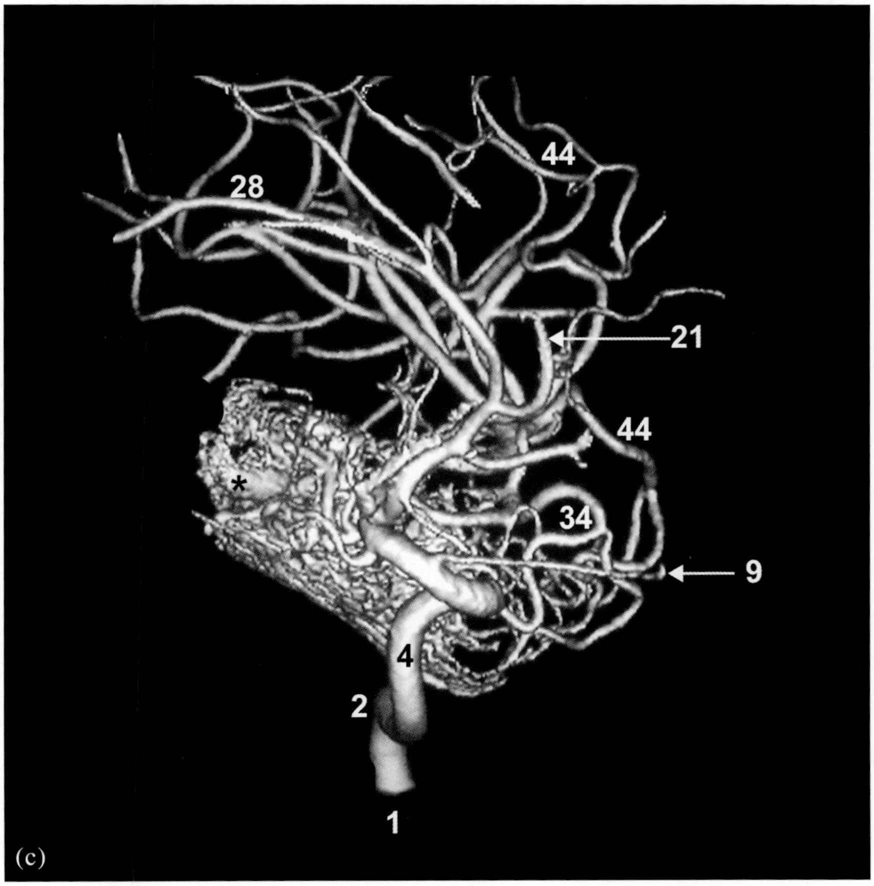

(c)

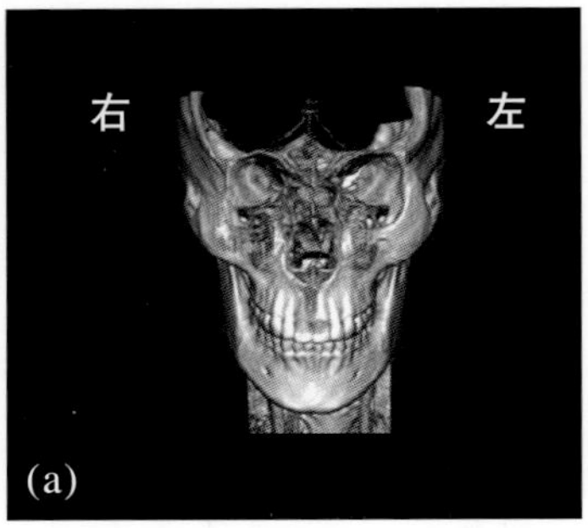

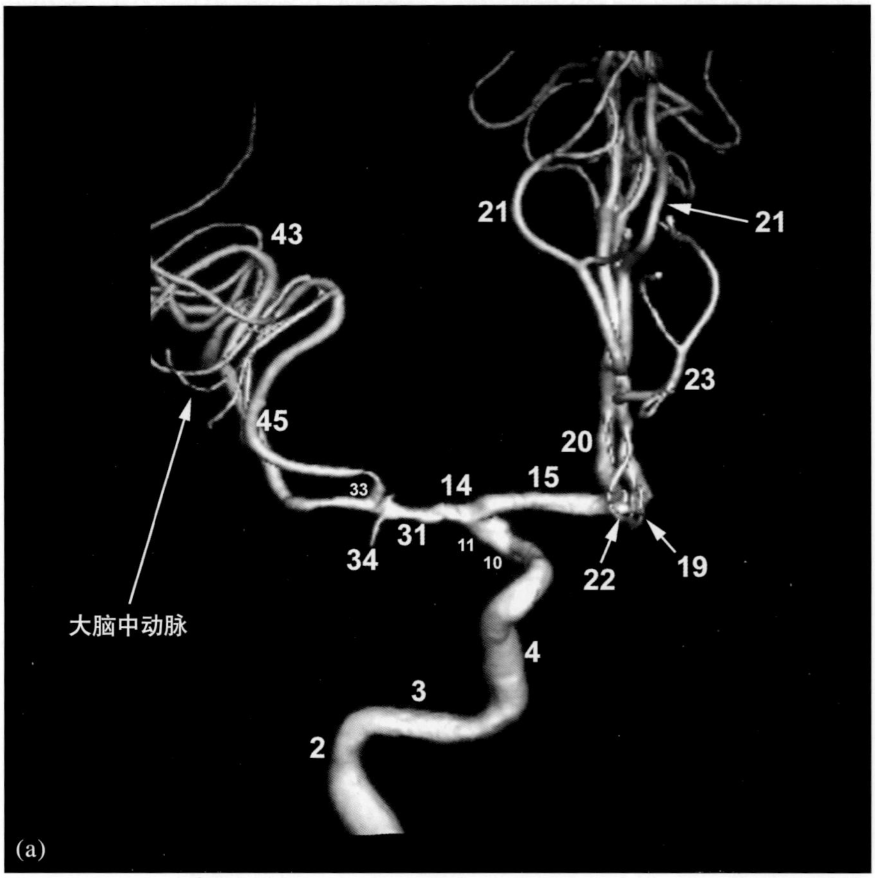

图 5.30(a～e) 右颈内动脉造影，3D 前面观(a)，左侧颈内动脉造影3D多角度像(b～e)，这些影像显示了颅内血管严重动脉硬化粗细不等。注意左侧大脑前动脉 A1 段显著发育不良没有显影，双侧 A2 段由右侧颈内系统供血。

2 internal carotid artery—vertical petrous segment 颈内动脉－岩垂直段
3 internal carotid artery—horizontal petrous segment 颈内动脉－岩水平段
4 presellar (Fischer C5) segment internal carotid artery 颈内动脉鞍前段
6 horizontal (Fischer C4) intracavernous segment internal carotid artery 颈内动脉海绵窦水平段
10、11 proximal and distal supraclinoid segments internal carotid artery 颈内动脉床突上近段和颈内动脉床突上远段
14 internal carotid artery bifurcation 颈内动脉分叉
15 A1 segment of anterior cerebral artery 大脑前动脉 A1 段
19 anterior communicating artery 前交通动脉
20 proximal A2 segment anterior cerebral artery 大脑前动脉 A2 近段
21 callosomarginal branch of anterior cerebral artery 大脑前动脉胼缘支
22 orbitofrontal branch of anterior cerebral artery 大脑前动脉眶额支
23 frontopolar branch of anterior cerebral artery 大脑前动脉额极支
31 M1 segment of middle cerebral artery 大脑中动脉 M1 段
33 bifurcation/trifurcation of middle cerebral artery 大脑中动脉 2/3 分叉
34 anterior temporal lobe branch of middle cerebral artery 大脑中动脉颞叶前支
43 sylvian point 侧裂点
45 sylvian (insular) branches of middle cerebral artery 大脑中动脉侧裂(岛叶)支

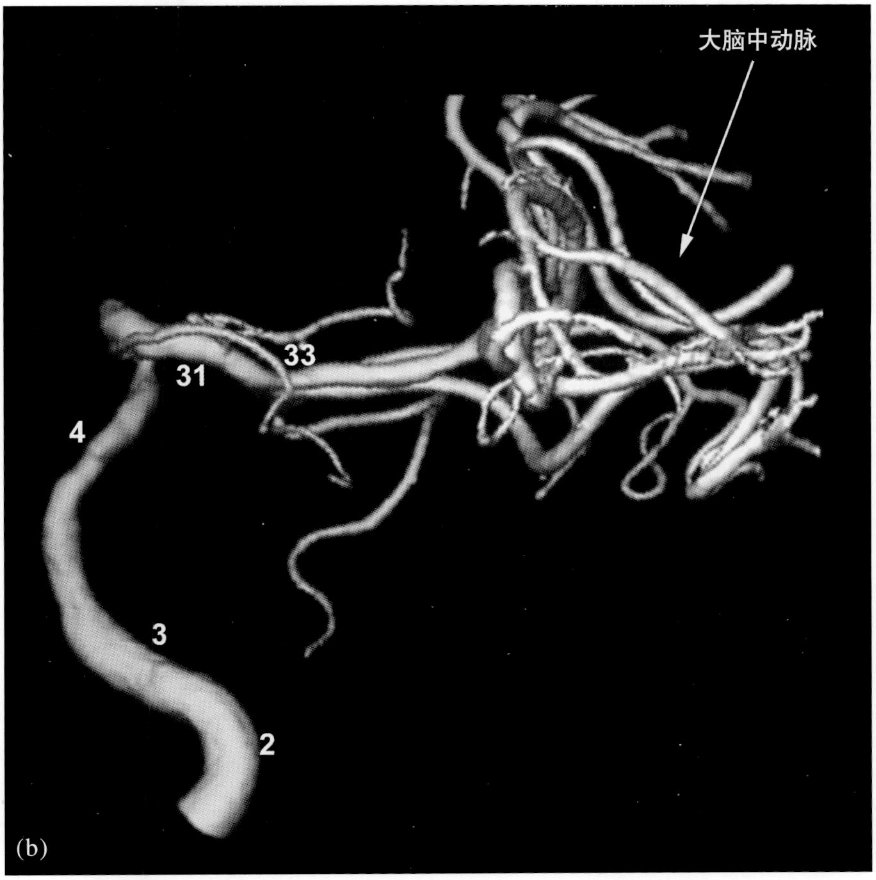
大脑中动脉
33
31
4
3
2
(b)

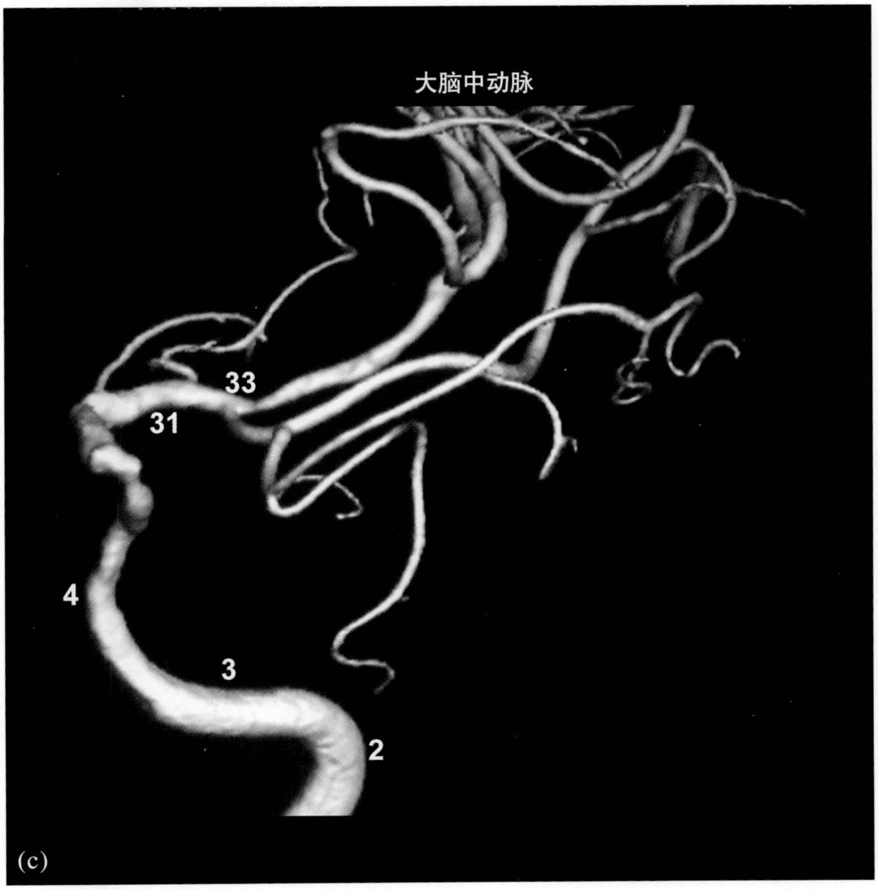
大脑中动脉
33
31
4
3
2
(c)

图 5.30（续）

2 internal carotid artery–vertical petrous segment 颈内动脉 – 岩垂直段
3 internal carotid artery–horizontal petrous segment 颈内动脉 – 岩水平段
4 presellar (Fischer C5) segment internal carotid artery 颈内动脉鞍前段
6 horizontal (Fischer C4) intracavernous segment internal carotid artery 颈内动脉海绵窦水平段
10、11 proximal and distal supraclinoid segments internal carotid artery 颈内动脉床突上近段和颈内动脉床突上远段
14 internal carotid artery bifurcation 颈内动脉分叉
15 A1 segment of anterior cerebral artery 大脑前动脉 A1 段
19 anterior communicating artery 前交通动脉
20 proximal A2 segment anterior cerebral artery 大脑前动脉 A2 近段
21 callosomarginal branch of anterior cerebral artery 大脑前动脉胼缘支
22 orbitofrontal branch of anterior cerebral artery 大脑前动脉眶额支
23 frontopolar branch of anterior cerebral artery 大脑前动脉额极支
31 M1 segment of middle cerebral artery 大脑中动脉 M1 段
33 bifurcation/trifurcation of middle cerebral artery 大脑中动脉 2/3 分叉
34 anterior temporal lobe branch of middle cerebral artery 大脑中动脉颞叶前支
43 sylvian point 侧裂点
45 sylvian (insular) branches of middle cerebral artery 大脑中动脉侧裂(岛叶)支

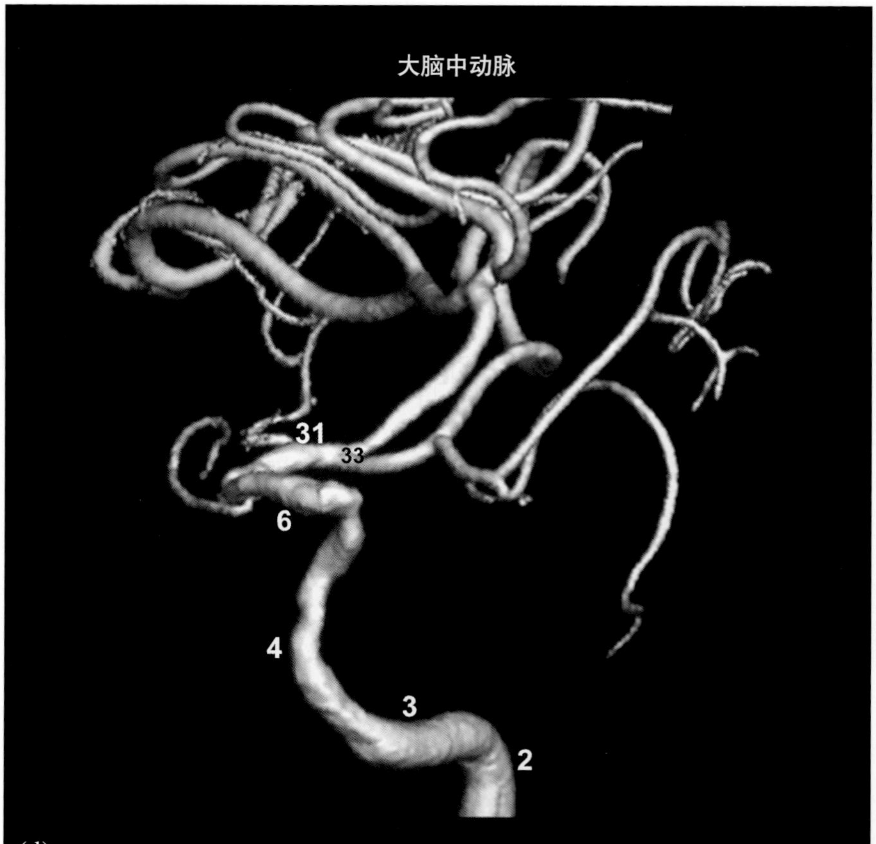

(d)

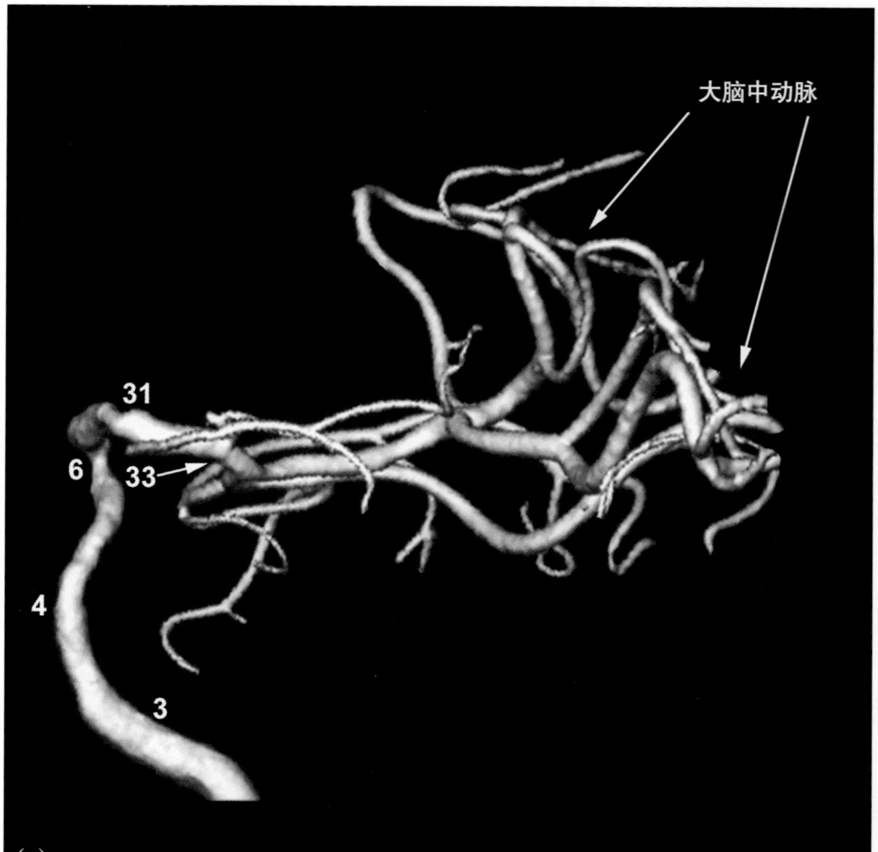

(e)

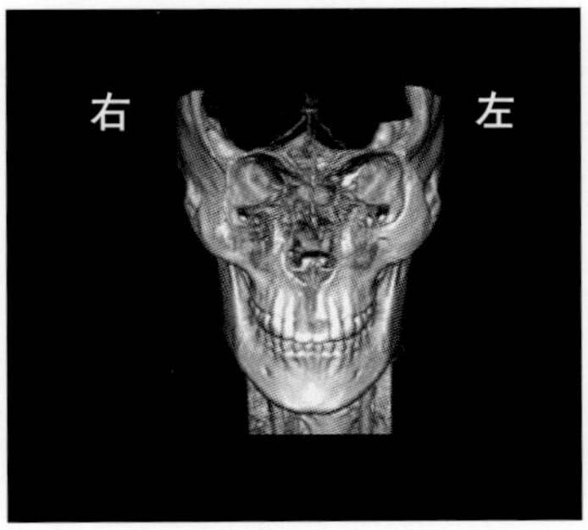

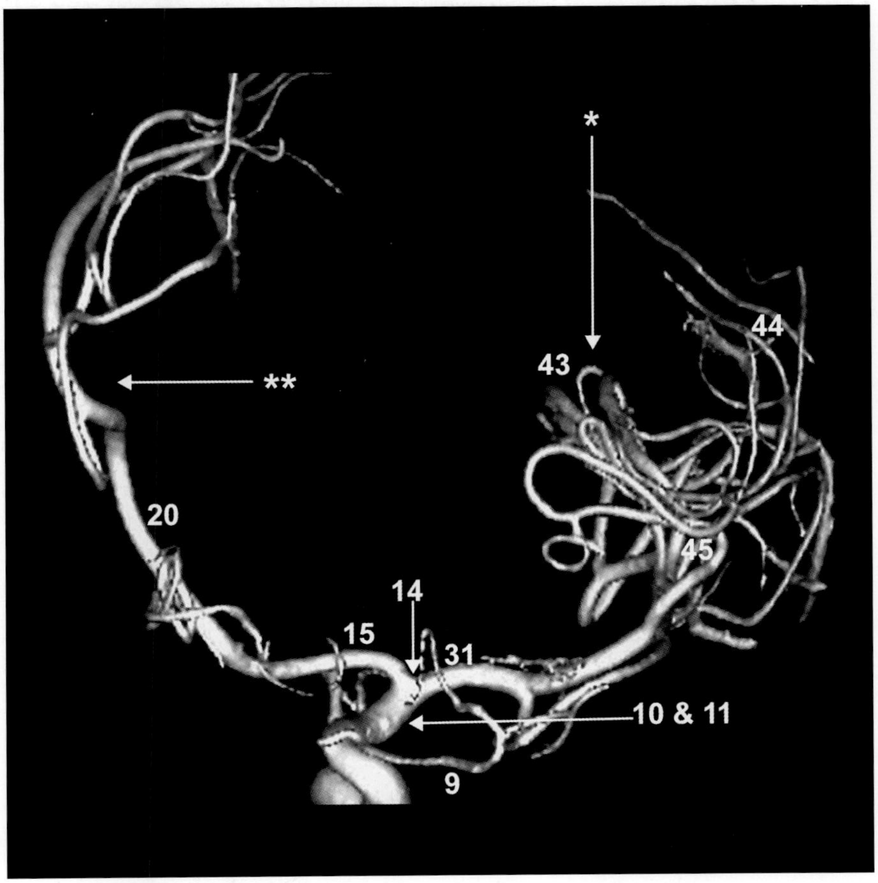

图5.31 左颈内动脉造影3D前面观。这个造影图像显示了位置受占位效应影响的大脑前动脉和大脑中动脉。(*)提示大脑中动脉的侧裂(岛叶)支(45)和侧裂点向下移位。(**)提示大脑前动脉复合体远端向右侧移位。这些改变是继发于左顶叶少血供的占位性病变。

9 ophthalmic artery 眼动脉
10、11 proximal and distal supraclinoid segments internal carotid artery 颈内动脉床突上近段和颈内动脉床突上远段
14 internal carotid artery bifurcation 颈内动脉分叉
15 A1 segment of anterior cerebral artery 大脑前动脉A1段
20 proximal A2 segment anterior cerebral artery 大脑前动脉A2近段
31 M1 segment of middle cerebral artery 大脑中动脉M1段
43 sylvian point 侧裂点
44 opercular branches of middle cerebral artery 大脑中动脉岛盖支
45 sylvian (insular) branches of middle cerebral artery 大脑中动脉侧裂(岛叶)支

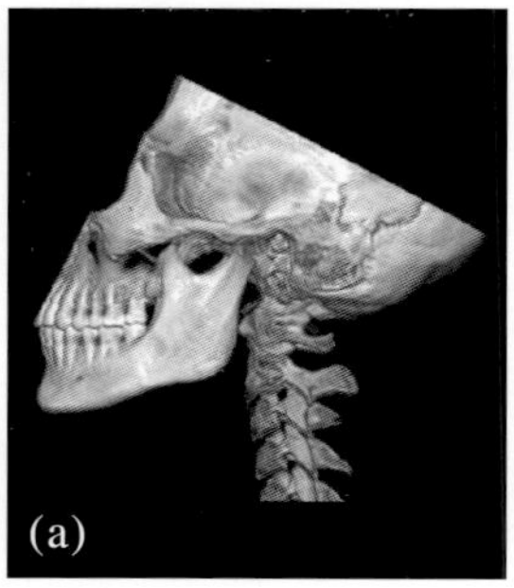
(a)

图5.32(a～c) 左侧颈内动脉造影，3D侧面观(a)，3D右前斜面观(RAO)(b)，3D上面观(c)。这些影像显示了在颅内颈内动脉鞍前段(4)和同侧(左侧)小脑半球之间的异常血管，代表少见的但非病理性的交通。

1 internal carotid artery–cervical segment 颈内动脉－颈段
2 internal carotid artery–vertical petrous segment 颈内动脉－岩垂直段
3 internal carotid artery–horizontal petrous segment 颈内动脉－岩水平段
4 presellar (Fischer C5) segment internal carotid artery 颈内动脉鞍前段
6 horizontal (Fischer C4) intracavernous segment internal carotid artery 颈内动脉海绵窦水平段
8 anterior genu (Fischer C3) intracavernous segment internal carotid artery 颈内动脉海绵窦前膝段
9 ophthalmic artery 眼动脉
10、11 proximal and distal supraclinoid segments internal carotid artery 颈内动脉床突上近段和颈内动脉床突上远段
12 posterior communicating artery 后交通动脉
14 internal carotid artery bifurcation 颈内动脉分叉
15 A1 segment of anterior cerebral artery 大脑前动脉A1段
31 M1 segment of middle cerebral artery 大脑中动脉M1段
33 bifurcation/trifurcation of middle cerebral artery 大脑中动脉2/3分叉
35 orbitofrontal branch of middle cerebral artery 大脑中动脉眶额支
45 sylvian (insular) branches of middle cerebral artery 大脑中动脉侧裂(岛叶)支
PF anomalous vessel between presellar segment (4) internal carotid artery and the ipsilateral cerebellum 颈内动脉鞍前段(4)与同侧小脑之间的异常血管

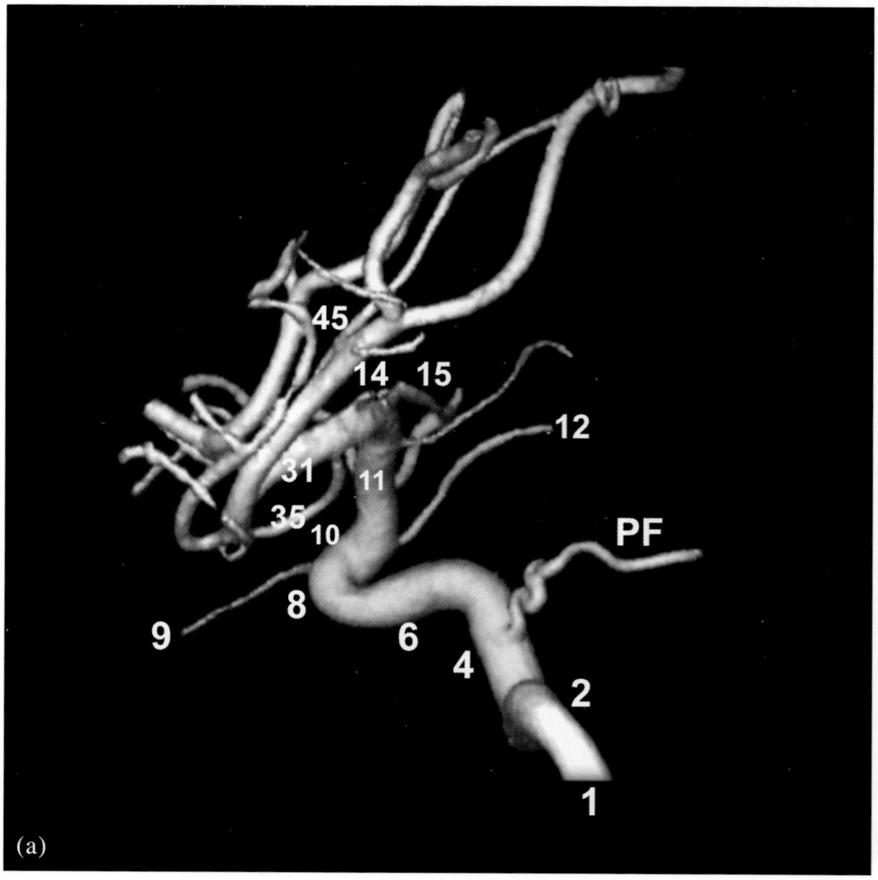

(a)

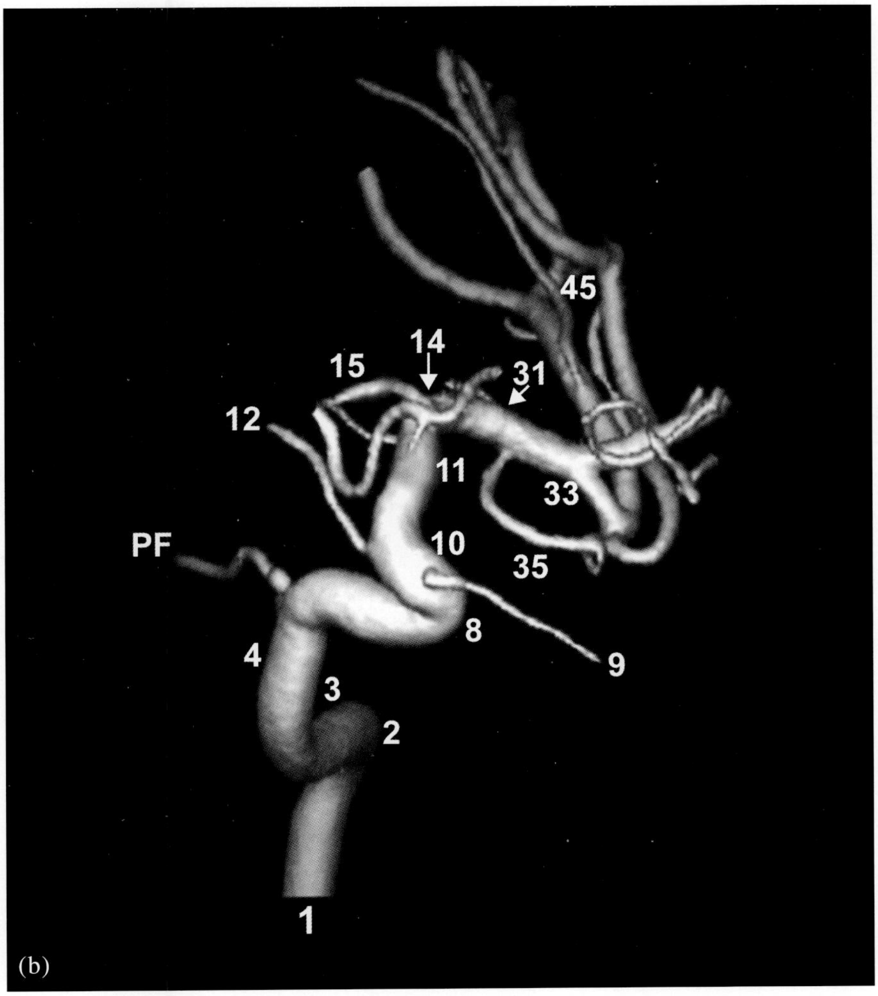

(b)

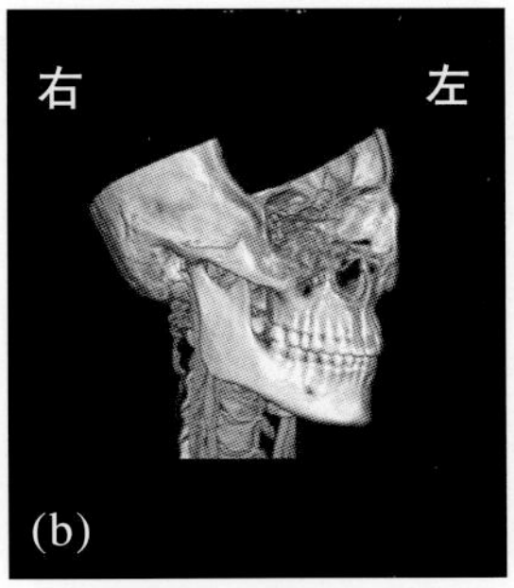

(b)

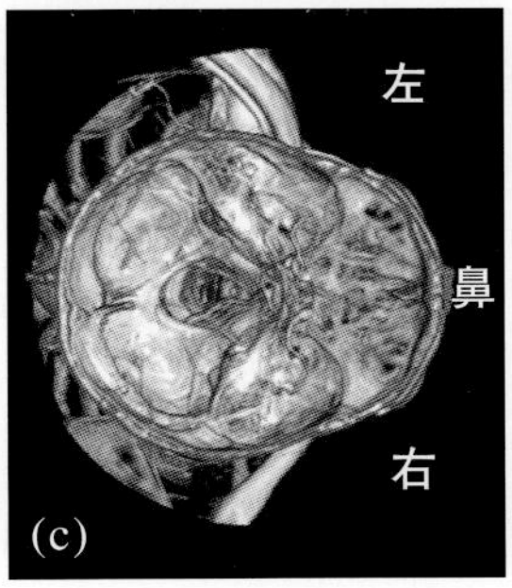

(c)

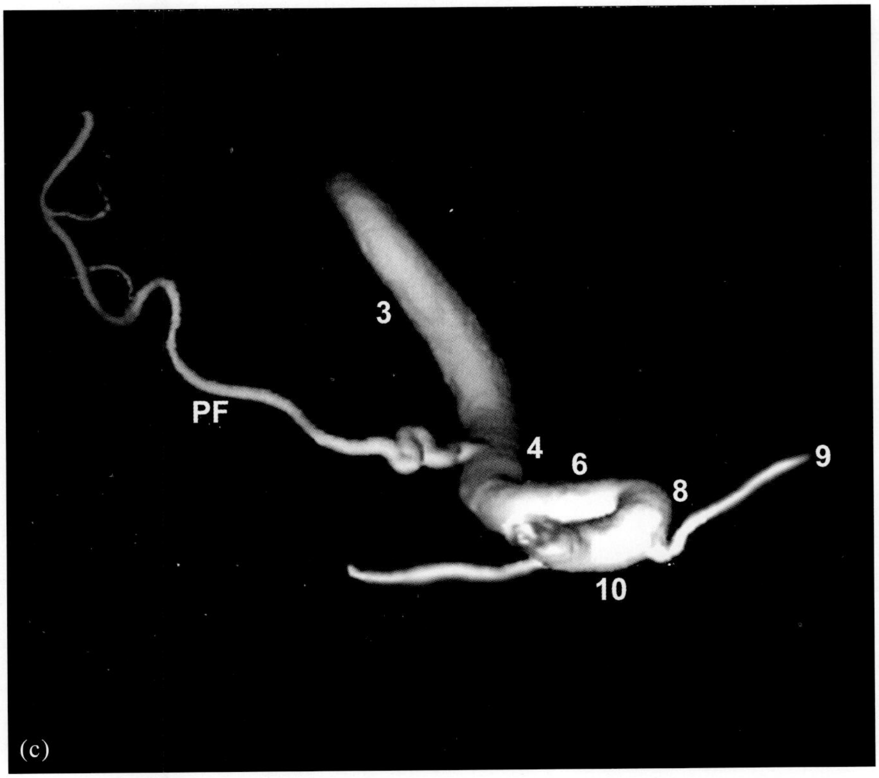

(c)

（罗 祺　译）

第六章

颅内椎基底系统（后循环）

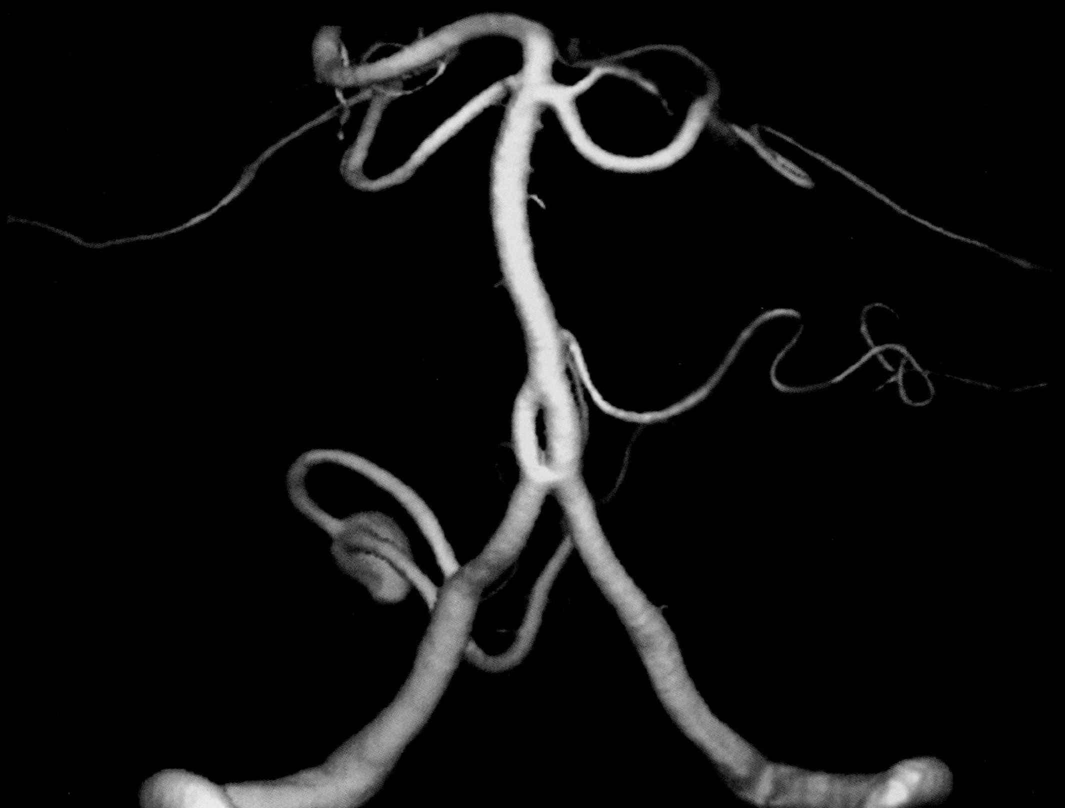

穿过枕骨大孔后，椎动脉发出了许多分支，然后在椎基底结合处与对侧椎动脉汇合成基底动脉。椎动脉的远端发出许多穿动脉供应髓质外侧区。小脑下后动脉(PICA)通常发自椎基底结合处下方1～2cm处的椎动脉远端。这些动脉通常是对称的，而且大小有变化。PICA的大小与发自基底动脉的小脑下前动脉(AICA)的大小相关。如果AICA比较粗大，那么PICA就比较纤细或者缺如。在这种情况下，PICA的供血区通常由AICA的一个大的中央支供应。PICA分出许多分支供应小脑扁桃体、小脑蚓内侧和小脑半球内侧。PICA还发出一些小的穿动脉供应髓质的外侧和后侧。脊髓前动脉通常发自距椎动脉末端的1cm处[1]。两侧的脊髓前动脉通常汇合在一起形成脊髓前主动脉。硬脑膜后动脉发自椎动脉远端近枕骨大孔区，为小脑镰供血。该血管向后上方走行。

两侧的椎动脉汇合成基底动脉后走行于髓质或脑桥的腹侧面。基底动脉典型地沿着中线走行，但途中可有曲折。基底动脉的分支包括成对的小脑下前动脉、小的脑桥穿动脉、成对的小脑上动脉(SCA)以及成对的大脑后动脉(PCA)。

小脑下前动脉通常发自基底动脉近心端的2/3处。如上所述，小脑下前动脉的大小与小脑后下动脉的大小相关。小脑下前动脉首先走向外侧，接着向后，并向内侧包绕脑桥，穿过桥小脑角池后，走行于面听神经的前内侧。在造影图像上，我们经常可以看到小脑下前动脉在内听道形成一个血管袢(也就是常说的meatal loop)，该血管袢分出听觉分支(内听动脉)供应第八颅神经(前庭蜗神经)[2]。最后，小脑下前动脉走向侧方形成终末分支，供应小脑前下部。

从基底动脉发出的中央和旁中央脑桥穿动脉供应髓质和脑桥。通常情况下，经选择性椎动脉造影就可以在放大的2D图像上观察到这些血管，而只有最近端的部分可以在三维旋转造影(3DRA)时观察到。

小脑上动脉通常在基底动脉远端发出，与大脑后动脉相邻，位于其下方。双小脑上动脉非常常见[3]，在一些角度的图像上可以看到它们重合在一起。小脑上动脉在脑桥与中脑结合处的中脑周围池内向后外侧方走行，包绕脑桥与中脑侧方，然后进入四叠体池。小脑上动脉的两个主要终末支是小脑蚓支和小脑半球支，它们供应小脑上表面和小脑蚓部，此外，还供应小脑半球上外侧、小脑上脚、部分小脑中脚和齿状核[4]。

大脑后动脉通常起自基底动脉上部(基底动脉尖)，并位于脑桥前上方。大脑后动脉共分为P1、P2、P3三个节段。P1段，也称脚段或交通前段，连接了基底尖和后交通动脉(PCoA)。P2段，也称周围段，位于脚池(周围池的一部分)内，自后交通动脉起围绕大脑脚并走向中脑后方。脚池是周围池的一部分，位于颞叶和大脑脚形成的钩之间。P3段，也称四叠体段，在四叠体池外侧走行，环绕脑干，与对侧P3段汇合在一起后，向后延伸走在胼胝体压部下方。大脑后动脉供应颞叶、顶叶和枕叶的一部分，还有丘脑、中脑、脉络膜以及侧脑室和三脑室的室管膜。有20%的人存在胚胎型大脑后动脉，即该动脉直接起源于同侧的颈内动脉。在这种情况下，同侧的P1段发育不全或很细小，有时甚至缺如。其他变异包括双P1段、小脑上动脉起自P1段以及小脑上动脉与P1段共干等[5]。

大脑后动脉的分支包括丘脑和中脑的穿动脉，脑室分支供应脉络膜和室管膜，皮层分支供应颞叶和枕叶等。

丘脑后穿动脉发自大脑后动脉的P1段，而丘脑前穿动脉则发自后交通动脉。丘脑前穿动脉供应丘脑神经核、视交叉后部、视放射近侧、下丘脑后部以及部分大脑脚。丘脑后穿动脉供应丘脑、下丘脑，还包括丘脑上部的神经核和纤维束。

脉络丛后内动脉发自大脑后动脉的P2段(少数情况下也发自P1段)，常包括一支或几支小血管。这些血管走向后上方，包绕松果体，然后向前走向三脑室顶，急转弯后进入Monroe孔而中止。这些血管在侧位像上看起来像“ɛ”形。除了供应侧脑室和三脑室的脉络膜和室管膜外，脉络丛后内动脉还供应丘脑的一部分以及松果体[6]。

脉络丛后外动脉通常以一支或数支发自大脑后动脉P2段，这些血管向外经脉络膜裂行于侧脑室腔(三角区)上部，然后向后走行包绕丘脑核团。脉络丛后外侧动脉供应侧脑室颞角和三角区的脉络丛和室管膜、部分大脑脚、后联合、膝状体外侧、丘脑、穹隆以及尾状核体[7]。

一组叫做颞下动脉的血管同样发自大脑后动脉P2段，它们发出皮质支供应颞叶下部。大脑后动脉的颞后分支是颞下动脉最粗也是最常见的分支，它向后走行发出终末分支供应颞后叶的下部和中部。此外，还有一些不十分常见的颞叶分支也发自大脑后动脉。

大脑后动脉P3段起自四叠体池后部，走向距状沟，途中发出大脑后动脉顶枕支、大脑后动脉距状沟支和后胼周动脉(胼胝体压部动脉)。

顶枕支是大脑后动脉P3段最大和最表浅的分支，它发自周围池并向后走行进入顶枕沟，供应楔叶、楔前叶以及枕上回，还供应中央前区、顶叶上部和视皮层[8]。

大脑后动脉的距状沟分支通常发自大脑后动脉远端并位于顶枕支的内侧，它进入距状沟，供应部分视皮层、楔叶和舌回[9]。

在造影的正位像上，大脑后动脉的距状沟分支位于顶枕动脉的外侧，相对于该动脉，它向中线并向远处走行。而顶枕动脉则偏向后外侧走行。这是二者的主要区别。

后胼周动脉，也叫胼胝体压部动脉，是一组发自大脑后动脉顶枕动脉的小血管。它们首先向后走行，然后向前向上展开，到达胼胝体压部，与大脑前动脉的胼周动脉汇合。在大脑前动脉狭窄或闭塞时，这些血管可以增粗，为大脑前动脉胼周支提供侧支供血。

参考文献

[1] Stephens,R.B.,and D.L.Stilwell.1969.Arteries and Veins of the Human Brain, Springfield,Ill:Charles C Thomas, pp.71,73.

[2] Takahashi,M.1974. *The anterior inferior cerebellar artery.* In Radiology of the Skull and Brain:Angiography Volume 2.T.H.Newton and D.G.Potts, editors.St.Louis,Mo:C.V. Mosby Company, p.1801.

[3] Huber, P.1982. *Krayenbuhl/Yasargil Cerebral Angiography.* New York: Thieme Medical Publishers, p.158.

[4] Rael, J.and L.Casey.2000. Cerebral angiography. In Neuroimaging. W.W.Orrison, editor. Philadelpia:W.B.Saunders, p.241.

[5] Rael and Casey,p.234.

[6] Rothman S.L.G.,W.E.Allen,III,and J.F.Simeone.1976. The medical posterior choroidal artery as an indicator of masses at the foramen of Monro. *Neuroradiology.* pp.11:123–129.

[7] Stephens and Stilwell,pp.96–99.

[8] Rael and Casey,p.236.

[9] Stephens and Stilwell,pp.96–99.

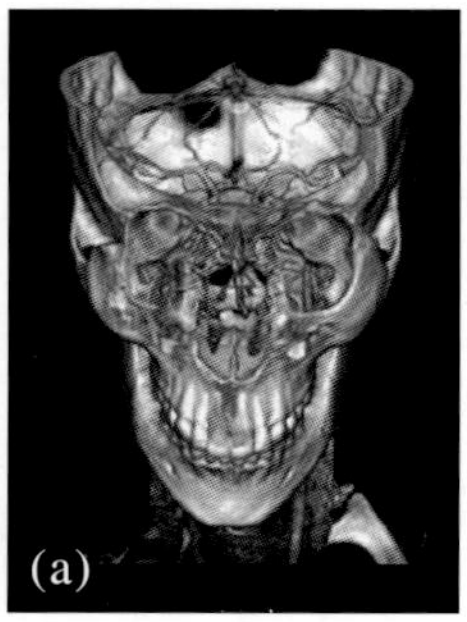

(a)

图6.1(a～c) 右椎动脉造影，2D正位(a)，侧位动脉早期(b)，侧位动脉晚期(c)。这些图片显示了正常的颅内椎基底系统。

1 vertebral artery 椎动脉
2 posterior inferior cerebellar artery (PICA) 小脑下后动脉
2v vermian branch of PICA 小脑下后动脉蚓支
2h hemispheric branch of PICA 小脑下后动脉半球支
3 basilar artery 基底动脉
4 anterior inferior cerebellar artery (AICA) 小脑下前动脉
5 superior cerebellar artery (SCA) 小脑上动脉
5h hemispheric branch of SCA 小脑上动脉半球支
6 posterior cerebral artery (PCA) 大脑后动脉
6.2 P2 segment of posterior cerebral artery 大脑后动脉P2段
7 posterior communicating artery 后交通动脉
8 posterior temporal branch of PCA 大脑后动脉颞后支
9 parieto-occipital branch of PCA 大脑后动脉顶枕支
10 calcarine branch of PCA 大脑后动脉距状沟支
11 anterior thalamoperforating arteries 丘脑前穿动脉
12 posterior thalamoperforaing arteries 丘脑后穿动脉
13m medial posterior choroidal arteries 脉络丛后内侧动脉
13L lateral posterior choroidal arteries 脉络丛后外侧动脉
14 vertebral basilar junction 椎基底结合处
15 splenial branch (posterior pericallosal artery) of PCA 大脑后动脉的压部支(后胼周动脉)
17 anterior spinal artery 脊髓前动脉
** region of quadrigeminal plate cistern 四叠体池区域

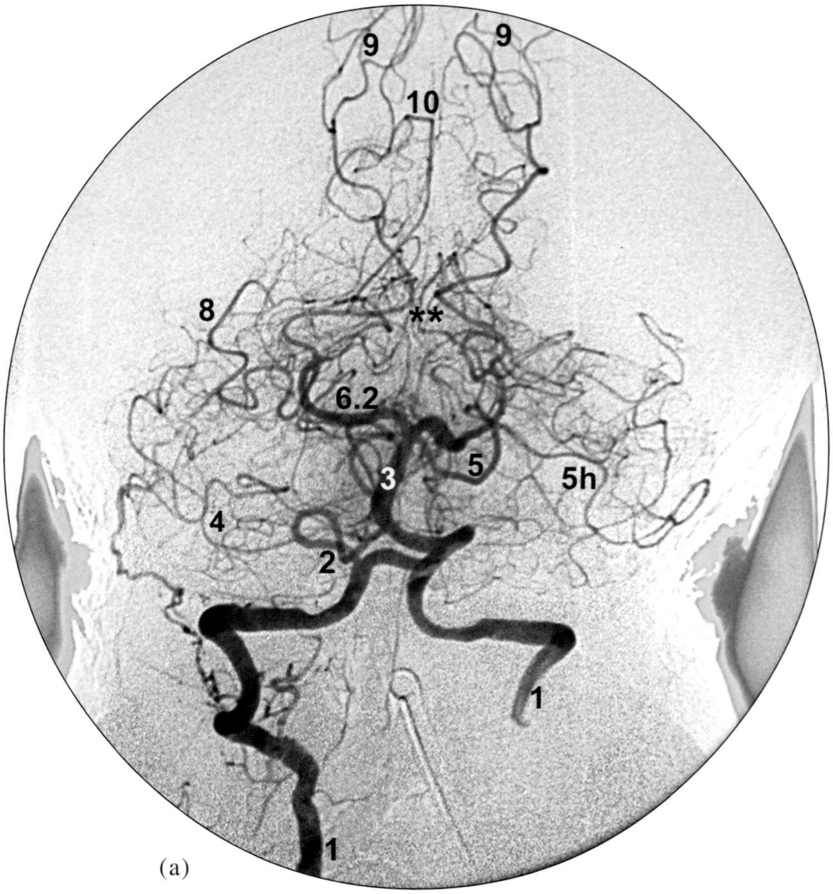

(a)

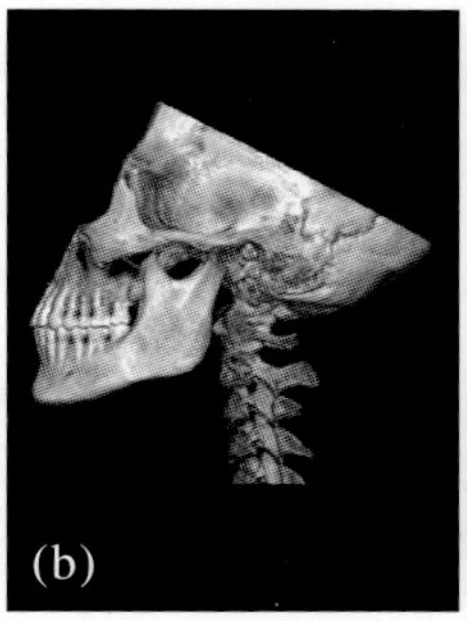
(b)

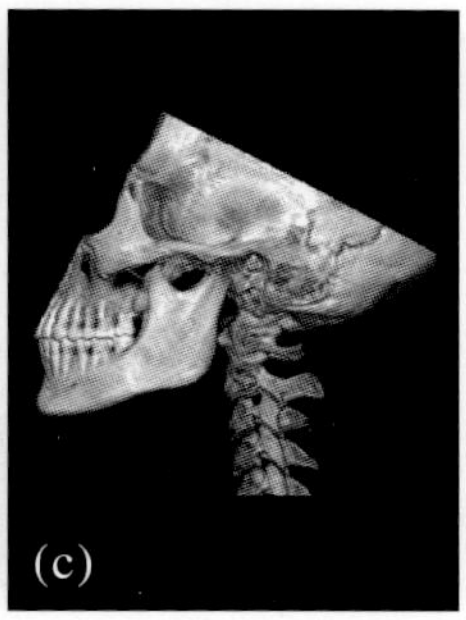
(c)

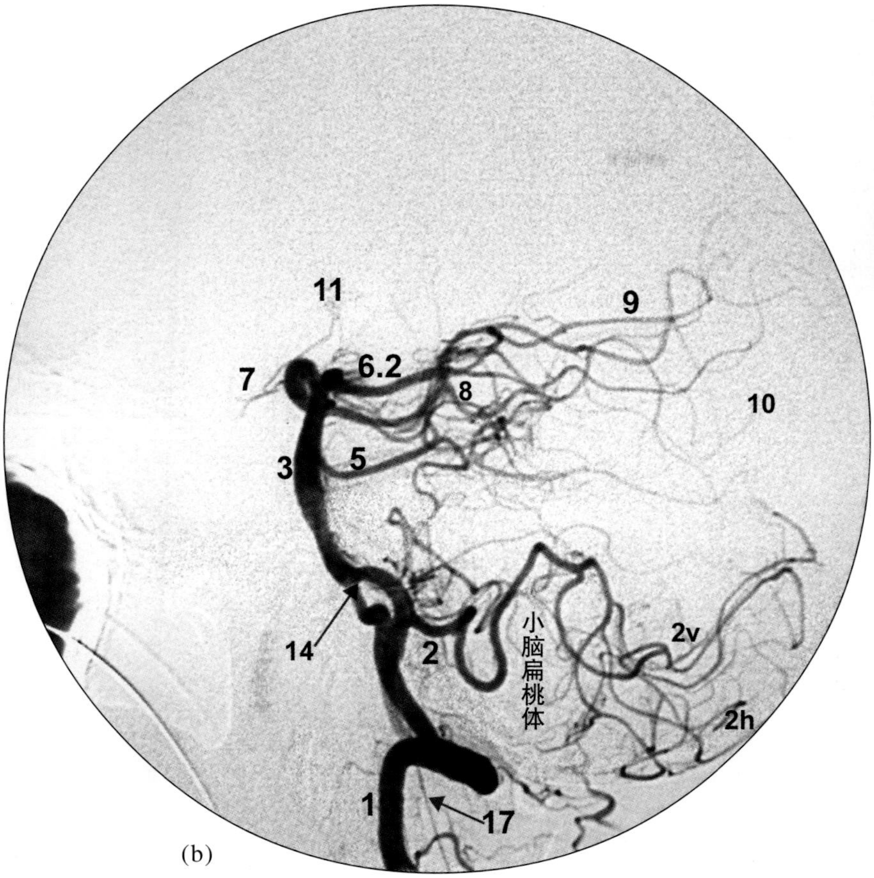
11
9
7
6.2
8
10
3
5
14
2
2v
小脑扁桃体
2h
1
17
(b)

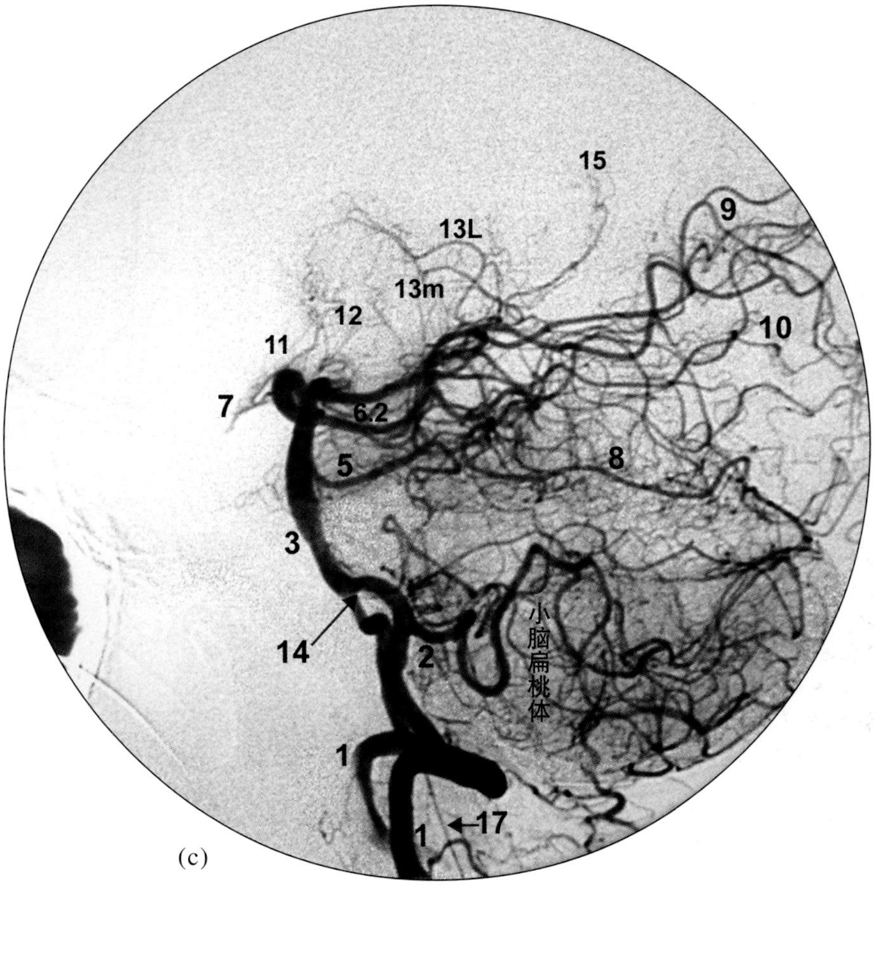
15
9
13L
13m
12
10
11
7
6.2
8
5
3
14
2
小脑扁桃体
1
1
17
(c)

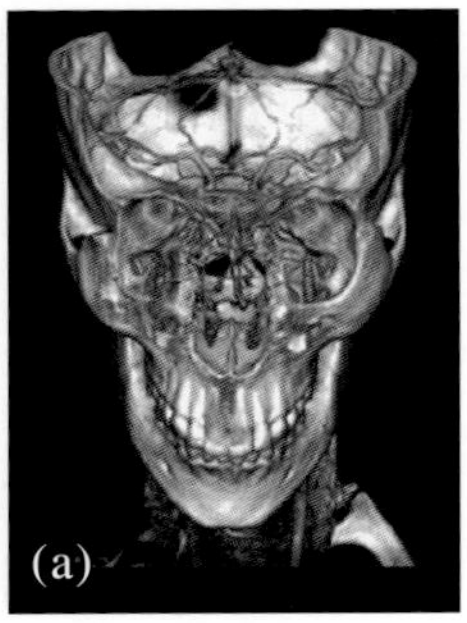

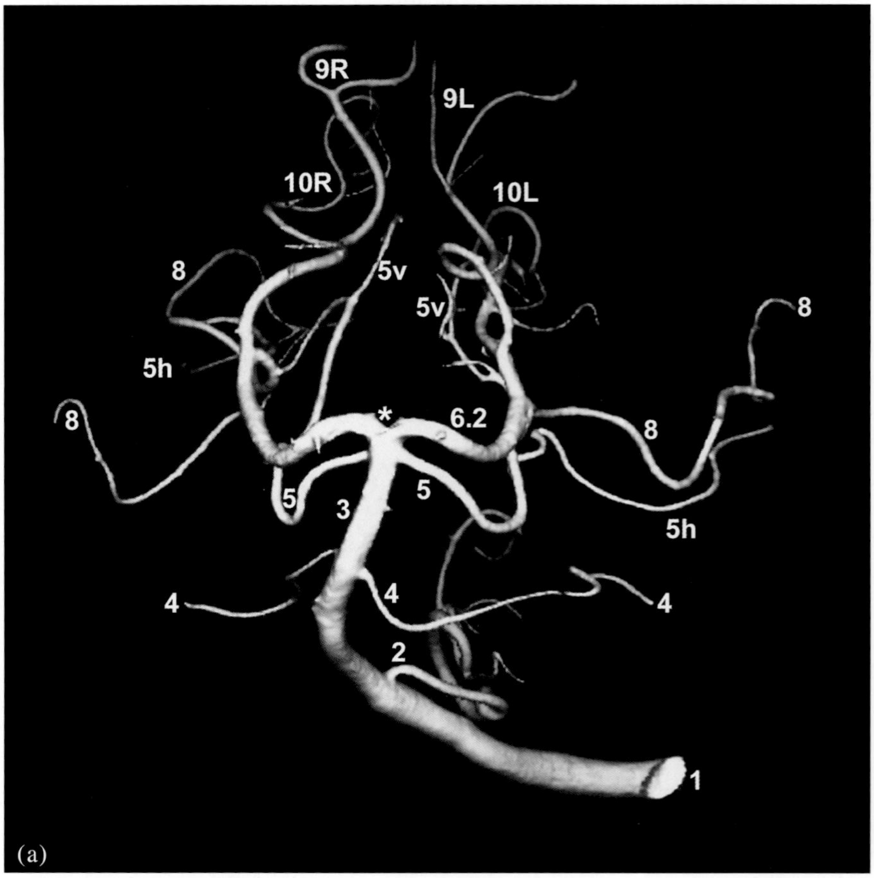

图6.2(a～e) 左椎动脉3D造影，前面观(a)，右前斜面观(b)，后面观(c)，左后斜面观(d)和右后斜面观(e)。这些图片显示了颅内椎基底系统的正常血管解剖。

1 vertebral artery 椎动脉
2 posterior inferior cerebellar artery (PICA) 小脑下后动脉
3 basilar artery 基底动脉
4 anterior inferior cerebellar artery (AICA) 小脑下前动脉
5 superior cerebellar artery 小脑上动脉
5v vermian branch of superior cerebellar artery 小脑上动脉蚓支
5h hemispheric branch of superior cerebellar artery 小脑上动脉半球支
6.1 P1 segment of posterior cerebral artery (PCA) 大脑后动脉P1段
6.2 P2 segment of posterior cerebral artery (PCA) 大脑后动脉P2段
7 posterior communicating artery 后交通动脉
8 posterior temporal branch of PCA 大脑后动脉颞后支
9 parieto-occipital branch of PCA 大脑后动脉顶枕支
10 calcarine branch of PCA 大脑后动脉距状沟支
16 pontine perforating artery 脑桥穿动脉
* tip of basilar artery 基底动脉尖

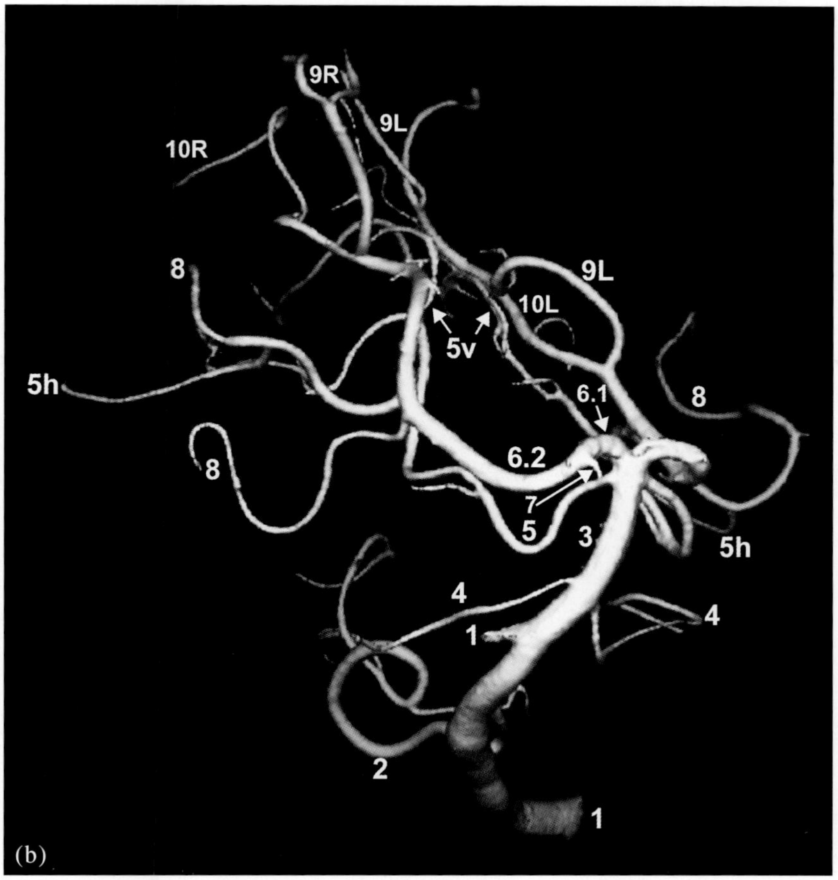
9R
9L
10R
8
9L
10L
5v
5h
6.1
8
8
6.2
7
5
3
5h
4
4
1
2
1
(b)

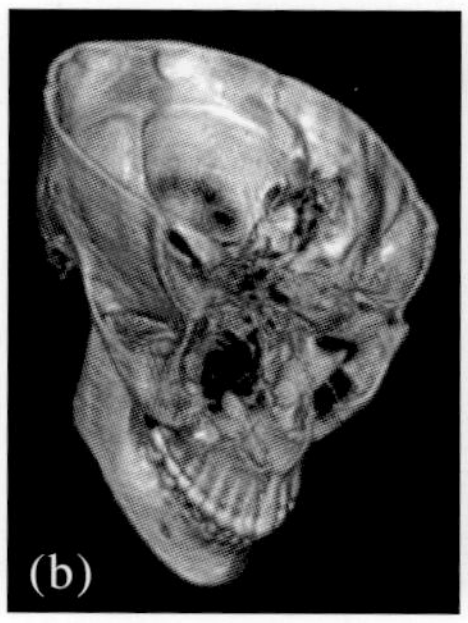
(b)

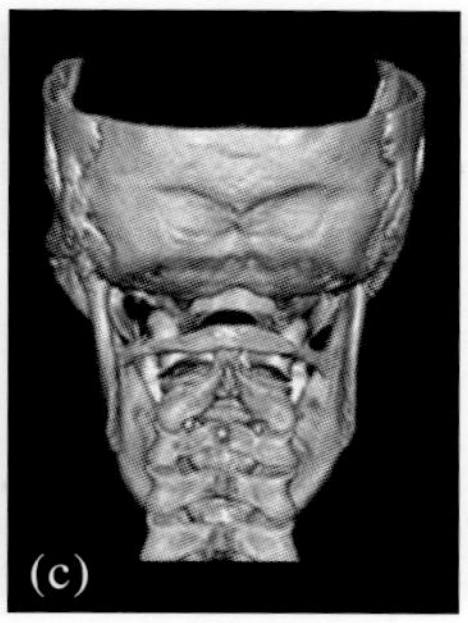
(c)

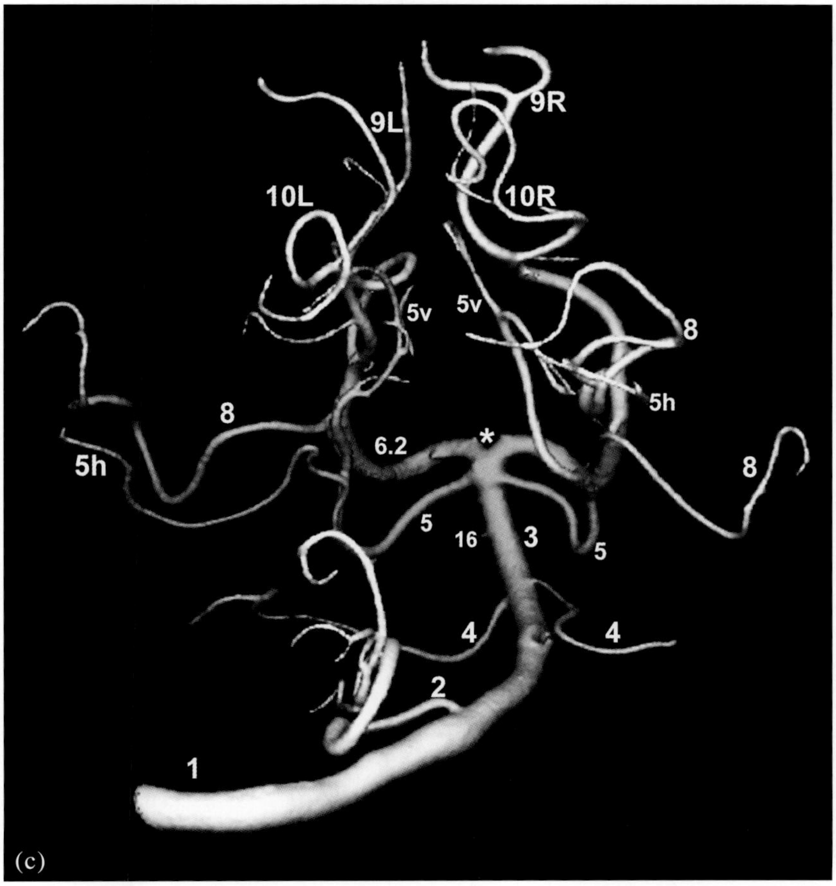
9R
9L
10L
10R
5v
5v
8
5h
8
5h
6.2
*
8
5
16
3
5
4
4
2
1
(c)

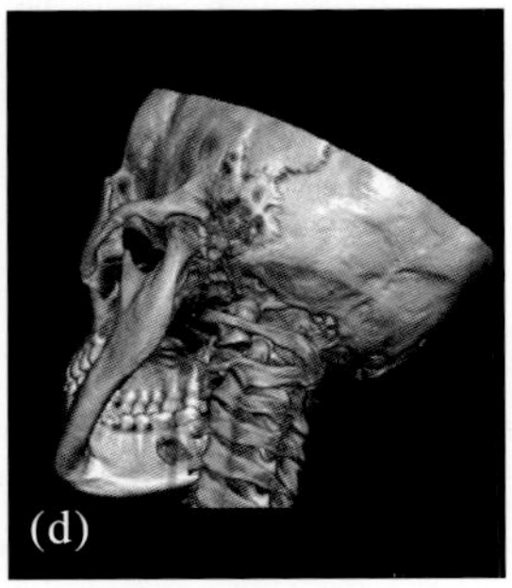
(d)

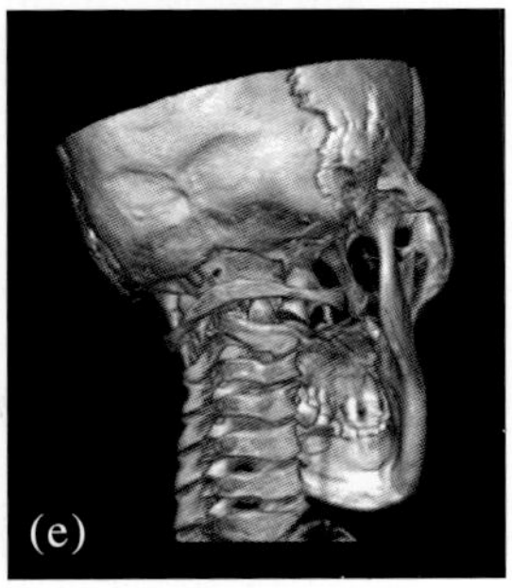
(e)

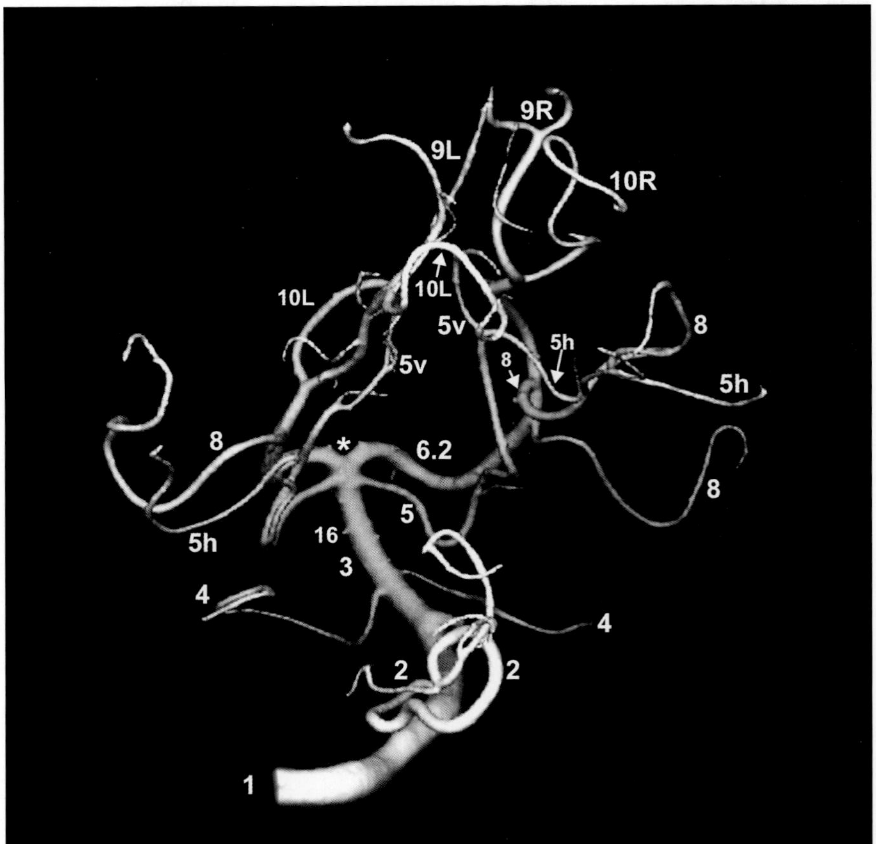

(d)

图6.2（续）

1 vertebral artery 椎动脉
2 posterior inferior cerebellar artery (PICA) 小脑下后动脉
3 basilar artery 基底动脉
4 anterior inferior cerebellar artery (AICA) 小脑下前动脉
5 superior cerebellar artery 小脑上动脉
5v vermian branch of superior cerebellar artery 小脑上动脉蚓支
5h hemispheric branch of superior cerebellar artery 小脑上动脉半球支
6.1 P1 segment of posterior cerebral artery (PCA) 大脑后动脉P1段
6.2 P2 segment of posterior cerebral artery (PCA) 大脑后动脉P2段
7 posterior communicating artery 后交通动脉
8 posterior temporal branch of PCA 大脑后动脉颞后支
9 parieto-occipital branch of PCA 大脑后动脉顶枕支
10 calcarine branch of PCA 大脑后动脉距状沟支
16 pontine perforating artery 脑桥穿动脉
* tip of basilar artery 基底动脉尖

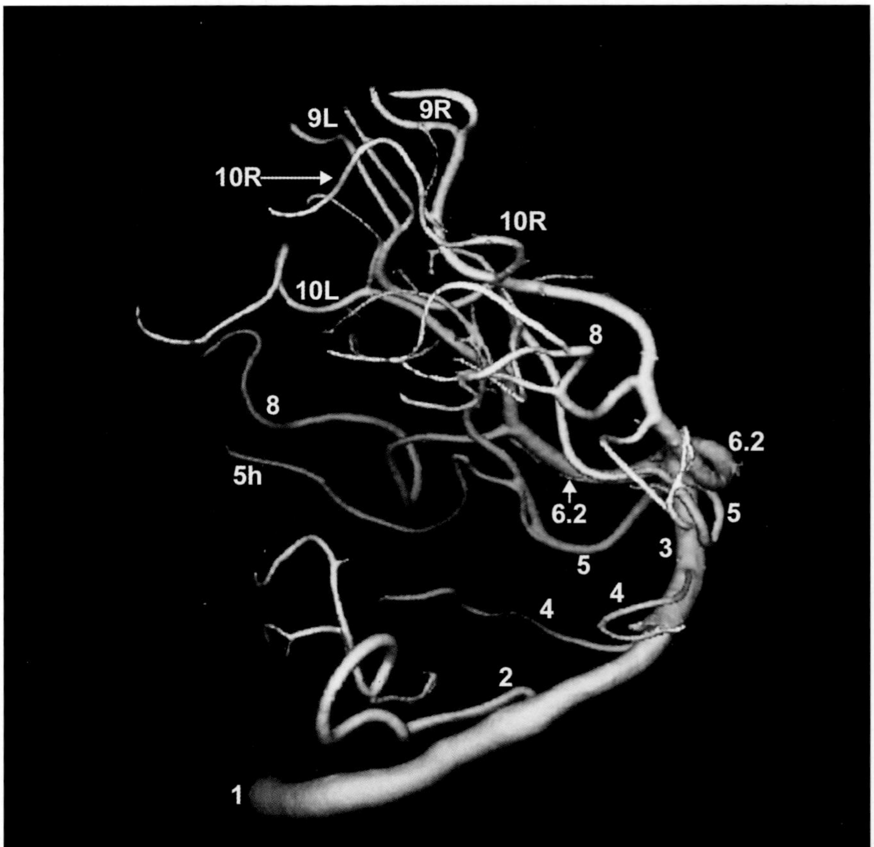

(e)

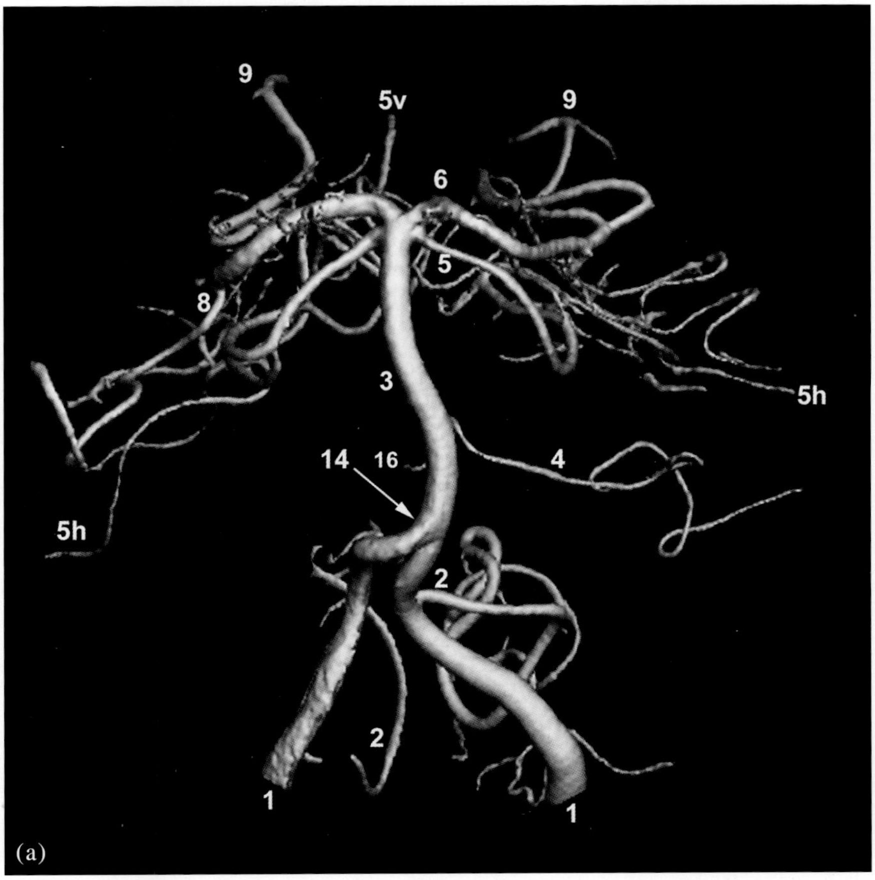

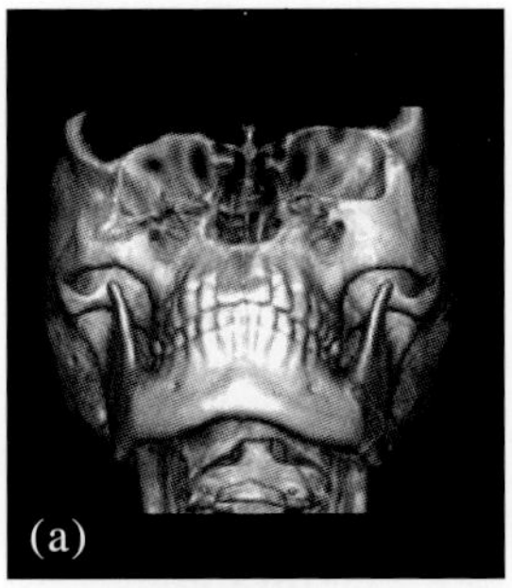

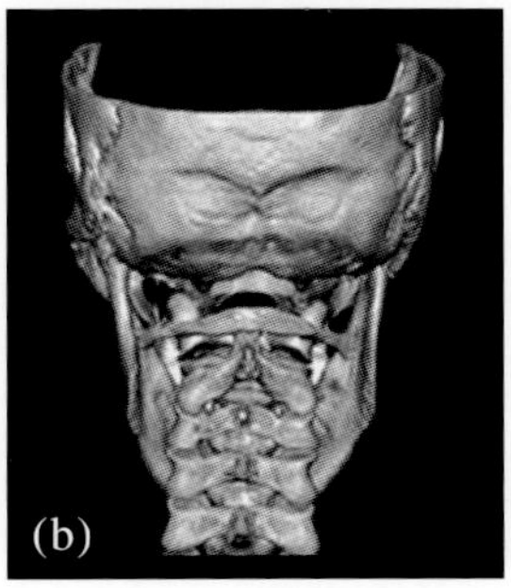

图 6.3(a,b) 椎动脉 3D 造影，前面观(a)和后面观(b)。这些图片显示了颅内椎基底系统的正常血管解剖。

1 vertebral artery 椎动脉
2 posterior inferior cerebellar artery (PICA) 小脑下后动脉
3 basilar artery 基底动脉
4 anterior inferior cerebellar artery (AICA) 小脑下前动脉
5 superior cerebellar artery (SCA) 小脑上动脉
5v vermian branch of SCA posterior cerebral artery (PCA) 小脑上动脉蚓支
5h hemispheric branch of SCA 小脑上动脉半球支
8 posterior temporal branch of PCA 大脑后动脉颞后支
9 parieto-occipital branch of PCA 大脑后动脉顶枕支
14 vertebral basilar junction 椎基底结合处
16 pontine perforating artery 脑桥穿动脉

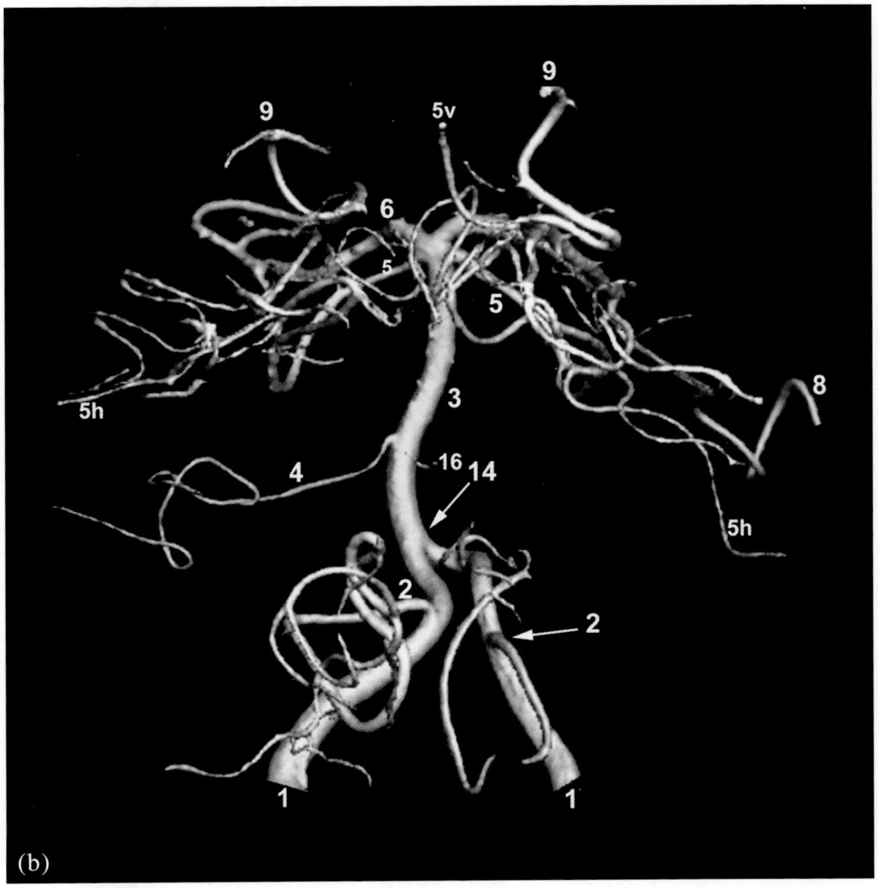

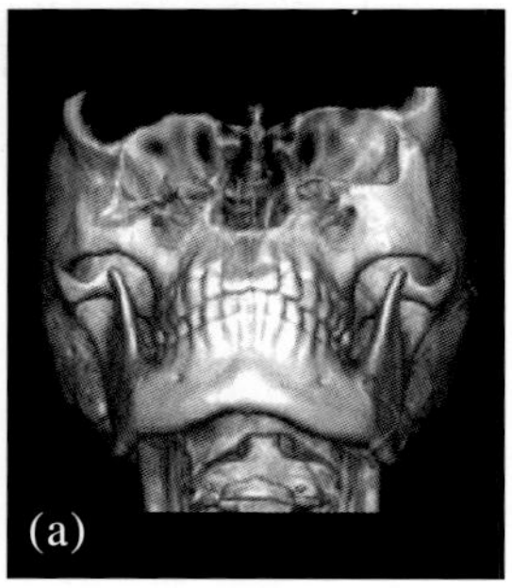

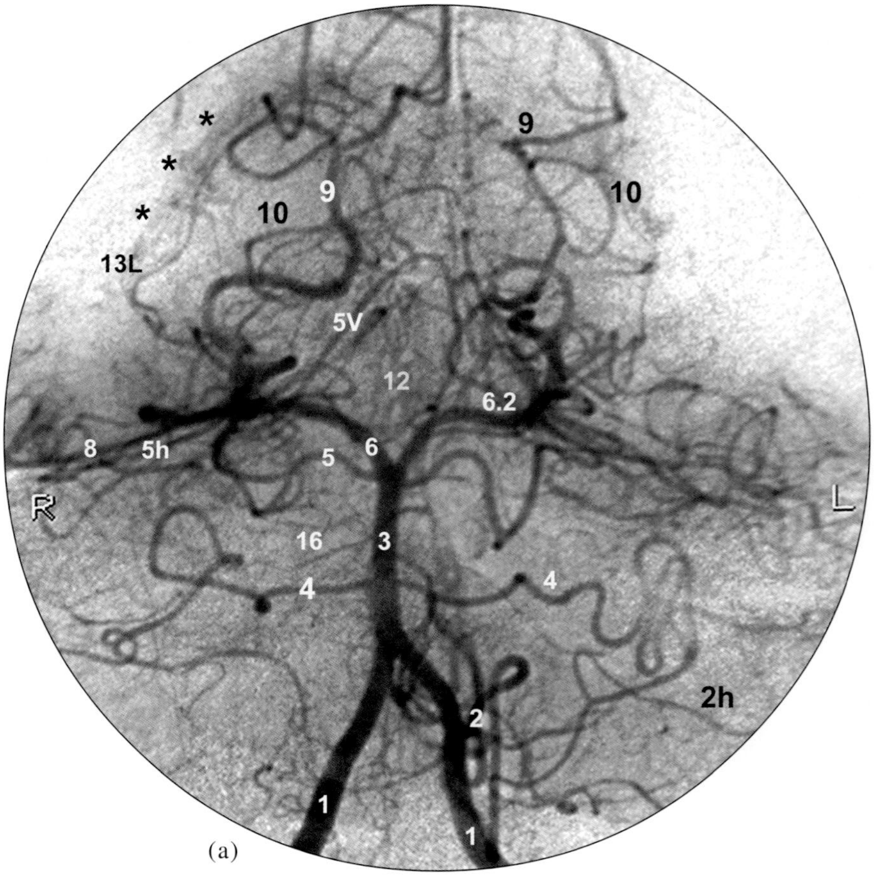

图6.4(a,b) 椎动脉造影，2D 正位(a)和 3D 前面观(b)。这些图片显示了正常的颅内椎基底系统。(*)标注了脉络丛染色。

1 vertebral artery 椎动脉
2 posterior inferior cerebellar artery (PICA) 小脑下后动脉
2v vermian branch of PICA 小脑下后动脉蚓支
2h hemispheric branch of PICA 小脑下后动脉半球支
3 basilar artery 基底动脉
4 anterior inferior cerebellar artery (AICI) 小脑下前动脉
5 superior cerebellar artery (SCA) 小脑上动脉
5h hemispheric branch of SCA 小脑上动脉半球支
5v vermian branch of SCA 小脑上动脉蚓支
6 posterior cerebral artery (PCA) 大脑后动脉
6.2 P2 segment of PCA 大脑后动脉 P2 段
8 posterior temporal branch of PCA 大脑后动脉颞后支
9 parieto-occipital branch of PCA 大脑后动脉顶枕支
10 calcarine branch of PCA 大脑后动脉距状沟支
12 posterior thalamoperforating arteries 丘脑后穿动脉
13L lateral posterior choroidal arteries 脉络丛后外侧动脉
16 pontine perforating artery 脑桥穿动脉
* blush of choroids plexus 脉络丛染色

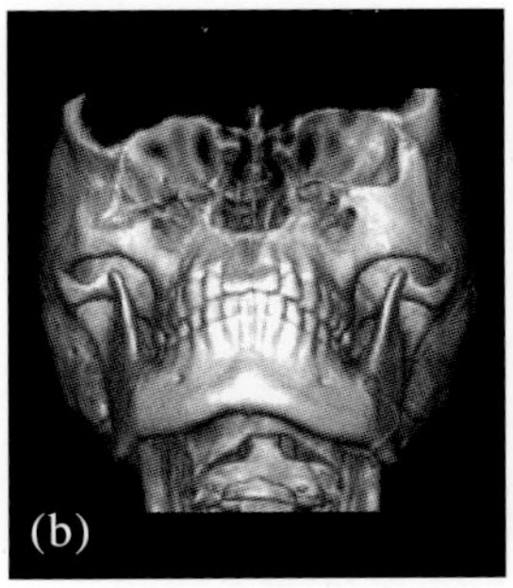
(b)

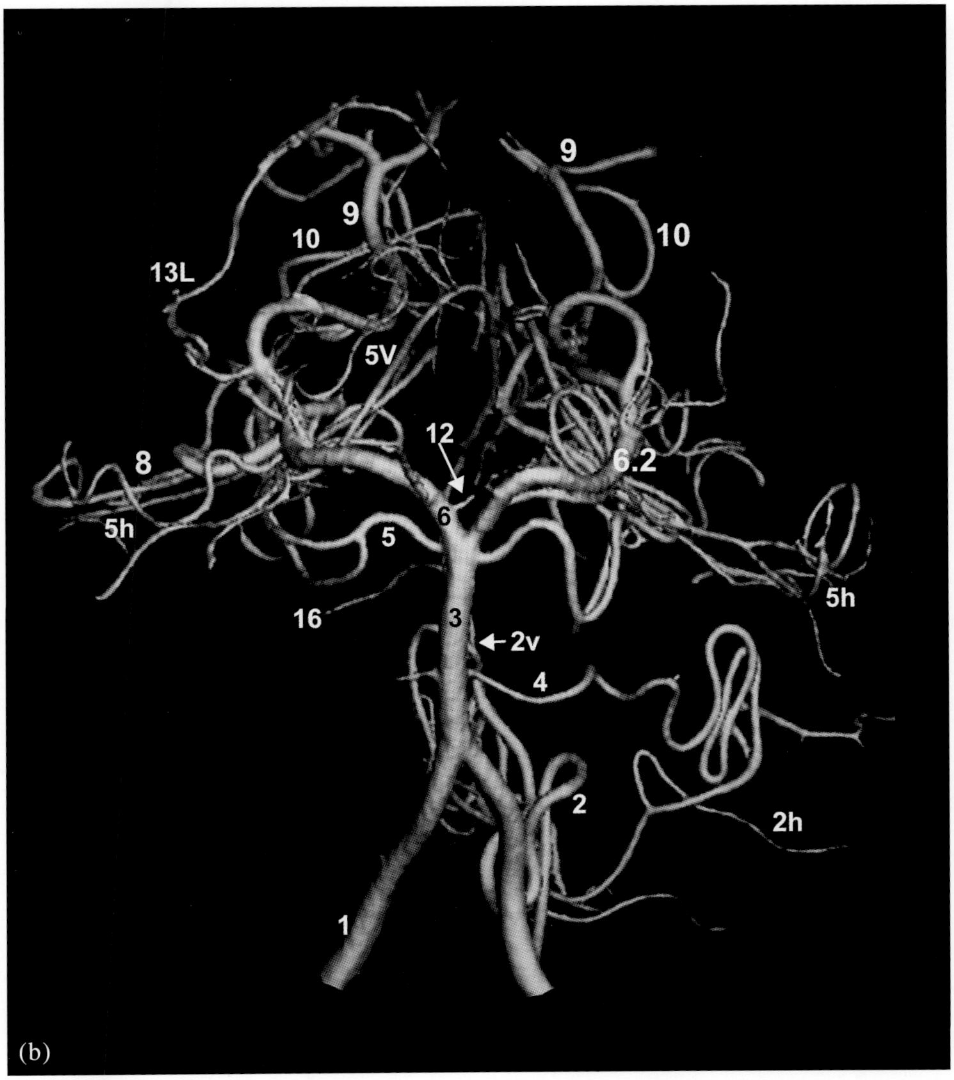

(b)

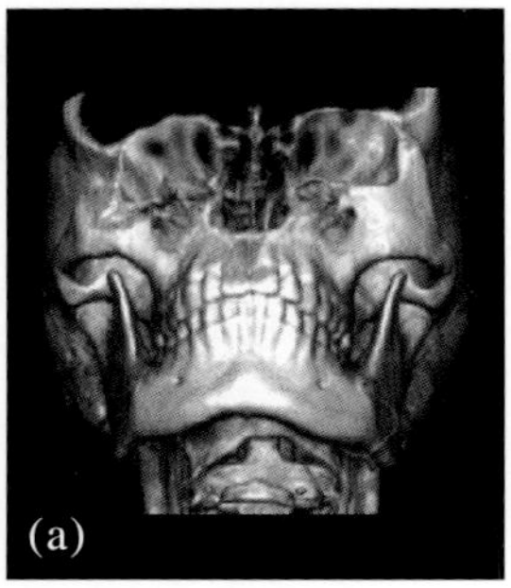

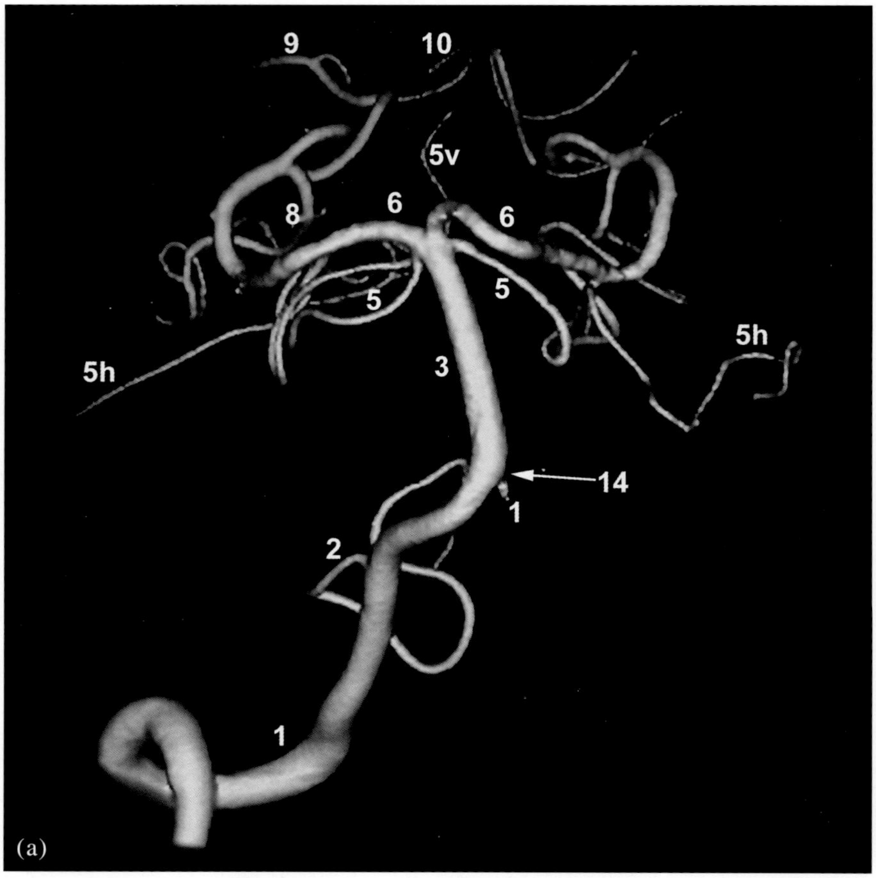

图 6.5(a~c) 右椎动脉 3D 造影，前面观(a)，右前斜面观(b)以及左下斜面观(c)。这些图片显示了正常的颅内椎基底系统。图中标注了两条右小脑上动脉。此为正常变异。

1 vertebral artery 椎动脉
2 posterior inferior cerebellar artery (PICA) 小脑下后动脉
3 basilar artery 基底动脉
5 superior cerebellar artery (SCA) 小脑上动脉
5h hemispheric branch of SCA 小脑上动脉半球支
5v vermian branch of SCA 小脑上动脉蚓支
6 posterior cerebral artery (PCA) 大脑后动脉
6.1 P1 segment of PCA 大脑后动脉 P1 段
6.2 P2 segment of PCA 大脑后动脉 P2 段
8 posterior temporal branch of PCA 大脑后动脉颞后支
9 parieto-occipital branch of PCA 大脑后动脉顶枕支
10 calcarine branch of PCA 大脑后动脉距状沟支
14 vertebral basilar junction 椎基底结合处

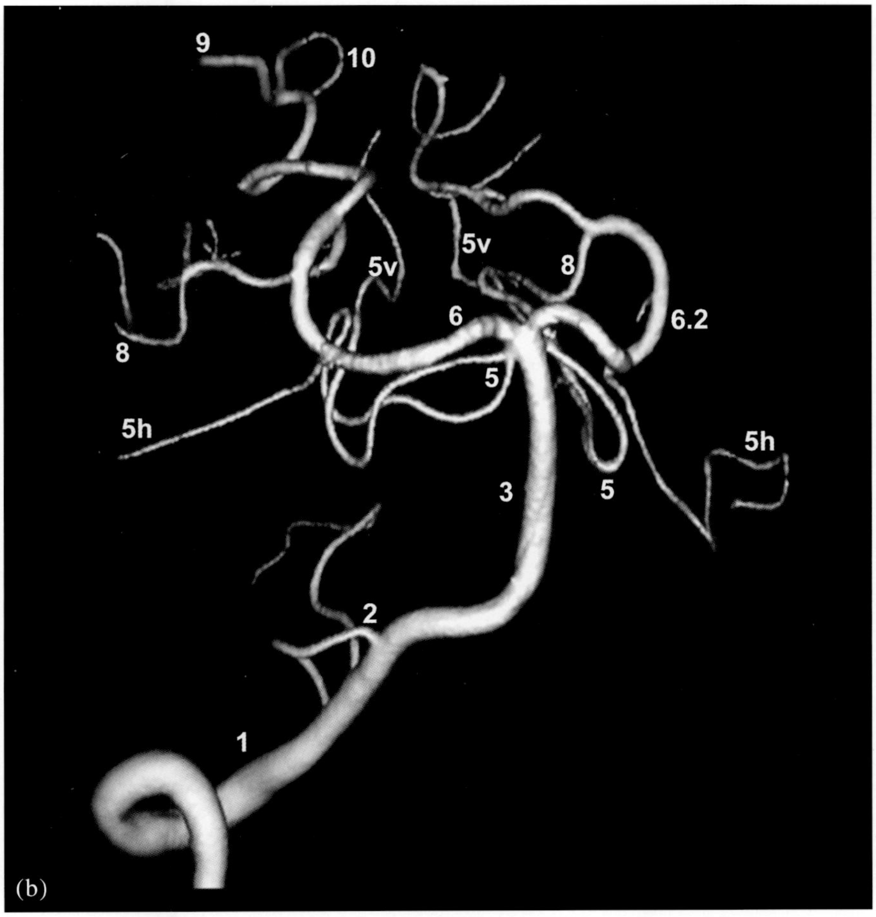

(b)

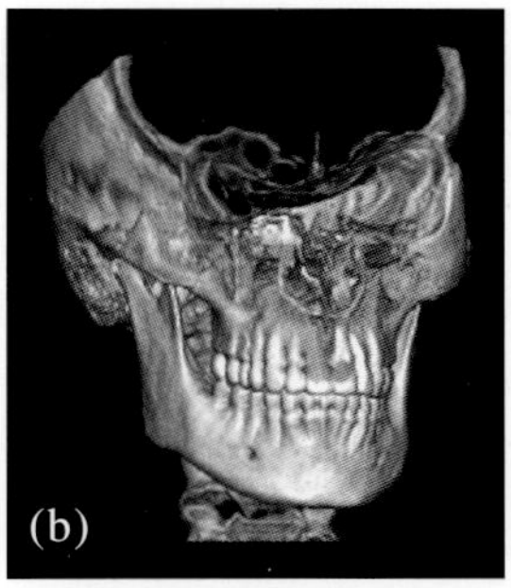
(b)

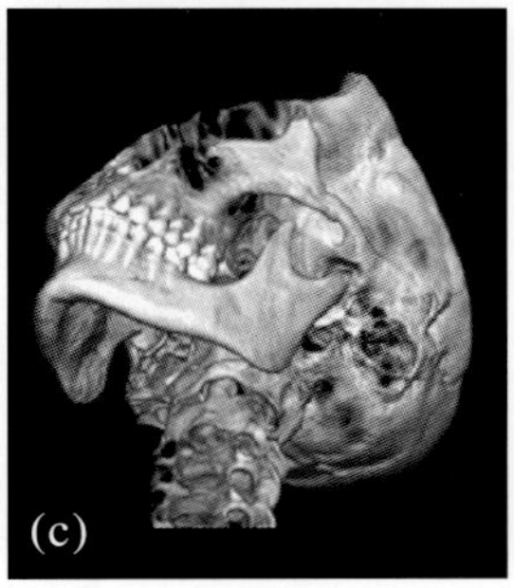
(c)

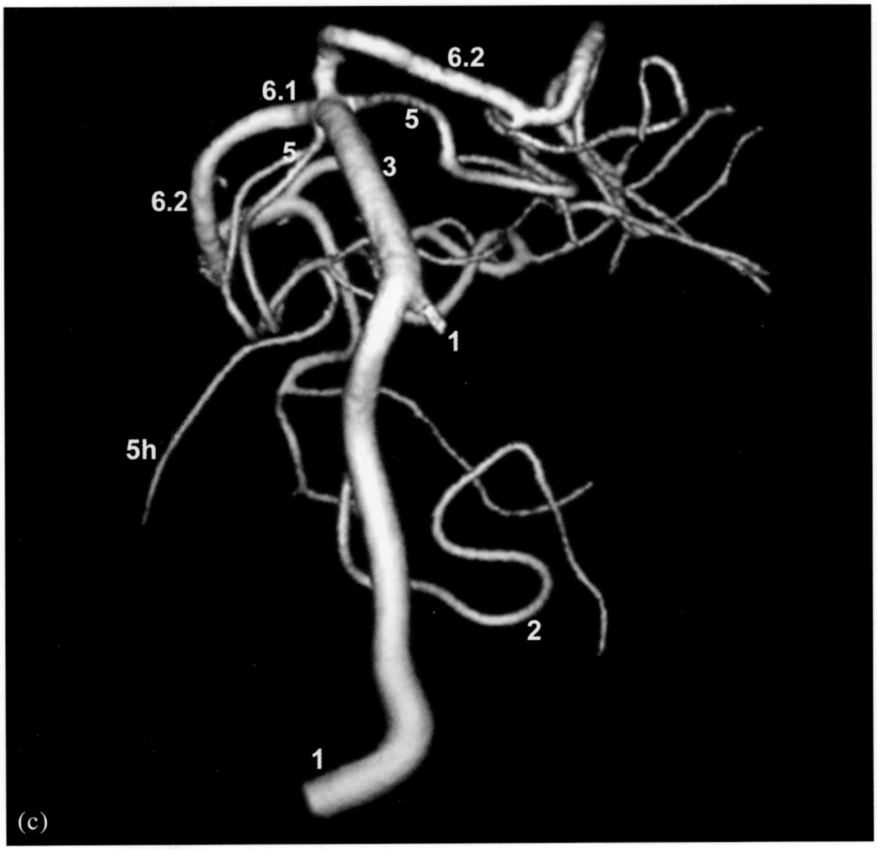

(c)

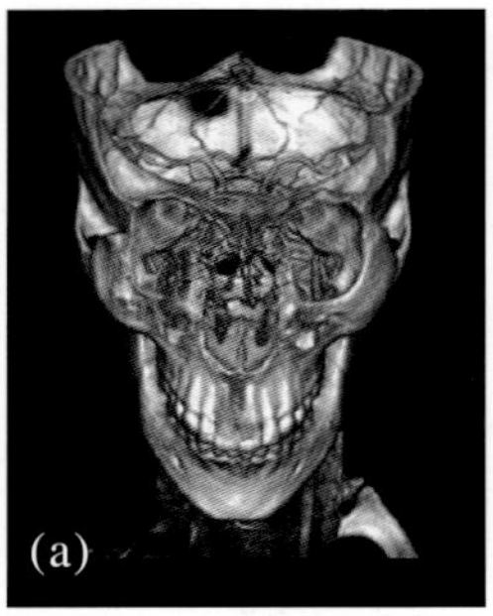

图6.6(a～c) 左椎动脉造影，2D正位(a)，3D前面观(b)以及2D侧位(c)。此图显示了一个用弹簧圈栓塞了的小脑下前动脉瘤。弹簧圈团块已被减影，未见动脉瘤局部充盈。该患者右大脑后动脉直接起源于同侧的颈内动脉，这可以让我们在图中毫不费力地观察到右侧小脑上动脉及其分支。(a)图像与(b)图像中分支血管的不同表现与投照角度有关，因该投照角度在前后位上缩短了大脑后动脉和小脑上动脉的分支。这些图像展示了一种正常变异：小脑下前动脉的内侧分支供应了部分或全部的小脑后下动脉的供血区。此种情况被称为AICA-PICA。

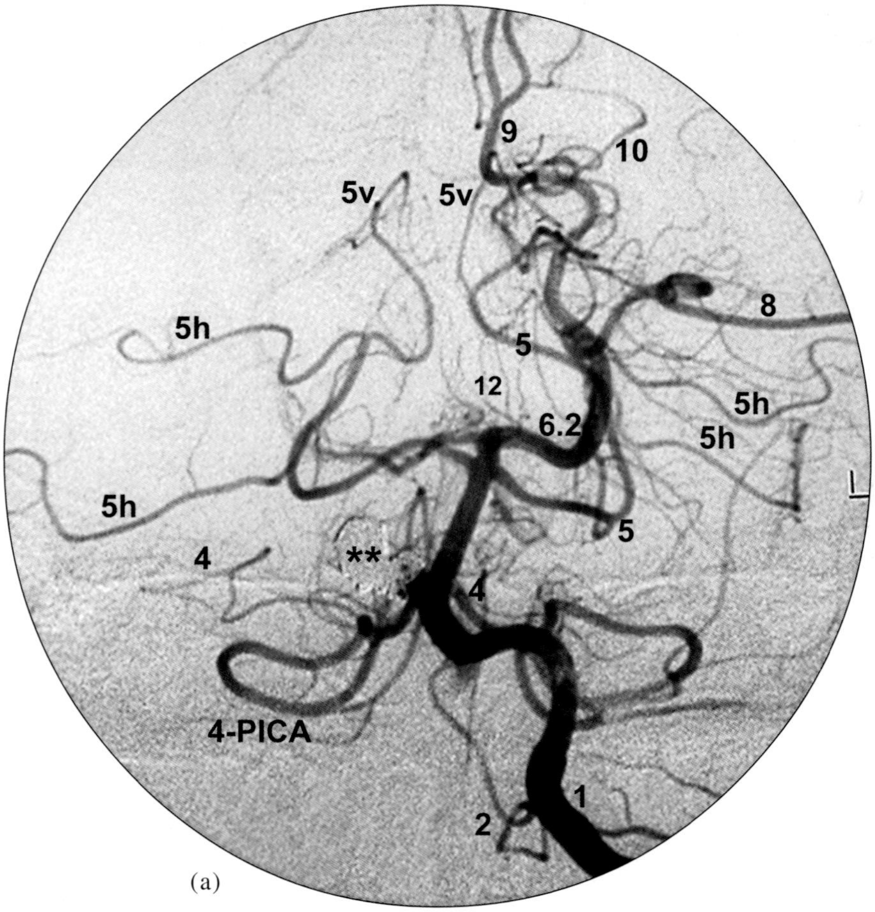

(a)

1 vertebral artery 椎动脉
2 posterior inferior cerebellar artery (PICA) 小脑下后动脉
2v vermian branch of PICA 小脑下后动脉蚓支
2h hemispheric branch of PICA 小脑下后动脉半球支
4 anterior inferior cerebellar artery (AICA) 小脑下前动脉
4-PICA AICA/PICA AICA-PICA
5 superior cerebellar artery (SCA) 小脑上动脉
5h hemispheric branch of SCA 小脑上动脉半球支
5v vermian branch of SCA 小脑上动脉蚓支
6.2 P2 segment of posterior cerebral artery (PCA) 大脑后动脉P2段
7 posterior communicating artery 后交通动脉
8 posterior temporal branch of PCA 大脑后动脉颞后支
9 parieto-occipital branch of PCA 大脑后动脉顶枕支
10 calcarine branch of PCA 大脑后动脉距状沟支
11 anterior thalamoperforating arteries 丘脑前穿动脉
12 posterior thalamoperforating arteries 丘脑后穿动脉
14 vertebral basilar junction 椎基底结合处
** GDC coil mass which has been subtracted on the 2D images 在2D图像上弹簧圈团块已经被减影
Post choroidals medial and lateral posterior choroidal arteries 脉络膜后内侧和后外侧动脉

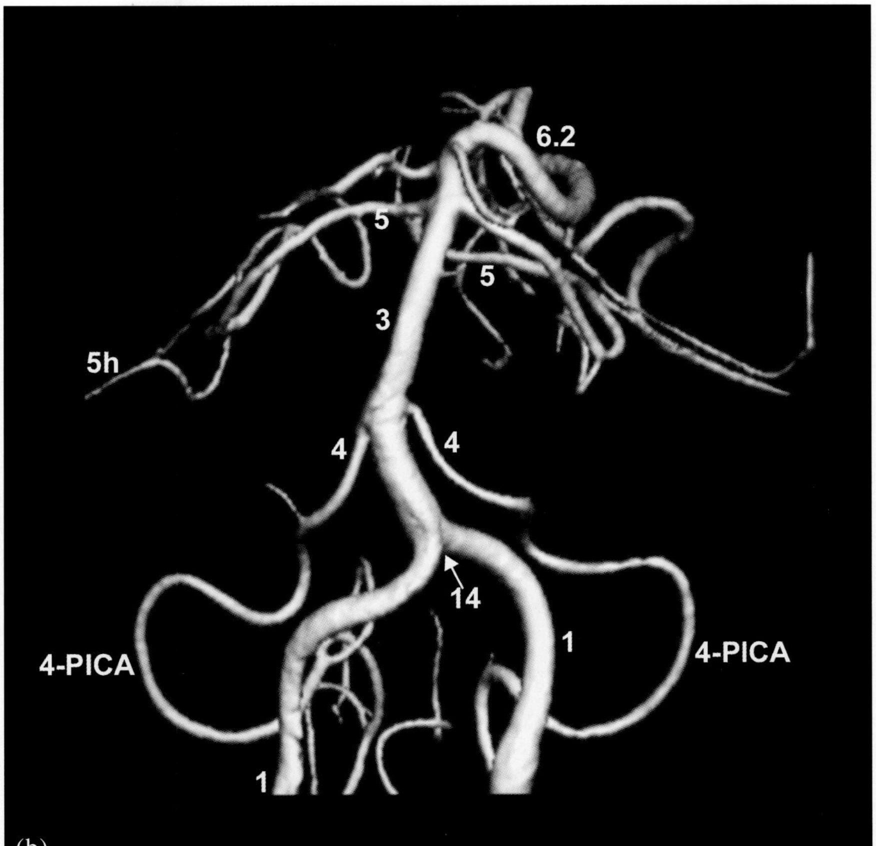

(b)

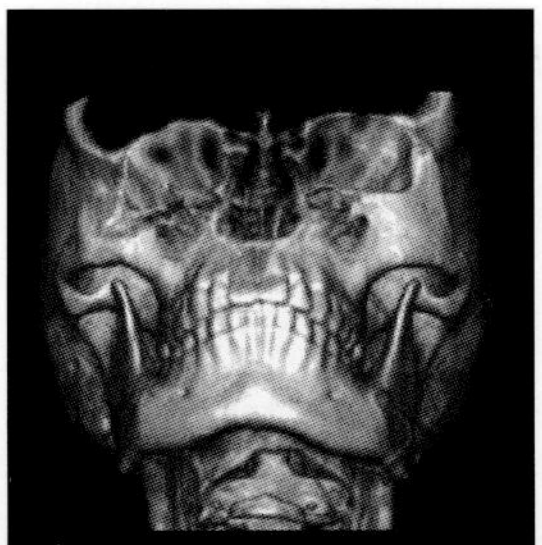
(b)

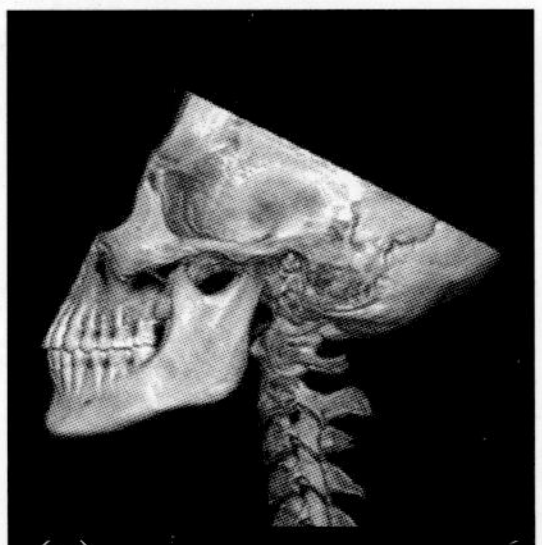
(c)

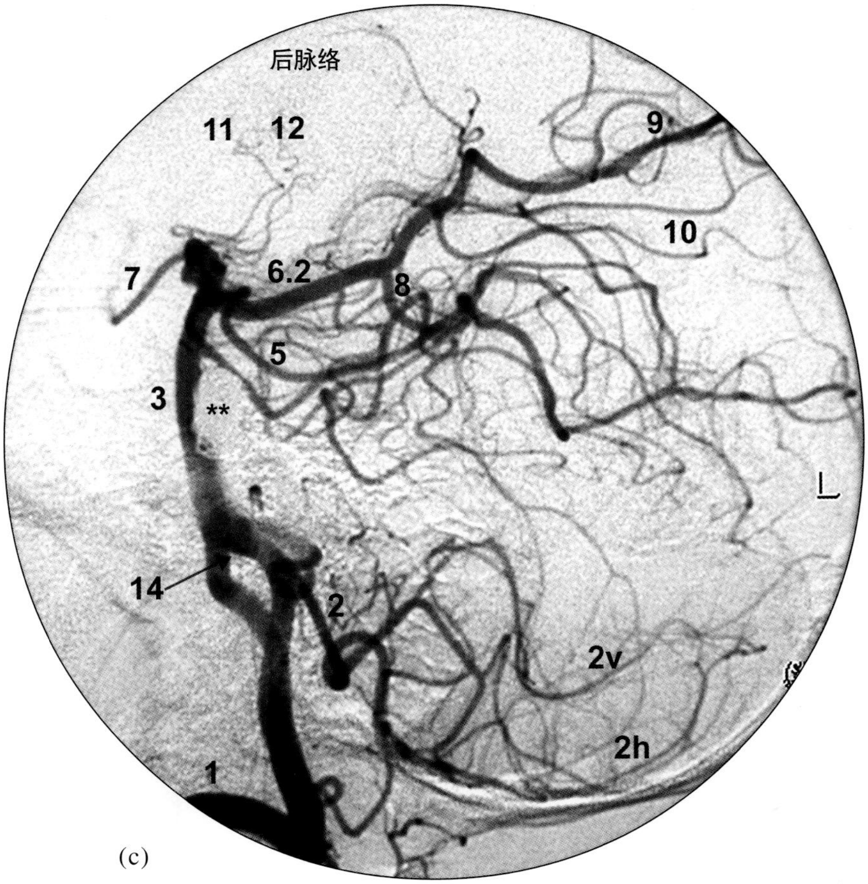

(c)

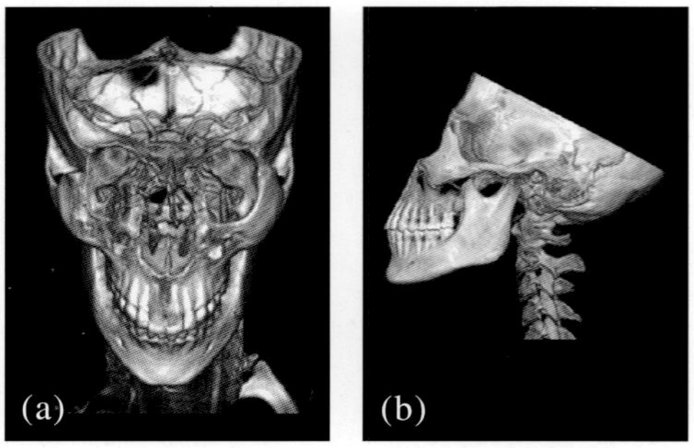

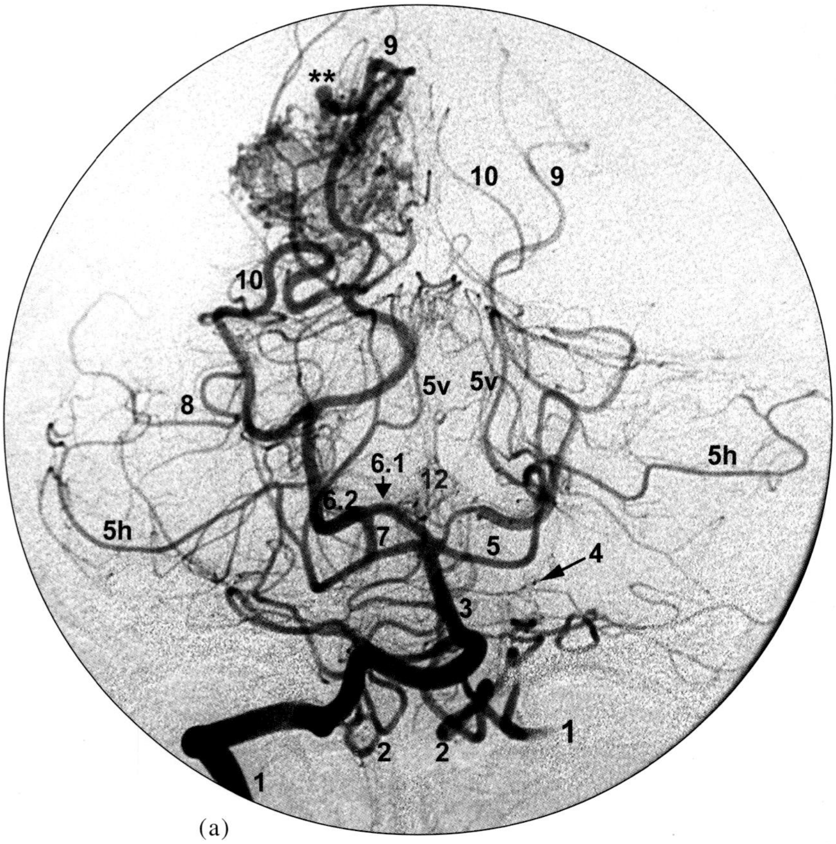

(a)

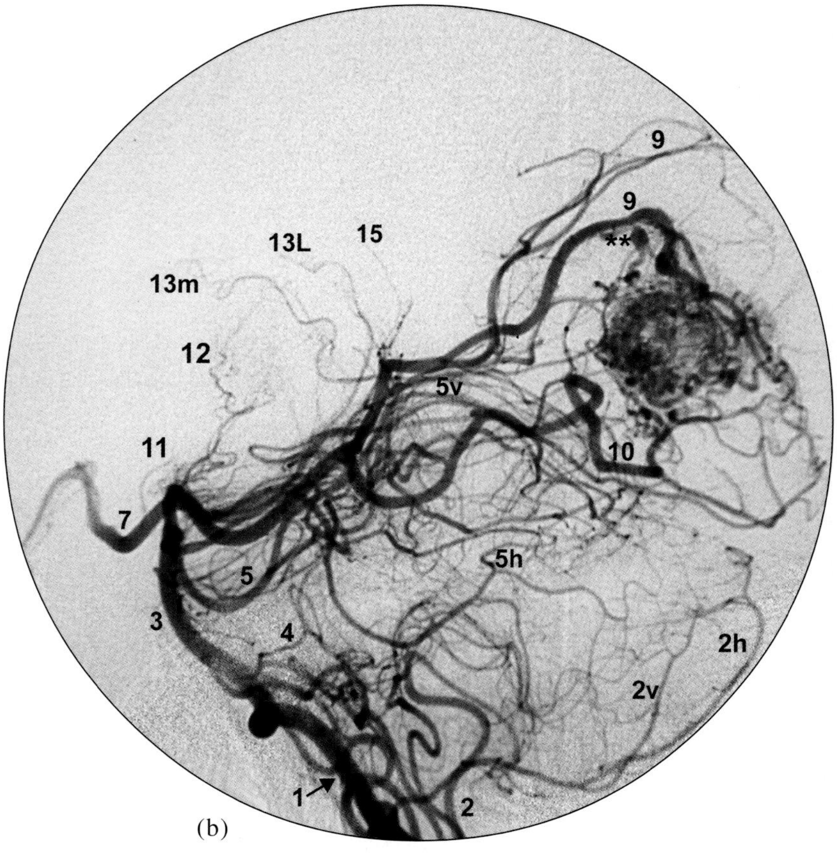

(b)

图6.7(a, b) 右椎动脉造影，2D正位(a)和侧位(b)。显示颅内椎基底系统。该患者右枕叶有一动静脉畸形(AVM)，该动静脉畸形由增大的右大脑后动脉距状沟支和顶枕支供血。这两个分支由于AVM的存在而增大，变得更加容易辨认。“**”标注了一个血管团周边动脉瘤。

1 vertebral artery 椎动脉
2 posterior inferior cerebellar artery (PICA) 小脑下后动脉
3 basilar artery 基底动脉
4 anterior inferior cerebellar artery (AICA) 小脑下前动脉
5 superior cerebellar artery (SCA) 小脑上动脉
5v vermian branch of SCA 小脑上动脉蚓支
5h hemispheric branch of SCA 小脑上动脉半球支
6.1 P1 segment of posterior cerebral artery (PCA) 大脑后动脉P1段
6.2 P2 segment of posterior cerebral artery (PCA) 大脑后动脉P2段
7 posterior communicating artery 后交通动脉
8 posterior temporal branch of PCA 大脑后动脉颞后支
9 parieto-occipital branch of PCA 大脑后动脉顶枕支
10 calcarine branch of PCA 大脑后动脉距状沟支
11 anterior thalamoperforating arteries 丘脑前穿动脉
12 posterior thalamoperforating arteries 丘脑后穿动脉
13m medial posterior choroidal arteries 脉络丛后内侧动脉
13L lateral posterior choroidal arteries 脉络丛后外侧动脉
15 splenial branch (posterior pericallosal artery) of PCA 大脑后动脉的压部支(后胼周动脉)
** perinidal aneurysm 血管团周边动脉瘤

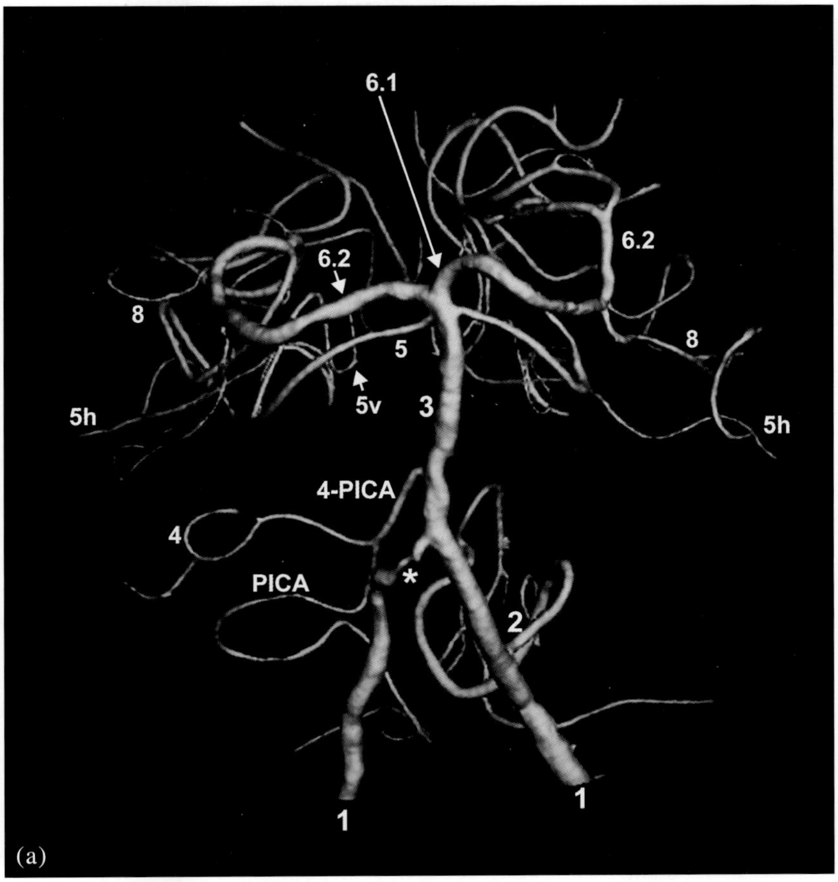

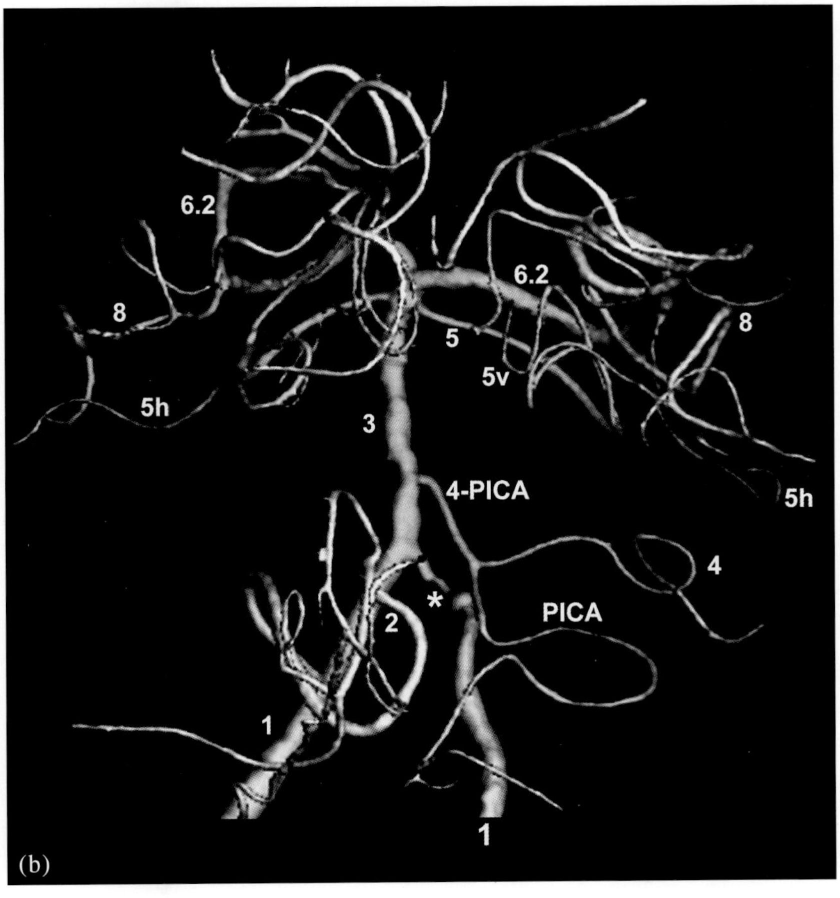

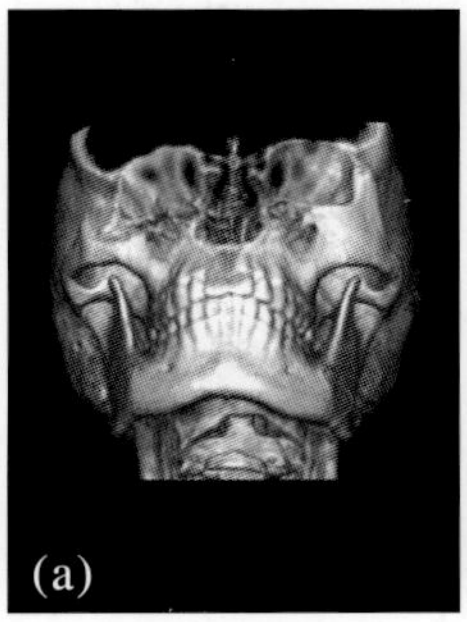

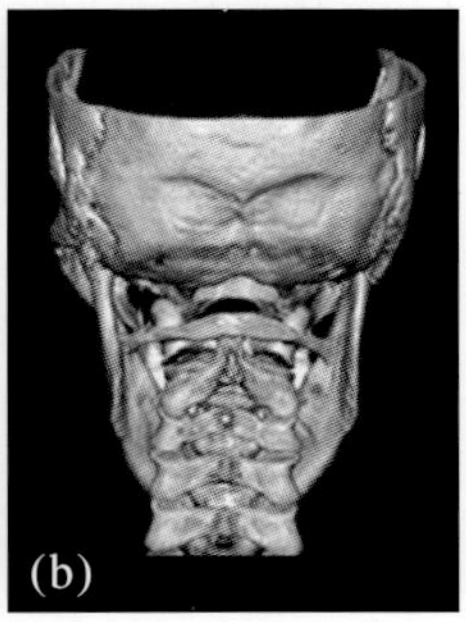

图6.8(a，b) 左椎动脉3D造影，前面观(a)和后面观(b)。这些图像显示了一名严重动脉粥样硬化血管病变病人的颅内椎基底动脉系统。图中显示了多处血管不规则及狭窄，其中“*”显示了右椎动脉远端的狭窄严重。图中给出一个右AICA–PICA的有力证明。小脑下前动脉的中央支供应了全部或部分小脑后下动脉的供血区。

1 vertebral artery 椎动脉
2 posterior inferior cerebellar artery (PICA) 小脑下后动脉
3 basilar artery 基底动脉
4 anterior inferior cerebellar artery (AICA) 小脑下前动脉
4–PICA AICA–PICA
5 superior cerebellar artery (SCA) 小脑上动脉
5h hemispheric branch of SCA 小脑上动脉半球支
5v vermian branch of SCA 小脑上动脉蚓支
6.1 P1 segment of posterior cerebral artery (PCA) 大脑后动脉P1段
6.2 P2 segment of posterior cerebral artery (PCA) 大脑后动脉P2段
8 posterior temporal branch of PCA 大脑后动脉颞后支
* severe stenosis (narrowing) distal right vertebral artery 右椎动脉远端严重狭窄

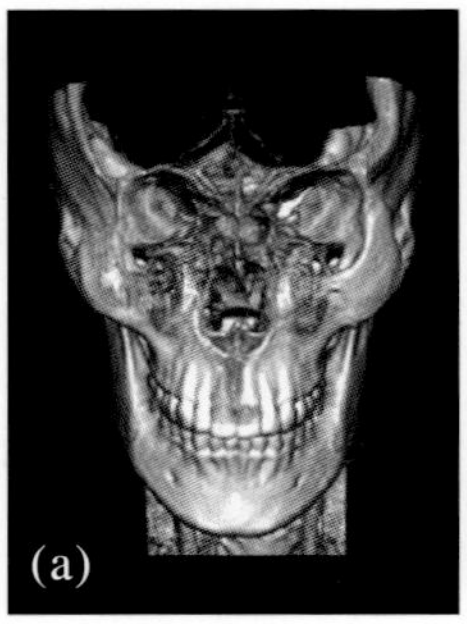

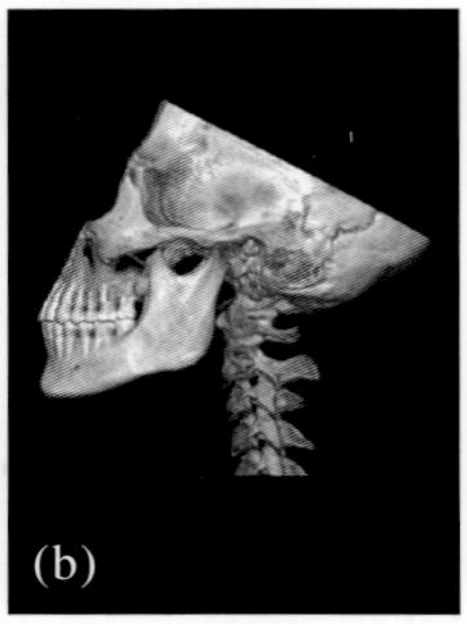

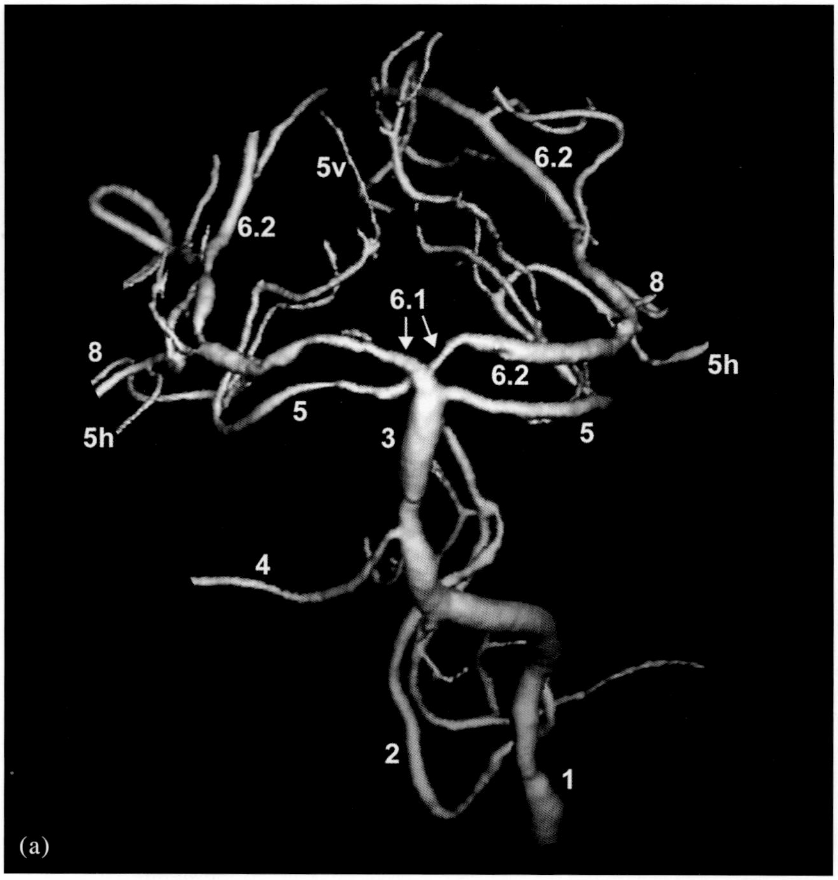

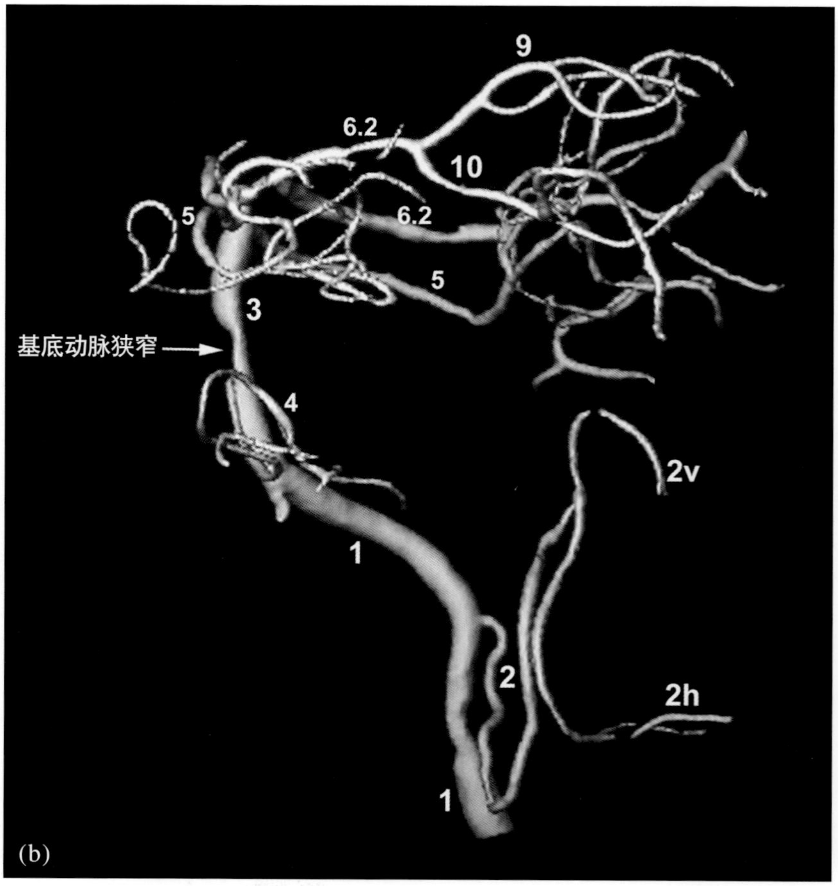

图6.9(a,b) 左椎动脉3D造影，前面观(a)和侧面观(b)。这些图像显示了一名严重动脉粥样硬化血管病变病人的颅内椎基底动脉系统。图中显示了除血管普遍不规则外，还有基底动脉中部的中度狭窄。

1 vertebral artery 椎动脉
2 posterior inferior cerebellar artery (PICA) 小脑下后动脉
3 basilar artery 基底动脉
4 anterior inferior cerebellar artery (AICA) 小脑下前动脉
5 superior cerebellar artery (SCA) 小脑上动脉
5v vermian branch of SCA 小脑上动脉蚓支
5h hemispheric branch of SCA 小脑上动脉半球支
6.1 P1 segment of posterior cerebral artery (PCA) 大脑后动脉P1段
6.2 P2 segment of posterior cerebral artery (PCA) 大脑后动脉P2段
8 posterior temporal branch of PCA 大脑后动脉颞后支
9 parieto-occipital branch of PCA 大脑后动脉顶枕支
10 calcarine branch of PCA 大脑后动脉距状沟支

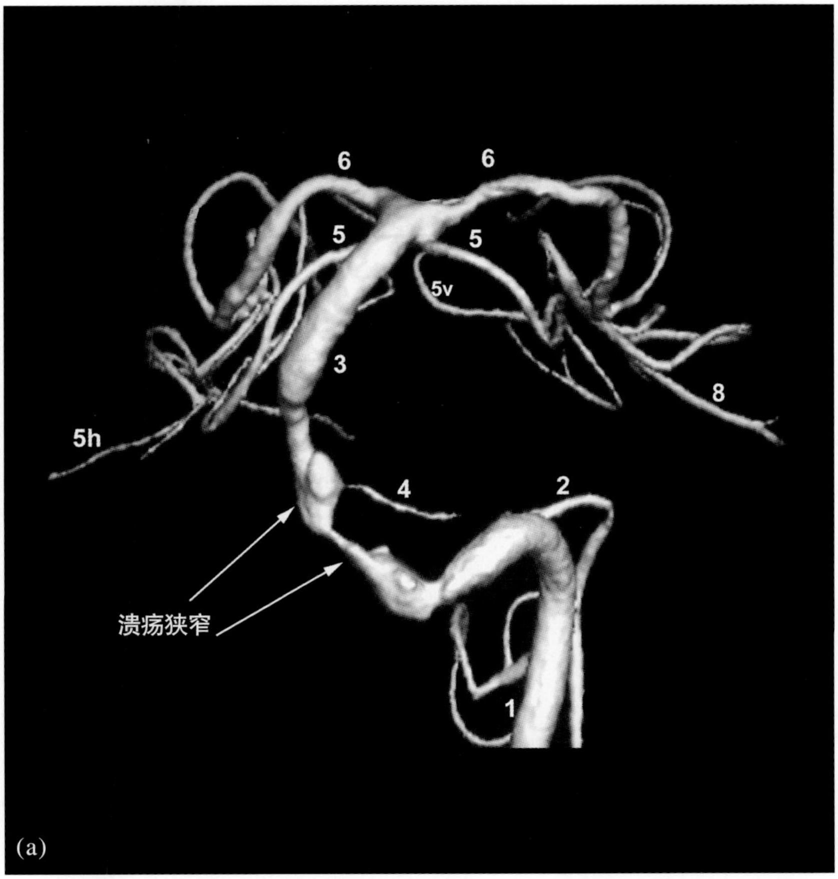

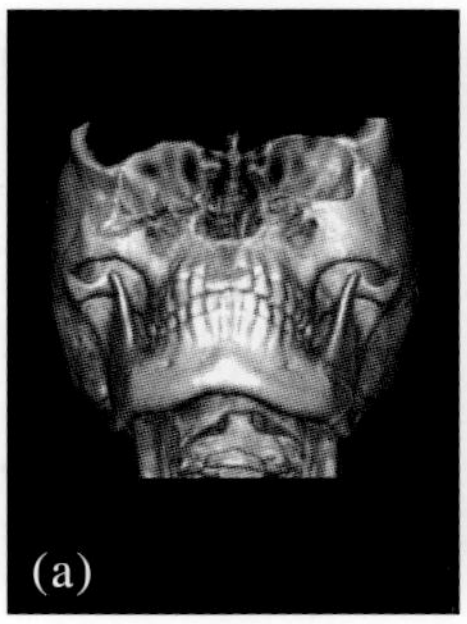

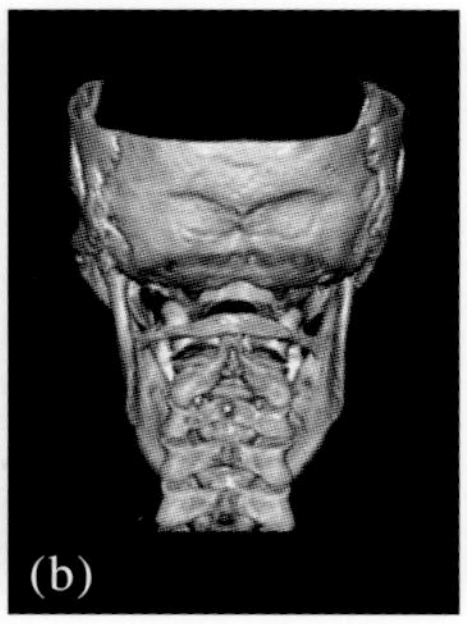

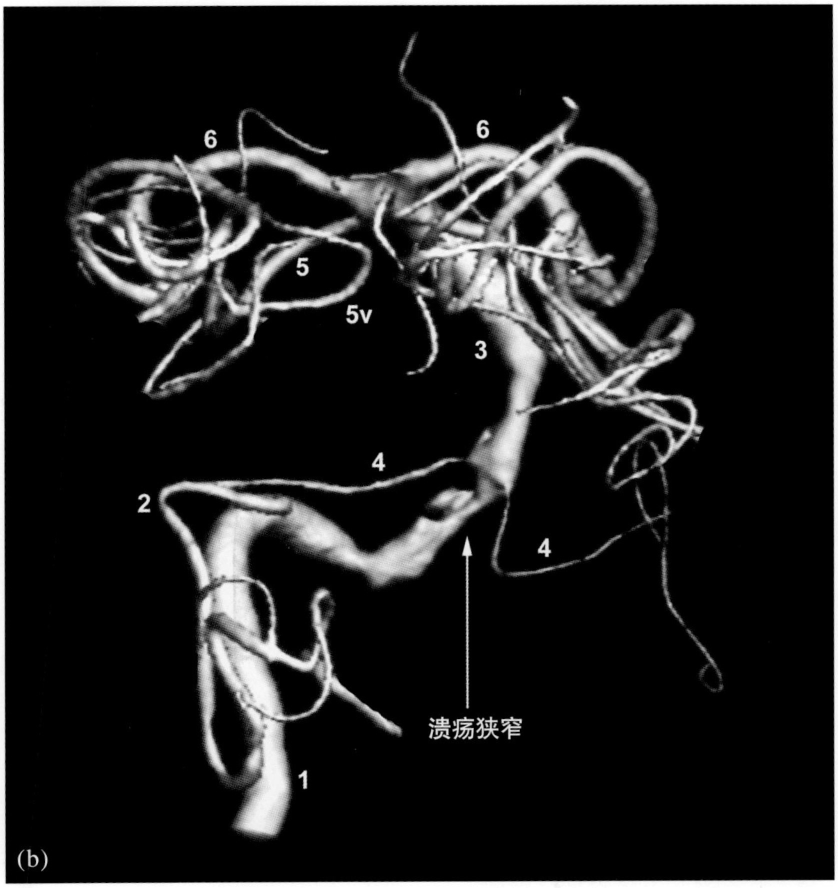

图 6.10(a～e) 左椎动脉 3D 造影，前面观(a)，后面观(b)，上面观(c)，支架置入前 2D 正位(d)和支架置入后 3D 前面观(e)。图中显示了患者的颅内椎基底动脉系统。该患者有严重的动脉粥样硬化，基底动脉中下段严重狭窄并有溃疡形成。图(e)显示了基底动脉支架置入后的影像。

1 vertebral artery 椎动脉
2 posterior inferior cerebellar artery (PICA) 小脑下后动脉
2v vermian branch of PICA 小脑后下动脉蚓支
3 basilar artery 基底动脉
4 anterior inferior cerebellar artery (AICA) 小脑下前动脉
5 superior cerebellar artery (SCA) 小脑上动脉
5h hemispheric branch of SCA 小脑上动脉半球支
5v vermian branch of SCA 小脑上动脉蚓支
6 posterior cerebral artery (PCA) 大脑后动脉
8 posterior temporal branch of PCA 大脑后动脉颞后支
9 parieto-occipital branch of PCA 大脑后动脉顶枕支
10 calcarine branch of PCA 大脑后动脉距状沟支
* stented segment of basilar artery 基底动脉支架置入节段

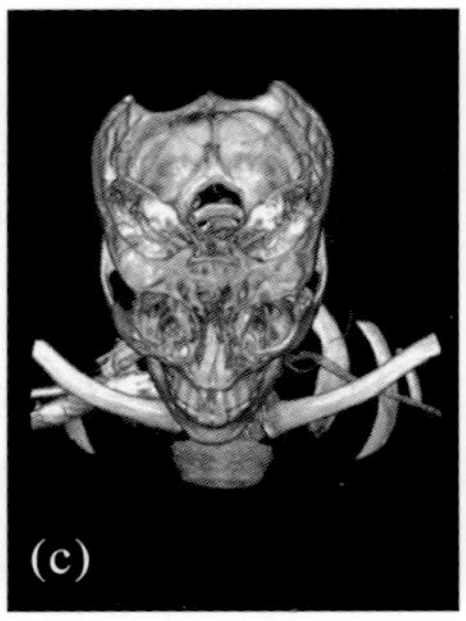
(c)

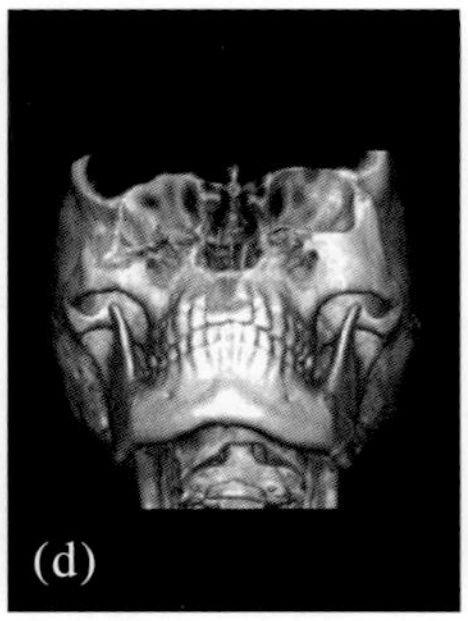
(d)

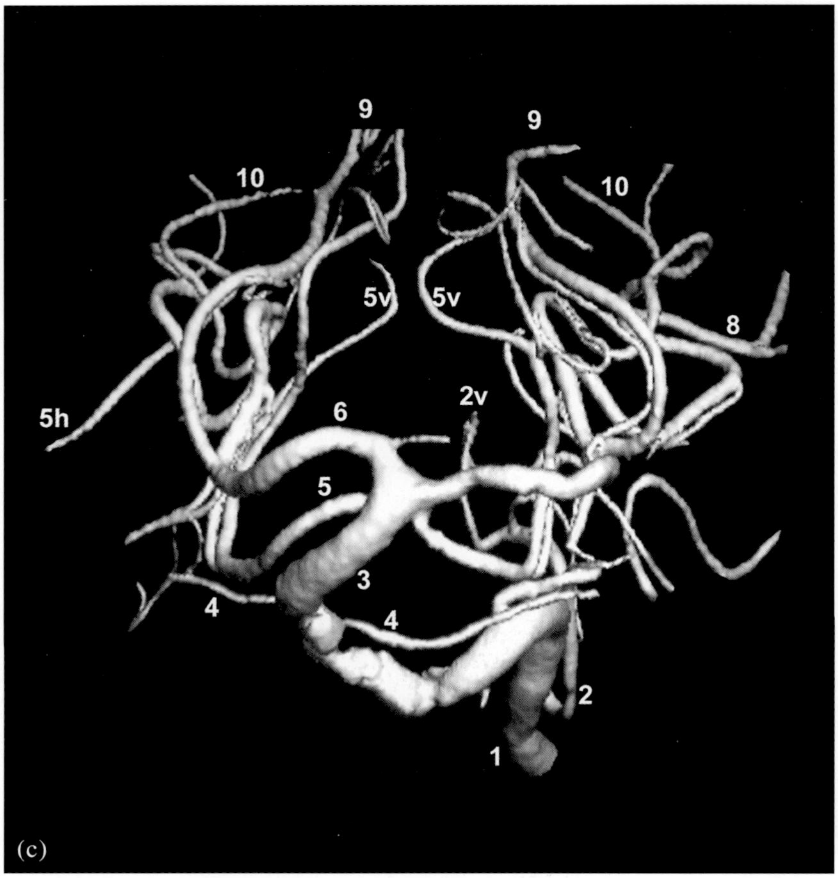

(c)

图 6.10 (续)

1 vertebral artery 椎动脉
2 posterior inferior cerebellar artery (PICA) 小脑下后动脉
2v vermian branch of PICA 小脑下后动脉蚓支
3 basilar artery 基底动脉
4 anterior inferior cerebellar artery (AICA) 小脑下前动脉
5 superior cerebellar artery (SCA) 小脑上动脉
5h hemispheric branch of SCA 小脑上动脉半球支
5v vermian branch of SCA 小脑上动脉蚓支
6 posterior cerebral artery (PCA) 大脑后动脉
8 posterior temporal branch of PCA 大脑后动脉颞后支
9 parieto-occipital branch of PCA 大脑后动脉顶枕支
10 calcarine branch of PCA 大脑后动脉距状沟支
* stented segment of basilar artery 基底动脉支架置入节段

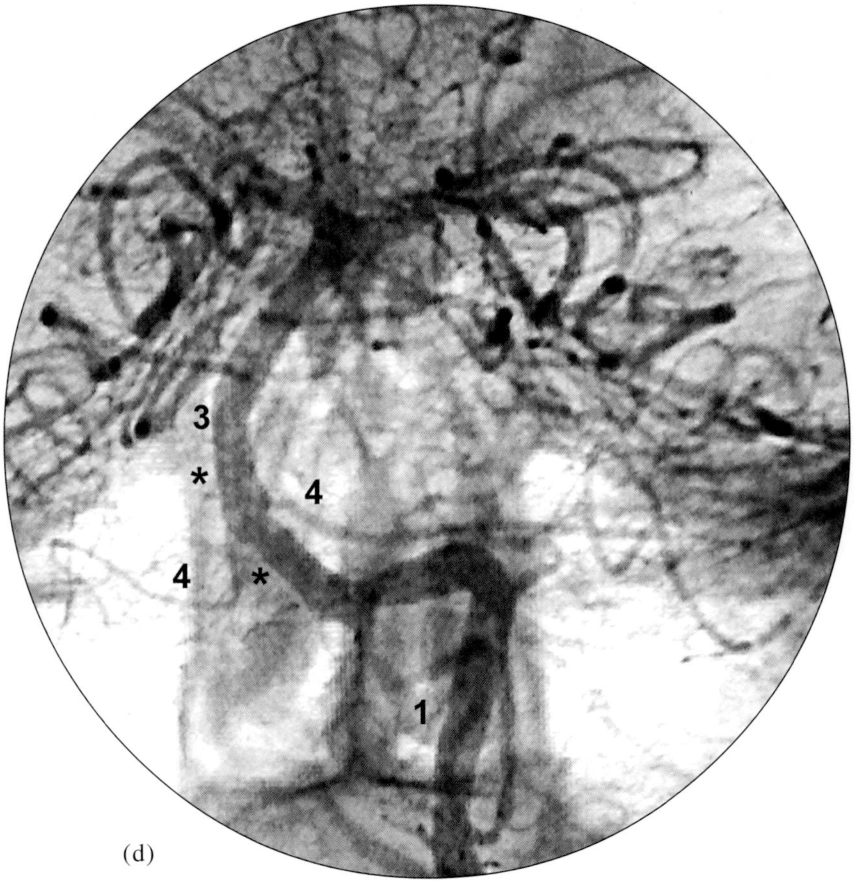

(d)

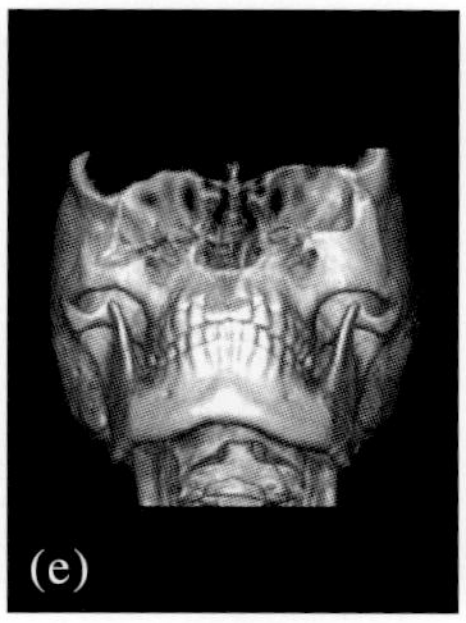
(e)

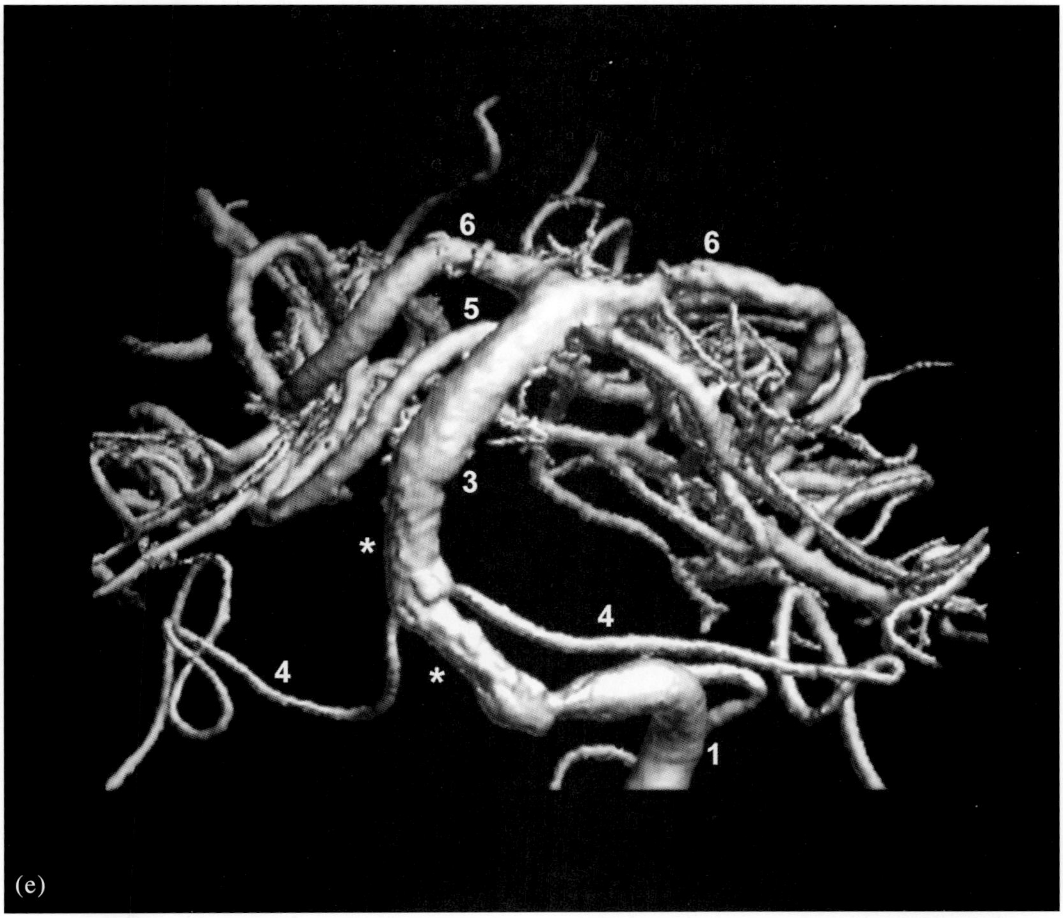

(e)

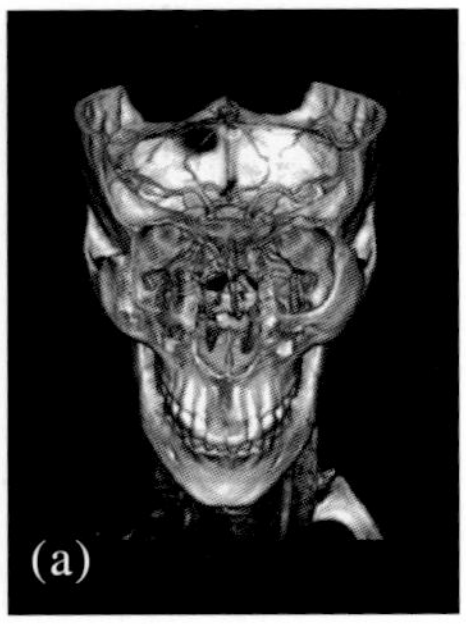

(a)

图6.11(a～c) 左椎动脉造影，2D正位(a)，侧位动脉早期(b)以及侧位动脉晚期(c)。这些图像显示了一名血管炎患者的颅内椎基底动脉系统。表现为多发的血管狭窄。该病人的血管分支情况显示了典型的椎基底循环。

1 vertebral artery 椎动脉
2 posterior inferior cerebellar artery (PICA) 小脑下后动脉
2v vermian branch of PICA 小脑下后动脉蚓支
2h hemispheric branch of PICA 小脑下后动脉半球支
3 basilar artery 基底动脉
4 anterior inferior cerebellar artery (AICA) 小脑下前动脉
5 superior cerebellar artery (SCA) 小脑上动脉
5v vermian branch of SCA 小脑上动脉蚓支
5h hemispheric branch of SCA 小脑上动脉半球支
6.1 P1 segment of posterior cerebral artery (PCA) 大脑后动脉P1段
6.2 P2 segment of posterior cerebral artery (PCA) 大脑后动脉P2段
7 posterior communicating artery 后交通动脉
8 posterior temporal branch of PCA 大脑后动脉颞后支
9 parieto-occipital branch of PCA 大脑后动脉顶枕支
10 calcarine branch of PCA 大脑后动脉距状沟支
11 anterior thalamoperforating arteries 丘脑前穿动脉
12 posterior thalamoperforating arteries 丘脑后穿动脉
13m medial posterior choroidal arteries 脉络丛后内侧动脉
13L lateral posterior choroidal arteries 脉络丛后外侧动脉
14 vertebral basilar junction 椎基底结合处
15 splenial branch (posterior pericallosal artery) of PCA 大脑后动脉的压部支(后胼周动脉)
17 anterior spinal artery 脊髓前动脉
** region of quadrigeminal plate cistern 四叠体池区域

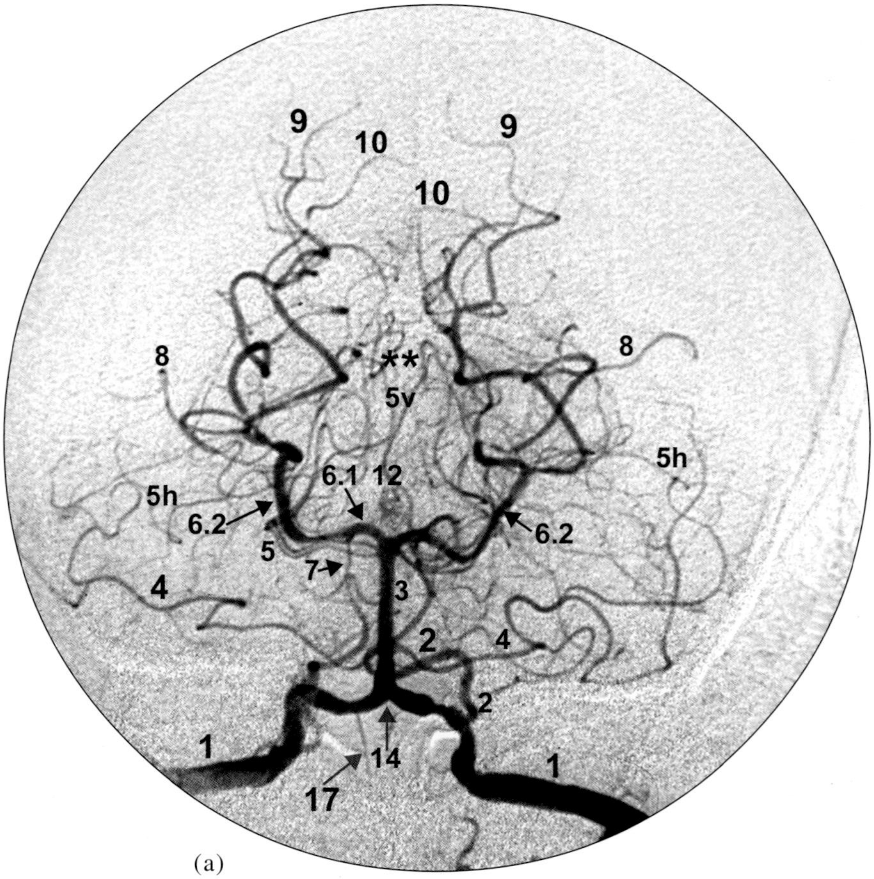

(a)

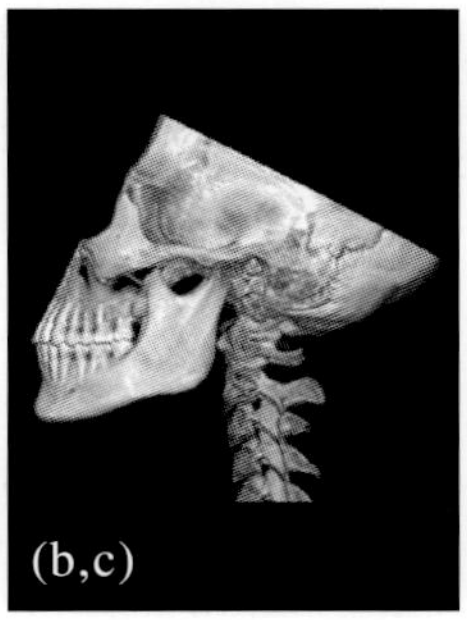
(b,c)

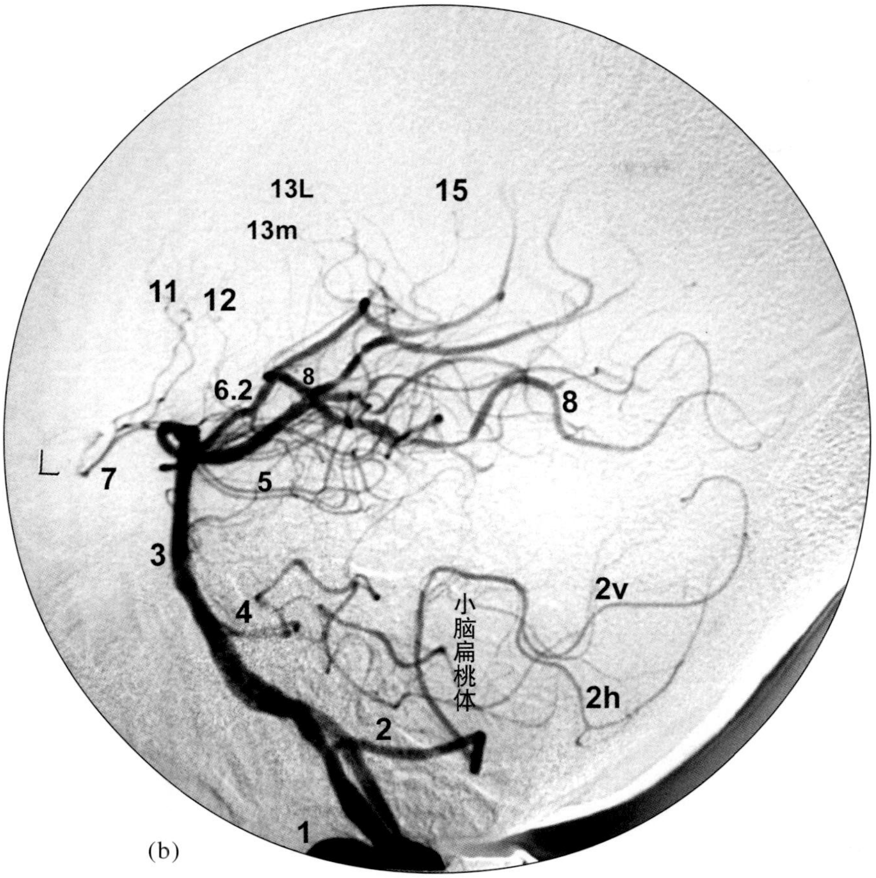
13L
15
13m
11
12
6.2
8
8
L
7
5
3
2v
4
小脑扁桃体
2h
2
1
(b)

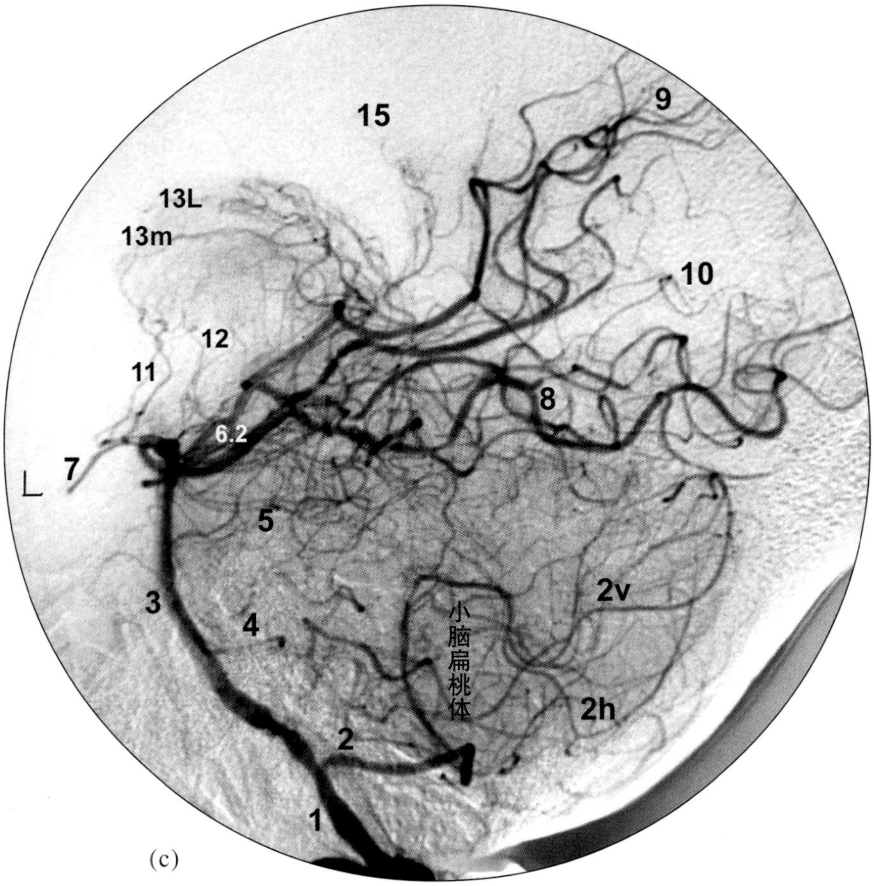
9
15
13L
13m
10
12
11
8
6.2
7
L
5
2v
3
4
小脑扁桃体
2h
2
1
(c)

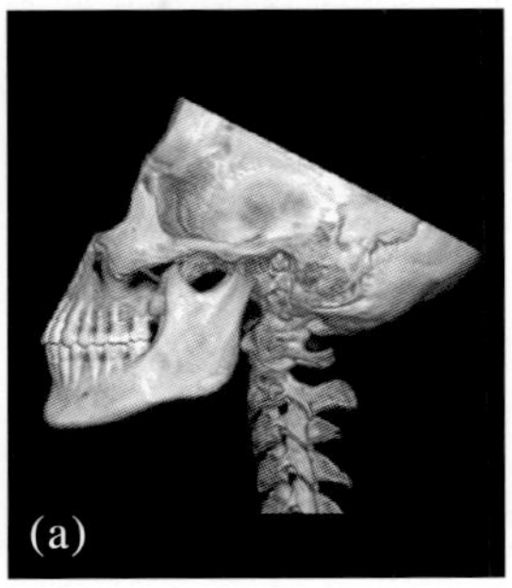

图6.12(a~c) 椎动脉造影，2D侧位(a)，3D前面观(b)以及3D侧面观(c)。可于椎动脉远端小脑后下动脉发出区域附近发现一中等大小的动脉瘤。

1 vertebral artery 椎动脉
2 posterior inferior cerebellar artery (PICA) 小脑下后动脉
2v vermian branch of PICA 小脑下后动脉蚓支
2h hemispheric branch of PICA 小脑下后动脉半球支
3 basilar artery 基底动脉
4 anterior inferior cerebellar artery (AICA) 小脑下前动脉
5 superior cerebellar artery (SCA) 小脑上动脉
5h hemispheric branch of SCA 小脑上动脉半球支
6 posterior cerebral artery (PCA) 大脑后动脉
6.1 P1 segment of PCA 大脑后动脉P1段
6.2 P2 segment of PCA 大脑后动脉P2段
8 posterior temporal branch of PCA 大脑后动脉颞后支
9 parieto-occipital branch of PCA 大脑后动脉顶枕支
10 calcarine branch of PCA 大脑后动脉距状沟支
12 posterior thalamoperforating arteries 丘脑后穿动脉
13m medial posterior choroidal arteries 脉络丛后内侧动脉
13L lateral posterior choroidal arteries 脉络丛后外侧动脉
15 splenial branch (posterior pericallosal artery) of PCA 大脑后动脉的压部支(后胼周动脉)

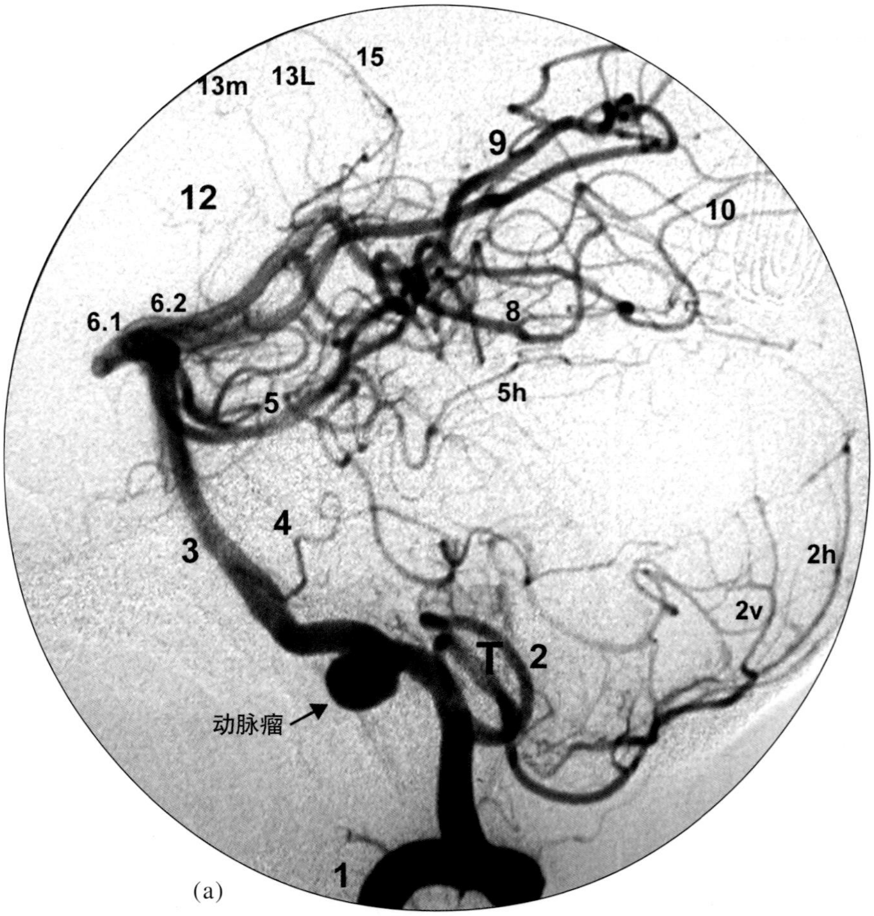

(a)

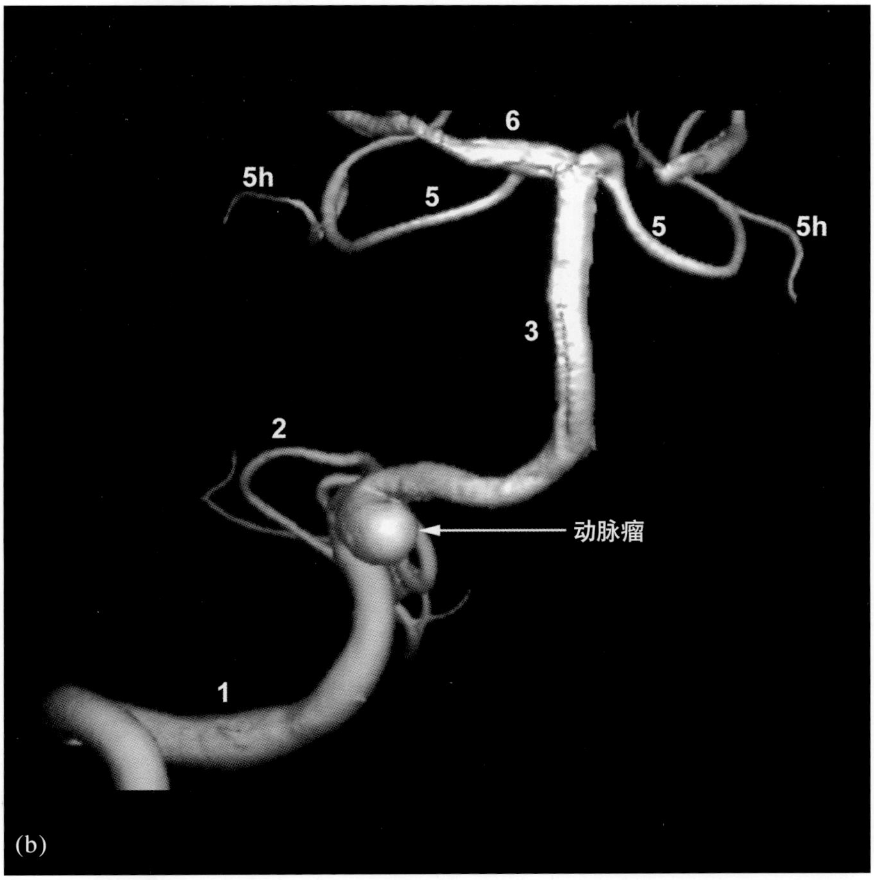
6
5h
5
5
5h
3
2
动脉瘤
1
(b)

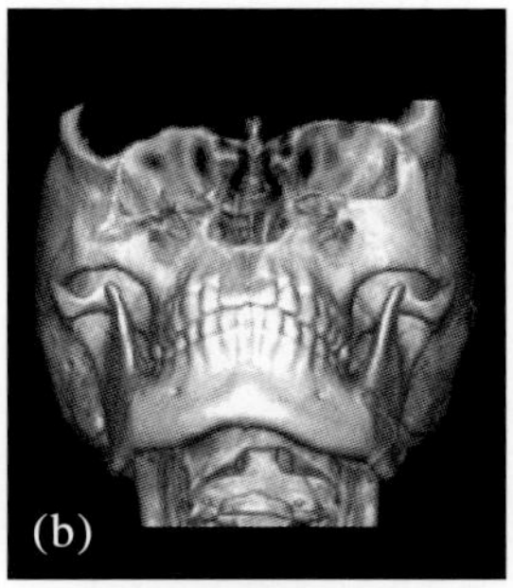
(b)

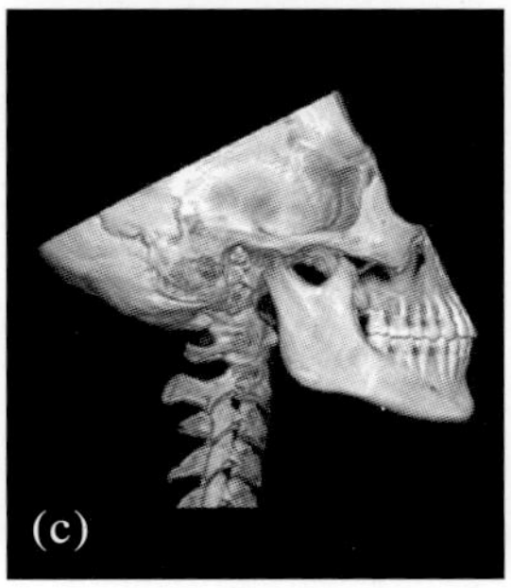
(c)

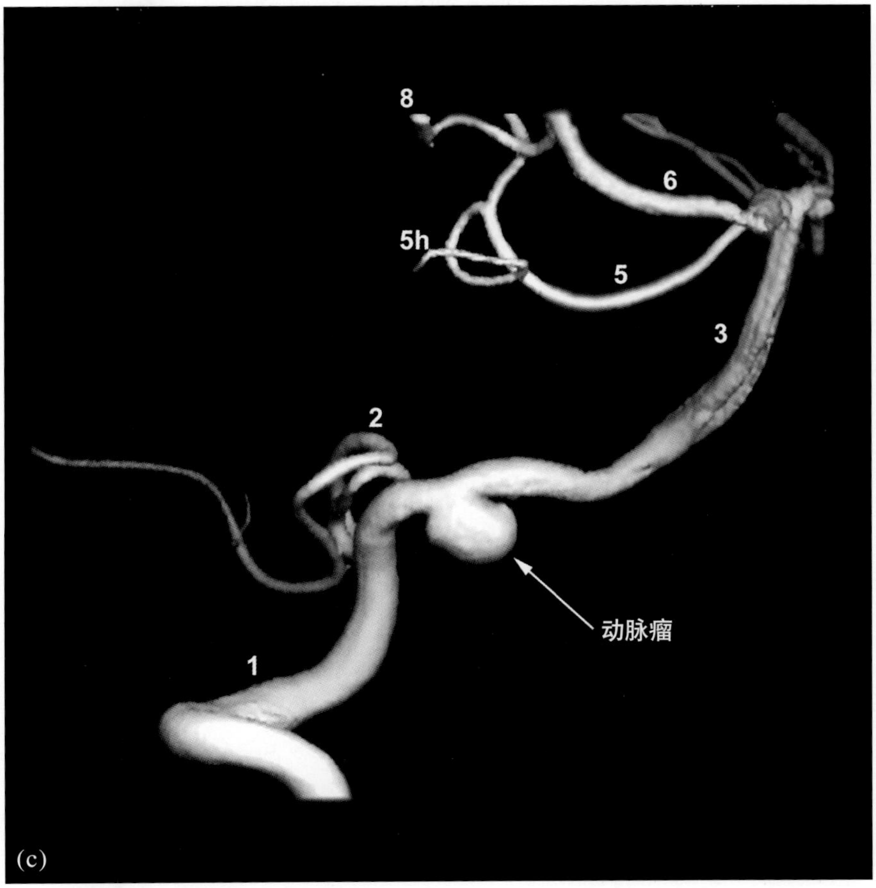
8
6
5h
5
3
2
动脉瘤
1
(c)

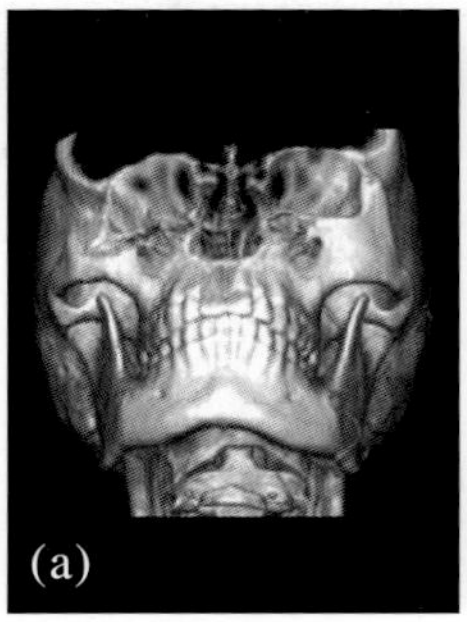

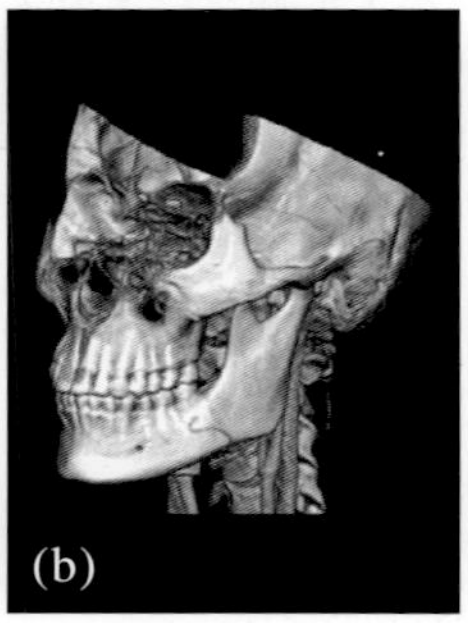

图 6.13(a～j) 这一系列的 3D 图像显示了基底动脉顶端的一个指向后方脚间池的分叶状动脉瘤。这些图像同样显示了正常的颅内椎基底循环，不同角度的图像显示了良好的血管之间的关系。

投照角度

a frontal view 前位
b left anterior oblique view 左前斜位
c posterior view 后位
d left posterior oblique view 左后斜位
e right posterior oblique view with inferior to superior angulation
右后斜位同时伴有下－上角度
f near lateral view with inferior to superior angulation 接近侧位同时伴有下－上角度
g inferior to superior right anterior oblique view
下面观伴右前斜位
h inferior to superior left anterior oblique view
下面观伴左前斜位
i superior to inferior view 上面观
j superior to inferior left anterior oblique
上面观伴左前斜位

1 vertebral artery 椎动脉
2 posterior inferior cerebellar artery
小脑下后动脉
3 basilar artery 基底动脉
4 anterior inferior cerebellar artery
小脑下前动脉
5 superior cerebellar artery
小脑上动脉
6.1 P1 segment of posterior cerebral artery (PCA) 大脑后动脉 P1 段
6.2 P2 segment of posterior cerebral artery (PCA) 大脑后动脉 P2 段
7 posterior communicating artery 后交通动脉
9 parieto-occipital branch of PCA
大脑后动脉顶枕支
10 calcarine branch of PCA
大脑后动脉距状沟支
14 vertebral basilar junction 椎基底结合处

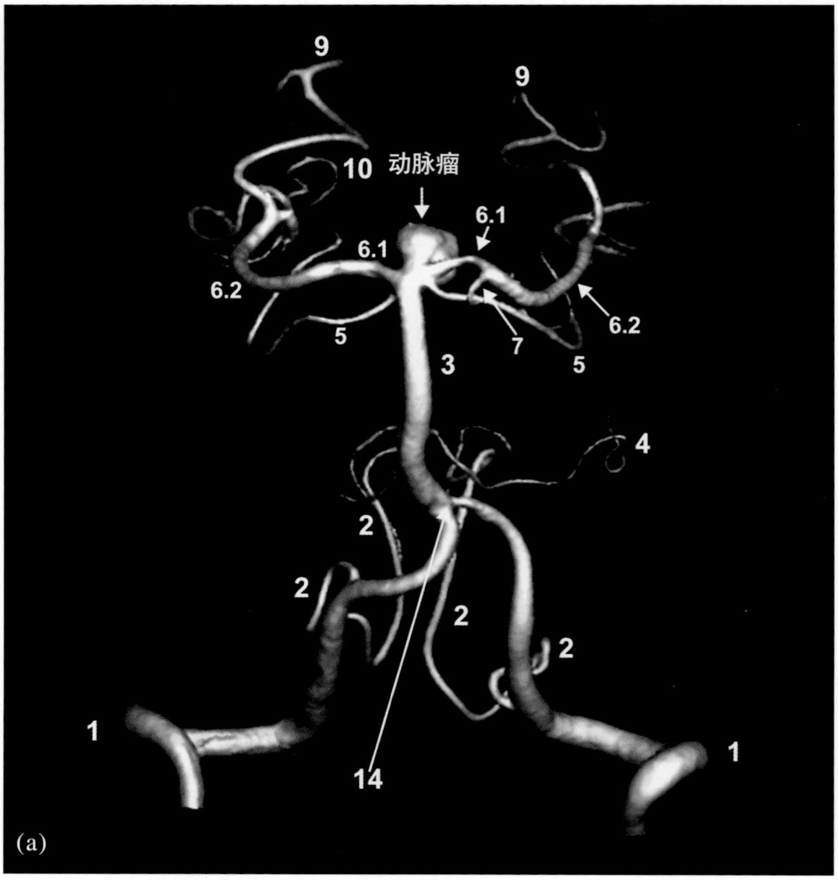

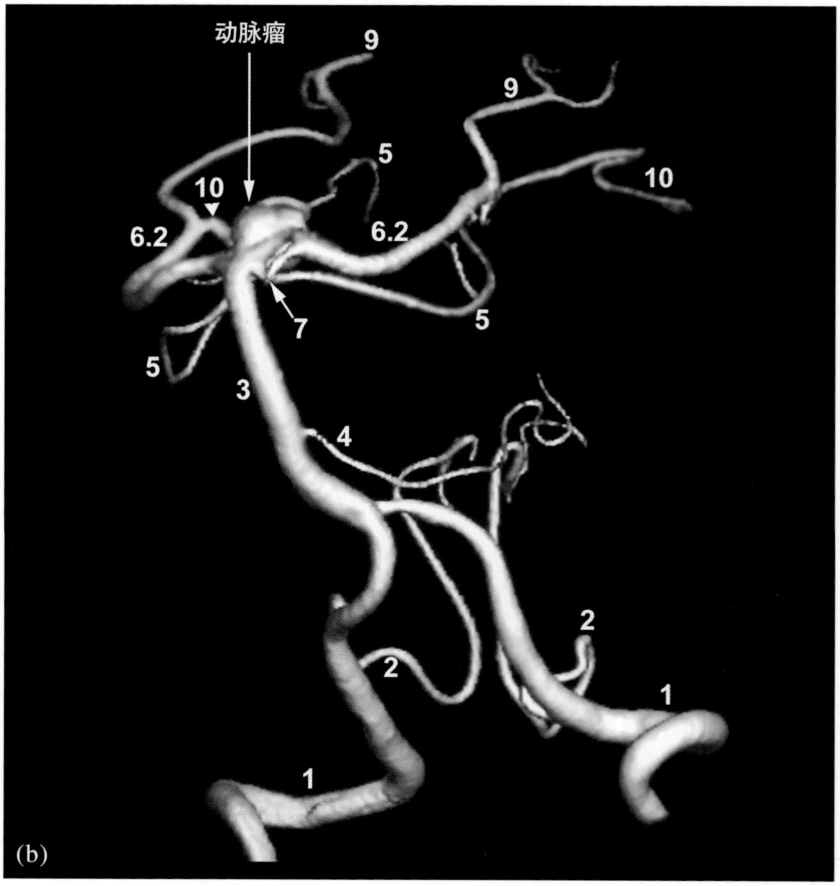

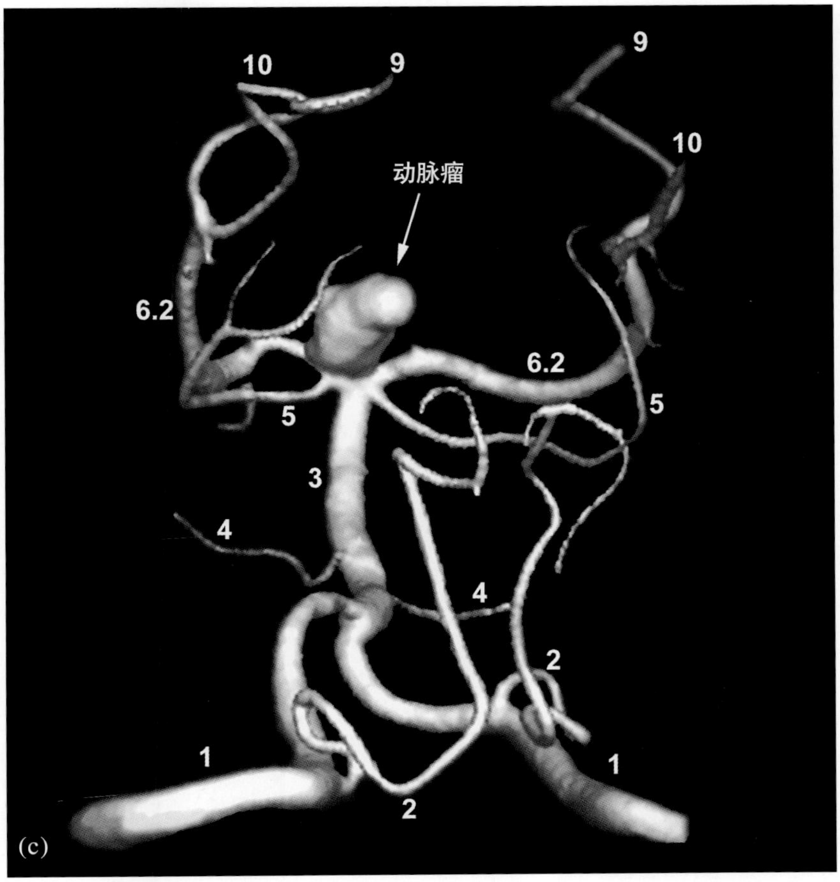
10
9
9
10
动脉瘤
6.2
6.2
5
5
3
4
4
2
1
1
2
(c)

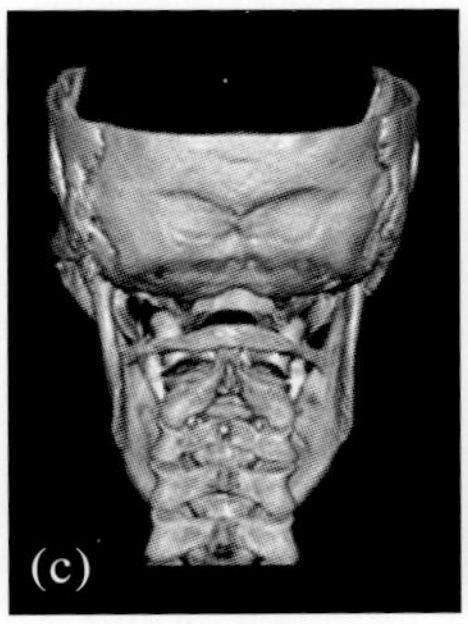
(c)

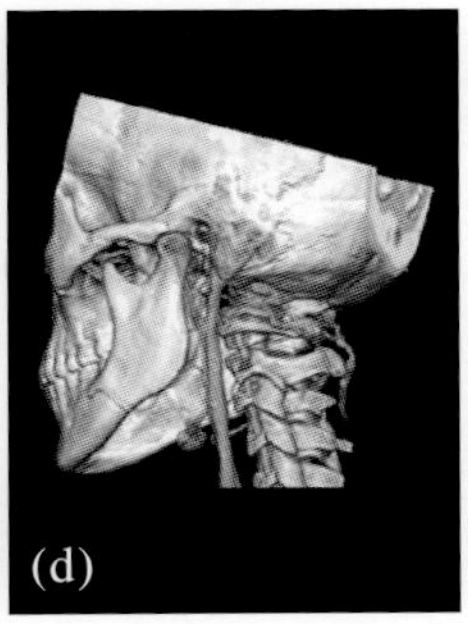
(d)

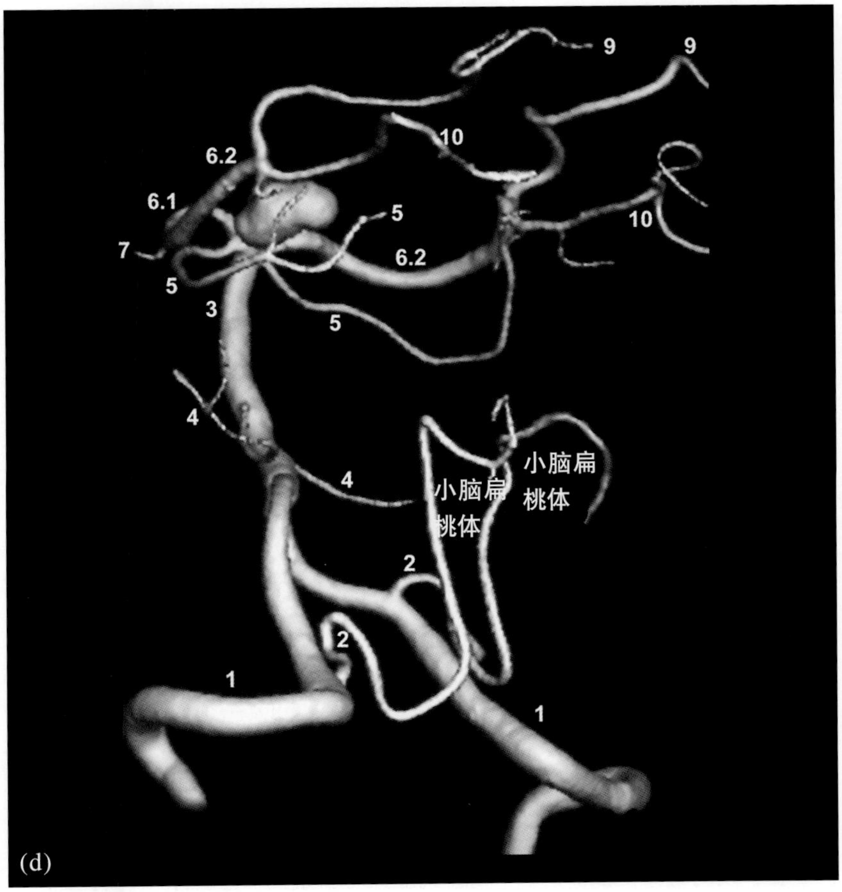
9
9
10
6.2
6.1
5
7
6.2
10
5
3
5
4
4
小脑扁
桃体
小脑扁
桃体
2
2
1
1
(d)

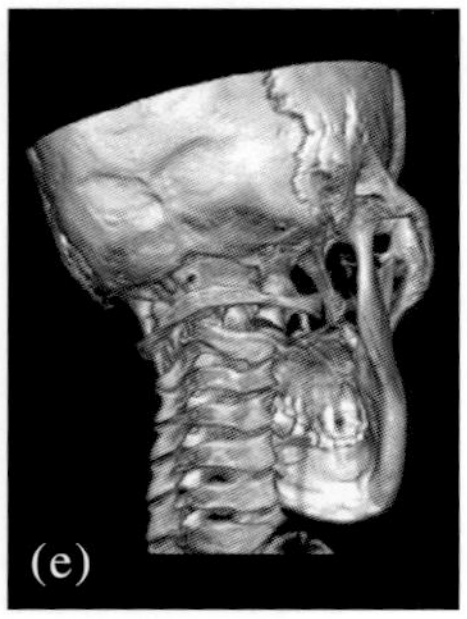

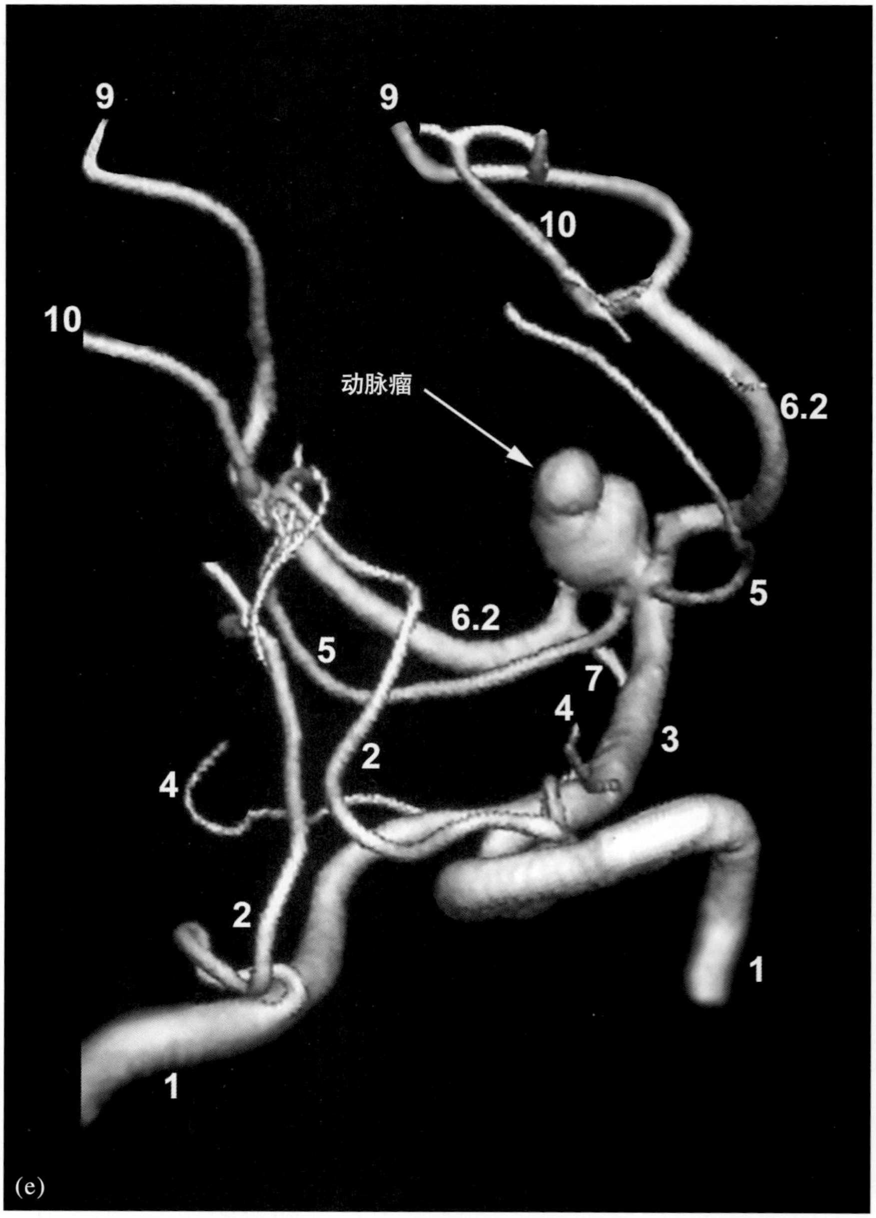

图 6.13 (续)

投照角度

a frontal view 前位
b left anterior oblique view 左前斜位
c posterior view 后位
d left posterior oblique view 左后斜位
e right posterior oblique view with inferior to superior angulation 右后斜位同时伴有下－上角度
f near lateral view with inferior to superior angulation 接近侧位同时伴有下－上角度
g inferior to superior right anterior oblique view 下面观伴右前斜位
h inferior to superior left anterior oblique view 下面观伴左前斜位
i superior to inferior view 上面观
j superior to inferior left anterior oblique 上面观伴左前斜位

1 vertebral artery 椎动脉
2 posterior inferior cerebellar artery 小脑下后动脉
3 basilar artery 基底动脉
4 anterior inferior cerebellar artery 小脑下前动脉
5 superior cerebellar artery 小脑上动脉
6.1 P1 segment of posterior cerebral artery (PCA) 大脑后动脉 P1 段
6.2 P2 segment of posterior cerebral artery (PCA) 大脑后动脉 P2 段
7 posterior communicating artery 后交通动脉
9 parieto-occipital branch of PCA 大脑后动脉顶枕支
10 calcarine branch of PCA 大脑后动脉距状沟支
14 vertebral basilar junction 椎基底结合处

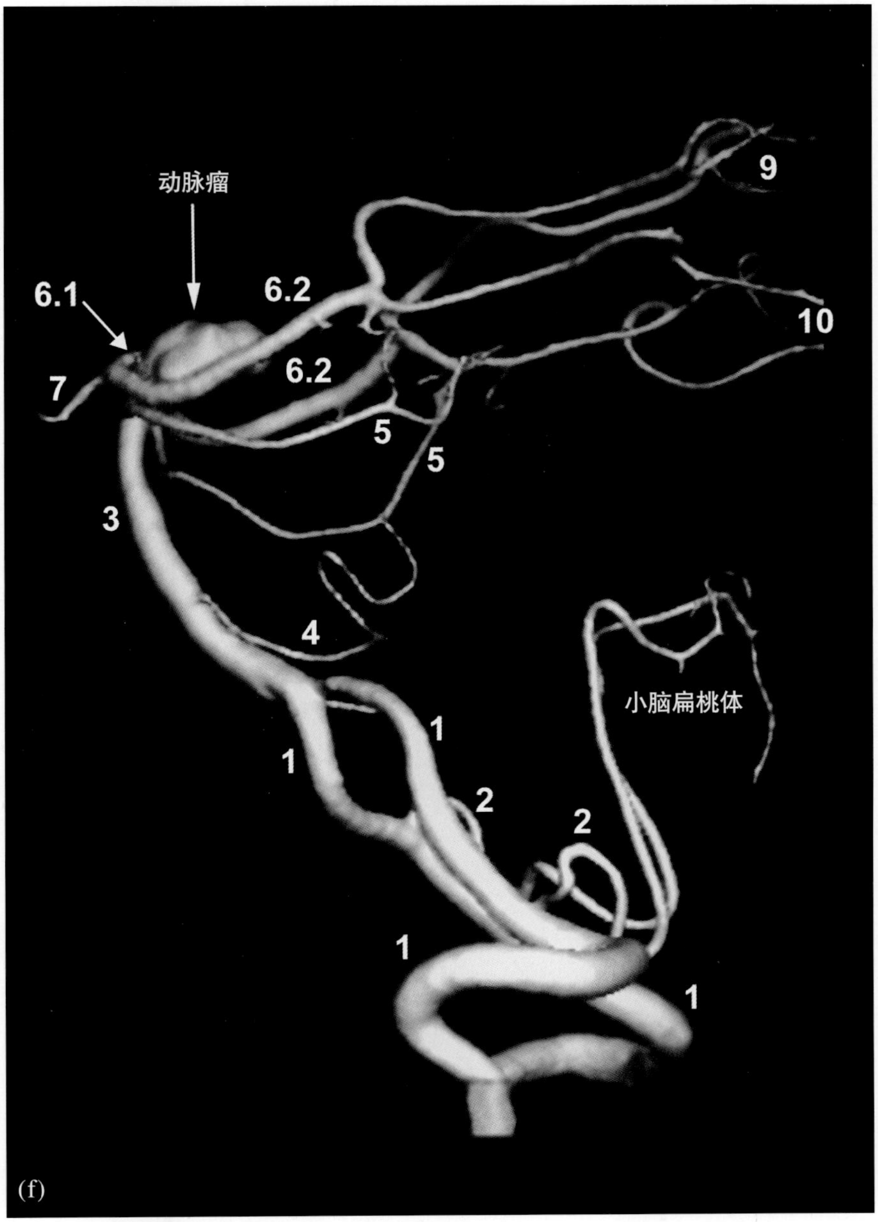

(f)

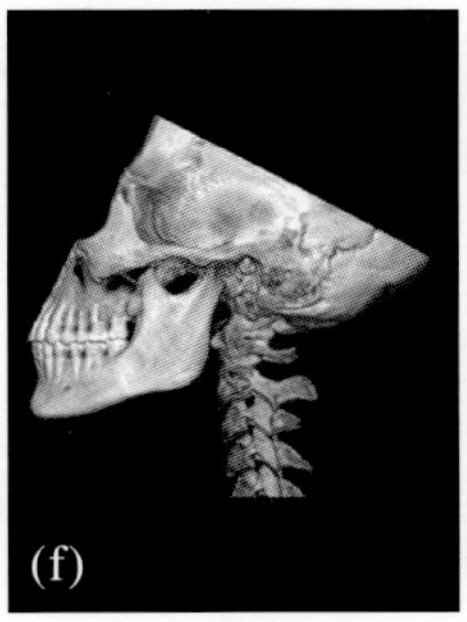
(f)

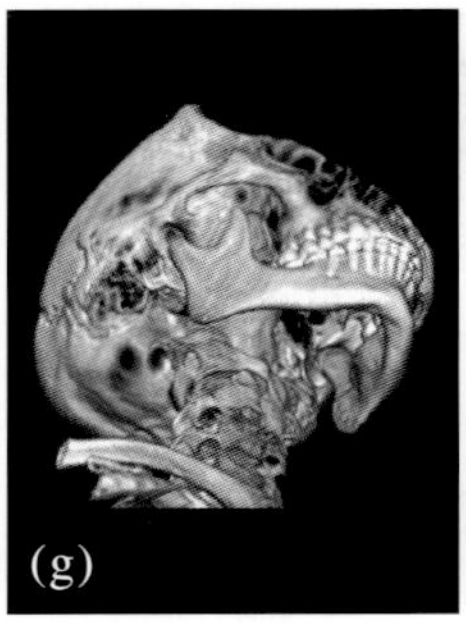

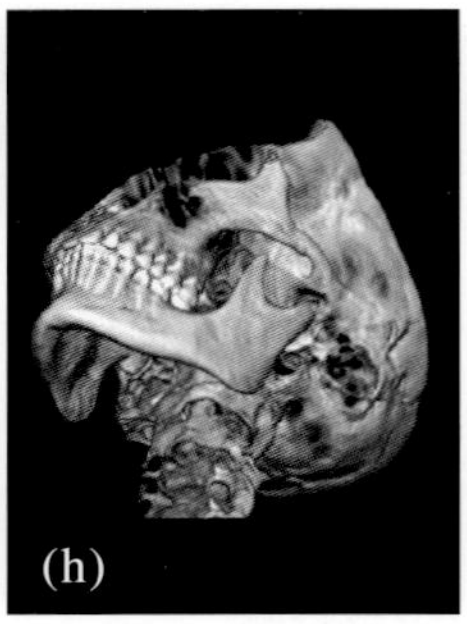

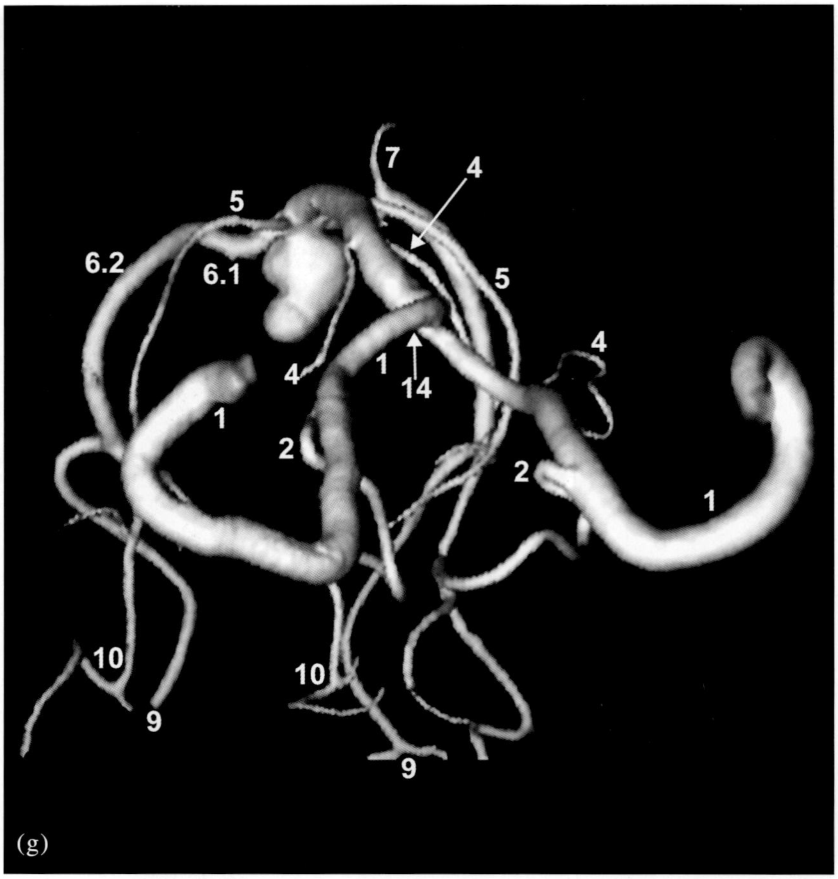

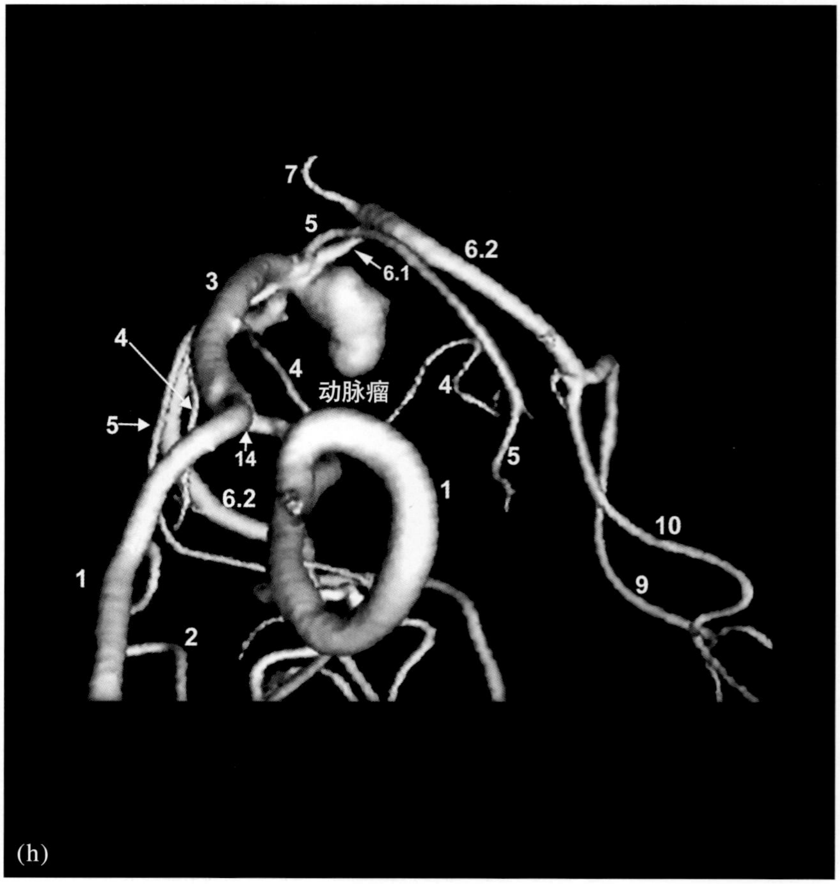

图 6.13（续）

投照角度

a frontal view 前位

b left anterior oblique view 左前斜位

c posterior view 后位

d left posterior oblique view 左后斜位

e right posterior oblique view with inferior to superior angulation
右后斜位同时伴有下－上角度

f near lateral view with inferior to superior angulation 接近侧位同时伴有下－上角度

g inferior to superior right anterior oblique view 下面观伴右前斜位

h inferior to superior left anterior oblique view 下面观伴左前斜位

i superior to inferior view 上面观

j superior to inferior left anterior oblique
上面观伴左前斜位

1 vertebral artery 椎动脉

2 posterior inferior cerebellar artery
小脑下后动脉

3 basilar artery 基底动脉

4 anterior inferior cerebellar artery
小脑下前动脉

5 superior cerebellar artery 小脑上动脉

6.1 P1 segment of posterior cerebral artery (PCA) 大脑后动脉 P1 段

6.2 P2 segment of posterior cerebral artery (PCA) 大脑后动脉 P2 段

7 posterior communicating artery
后交通动脉

9 parieto-occipital branch of PCA
大脑后动脉顶枕支

10 calcarine branch of PCA
大脑后动脉距状沟支

14 vertebral basilar junction 椎基底结合处

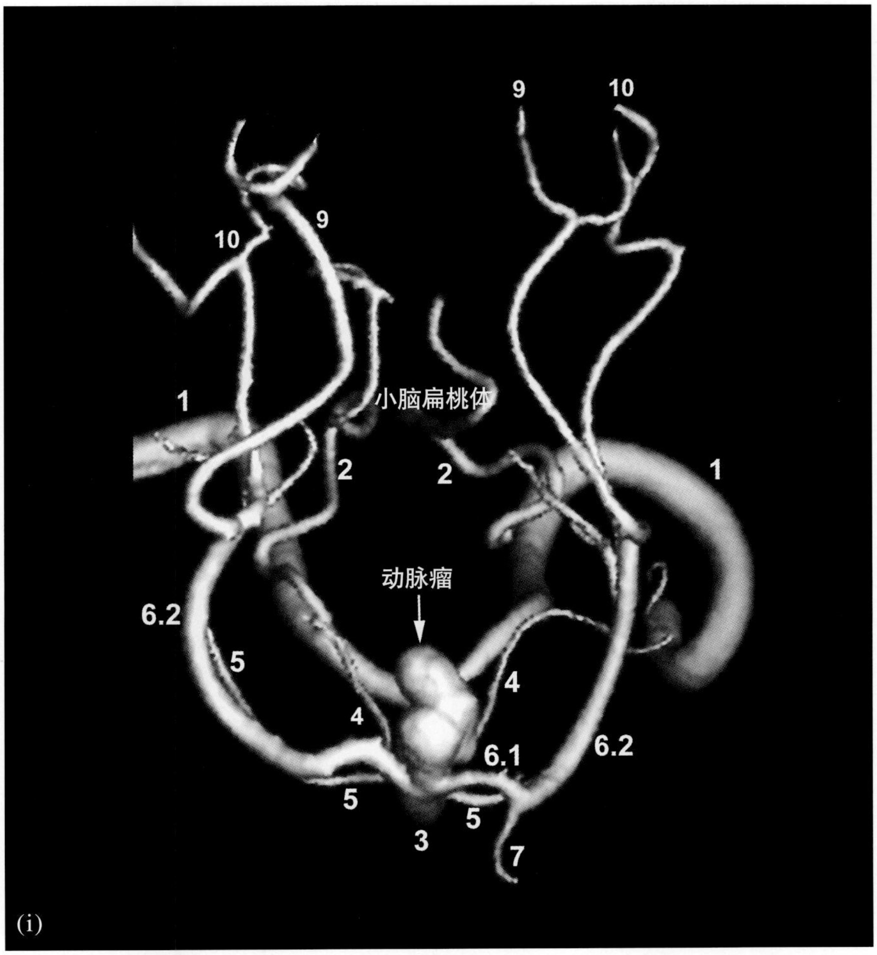
9
10
10
9
1
小脑扁桃体
2
2
1
动脉瘤
6.2
5
4
4
6.1
6.2
5
5
3
7
(i)

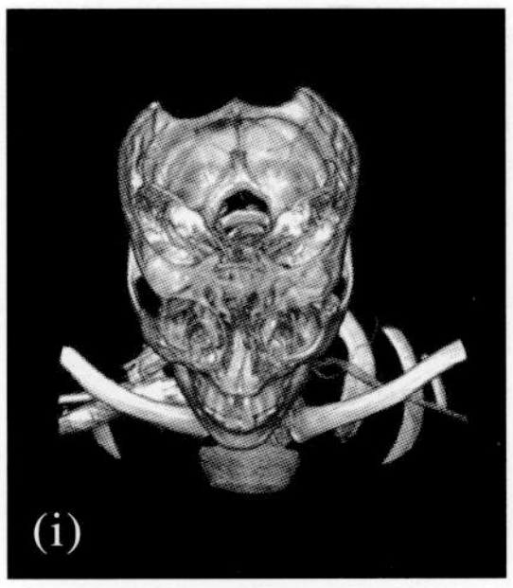
(i)

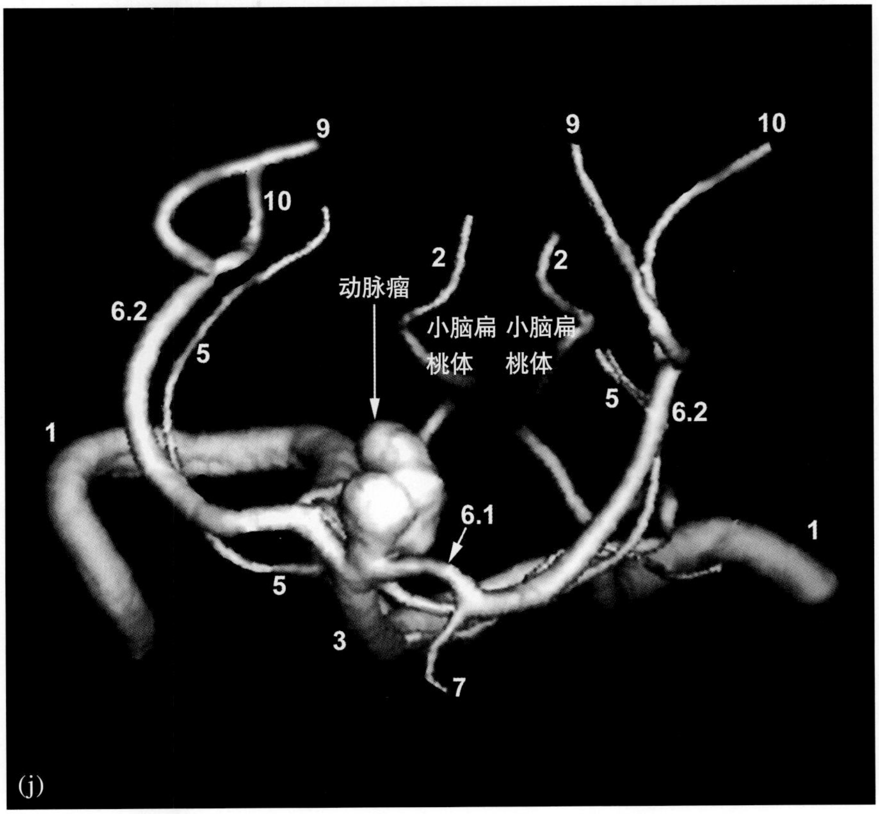
9
9
10
10
2
2
动脉瘤
6.2
小脑扁
桃体
小脑扁
桃体
5
5
6.2
1
6.1
1
5
3
7
(j)

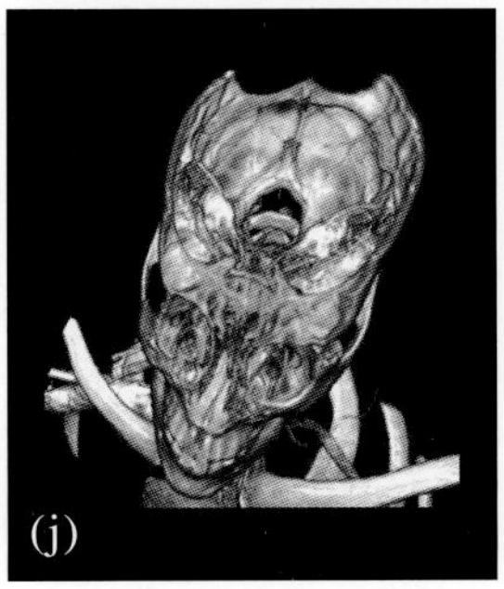
(j)

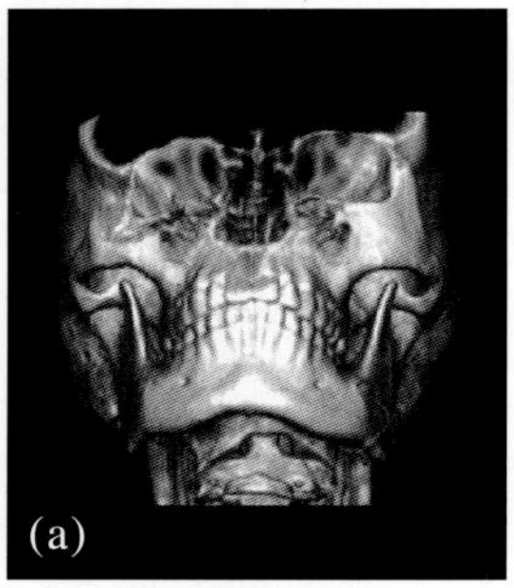
(a)

图6.14(a～c) 椎动脉3D造影，前面观(a)，小角度右前斜面观(b)以及大角度右前斜面观(c)。这些图像显示了一个不常见的右小脑后下动脉远端的一个动脉瘤，而动脉瘤通常都是从接近椎动脉的部位发生。此外，图中没有显示左大脑后动脉。该血管直接起自同侧颈内动脉床突上段。

1 vertebral artery 椎动脉
2 posterior inferior cerebellar artery (PICA) 小脑下后动脉
3 basilar artery 基底动脉
4 anterior inferior cerebellar artery (AICA) 小脑下前动脉
5 superior cerebellar artery (SCA) 小脑上动脉
5v vermian branch of SCA 小脑上动脉蚓支
5h hemispheric branch of SCA 小脑上动脉半球支
6 posterior cerebral artery (PCA) 大脑后动脉
6.1 P1 segment of PCA 大脑后动脉P1段
6.2 P2 segment of PCA 大脑后动脉P2段
14 vertebral basilar junction 椎基底结合处

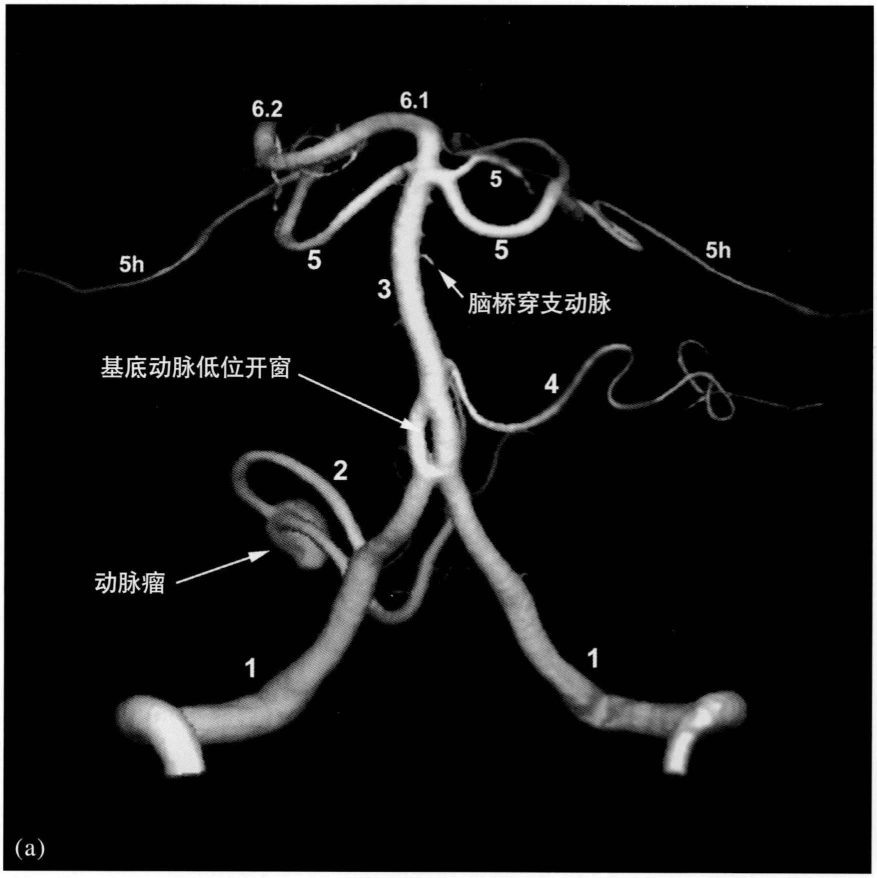

(a)

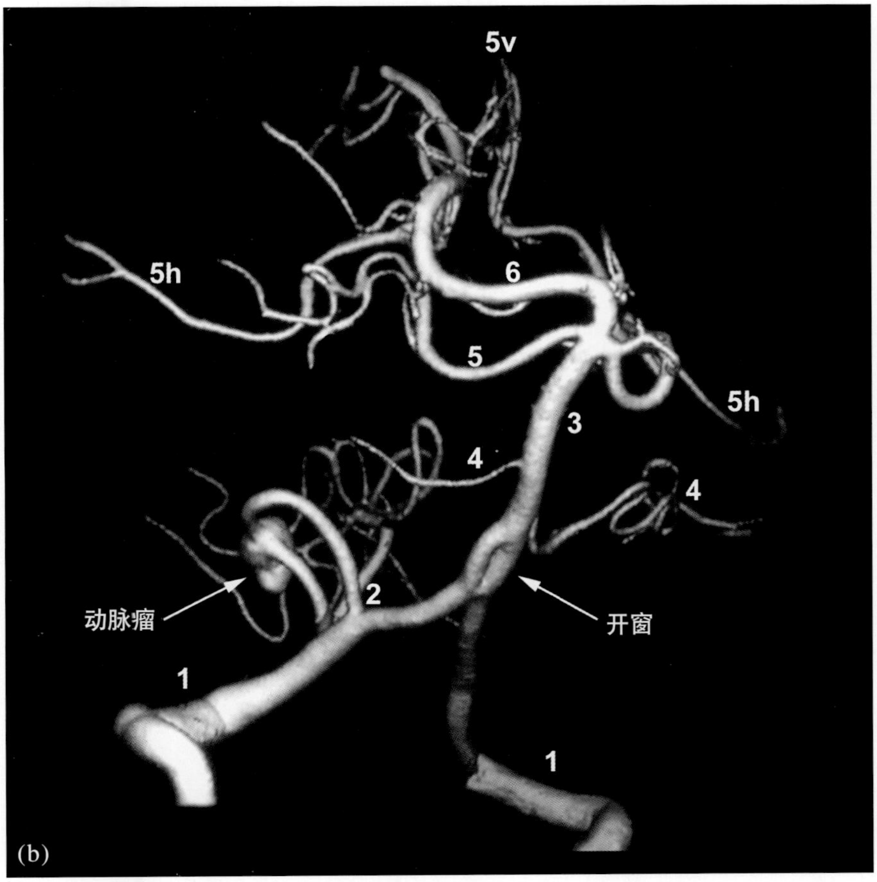

(b)

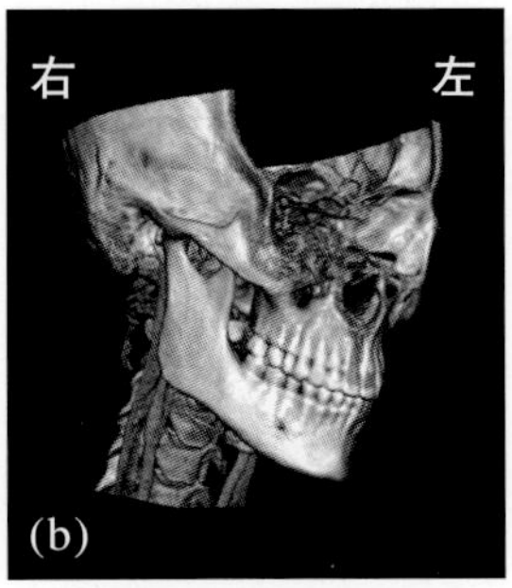

(b)

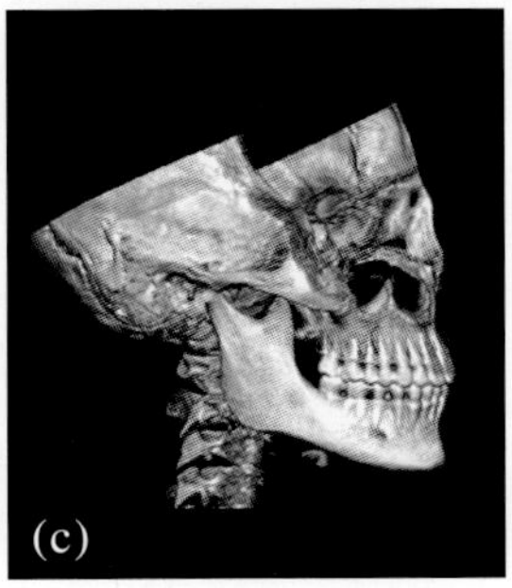
(c)

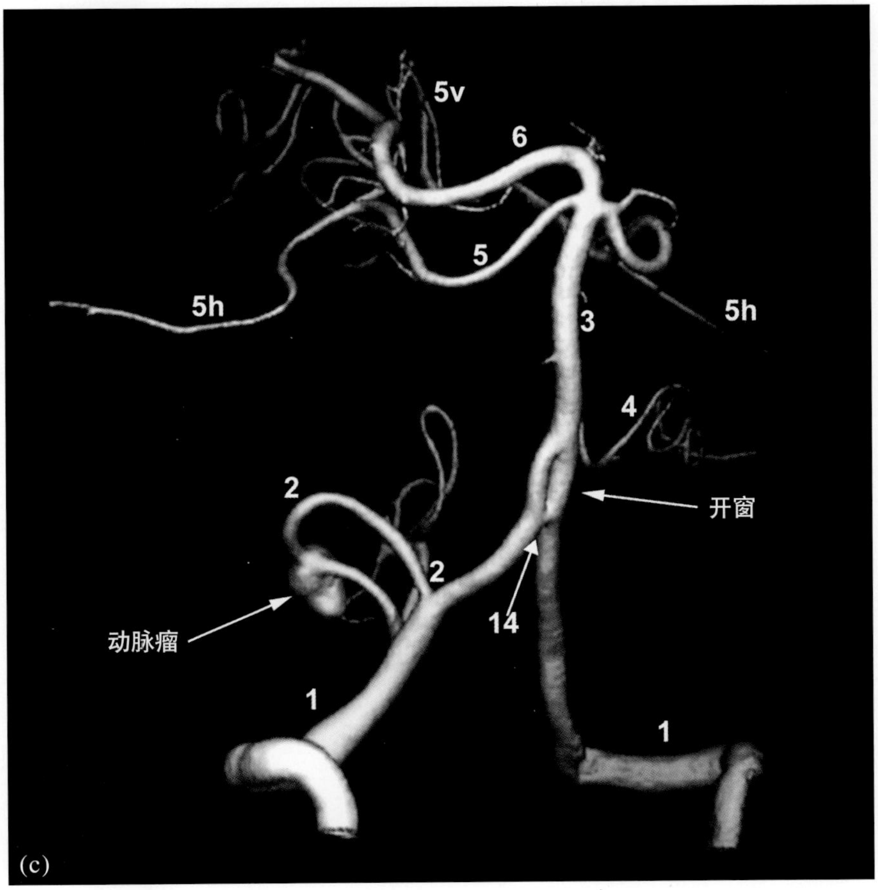

(c)

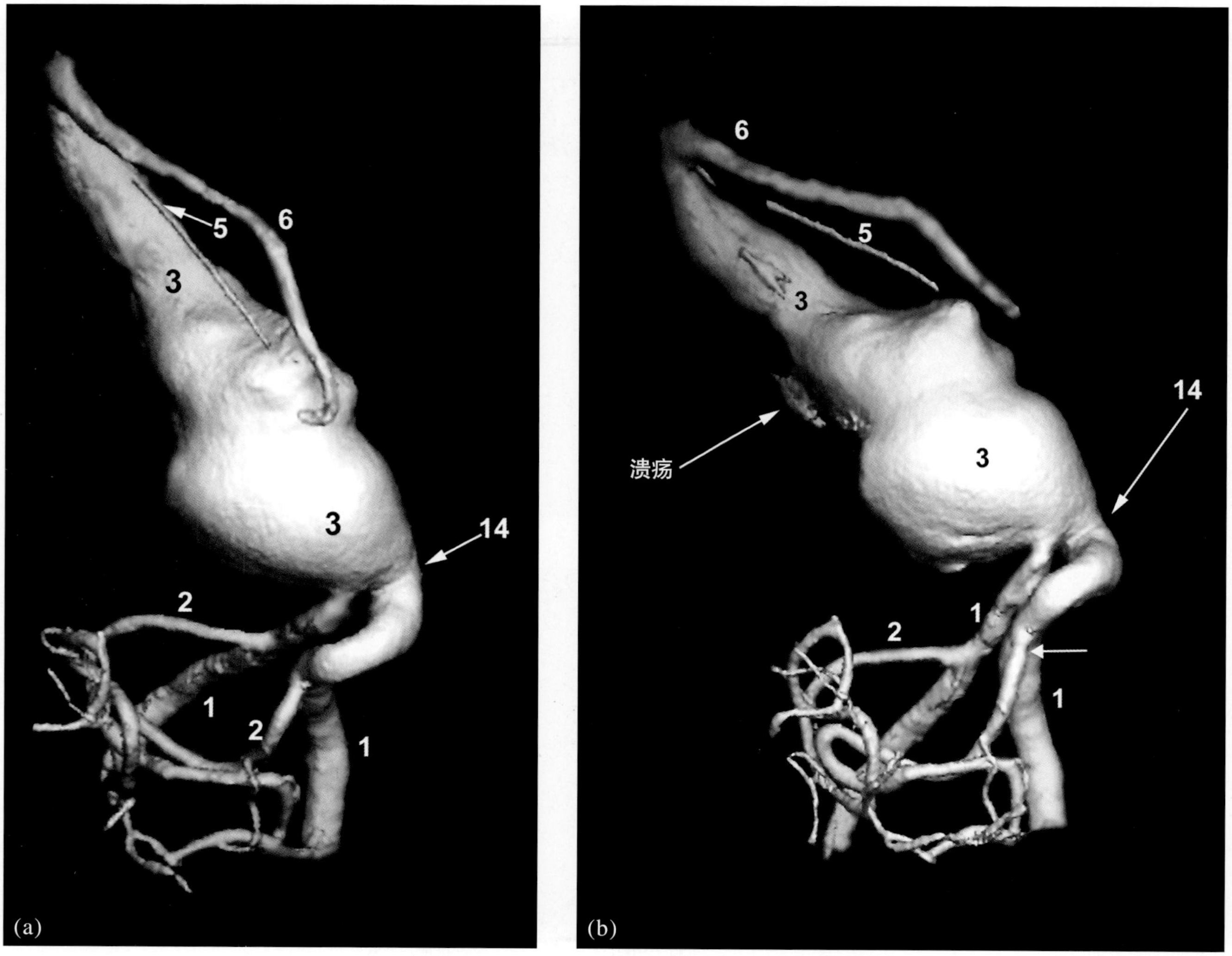

图 6.15(a～c) 椎动脉 3D 造影，从后面观察颅内椎基底动脉系统。此三幅不同投照角度的图像证实基底动脉有一个巨大的梭形动脉瘤样改变。其中(b)、(c)图像显示了动脉瘤腔内有一巨大的溃疡斑块。

1 vertebral artery 椎动脉
2 posterior inferior cerebellar artery (PICA) 小脑下后动脉
3 basilar artery 基底动脉
5 superior cerebellar artery (SCA) 小脑上动脉
6 posterior cerebral artery (PCA) 大脑后动脉
14 vertebral basilar junction 椎基底结合处

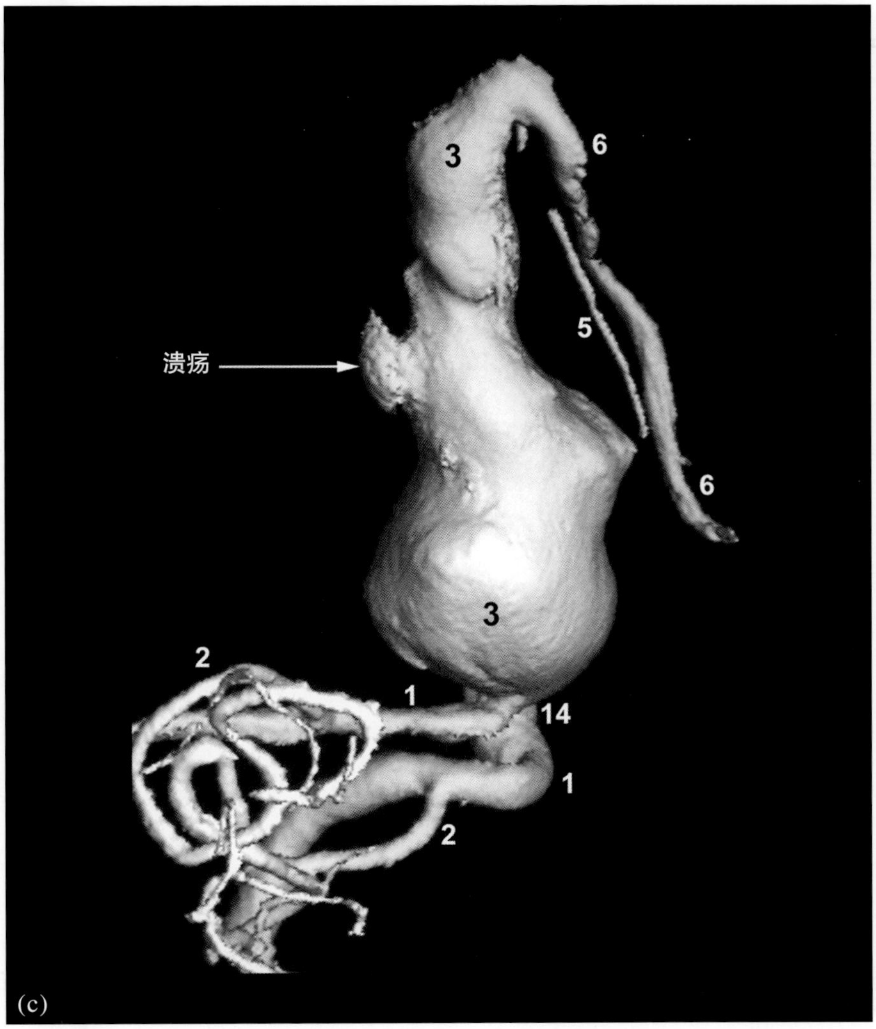
3
6
5
溃疡
6
3
2
1
14
1
2
(c)

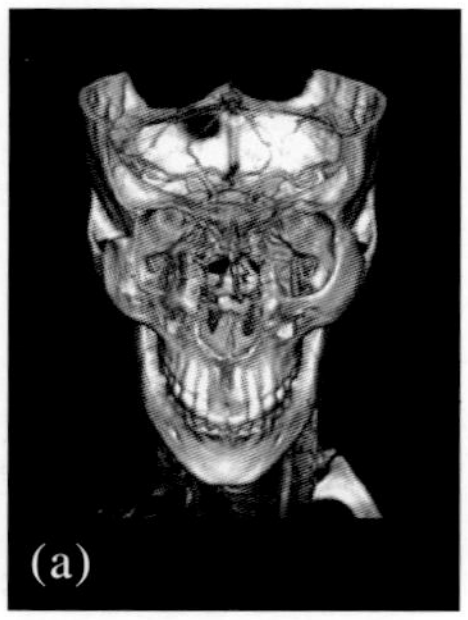

(a)

图6.16(a～n) 本组的一系列椎动脉造影图片从2D和3D的角度显示了一个高流量脑动静脉畸形形态学上的构筑。脑动静脉畸形通常包括三个构成要素：第一个要素为畸形团的供血动脉，在此例为大脑后动脉的颞后分支；第二个要素为血管团；第三个要素为引流静脉。我们选择了一些2D和3D图像相匹配，使之更好地进行对比。这些对比图像是(d)和(e)，(f)和(g)，(k)和(l)。图(m)和图(n)显示用胶、微粒和弹簧圈栓塞后，局部已无明显的动静脉分流。

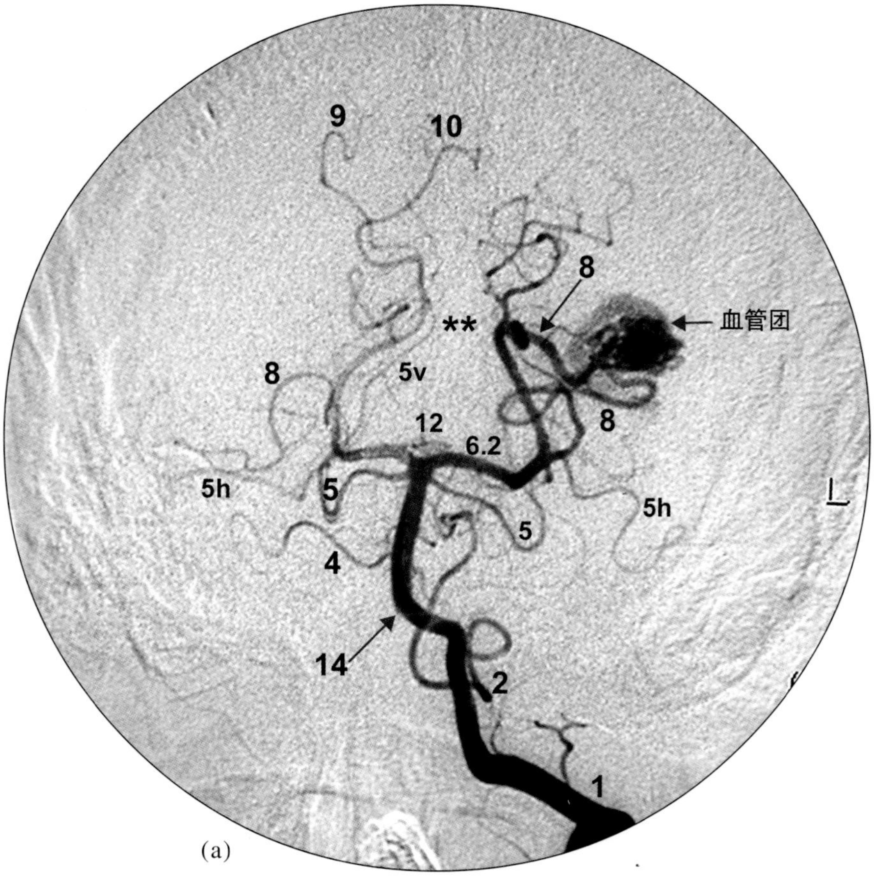

(a)

投照角度

a 2D frontal early arterial phase 2D 正位动脉早期

b 2D frontal late arterial phase 2D 正位动脉晚期

c 2D lateral early arterial phase 2D 侧位动脉早期

d 2D lateral late arterial phase 2D 侧位动脉晚期

e 3D lateral arterial phase 3D 侧面观动脉期

f 2D lateral coned down magnified view arterial phase 2D 侧位动脉期放大像

g 3D lateral coned down magnified view arterial phase 3D 侧面观动脉期放大像

h 3D left posterior oblique view arterial phase 3D 左后斜面观动脉期

i 3D posterior view, superior to inferior arterial phase 3D 后面伴上面观动脉期

j 3D left anterior oblique, superior to inferior arterial phase 3D 左前斜面伴上面观动脉期

k 2D posterior view arterial phase to match l 2D 后位动脉期，与图(l)相匹配

l 3D posterior view arterial phase to match k 3D 后面观动脉期，与图(k)相匹配

m 2D frontal view early arterial phase following embo-lization shows closure of the AVM 2D 正位动脉早期，显示栓塞后畸形团已闭塞

n 2D frontal view late arterial phase after embolization shows no evidence of arterial-venous shunting 2D 正位动脉晚期，显示栓塞后动静脉分流已消失

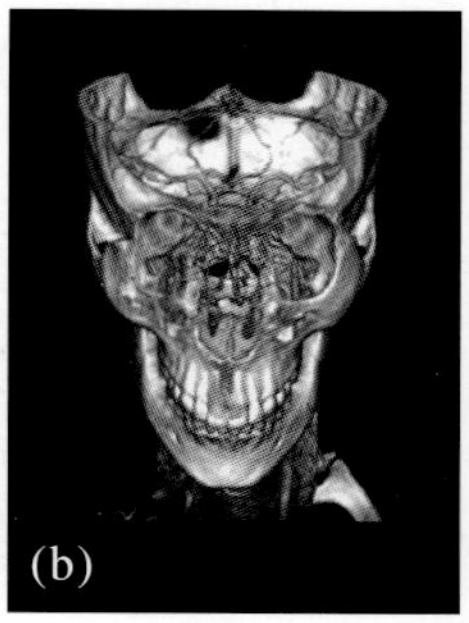
(b)

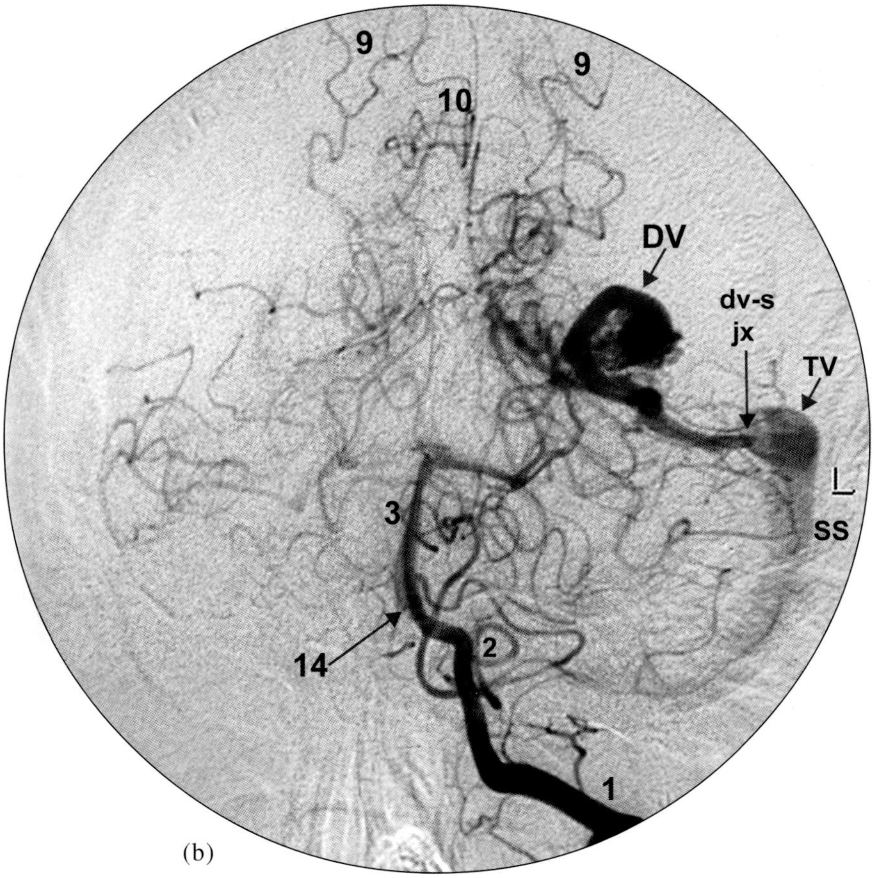

(b)

投照角度
1 vertebral artery 椎动脉
2 posterior inferior cerebellar artery (PICA) 小脑下后动脉
3 basilar artery 基底动脉
4 anterior inferior cerebellar artery (AICA) 小脑下前动脉
5 superior cerebellar artery 小脑上动脉
5v vermian branch of SCA 小脑上动脉蚓支
5h hemispheric branch of SCA 小脑上动脉半球支
6 posterior cerebral artery (PCA) 大脑后动脉
6.2 P2 segment of PCA 大脑后动脉P2段
7 posterior communicating artery 后交通动脉
8 posterior temporal branch of PCA 大脑后动脉颞后支
9 parieto-occipital branch of PCA 大脑后动脉顶枕支
10 calcarine branch of PCA 大脑后动脉距状沟支
11 anterior thalamoperforating arteries 丘脑前穿动脉
12 posterior thalamoperforating arteries 丘脑后穿动脉
13m medial posterior choroidal arteries 脉络丛后内侧动脉
13L lateral posterior choroidal arteries 脉络丛后外侧动脉
14 vertebral basilar junction 椎基底结合处
15 splenial branch (posterior pericallosal artery) of PCA 大脑后动脉的压部支(后胼周动脉)
** region of quadrigeminal plate cistern 四叠体池区域
DV main draining vein of AVM 动静脉畸形的主要引流静脉
dv-s AVM draining vein-dural sinus junction 动静脉畸形引流静脉与硬脑膜窦的结合处
TV transverse sinus 横窦
SS sigmoid sinus 乙状窦

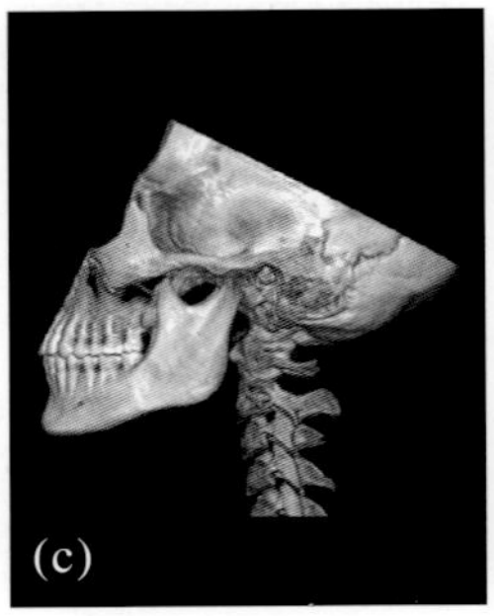
(c)

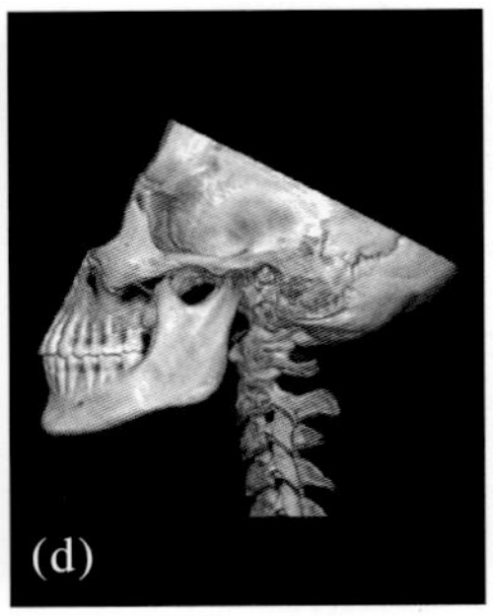
(d)

图 6.16（续）

投照角度

a 2D frontal early arterial phase
2D 正位动脉早期
b 2D frontal late arterial phase 2D 正位动脉晚期
c 2D lateral early arterial phase 2D 侧位动脉早期
d 2D lateral late arterial phase 2D 侧位动脉晚期
e 3D lateral arterial phase 3D 侧面观动脉期
f 2D lateral coned down magnified view arterial phase 2D 侧位动脉期放大像
g 3D lateral coned down magnified view arterial phase 3D 侧面观动脉期放大像
h 3D left posterior oblique view arterial phase
3D 左后斜面观动脉期
i 3D posterior view, superior to inferior arterial phase 3D 后面伴上面观动脉期
j 3D left anterior oblique, superior to inferior arterial phase 3D 左前斜面伴上面观动脉期
k 2D posterior view arterial phase to match l
2D 后位动脉期，与图(l)相匹配
l 3D posterior view arterial phase to match k
3D 后面观动脉期，与图(k)相匹配
m 2D frontal view early arterial phase following embolization shows closure of the AVM
2D 正位动脉早期，显示栓塞后畸形团已闭塞
n 2D frontal view late arterial phase after embolization shows no evidence of arterial-venous shunting
2D 正位动脉晚期，显示栓塞后动静脉分流已消失

1 vertebral artery 椎动脉
2 posterior inferior cerebellar artery (PICA)
小脑下后动脉
3 basilar artery 基底动脉
4 anterior inferior cerebellar artery (AICA)
小脑下前动脉
5 superior cerebellar artery 小脑上动脉
5v vermian branch of SCA 小脑上动脉蚓支
5h hemispheric branch of SCA 小脑上动脉半球支
6 posterior cerebral artery (PCA) 大脑后动脉
6.2 P2 segment of PCA 大脑后动脉 P2 段
7 posterior communicating artery 后交通动脉

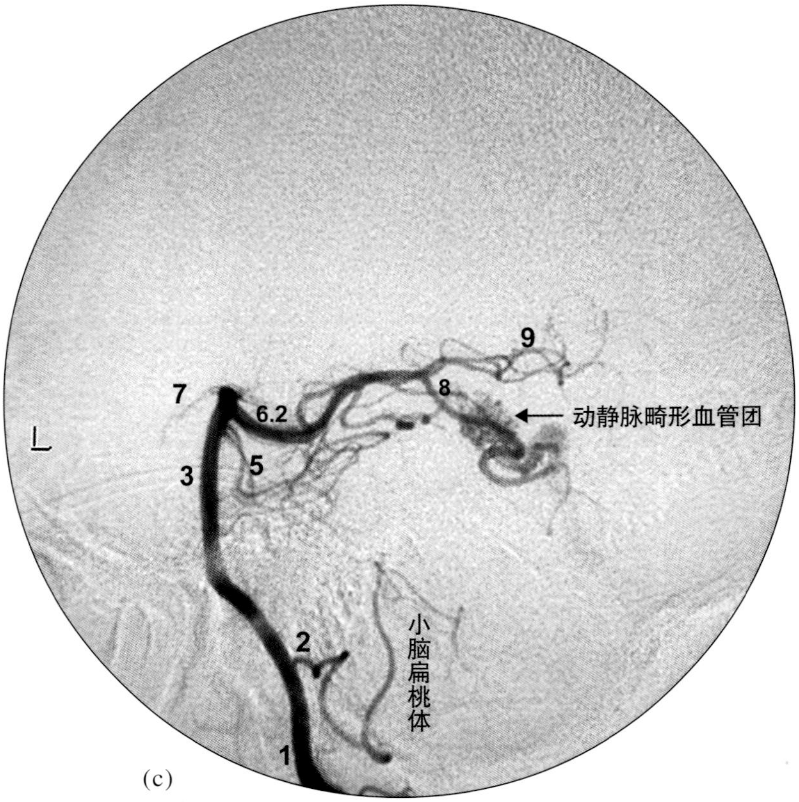

(c)

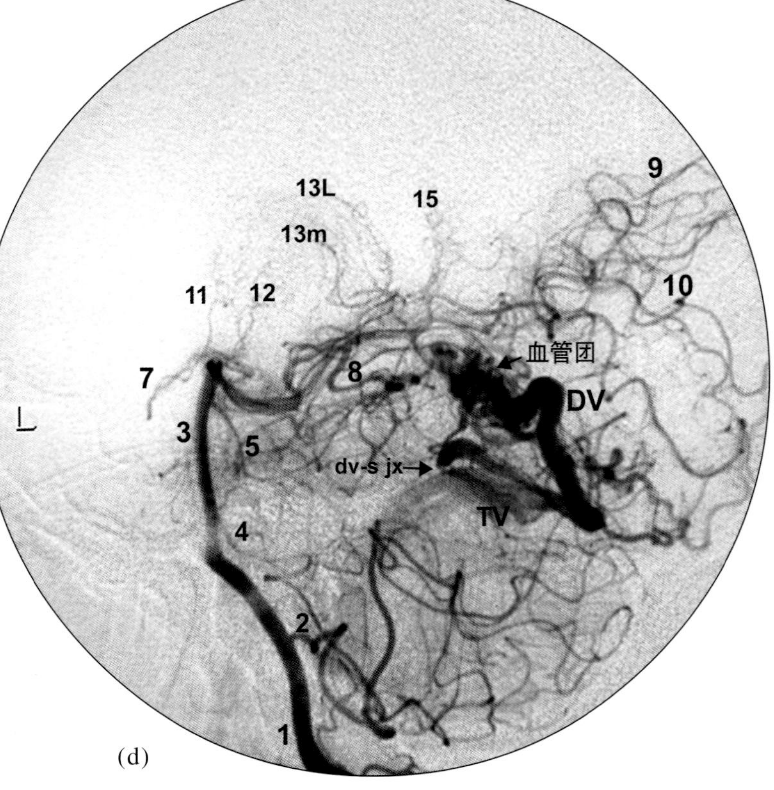

(d)

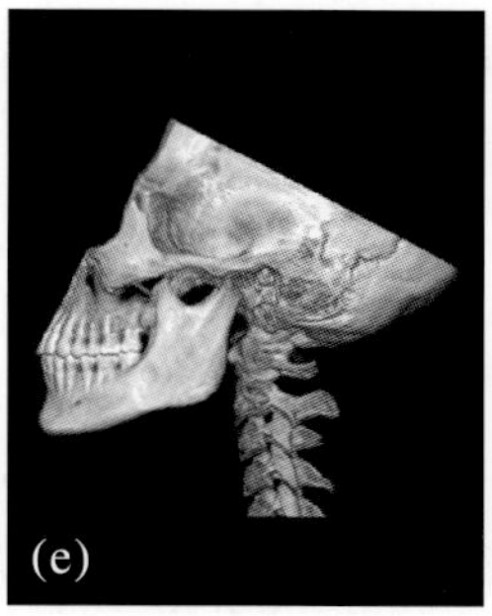
(e)

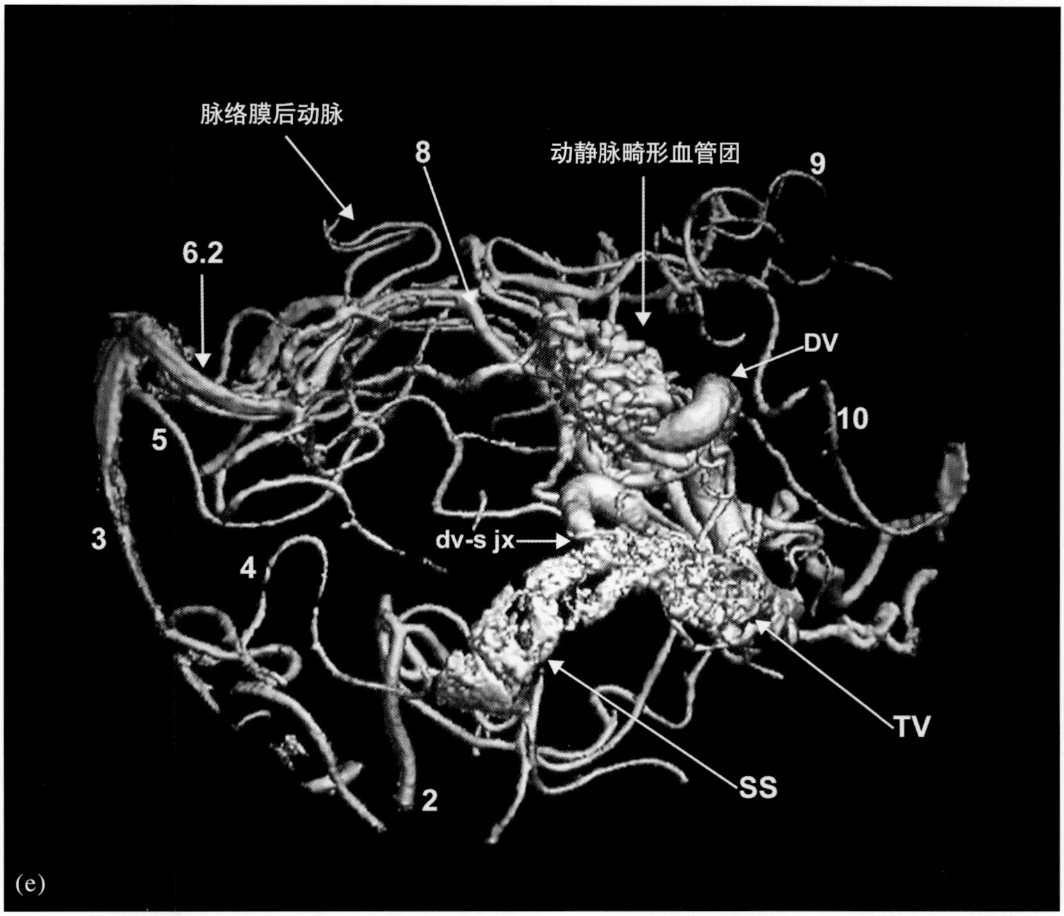

(e)

8 posterior temporal branch of PCA 大脑后动脉颞后支
9 parieto-occipital branch of PCA 大脑后动脉顶枕支
10 calcarine branch of PCA 大脑后动脉距状沟支
11 anterior thalamoperforating arteries 丘脑前穿动脉
12 posterior thalamoperforating arteries 丘脑后穿动脉
13m medial posterior choroidal arteries 脉络丛后内侧动脉
13L lateral posterior choroidal arteries 脉络丛后外侧动脉
14 vertebral basilar junction 椎基底结合处
15 splenial branch (posterior pericallosal artery) of PCA 大脑后动脉的压部支(后胼周动脉)
** region of quadrigeminal plate cistern 四叠体池区域
DV main draining vein of AVM 动静脉畸形的主要引流静脉
dv-s AVM draining vein-dural sinus junction 动静脉畸形引流静脉与硬脑膜窦的结合处
TV transverse sinus 横窦
SS sigmoid sinus 乙状窦

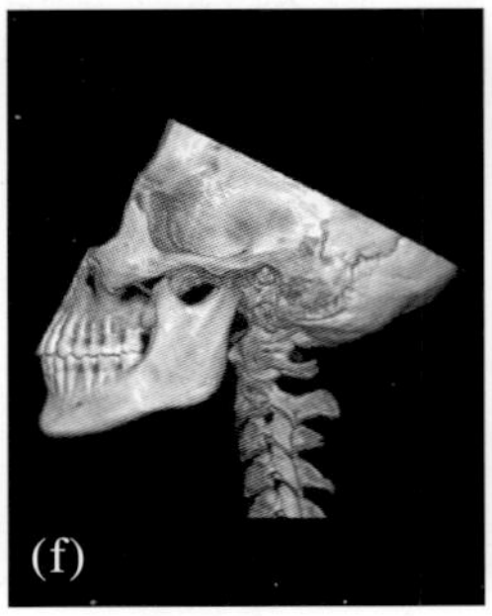

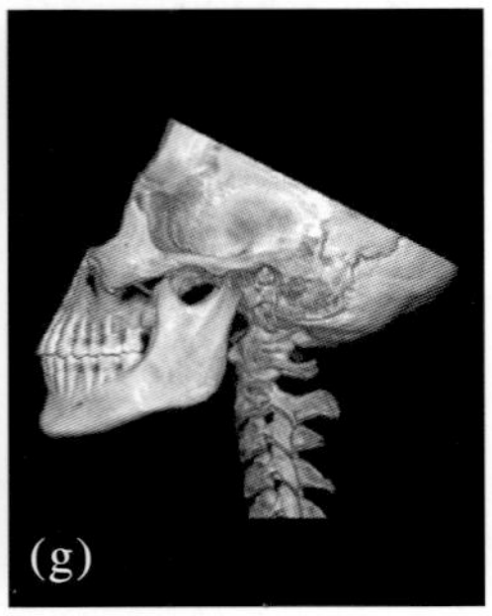

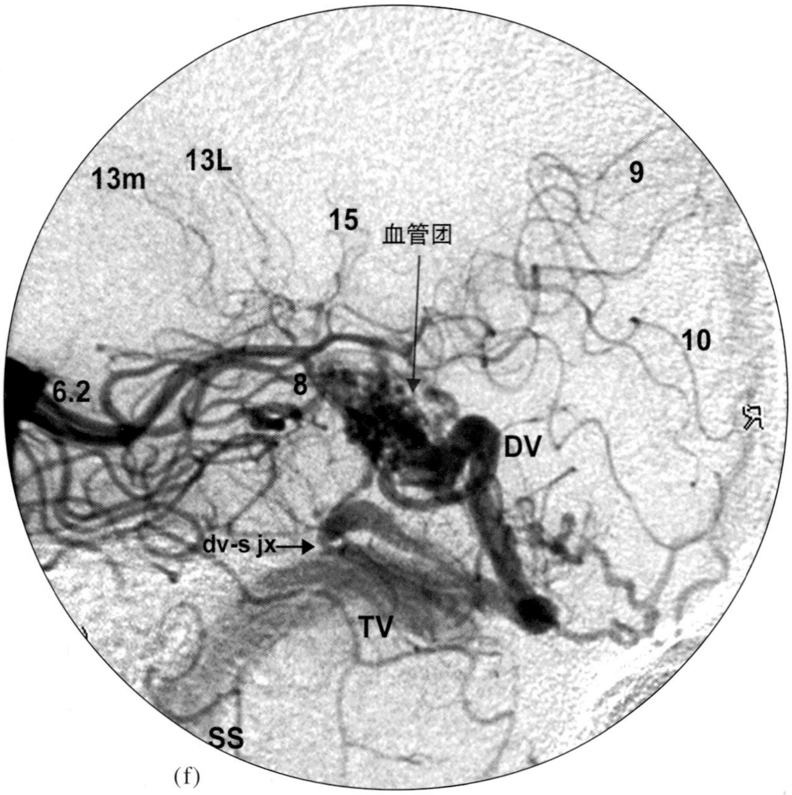

(f)

图 6.16 (续)

投照角度

a 2D frontal early arterial phase
2D 正位动脉早期
b 2D frontal late arterial phase 2D 正位动脉晚期
c 2D lateral early a rterial phase 2D侧位动脉早期
d 2D lateral late arterial phase 2D 侧位动脉晚期
e 3D lateral arterial phase 3D 侧面观动脉期
f 2D lateral coned down magnified view arterial phase 2D 侧位动脉期放大像
g 3D lateral coned down magnified view arterial phase 3D 侧面观动脉期放大像
h 3D left posterior oblique view arterial phase 3D 左后斜面观动脉期
i 3D posterior view,superior to inferior arterial phase 3D 后面伴上面观动脉期
j 3D left anterior oblique, superior to inferior arterial phase 3D 左前斜面伴上面观动脉期
k 2D posterior view arterial phase to match l 2D 后位动脉期，与图(l)相匹配
l 3D posterior view arterial phase to match k 3D 后面观动脉期，与图(k)相匹配
m 2D frontal view early arterial phase following embolization shows closure of the AVM
2D 正位动脉早期，显示栓塞后畸形团已闭塞
n 2D frontal view late arterial phase after embolization shows no evidence of arterial-venous shunting
2D 正位动脉晚期，显示栓塞后动静脉分流已消失

1 vertebral artery 椎动脉
2 posterior inferior cerebellar artery (PICA) 小脑下后动脉
3 basilar artery 基底动脉
4 anterior inferior cerebellar artery (AICA) 小脑下前动脉
5 superior cerebellar artery 小脑上动脉
5v vermian branch of SCA 小脑上动脉蚓支
5h hemispheric branch of SCA 小脑上动脉半球支
6 posterior cerebral artery (PCA) 大脑后动脉
6.2 P2 segment of PCA 大脑后动脉 P2 段
7 posterior communicating artery 后交通动脉
8 posterior temporal branch of PCA
大脑后动脉颞后支

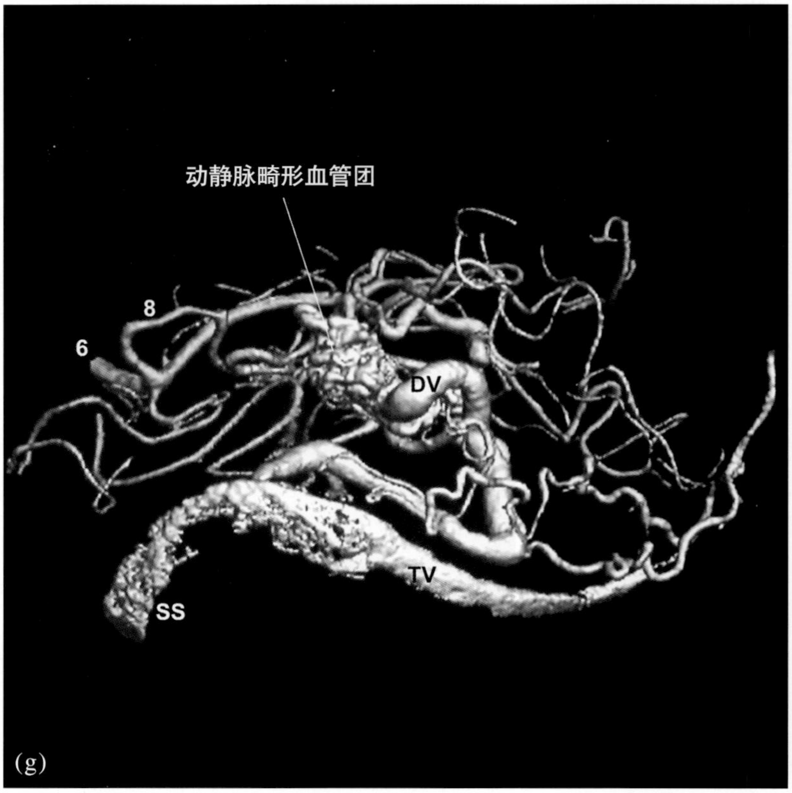

(g)

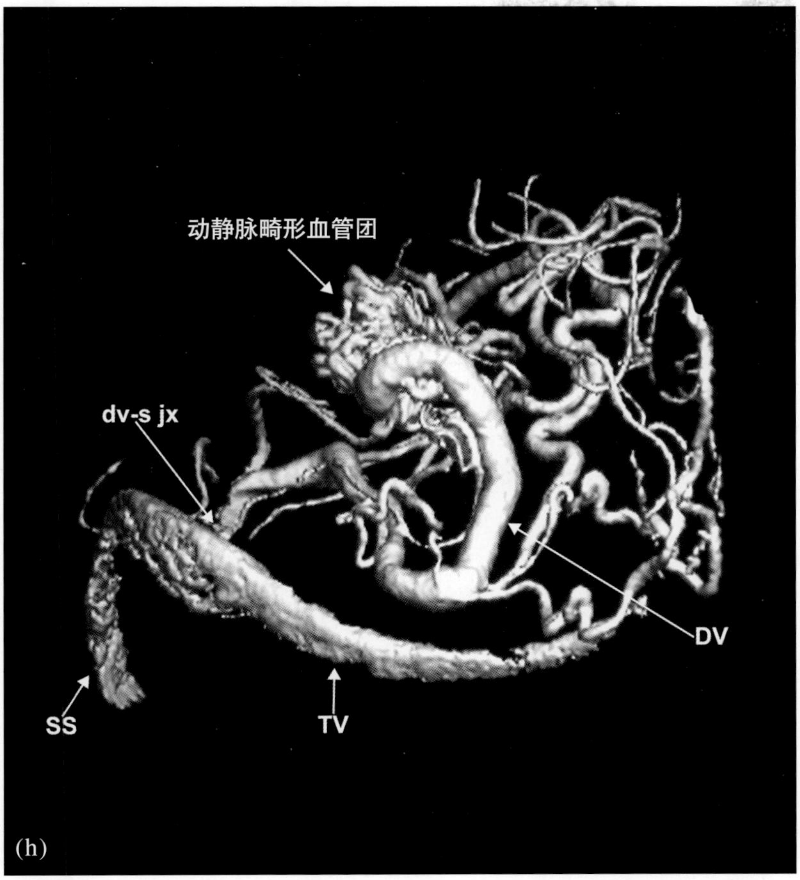

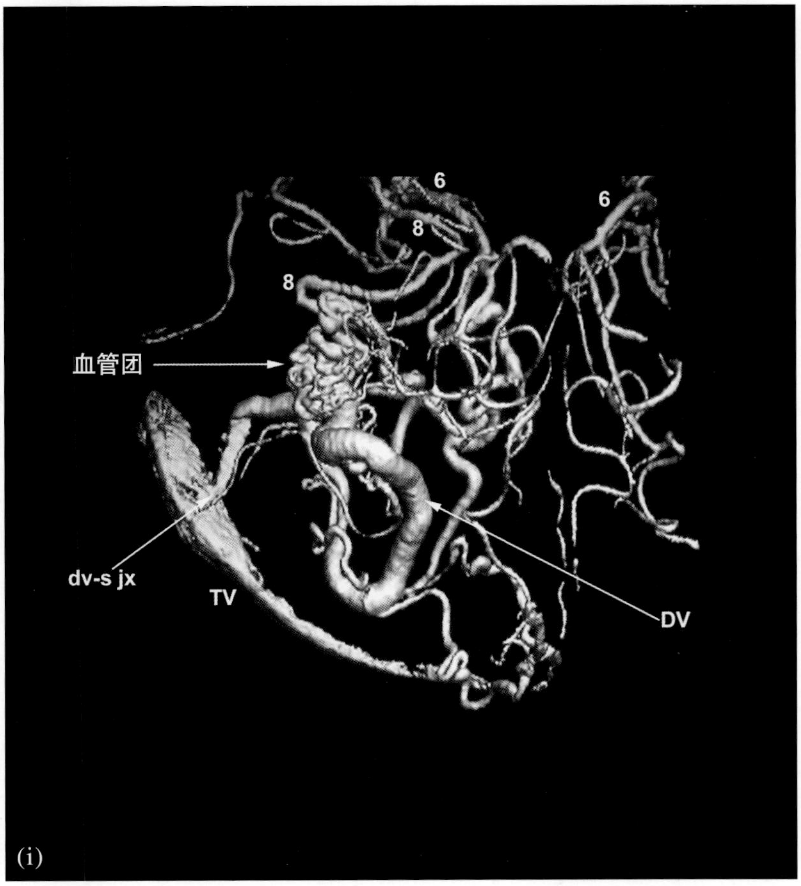

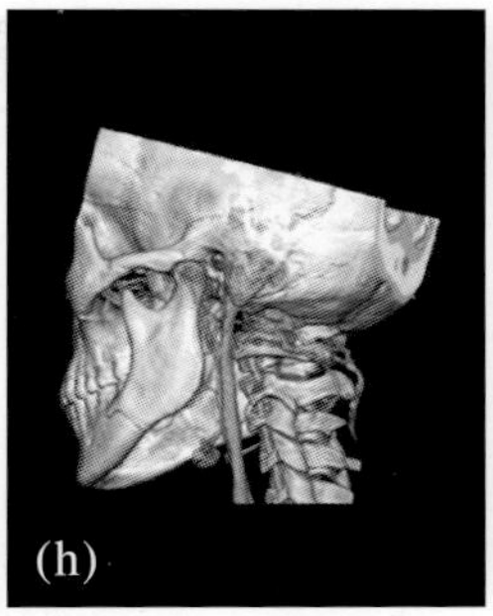

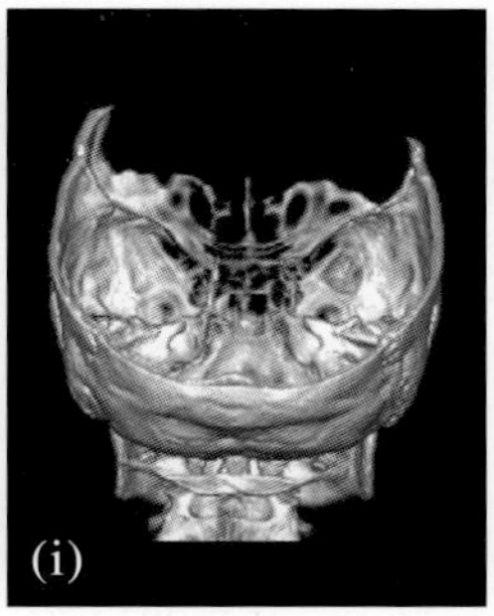

9 parieto-occipital branch of PCA
大脑后动脉顶枕支
10 calcarine branch of PCA
大脑后动脉距状沟支
11 anterior thalamoperforating arteries
丘脑前穿动脉
12 posterior thalamoperforating arteries
丘脑后穿动脉
13m medial posterior choroidal arteries
脉络丛后内侧动脉
13L lateral posterior choroidal arteries
脉络丛后外侧动脉
14 vertebral basilar junction 椎基底结合处
15 splenial branch (posterior pericallosal artery) of PCA
大脑后动脉的压部支(后胼周动脉)
** region of quadrigeminal plate cistern
四叠体池区域
DV main draining vein of AVM
动静脉畸形的主要引流静脉
dv-s AVM draining vein-dural sinus junction
动静脉畸形引流静脉与硬脑膜窦的结合处
TV transverse sinus 横窦
SS sigmoid sinus 乙状窦

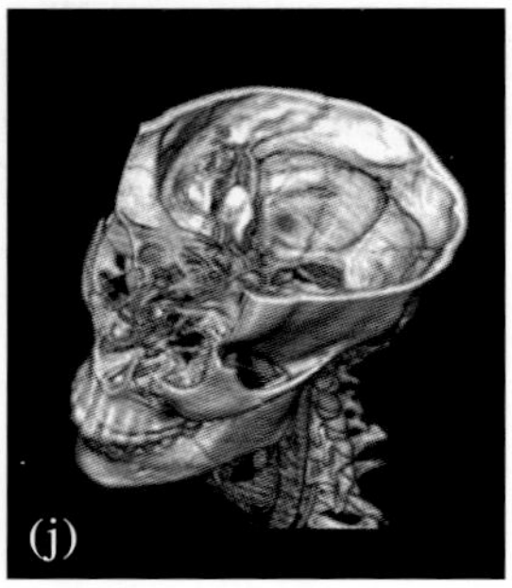

图 6.16（续）

投照角度

a 2D frontal early arterial phase
2D 正位动脉早期

b 2D frontal late arterial phase
2D 正位动脉晚期

c 2D lateral early arterial phase
2D 侧位动脉早期

d 2D lateral late arterial phase
2D 侧位动脉晚期

e 3D lateral arterial phase
3D 侧面观动脉期

f 2D lateral coned down magnified view arterial phase 2D 侧位动脉期放大像

g 3D lateral coned down magnified view arterial phase 3D 侧面观动脉期放大像

h 3D left posterior oblique view arterial phase 3D 左后斜面观动脉期

i 3D posterior view, superior to inferior arterial phase 3D 后面伴上面观动脉期

j 3D left anterior oblique, superior to inferior arterial phase
3D 左前斜面伴上面观动脉期

k 2D posterior view arterial phase to match l 2D 后位动脉期，与图(l)相匹配

l 3D posterior view arterial phase to match k 3D 后面观动脉期，与图(k)相匹配

m 2D frontal view early arterial phase following embolization shows closure of the AVM
2D正位动脉早期，显示栓塞后畸形团已闭塞

n 2D frontal view late arterial phase after embolization shows no evidence of arterial-venous shunting
2D 正位动脉晚期，显示栓塞后动静脉分流已消失

1 vertebral artery 椎动脉

2 posterior inferior cerebellar artery (PICA) 小脑下后动脉

3 basilar artery 基底动脉

4 anterior inferior cerebellar artery (AICA) 小脑下前动脉

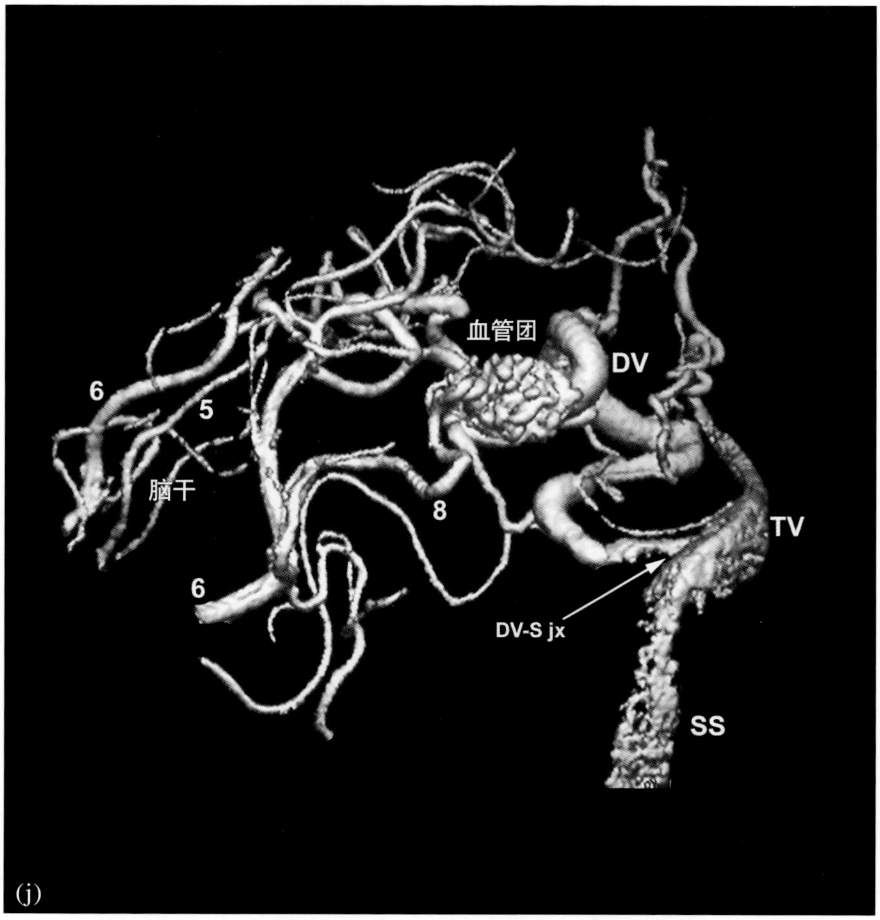

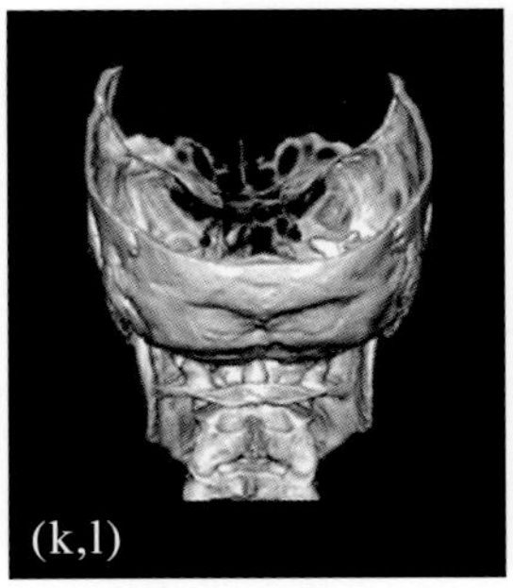

(k,l)

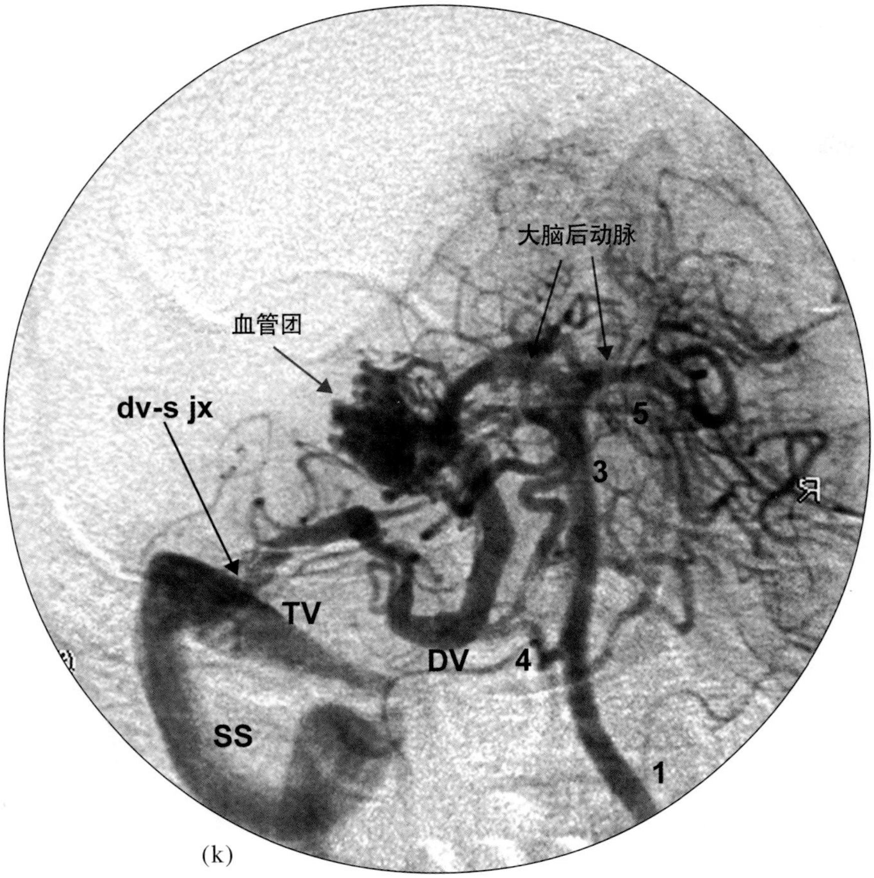

(k)

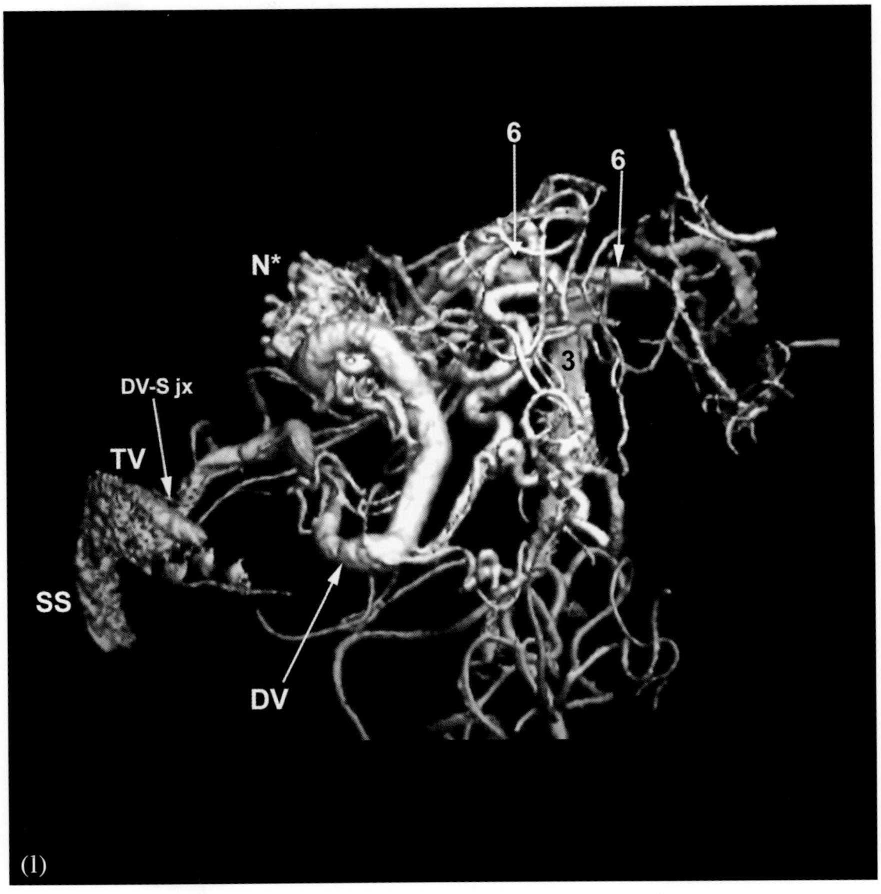

(l)

5 superior cerebellar artery 小脑上动脉
5v vermian branch of SCA
小脑上动脉蚓支
5h hemispheric branch of SCA
小脑上动脉半球支
6 posterior cerebral artery (PCA)
大脑后动脉
6.2 P2 segment of PCA 大脑后动脉 P2 段
7 posterior communicating artery
后交通动脉
8 posterior temporal branch of PCA
大脑后动脉颞后支
9 parieto-occipital branch of PCA
大脑后动脉顶枕支
10 calcarine branch of PCA
大脑后动脉距状沟支
11 anterior thalamoperforating arteries
丘脑前穿动脉
12 posterior thalamoperforating arteries
丘脑后穿动脉
13m medial posterior choroidal arteries
脉络丛后内侧动脉
13L lateral posterior choroidal arteries
脉络丛后外侧动脉
14 vertebral basilar junction
椎基底结合处
15 splenial branch (posterior pericallosal artery) of PCA
大脑后动脉的压部支(后胼周动脉)
** region of quadrigeminal plate cistern
四叠体池区域
DV main draining vein of AVM
动静脉畸形的主要引流静脉
dv-s AVM draining vein-dural sinus junction
动静脉畸形引流静脉与硬脑膜窦的结合处
TV transverse sinus 横窦
SS sigmoid sinus 乙状窦

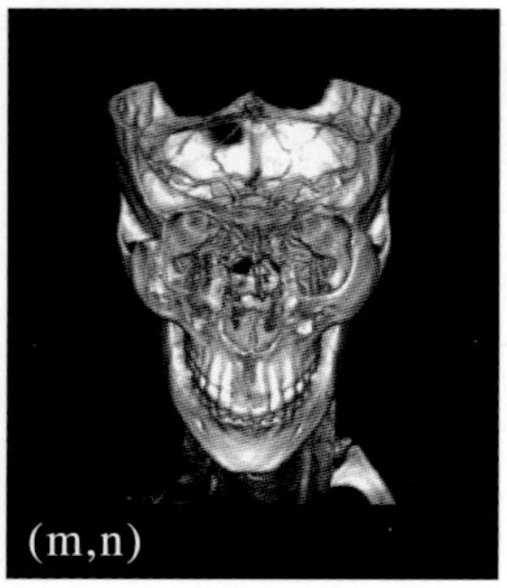

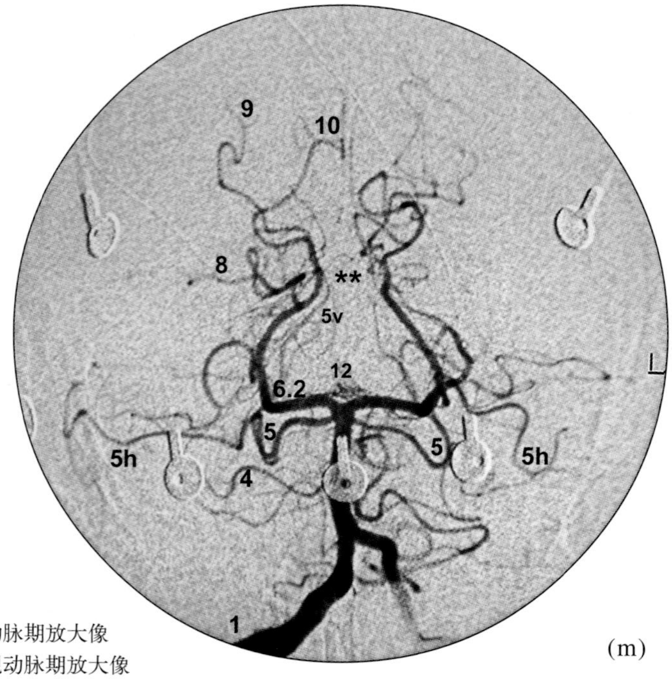

(m)

图 6.16（续）

投照角度

a 2D frontal early arterial phase 2D 正位动脉早期

b 2D frontal late arterial phase 2D 正位动脉晚期

c 2D lateral early arterial phase 2D 侧位动脉早期

d 2D lateral late arterial phase 2D 侧位动脉晚期

e 3D lateral arterial phase 3D 侧面观动脉期

f 2D lateral coned down magnified view arterial phase 2D 侧位动脉期放大像

g 3D lateral coned down magnified view arterial phase 3D 侧面观动脉期放大像

h 3D left posterior oblique view arterial phase 3D 左后斜面观动脉期

i 3D posterior view, superior to inferior arterial phase 3D 后面伴上面观动脉期

j 3D left anterior oblique, superior to inferior arterial phase 3D 左前斜面伴上面观动脉期

k 2D posterior view arterial phase to match l 2D 后位动脉期，与图(l)相匹配

l 3D posterior view arterial phase to match k 3D 后面观动脉期，与图(k)相匹配

m 2D frontal view early arterial phase following embolization shows closure of the AVM 2D 正位动脉早期，显示栓塞后畸形团已闭塞

n 2D frontal view late arterial phase after embolization shows no evidence of arterial-venous shunting 2D 正位动脉晚期，显示栓塞后动静脉分流已消失

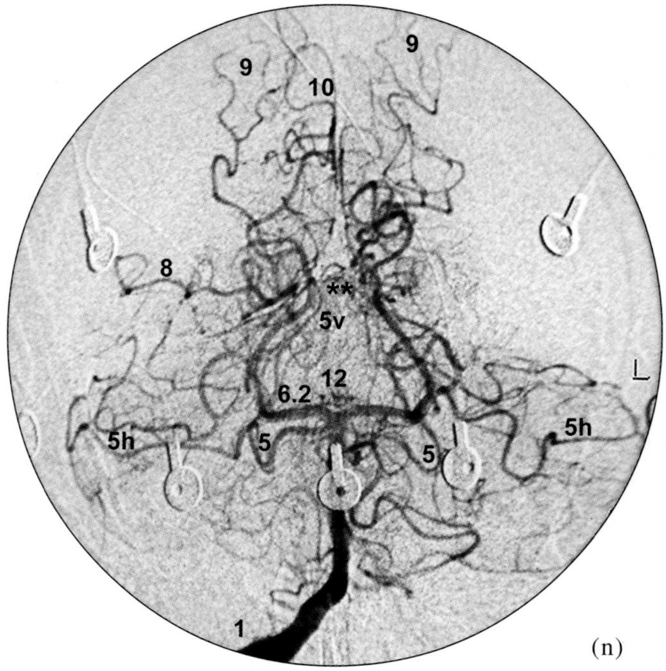

(n)

1 vertebral artery 椎动脉

2 posterior inferior cerebellar artery (PICA) 小脑下后动脉

3 basilar artery 基底动脉

4 anterior inferior cerebellar artery (AICA) 小脑下前动脉

5 superior cerebellar artery 小脑上动脉

5v vermian branch of SCA 小脑上动脉蚓支

5h hemispheric branch of SCA 小脑上动脉半球支

6 posterior cerebral artery (PCA) 大脑后动脉

6.2 P2 segment of PCA 大脑后动脉 P2 段

7 posterior communicating artery 后交通动脉

8 posterior temporal branch of PCA 大脑后动脉颞后支

9 parieto-occipital branch of PCA 大脑后动脉顶枕支

10 calcarine branch of PCA 大脑后动脉距状沟支

11 anterior thalamoperforating arteries 丘脑前穿动脉

12 posterior thalamoperforating arteries 丘脑后穿动脉

13m medial posterior choroidal arteries 脉络丛后内侧动脉

13L lateral posterior choroidal arteries 脉络丛后外侧动脉

14 vertebral basilar junction 椎基底结合处

15 splenial branch (posterior pericallosal artery) of PCA 大脑后动脉的压部支(后胼周动脉)

** region of quadrigeminal plate cistern 四叠体池区域

DV main draining vein of AVM 动静脉畸形的主要引流静脉

dv-s AVM draining vein-dural sinus junction 动静脉畸形引流静脉与硬脑膜窦的结合处

TV transverse sinus 横窦

SS sigmoid sinus 乙状窦

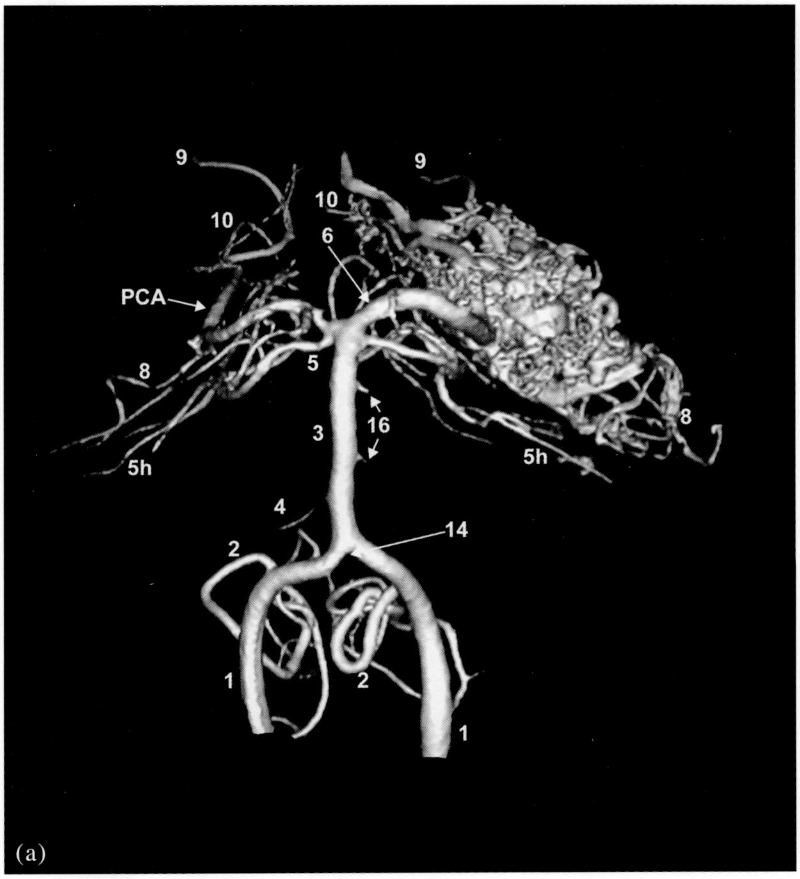

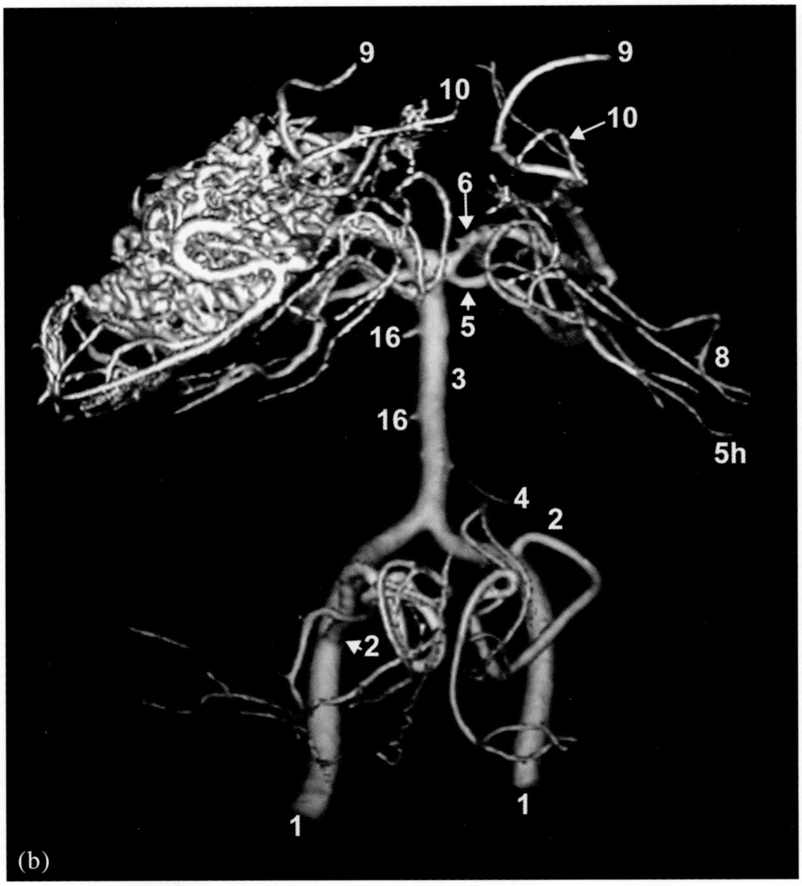

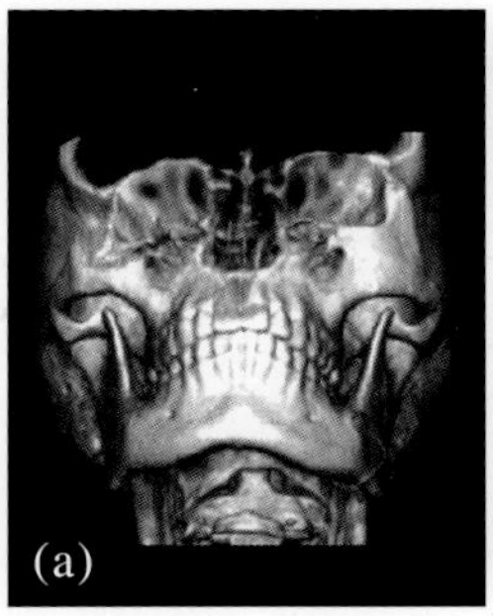

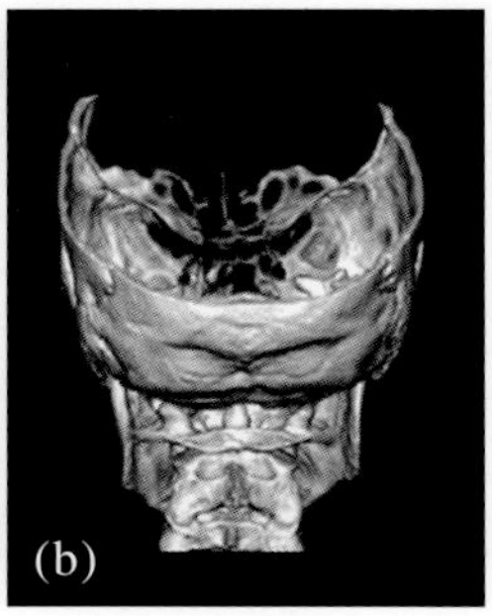

图6.17(a～f) 椎动脉3D造影，前面观(a)，后面观(b)，左侧面观(c)，右侧面观(d)，上－下面观(e)和下－上面观(f)。这些图像显示了左侧颞叶的一个巨大动静脉畸形，其他的血管解剖是正常的。

1 vertebral artery 椎动脉
2 posterior inferior cerebellar artery (PICA) 小脑下后动脉
3 basilar artery 基底动脉
4 anterior inferior cerebellar artery (AICA) 小脑前下动脉
5 superior cerebellar artery 小脑上动脉
5h hemispheric branch of SCA 小脑上动脉半球支
6 posterior cerebral artery (PCA) 大脑后动脉
6.1 P1 segment of PCA 大脑后动脉P1段
6.2 P2 segment of PCA 大脑后动脉P2段
7 posterior communicating artery 后交通动脉
8 posterior temporal branch of PCA 大脑后动脉颞后支
9 parieto-occipital branch of PCA 大脑后动脉顶枕支
10 calcarine branch of PCA 大脑后动脉距状沟支
11 anterior thalamoperforating arteries 丘脑前穿动脉
14 vertebral basilar junction 椎基底结合处
16 pontine perforating artery 脑桥穿动脉

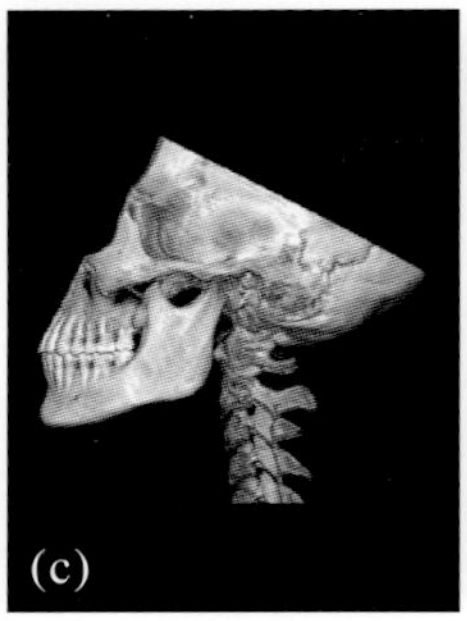
(c)

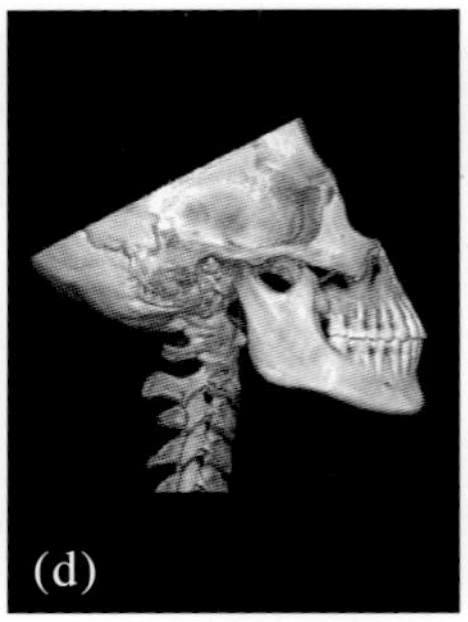
(d)

图 6.17（续）

1 vertebral artery 椎动脉
2 posterior inferior cerebellar artery (PICA) 小脑下后动脉
3 basilar artery 基底动脉
4 anterior inferior cerebellar artery (AICA) 小脑下前动脉
5 superior cerebellar artery 小脑上动脉
5h hemispheric branch of SCA 小脑上动脉半球支
6 posterior cerebral artery (PCA) 大脑后动脉
6.1 P1 segment of PCA 大脑后动脉 P1 段
6.2 P2 segment of PCA 大脑后动脉 P2 段
7 posterior communicating artery 后交通动脉
8 posterior temporal branch of PCA 大脑后动脉颞后支
9 parieto-occipital branch of PCA 大脑后动脉顶枕支
10 calcarine branch of PCA 大脑后动脉距状沟支
11 anterior thalamoperforating artery 丘脑前穿动脉
14 vertebral basilar junction 椎基底结合处
16 pontine perforating artery 脑桥穿动脉

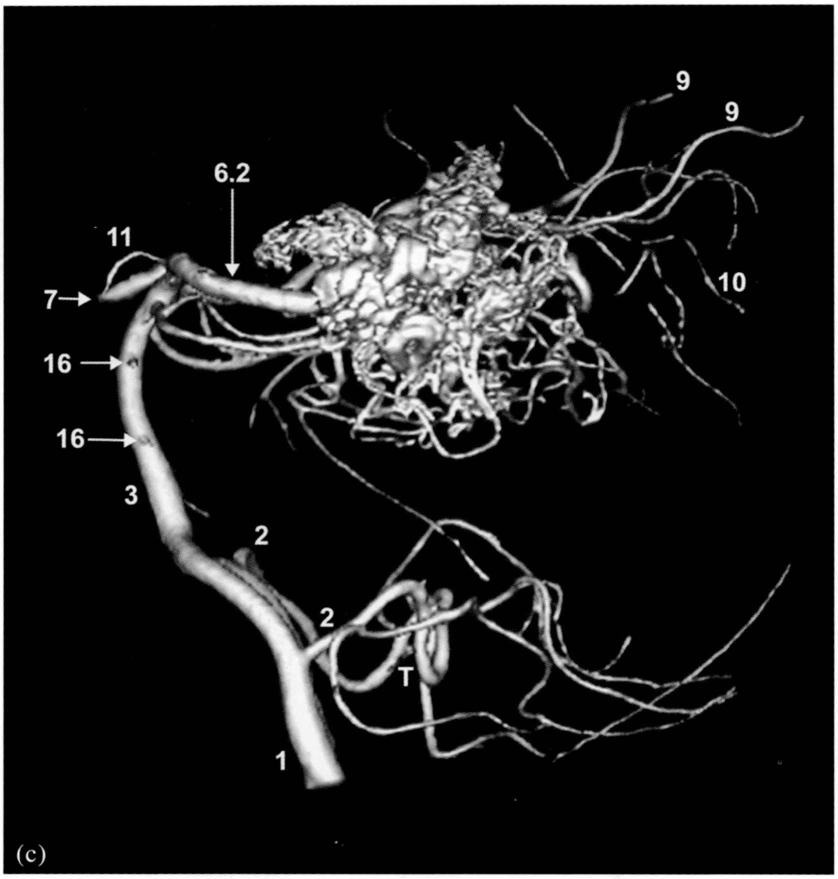

(c)

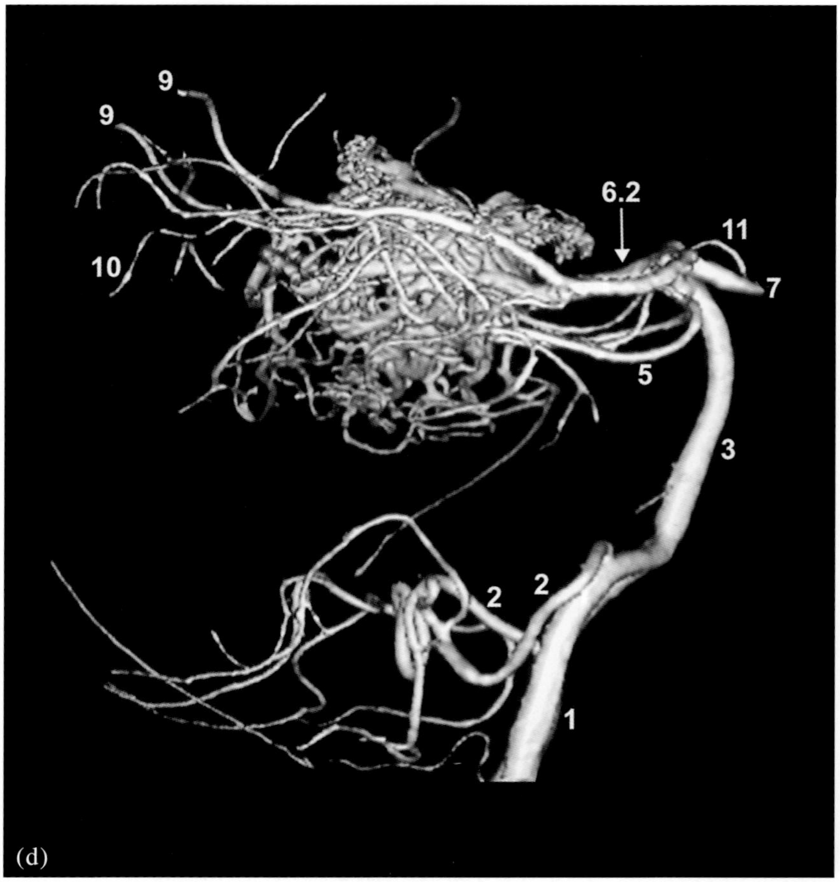

(d)

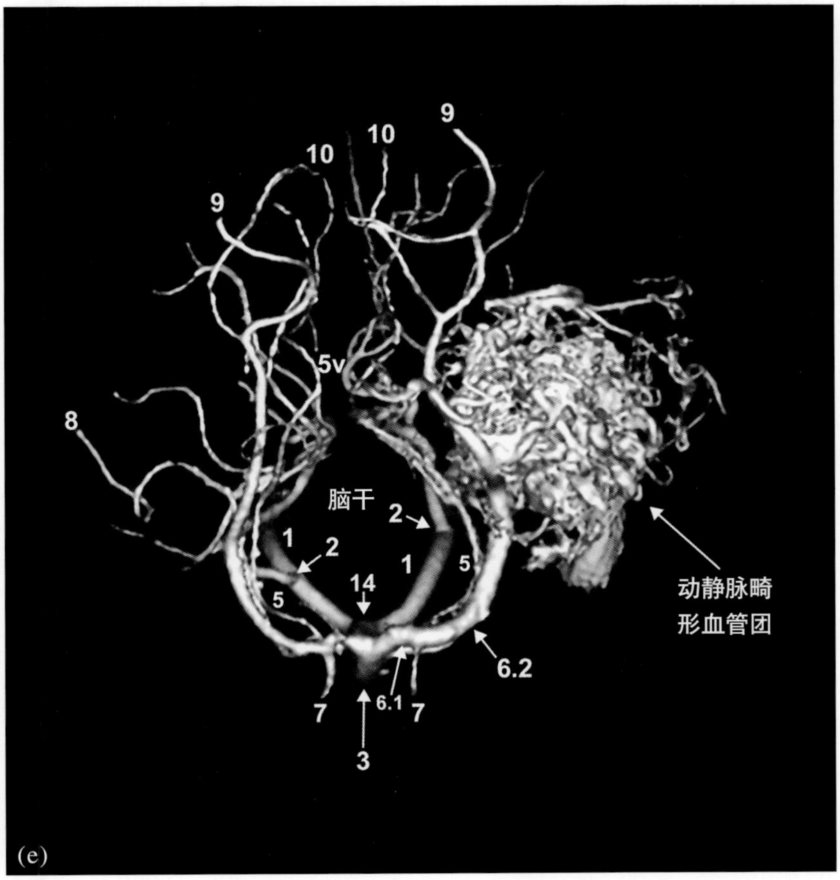
9
10
10
9
5v
8
脑干
2
1
2
1
5
14
5
6.2
7
6.1
7
3
动静脉畸
形血管团
(e)

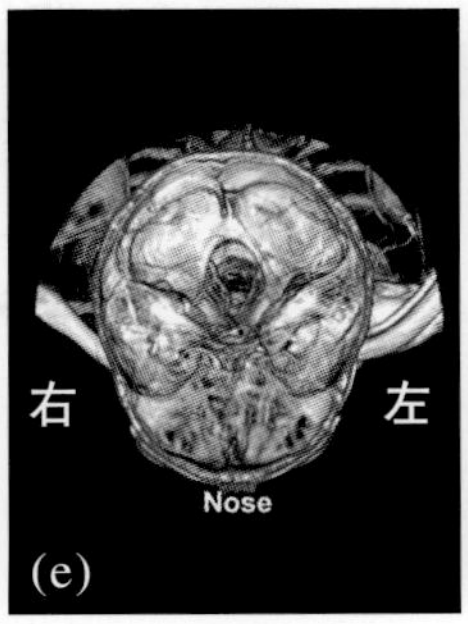
右
左
Nose
(e)

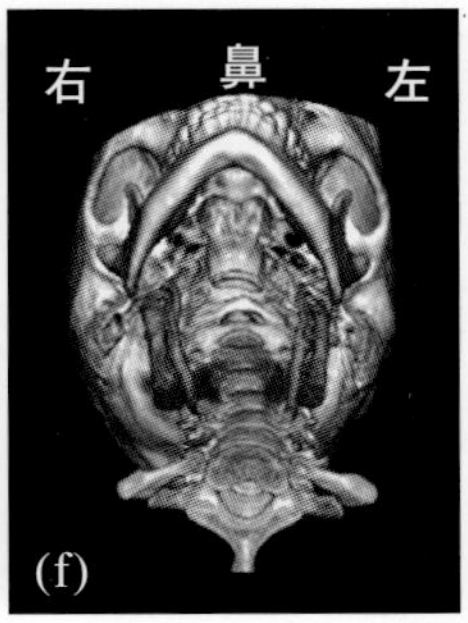
右
鼻
左
(f)

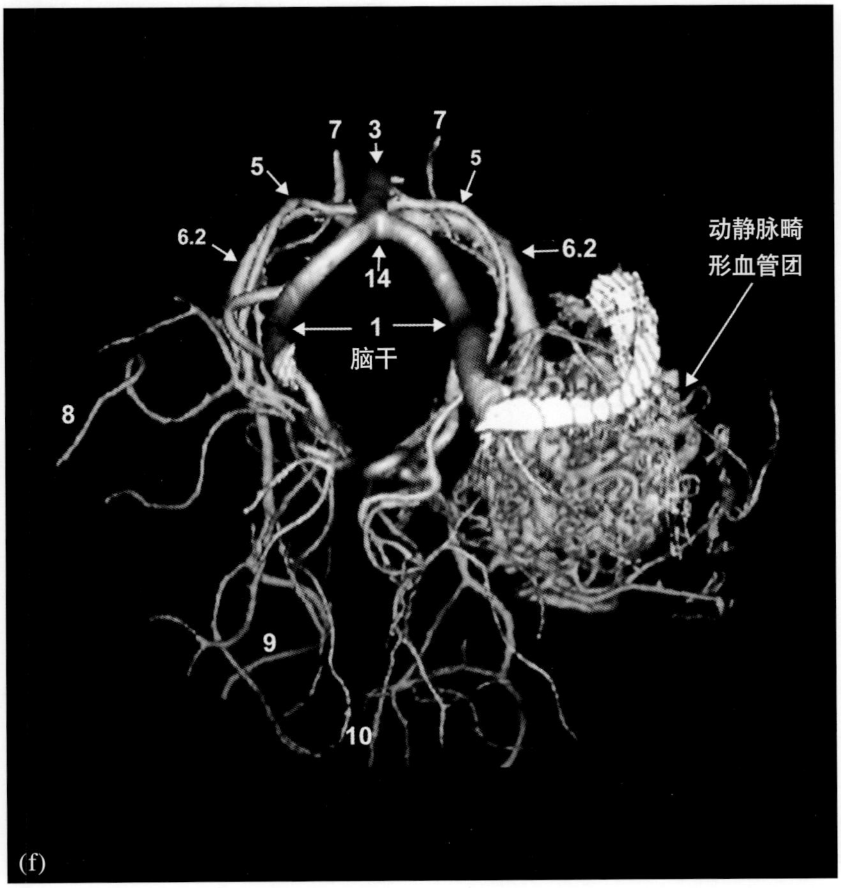
7
3
7
5
5
6.2
6.2
14
1
脑干
动静脉畸
形血管团
8
9
10
(f)

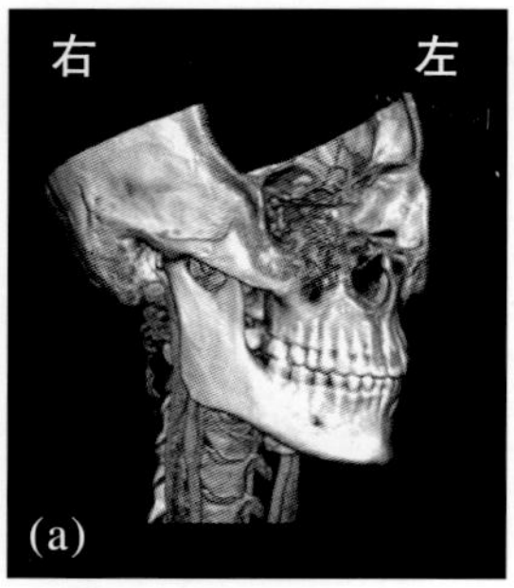

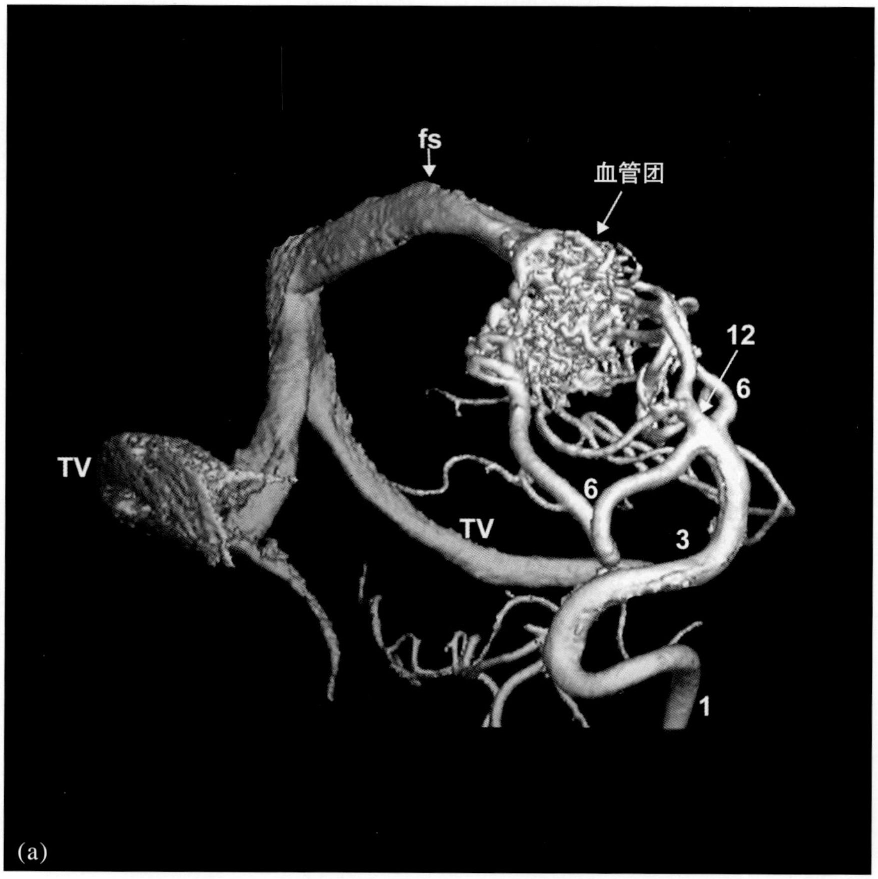

图6.18(a～e) 椎动脉3D造影，右前斜面观(a)，大角度右前斜面观(b)，前面观(c)，右后斜面观(d)和上面观(e)。显示颅内椎基底系统。这些图像提示了一个由丘脑后穿动脉和大脑后动脉分支供血的高流量动静脉畸形。血管团位于Galen静脉区，静脉引流通过镰状窦(镰状窦是胚胎时期形成的窦，通常已退化)。该血管畸形的特殊之处在于具有Galen静脉畸形和真的实质性畸形的双重特性。“*”显示了AVM血管团静脉端(血管团－镰状窦结合处)的两个动脉瘤。

1 vertebral artery 椎动脉
3 basilar artery 基底动脉
5 superior cerebellar artery (SCA) 小脑上动脉
6 posterior cerebral artery (PCA) 大脑后动脉
12 posterior thalamoperforating arteries 丘脑后穿动脉
fs falcine sinus 镰状窦
TV transverse sinus 横窦
* perinidal (venous side) aneurysms 血管团周围(静脉端)动脉瘤

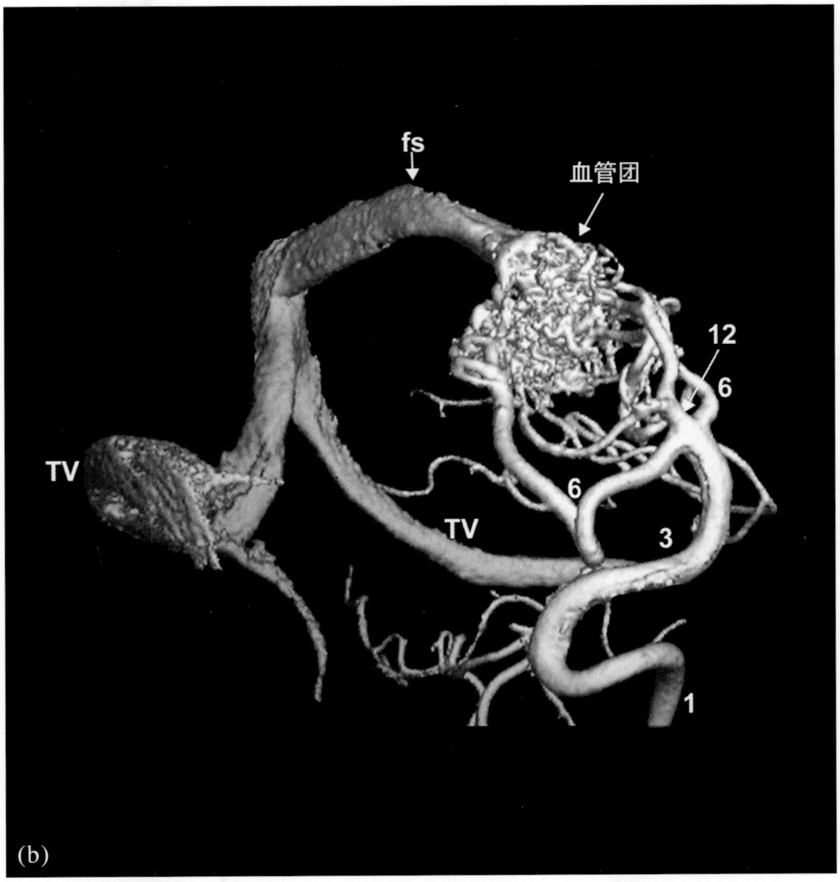
fs
血管团
12
6
TV
6
TV
3
1
(b)

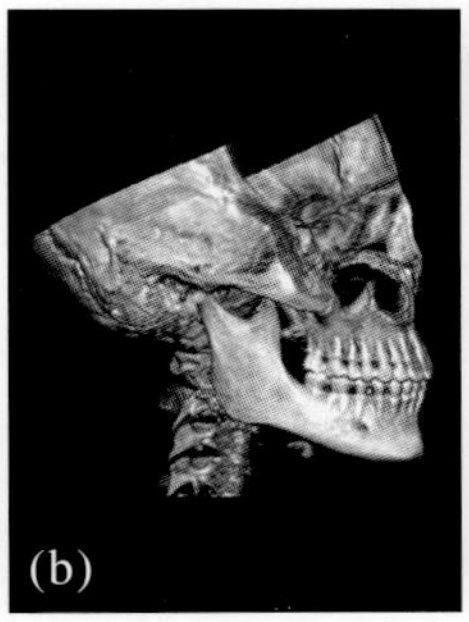
(b)

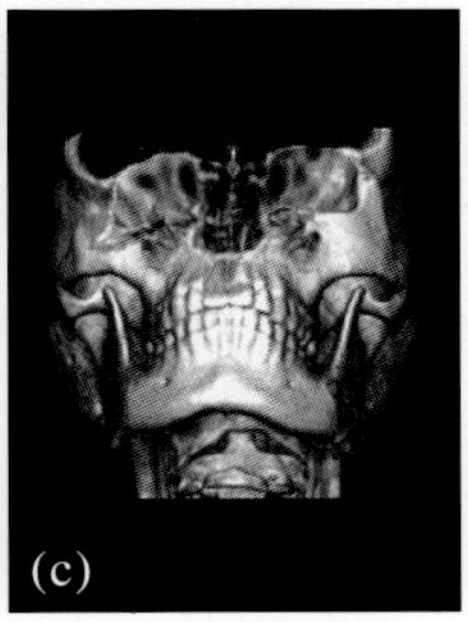
(c)

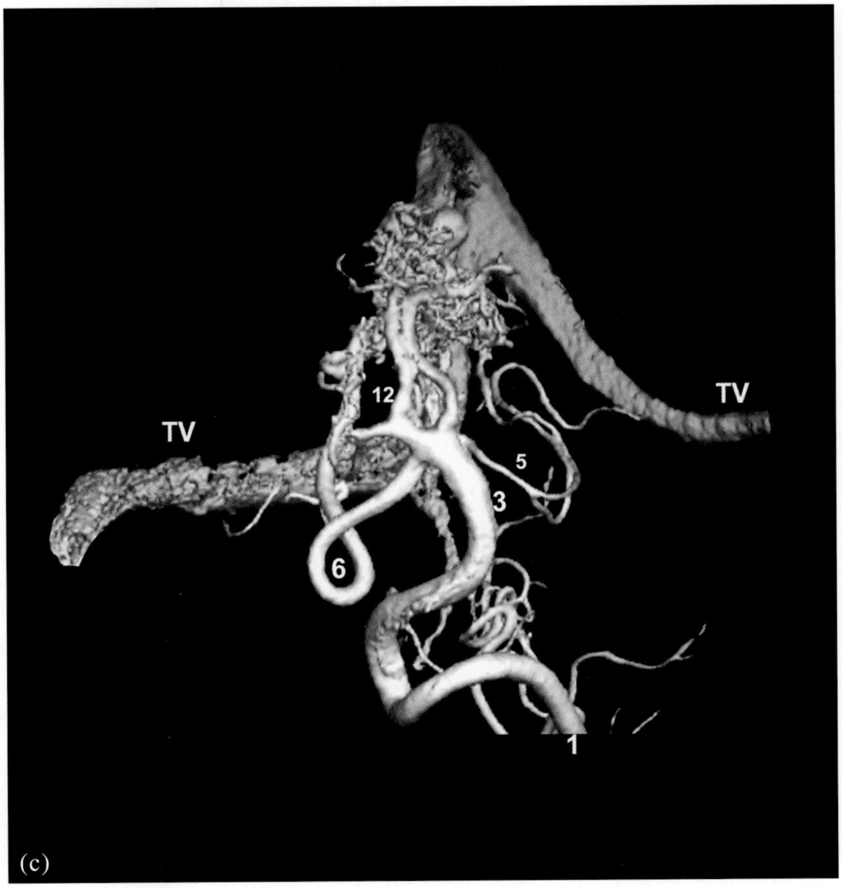
TV
12
TV
5
3
6
1
(c)

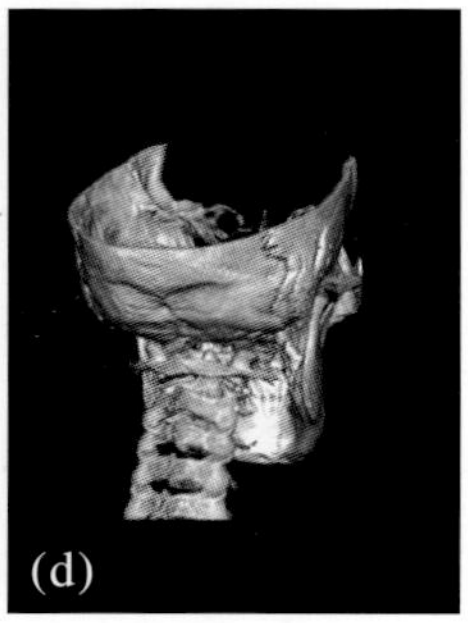

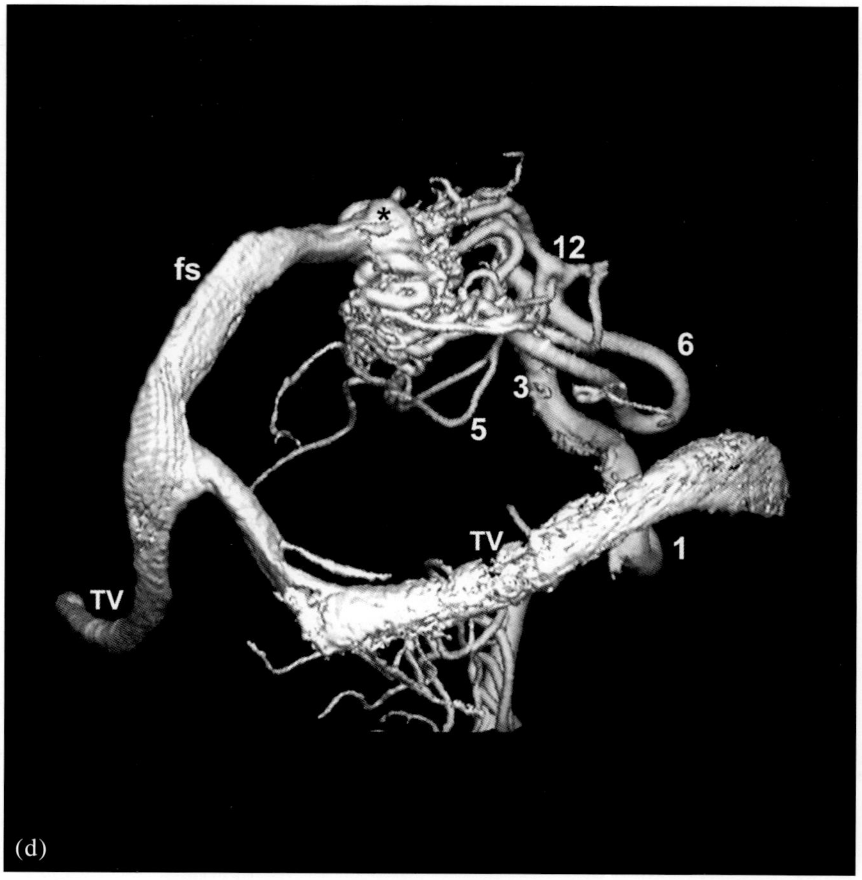

图6.18 (续)

1 vertebral artery 椎动脉
3 basilar artery 基底动脉
5 superior cerebellar artery (SCA) 小脑上动脉
6 posterior cerebral artery (PCA) 大脑后动脉
12 posterior thalamoperforating arteries 丘脑后穿动脉
fs falcine sinus 镰状窦
TV transverse sinus 横窦
* perinidal (venous side) aneurysms 血管团周围(静脉端)动脉瘤

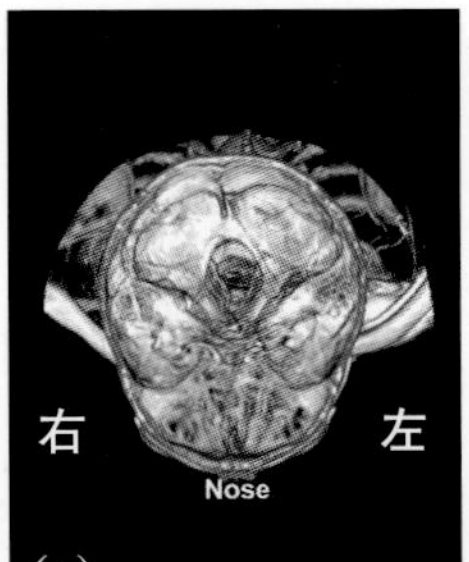

(e)

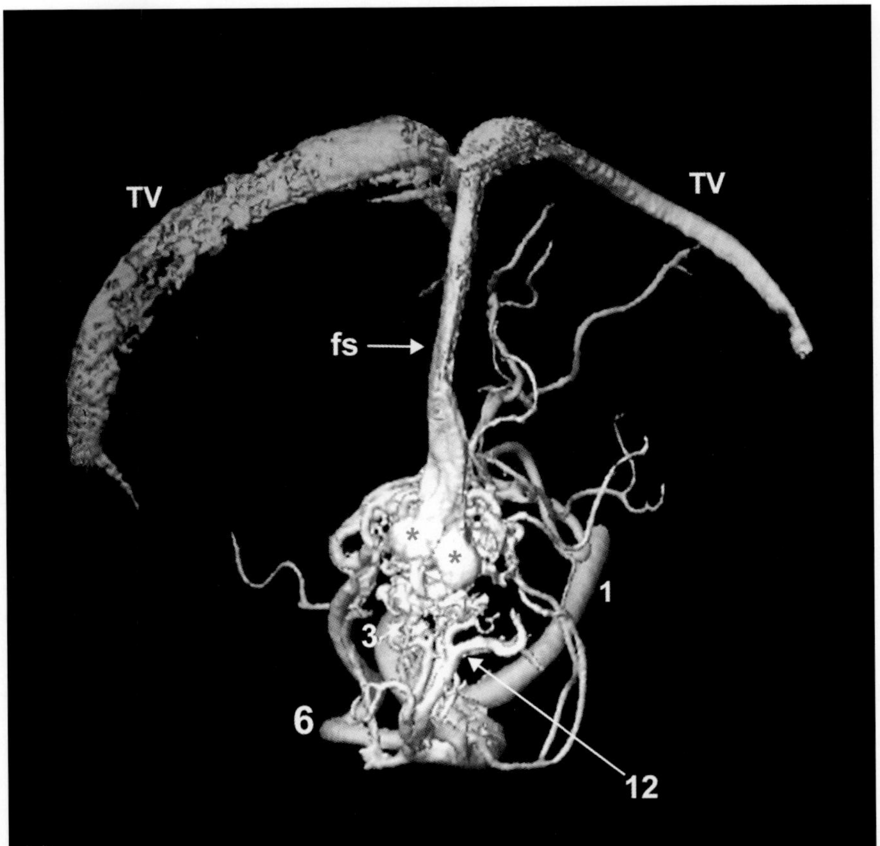

(e)

（王宏磊　徐　宁　译）

第七章

颅内静脉系统

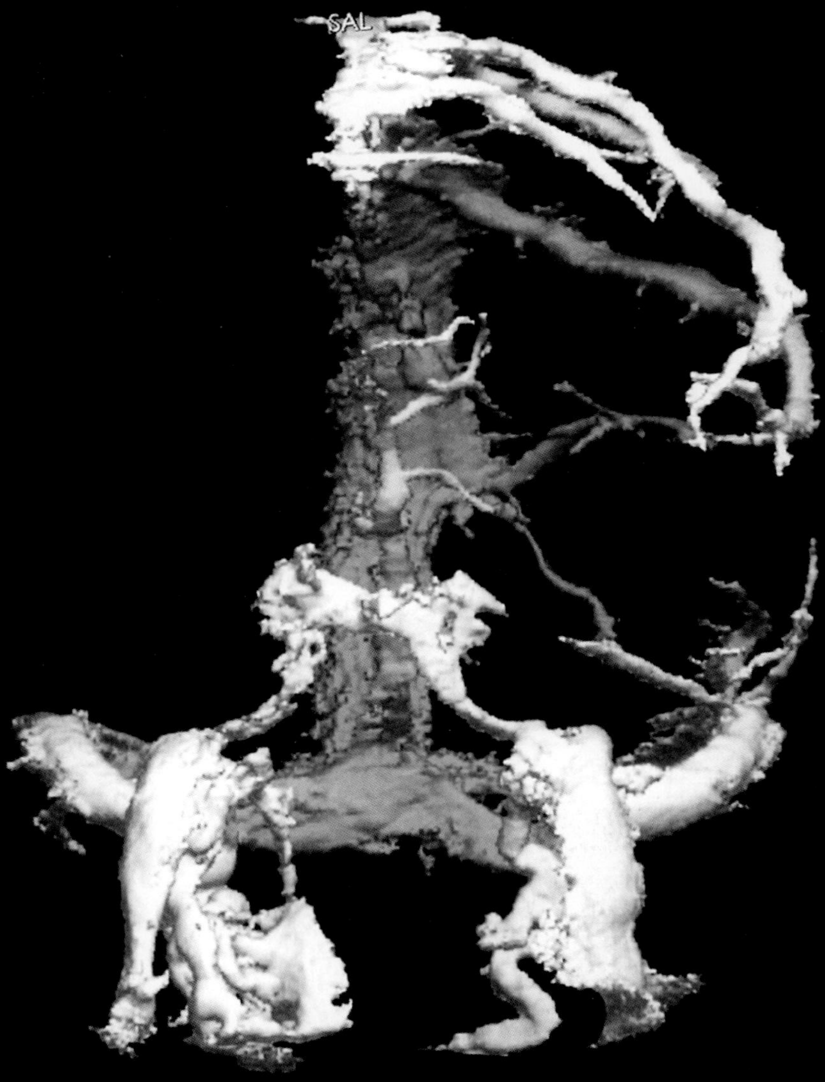

脑及脑膜的静脉回流可分为板障静脉、脑膜静脉、硬脑膜窦、脑的深静脉及浅静脉。

板障静脉是由小而不规则的内皮覆盖的血管管道组成，行走于内板于外板之间，与颅外的静脉系统、脑膜静脉、硬脑膜窦相通。除了板障静脉增粗或存在动静脉畸形外，一般情况下，造影不能观察到板障静脉。

导静脉与头皮静脉、板障静脉、颅内静脉相通。导静脉没有静脉瓣，因而颅外感染可经过导静脉播散至颅内。

脑膜静脉存在于硬膜内，引流大脑镰、小脑幕、硬脑膜的静脉血流，走形于内板的静脉沟内，与硬脑膜窦或颅外面深部的翼丛、颈椎周围的椎静脉丛相通。

硬脑膜窦是内皮覆盖的管道，位于硬膜的两层之间，没有瓣膜，呈小梁样结构，是收集颅内静脉的主要通道。主要的静脉窦包括上矢状窦、下矢状窦、直窦、枕窦、横窦、岩窦、乙状窦、蝶顶窦和海绵窦。

上矢状窦起自鸡冠的盲孔，沿颅骨内板的浅沟向后走形，止于窦汇处，收集大脑半球内侧及外侧的浅静脉血流。窦汇是上矢状窦、直窦、枕窦、横窦的交汇处。窦汇有多种形态，可呈重叠形或有孔形。上矢状窦前部可先天性缺如，由额叶凸面几只粗大的脑静脉替代。

下矢状窦沿大脑镰下部的游离缘由前向后走行，与Galen大脑大静脉共同汇于直窦。下矢状窦接受大脑镰、胼胝体前部、大脑半球内侧面的血流。

直窦起自大脑镰与小脑幕交汇处，止于窦汇，在中线处向后向下走行，引流深静脉系统血液至表浅的硬脑膜窦系统内，7%～15%为双直窦[1]。

枕窦是很小的硬脑膜窦，起自枕骨大孔后缘，向上走行至窦汇，可与颈内静脉、椎静脉丛相通。边缘窦沿枕骨大孔外侧缘走行，向后与枕窦相通。边缘窦向前在斜坡上缘与脑底静脉丛相通。边缘窦还可经小的静脉吻合向外侧与颈内静脉或静脉球相通[2]。

成对的横窦起自窦汇，向前外侧走行，至颞骨岩部延续为乙状窦，改为向下向内走行。横窦走行于内板静脉沟内，被小脑幕包裹。经窦汇接受上矢状窦，直窦血流，也可接受颞叶、枕叶、小脑及岩上窦的血流。25%的病例横窦大小不对称[3]，5%的病例一侧闭锁[4]。通常上矢状窦引流至右横窦，来自直窦的深静脉血流流向左横窦。

岩上窦是从海绵窦后部延伸至乙状窦的管道，在岩骨尖部与乙状窦相通，沿小脑幕与岩骨附着处硬膜走行，收集桥脑、延髓上部、小脑、中耳的血流[5]。

岩下窦起自海绵窦后部(近岩骨尖部)，沿岩枕裂向下走行，穿过颈静脉孔的神经部，汇入位于颈内静脉孔血管部的颈静脉球。成对的岩下窦通过斜坡的脑底静脉丛、海绵间窦，与海绵窦、岩上窦、边缘窦、枕窦相通。

蝶顶窦引流大脑中浅静脉的血流，沿蝶骨大翼走行，止于海绵窦。蝶顶窦经常与Rosenthal基底静脉相通。

海绵窦位于颅底，是成对的不规则静脉间隙，位于蝶鞍(内含垂体)的两侧，与颅内静脉及颅外静脉系统存在复杂的吻合。向前与眼上静脉及眼下静脉、蝶顶窦相通。向下向外经卵圆孔与翼丛相通。左右海绵窦经海绵间窦相通，海绵间窦沿蝶鞍顶部鞍膈走行。海绵窦向后经岩上窦与横窦相通，经岩下窦与颈内静脉相通。海绵窦内容纳颈动脉海绵窦段、外展神经(CN Ⅵ)、动眼神经(CN Ⅲ)、滑车神经(CN Ⅳ)、三叉神经(V1，V2)，位于海绵窦外侧硬膜壁内。外展神经靠近颈内动脉海绵窦水平段的外侧，因此，颈内动脉海绵窦水平段动脉瘤可导致单纯外展神经麻痹。

大脑浅静脉沿大脑表面走行，引流皮层灰质和部分白质血流。大脑浅静脉在形态、数目、走行上存在很多变异。总的来说，大脑浅静脉向下方至外侧裂，向上方至上矢状窦，呈车辐状排列。向下经侧裂静脉或大脑中浅静脉引流，向上经Torlard 静脉或其他无名静脉引流，向后向外经Labbé静脉引流。

大脑中浅静脉收集侧裂及岛盖区的血流，向前下方绕过颞叶尖端进入海绵窦或蝶枕窦。大脑中浅静脉通过海马沟、岛叶及基底静脉与大脑深静脉相通，同时也与其他浅静脉及硬膜窦相通。

上吻合静脉引流至上矢状窦，下吻合静脉引流至横窦远端。最大的上吻合静脉是Trolard吻合静脉，最大的下吻合静脉是Labbé吻合静脉，向后下沿颞叶表面走行，引流颞叶血液，向后与横窦远端相通，是颞叶的主要引流静脉。如果其他血管不能代替Labbé静脉功能，在血管内治疗或外科手术时要注意避免牺牲Labbé静脉。如果堵塞Labbé静脉，可导致颞叶静脉性梗死。如果因为硬脑膜动静脉瘘或其他疾病导致Labbé静脉动脉化，可以牺牲Labbé静脉而不至于导致不良后果。

幕上深静脉经髓静脉收集大脑半球白质、基底节、胼胝体、松果体、中脑、部分边缘系统、丘脑的血流。髓静脉向心性汇集为室管膜下静脉，室管膜下静脉沿侧脑室内壁走行。大量细小的深髓静脉发自皮层灰质下1～2cm[6]处，经过深层白质，汇集为室管膜下静脉、深髓静脉与室管膜下静脉垂直。室管膜下静脉汇入大脑内静脉，再汇入大脑大静脉。室管膜下静脉分为内侧组和外侧组。通常髓静脉在常规的2D或3D造影不能观察到。如果血流增加使其扩张，在2D造影上可能观察到。

室管膜下静脉内侧组包括前透明隔静脉、后透明隔静脉、总房静脉。前透明隔静脉经髓静脉引流额叶前部的血流，向后沿透明隔走行，在穹隆下方汇入丘纹静脉及脉络膜静脉。

室管膜下静脉外侧组包括丘纹静脉、前尾静脉、直接外侧静脉。前尾静脉及终末静脉汇合为丘纹静脉，丘纹静脉是外侧组中最大的静脉。丘纹静脉收集额叶后部、顶叶前部、尾状核、内囊的血流。大脑内静脉的主要血流来自于丘纹静脉。直接外侧静脉沿侧脑室房部(三角区)外侧壁走行，再向丘脑内侧走行汇于大脑内静脉，收集颞叶后部及顶叶血流。脑室下静脉起自侧脑室体部后方，沿侧脑室房部前壁向下走行，然后沿侧脑室颞角顶部向前再向内走行。脑室下静脉穿过脉络膜裂，汇入基底静脉。

大脑内静脉为成对静脉。由丘纹静脉及前透明隔静脉汇合而成，沿三脑室顶部向后在中间帆的二层间走行。接受众多并排分布的室管膜下静脉小属支血流，从松果体隐窝向外沿松果体上外侧走行，在胼胝体压部下方汇合为大脑大静脉。基底静脉汇入同侧大脑内静脉。

静脉角为丘纹静脉与大脑内静脉的夹角，位于室间孔附近。如果大脑内静脉前部上升支缺如，丘纹静脉突向前部的弯曲消失，前尾静脉及纵尾静脉延长，则形成假静脉角[7]。

基底静脉起自鞍上池颞叶钩部内侧，向后进入大脑脚外侧脚池，接受嗅静脉、大脑中深静脉、岛叶静脉、纹状体下静脉的血液。脚池位于钩部与大脑脚之间。基底静脉引流至同侧大脑内静脉或大脑大静脉内，少见直接引流至直窦[8]。基底静脉主要收集额叶眶面、岛叶、颞叶内侧、下丘脑、丘脑、中脑、纹状体的血流。正位基底静脉呈仰卧的青蛙腿的形状，脚趾指向前外侧，青蛙的膝代表绕过大脑脚处的静脉，踝部代表基底静脉前部，位于颞叶钩部内侧的静脉[9]。

大脑大静脉呈“U”形，先向下，再弯到胼胝体压部的后方，在小脑幕切迹顶部附近与下矢状窦汇合成为直窦。它收集下矢状窦、胼周静脉、枕内侧静脉、后颅凹静脉血流，有时收集基底静脉分支血流。

幕下静脉系统分为3组，包括上组(大脑大静脉组)、前组(岩组)和后组

(小脑幕组)。

后颅凹上组引流静脉包括小脑前中央静脉、蚓上静脉、中脑后静脉及外侧静脉、桥脑中脑前静脉。小脑前中央静脉由发自小脑中脚的臂静脉汇合而成，走行于蚓部中央小叶与舌叶间的裂隙内，引流至大脑大静脉内。

蚓上静脉发自近小脑最近的蚓部，向前上到达小脑顶的上方，再略微向下走行，到达小脑蚓部的前方，再向上终止于大脑大静脉。中脑后静脉为成对静脉，起自大脑脚静脉，经环池绕过脑干，汇入大脑大静脉。中脑外侧静脉向上沿中脑纵向走行，汇入臂静脉或中脑后静脉。中脑外侧静脉是大脑脚及被盖分界的标志[10]。桥脑中脑前静脉或静脉丛沿桥脑及中脑向上纵向走行，勾画出脑干的腹侧面，比基底动脉更准确地显示脑干腹侧面的位置(因基底动脉常迂曲，偏离脑干的腹侧面)。桥脑中脑前静脉或静脉丛常弯曲进入脚间窝，勾画出大脑脚的底面，然后流入基底静脉或中脑后静脉。

前组(岩组)引流静脉包括岩静脉及臂静脉，收集部分小脑、桥脑、延髓的血流。岩静脉起自桥小脑角池，来自脑干、小脑半球，四脑室的许多静脉属支汇集为较短的岩静脉主干。岩静脉在三叉神经下方，向前向外侧走行，在内耳道上方汇入岩上窦。臂静脉为成对静脉，通常汇入小脑前中央静脉，有时臂静脉经过桥臂向外侧走行，汇入岩静脉。臂静脉在正位上显示最清楚，呈倒置的“V”形。

后组引流静脉包括下蚓静脉、半球下静脉。下蚓静脉是一对中线旁静脉，由众多来自小脑扁桃体的小静脉属支在蚓锥处汇合形成，下蚓静脉沿下蚓部向后向上，收集众多静脉小属支血流，终止于小脑幕内的静脉窦、直窦或窦汇附近的横窦。半球下静脉收集小脑半球下后部分血流，终止于下蚓静脉或横窦。

后颅凹静脉数目众多，静脉细小，变异众多，难以分辨。因此，后颅凹静脉造影分析十分困难。

参考文献

[1] Browder, J., H.A.Kaplan, and A.J. Krieger. 1976. Anatomic features of the straight sinus and its tributaries. *J. Neurosurg*. 44:55–61.

[2] Tubbs, R. K. Ammar, and P. Liechty et al. 2006. The marginal sinus. *J. Neursosurg*. 2006: 104:429–431.

[3] Osborn, A. 1980. *Introduction to Cerebral Angiography.* Philadelphia:Harper & Row, p.333.

[4] Kaplan H.A., A. Browder, and J. Browder. 1973. Narrow and atretic transverse dural sinuses: Clinical significance. *Ann. Otol. Rhinol. Laryngol.* 82: 351–354.

[5] Osborn, pp.329–333.

[6] Osborn, p.335.

[7] Huber, P. 1982. *Krayenenbuhl/Yasargil Cerebral Angiography.* New York: Thieme Medical Publishers, pp.195–198.

[8] Huber, p.200.

[9] Huang, Y.P. and B.S. Wolf. 1974. *The basal cerebral vein and its tributaries.* In Radiology of the Skull and Brain: Angiography Volume 2. T.H. Newton and D.G. Potts, editors. St. Louis, Mo: CV Mosby Company, pp. 2111–2154.

[10] Osborn, p.395.

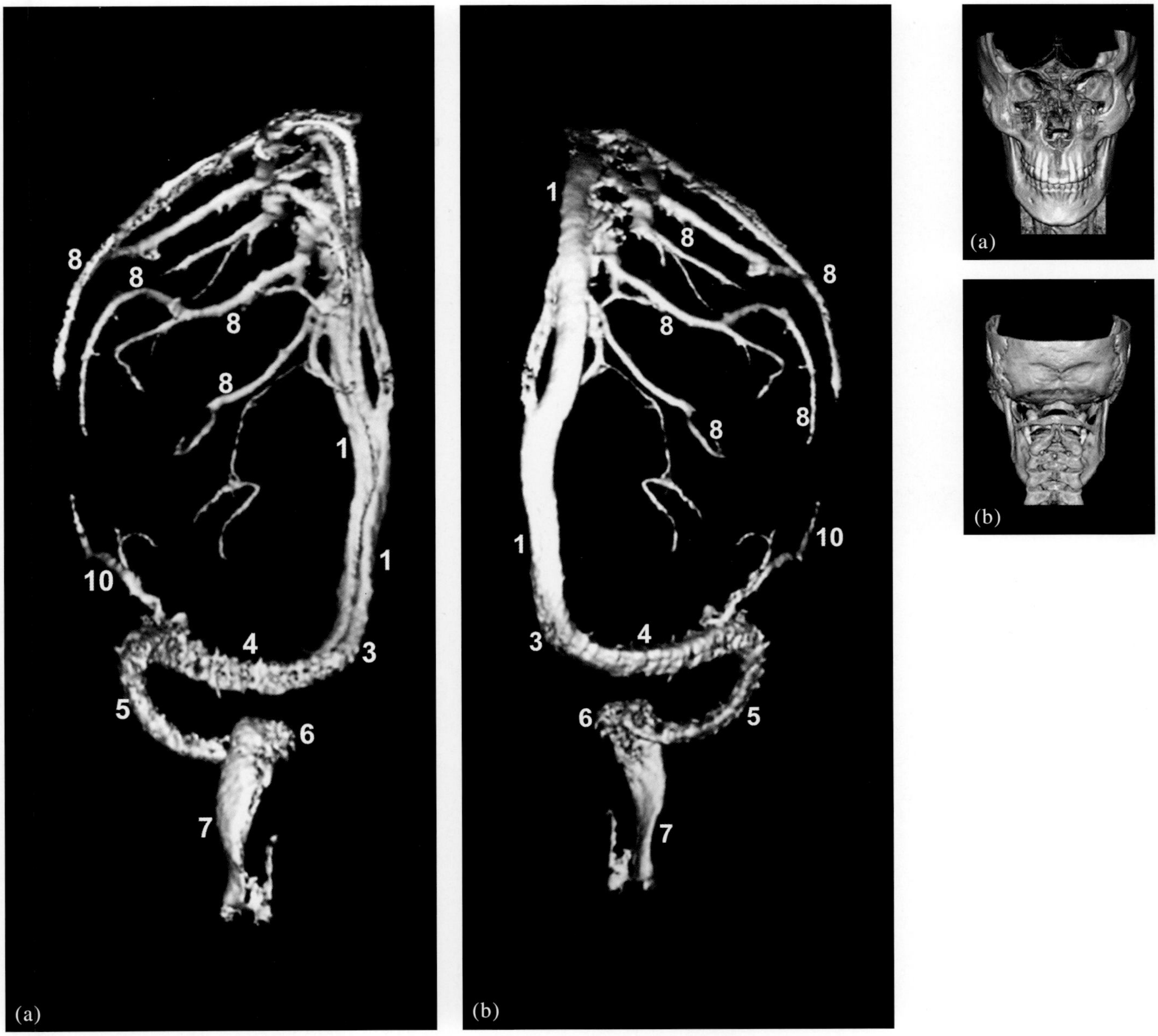

图 7.1(a～c) 右颈动脉 3D 造影静脉期，前面观(a)，后面观(b)和左侧面观(c)。显示颅内浅静脉走行。经过后处理使深静脉不显影。

1 superior sagittal sinus 上矢状窦
3 torcular herophili 窦汇
4 transverse sinus 横窦
5 sigmoid sinus 乙状窦
6 jugular bulb 静脉球
7 internal jugular vein 颈内静脉
8 superficial cortical vein 皮层浅静脉
10 vein of Labbé Labbé 静脉

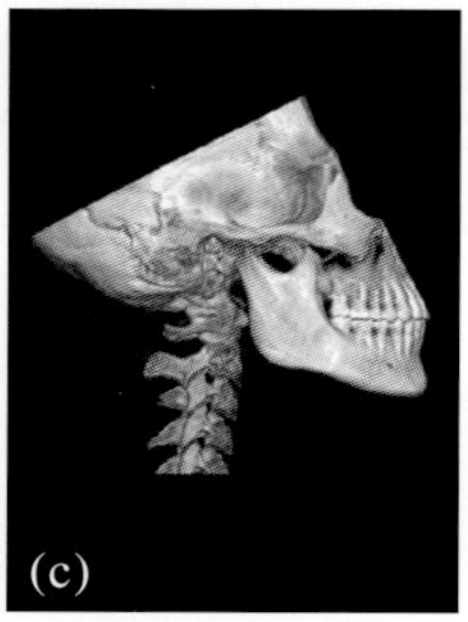
(c)

图 7.1（续）

1 superior sagittal sinus 上矢状窦
3 torcular herophili 窦汇
4 transverse sinus 横窦
5 sigmoid sinus 乙状窦
6 jugular bulb 静脉球
7 internal jugular vein 颈内静脉
8 superficial cortical vein 皮层浅静脉
10 vein of Labbé Labbé 静脉

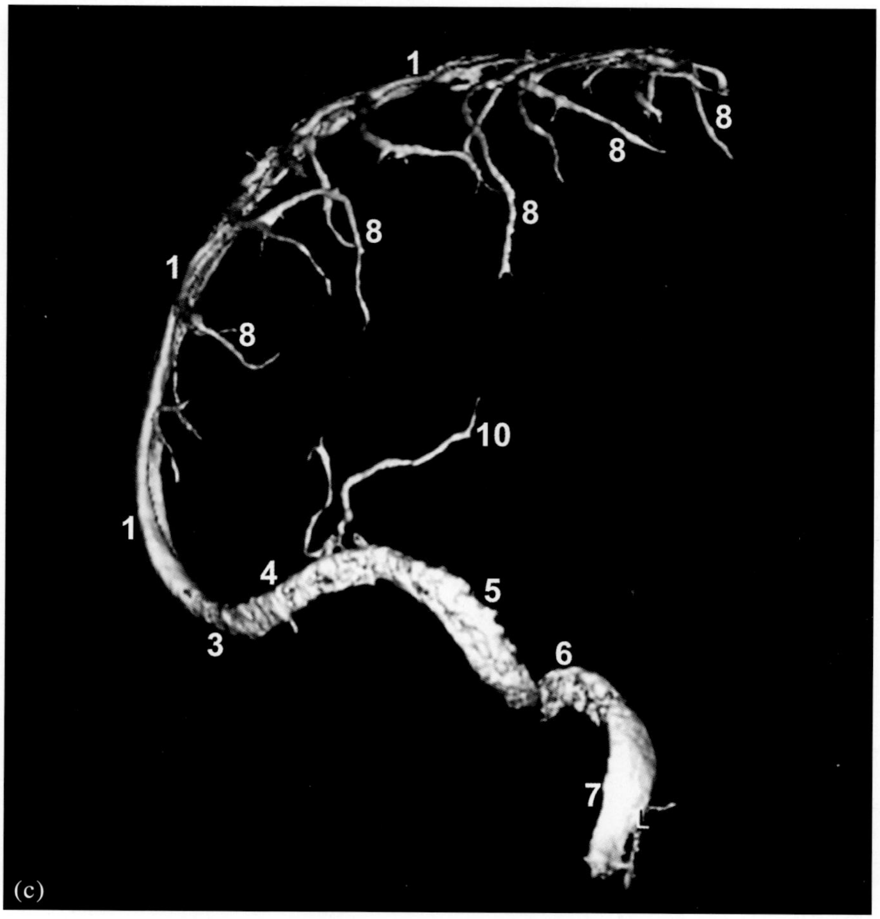

(c)

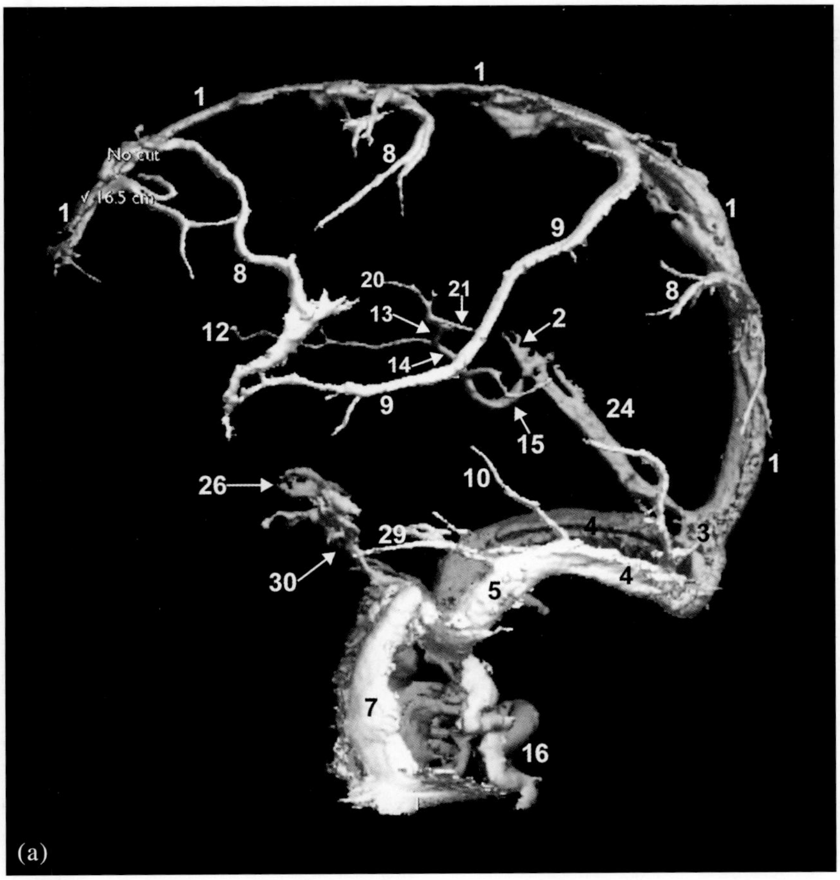

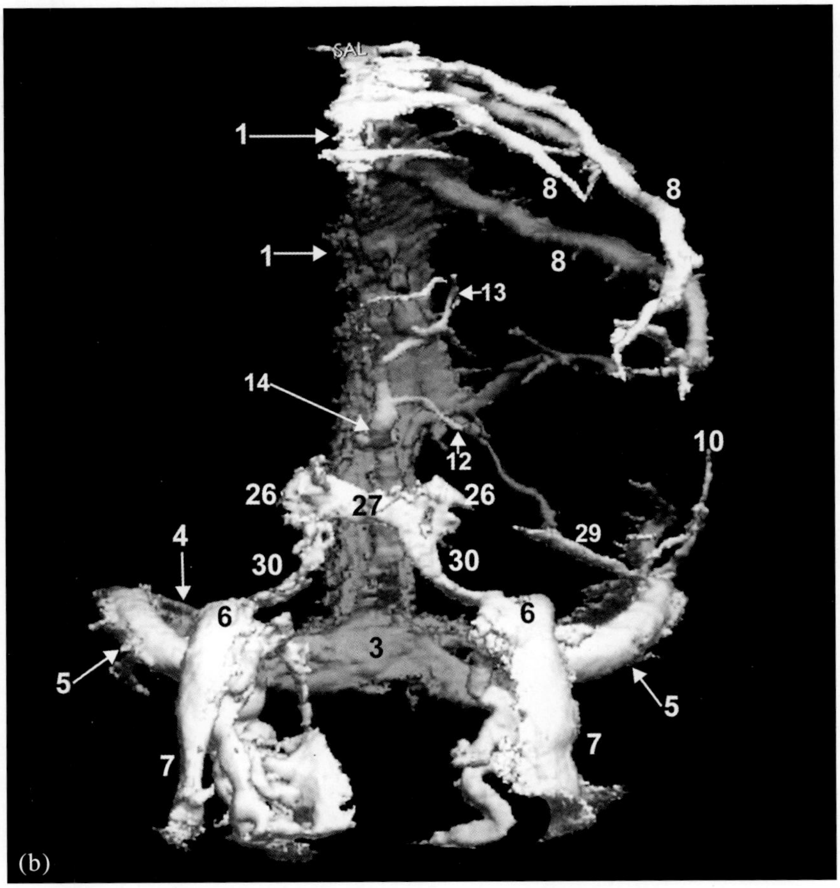

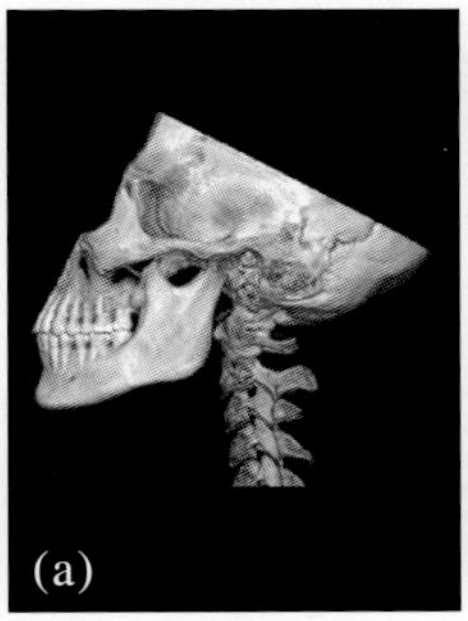

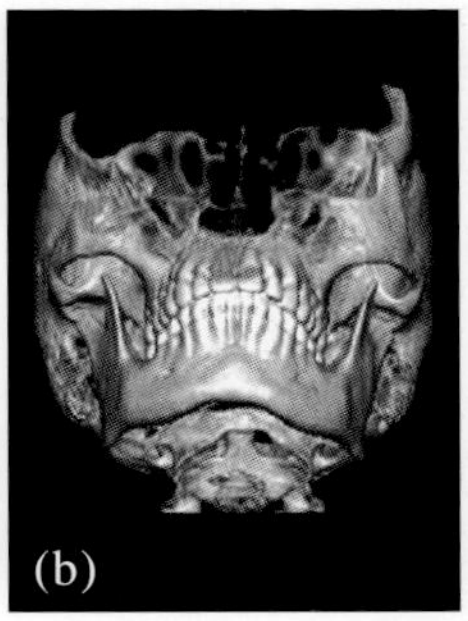

图 7.2(a,b) 左颈动脉 3D 造影静脉期，右侧面观(a)，前面观(b)。显示正常颅内浅静脉及深静脉图像。

1 superior sagittal sinus 上矢状窦
2 inferior sagittal sinus 下矢状窦
3 torcular herophili 窦汇
4 transverse sinus 横窦
5 sigmoid sinus 乙状窦
6 jugular bulb 静脉球
7 internal jugular vein 颈内静脉
8 superficial cortical vein 皮层浅静脉
9 vein of Trolard Trolard 静脉
10 vein of Labbé Labbé 静脉
12 septal vein 透明隔静脉
13 thalamostriate vein 丘纹静脉
14 internal cerebral vein 大脑内静脉
15 great cerebral vein of Galen 大脑大静脉
20 anterior caudate vein 前尾静脉
21 terminal vein 终末静脉
24 straight sinus 直窦
26 cavernous sinus 海绵窦
27 intercavernous sinus 海绵间窦
29 superior petrosal sinus 岩上窦
30 inferior petrosal sinus 岩下窦

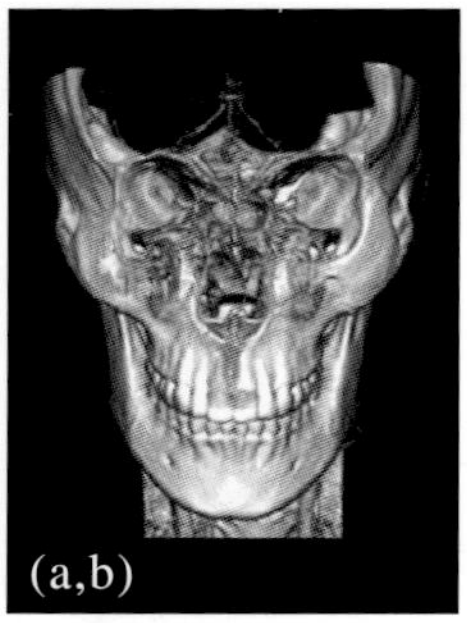

图7.3(a～f) 不同病人颈动脉造影静脉期正位图像，说明颅内静脉系统的广泛变异。我们需要了解的是任何病人的颅内静脉系统都是不同的。

1 superior sagittal sinus 上矢状窦
3 torcular herophili 窦汇
4 transverse sinus 横窦
5 sigmoid sinus 乙状窦
6 jugular bulb 静脉球
7 internal jugular vein 颈内静脉
8 superficial cortical veins 皮层浅静脉
9 vein of Trolard Trolard 静脉
10 vein of Labbé Labbé 静脉
11 superficial middle cerebral vein 大脑中浅静脉
12 septal vein 透明隔静脉
13 thalamostriate vein 丘纹静脉
14 internal cerebral vein 大脑内静脉
16 basal vein of Rosenthal 基底静脉
24 straight sinus 直窦
25 sphenoparietal sinus 蝶顶窦
26 cavernous sinus 海绵窦
27 intercavernous sinus 海绵间窦
29 superior petrosal sinus 岩上窦
30 inferior petrosal sinus 岩下窦
31 occipital sinus 枕窦
56 insular vein 岛静脉
57 deep middle cerebral vein 大脑中深静脉
uncus uncus of temporal lobe 颞叶钩部
ped cerebral peduncle 大脑脚

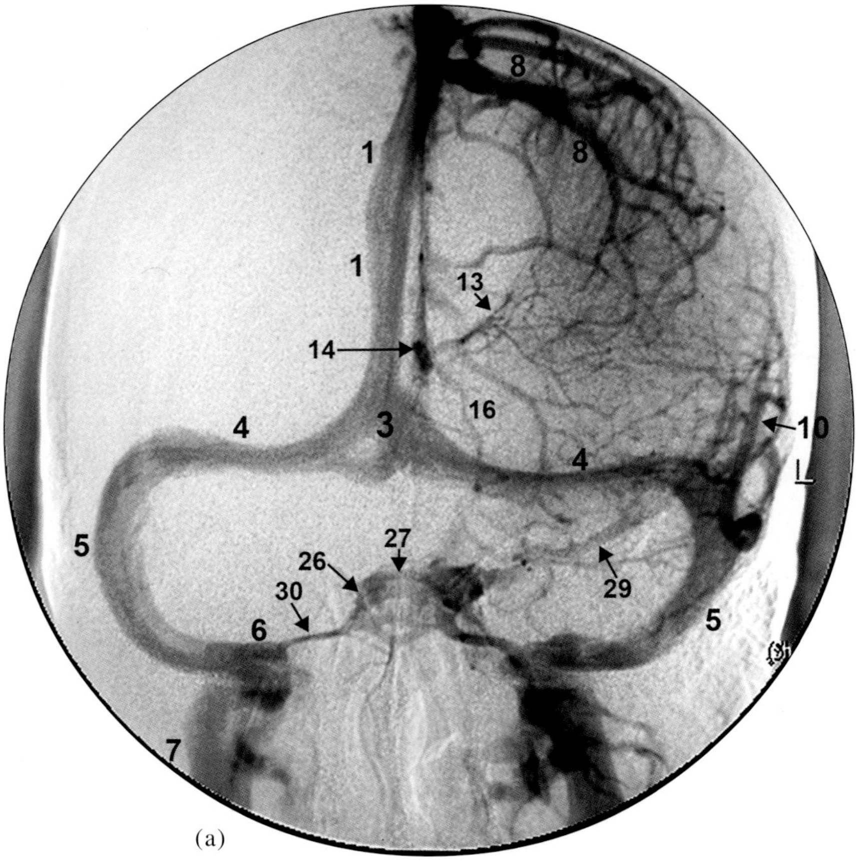

(a)

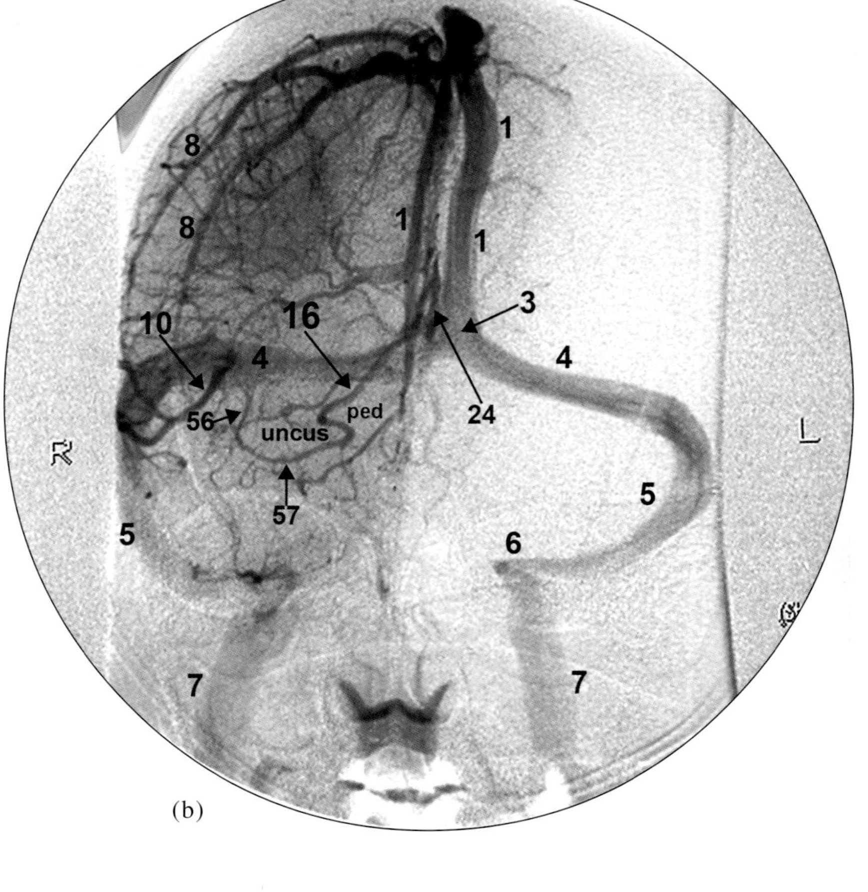

(b)

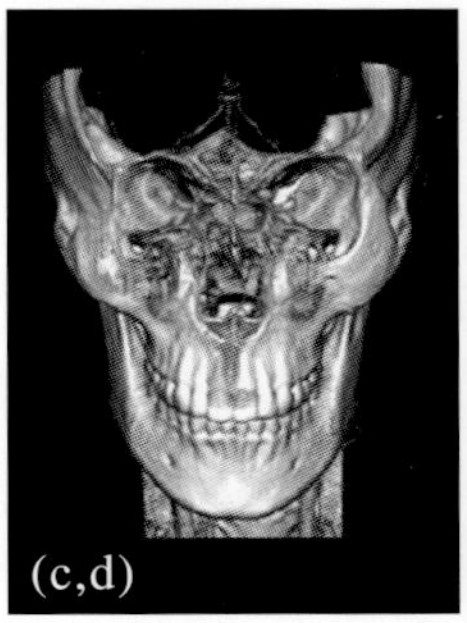
(c,d)

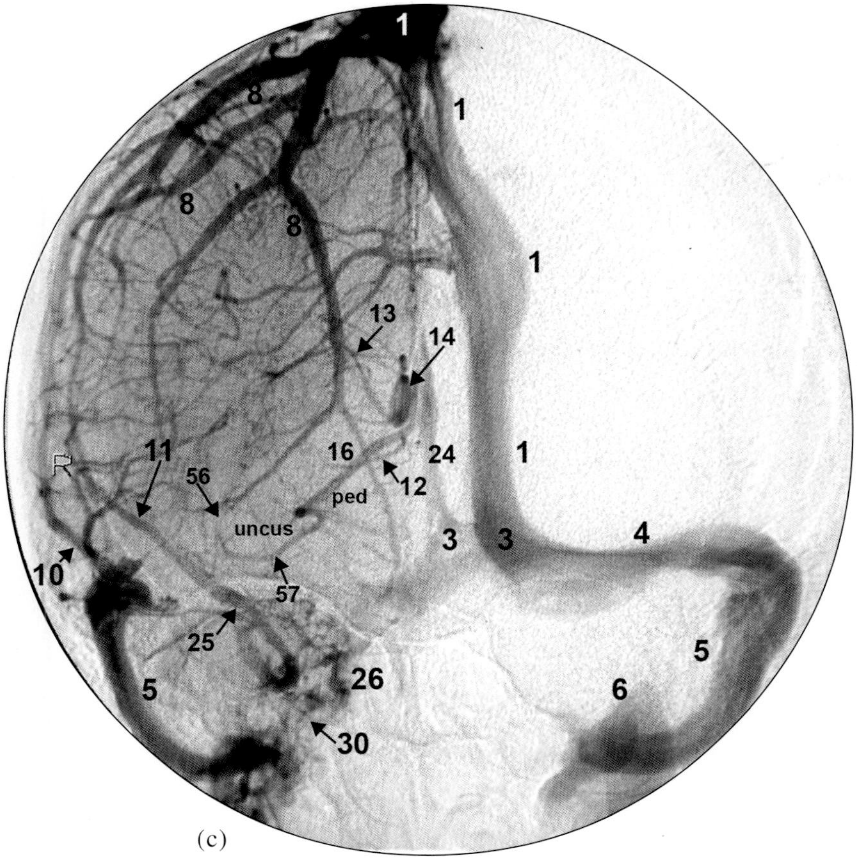
1
1
1
1
8
8
8
13
14
16
24
12
ped
R
11
56
uncus
3
3
4
10
57
25
5
5
26
6
30

(c)

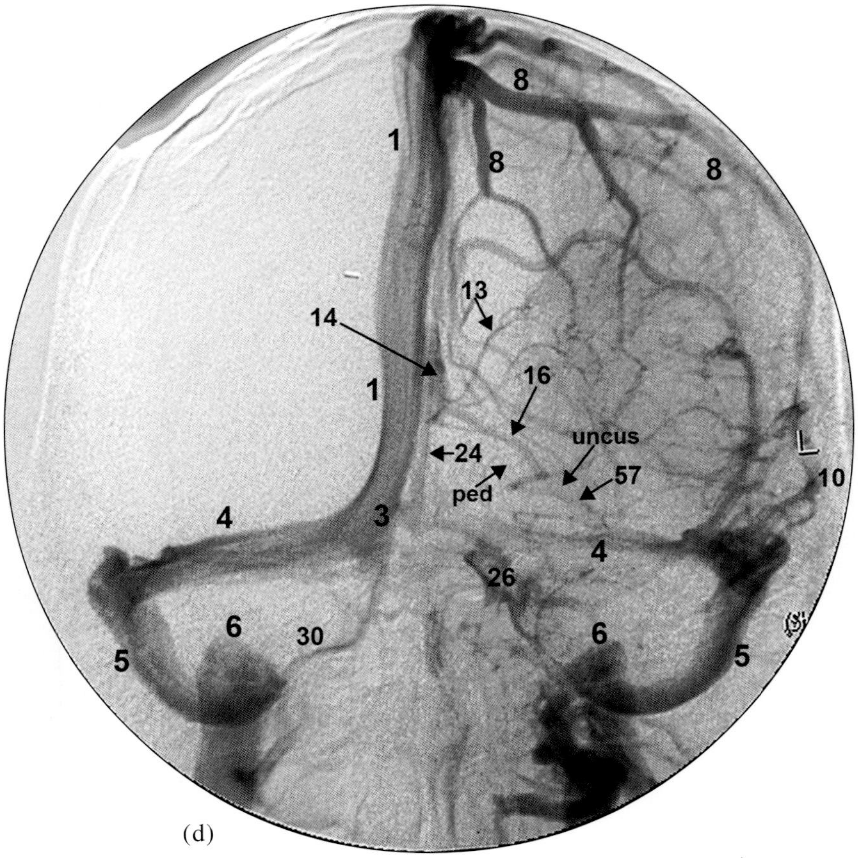
8
1
8
8
13
14
16
1
uncus
L
24
ped
57
10
4
3
4
26
6
30
6
5
5

(d)

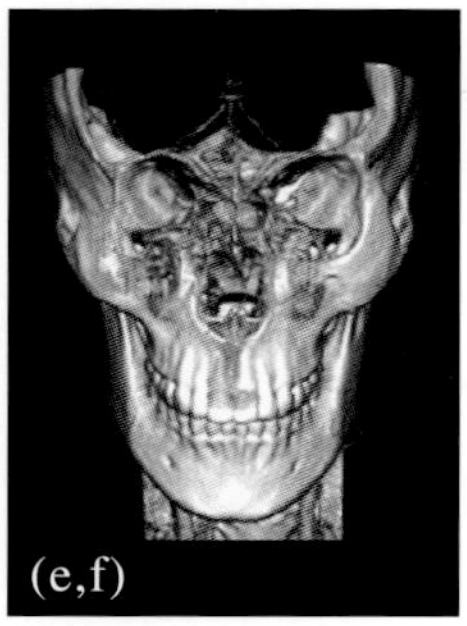

图 7.3（续）

1 superior sagittal sinus 上矢状窦
3 torcular herophili 窦汇
4 transverse sinus 横窦
5 sigmoid sinus 乙状窦
6 jugular bulb 静脉球
7 internal jugular vein 颈内静脉
8 superficial cortical veins 皮层浅静脉
9 vein of Trolard Trolard 静脉
10 vein of Labbé Labbé 静脉
11 superficial middle cerebral vein 大脑中浅静脉
12 septal vein 透明隔静脉
13 thalamostriate vein 丘纹静脉
14 internal cerebral vein 大脑内静脉
16 basal vein of Rosenthal 基底静脉
24 straight sinus 直窦
25 sphenoparietal sinus 蝶顶窦
26 cavernous sinus 海绵窦
27 intercavernous sinus 海绵间窦
29 superior petrosal sinus 岩上窦
30 inferior petrosal sinus 岩下窦
31 occipital sinus 枕窦
56 insular vein 岛静脉
57 deep middle cerebral vein 大脑中深静脉
uncus uncus of temporal lobe 颞叶钩部
ped cerebral peduncle 大脑脚

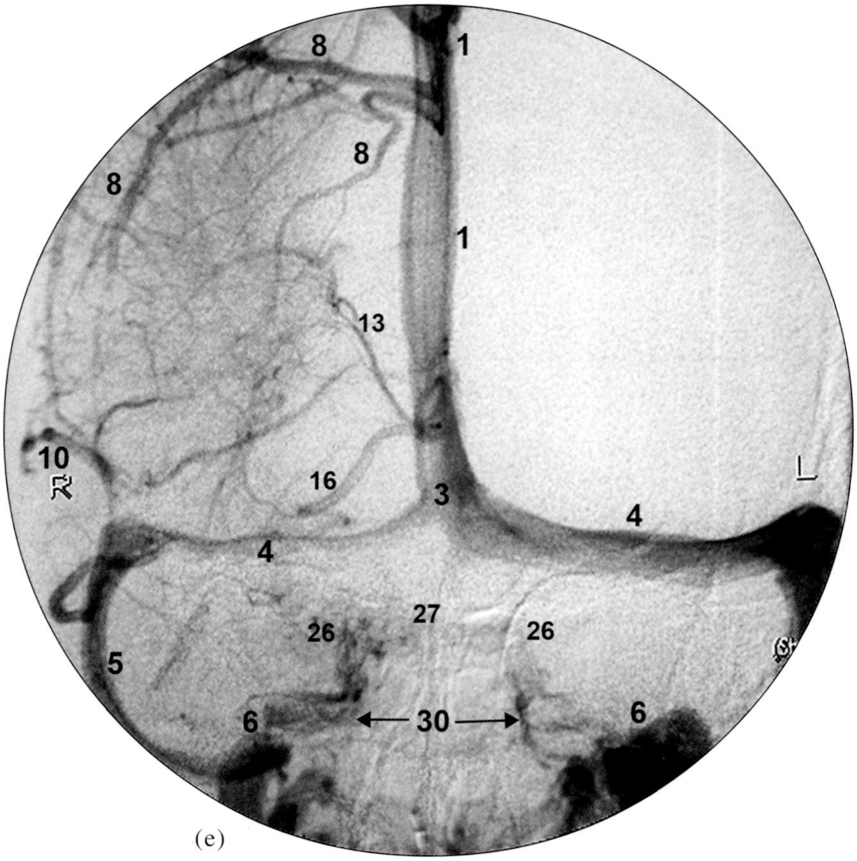

(e)

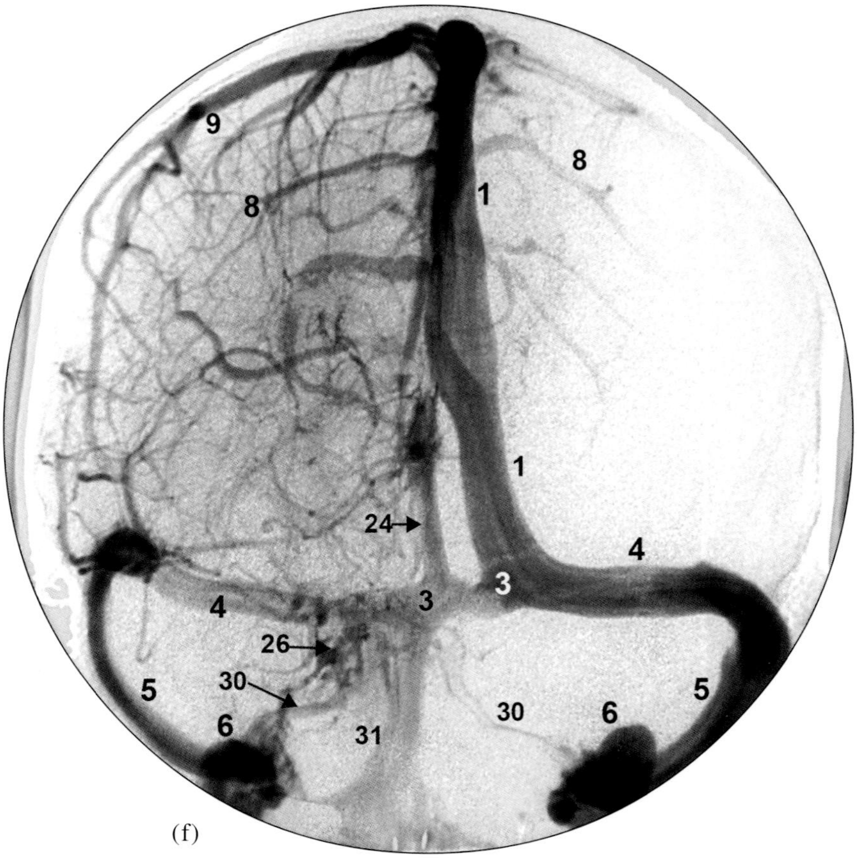

(f)

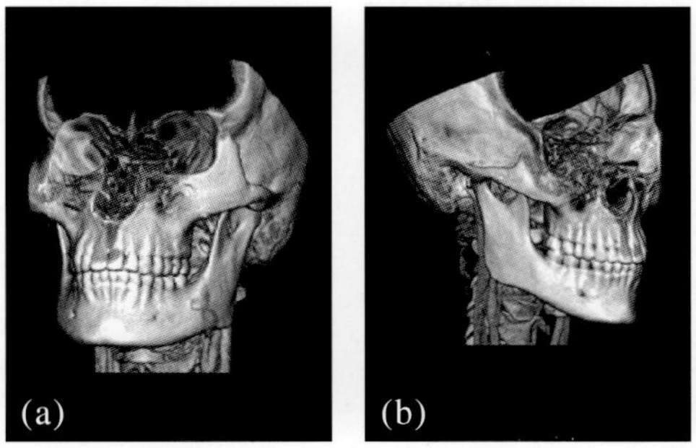

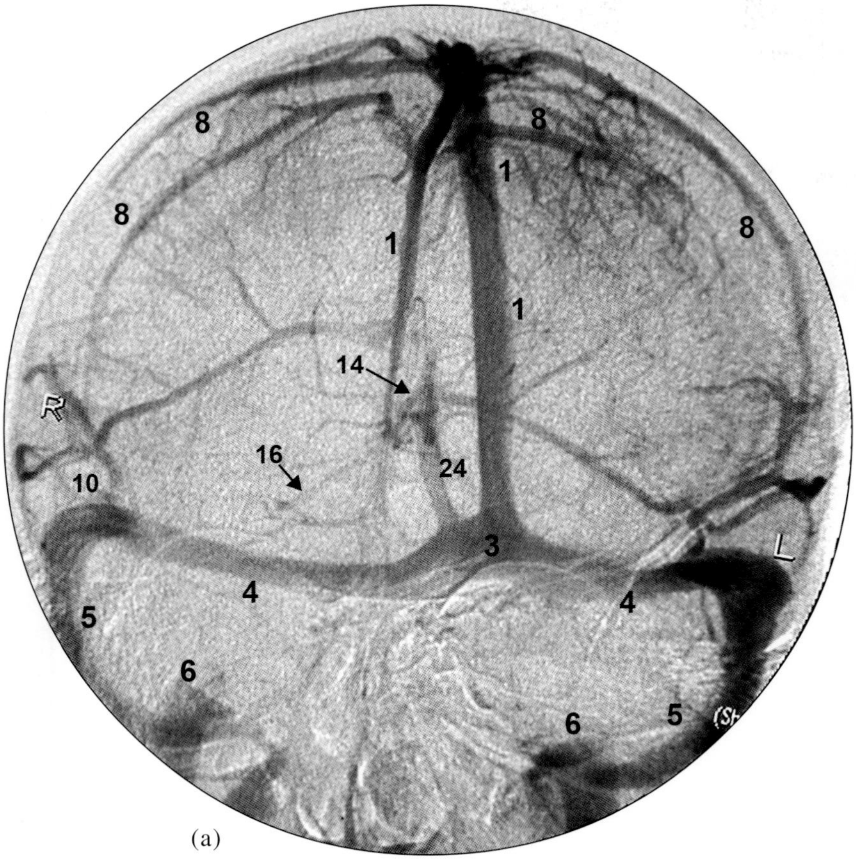

(a)

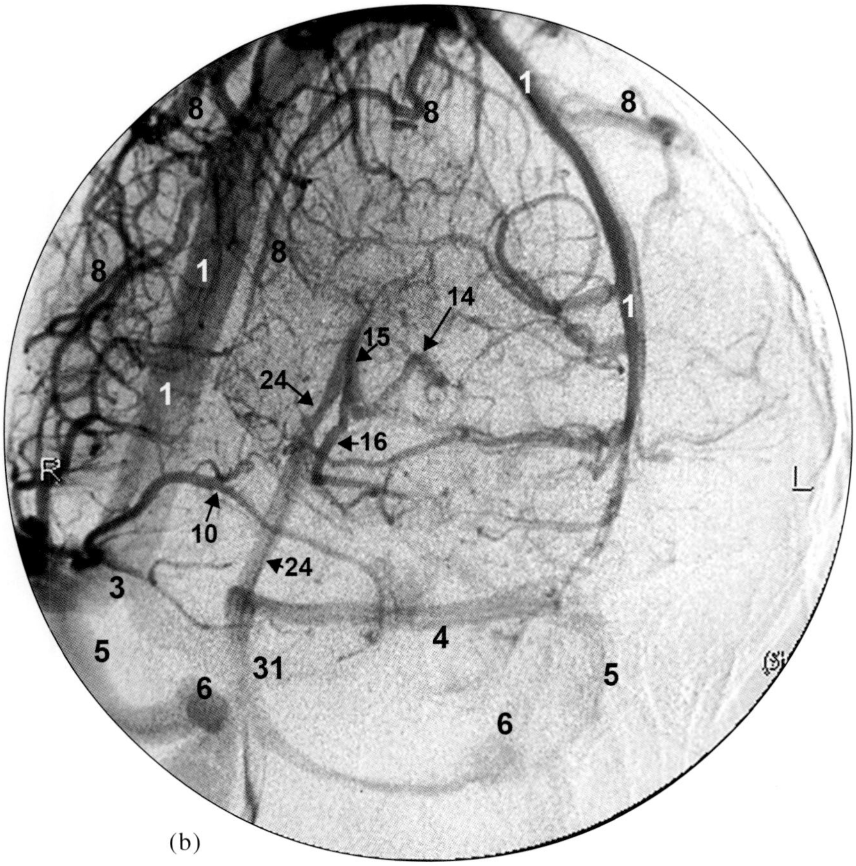

(b)

图7.4(a,b) 两个不同病人颈动脉造影静脉期图像，右前斜位(a)，左前斜位(b)。斜位的目的是显示在正位上重叠的静脉。

1 superior sagittal sinus 上矢状窦
3 torcular herophili 窦汇
4 transverse sinus 横窦
5 sigmoid sinus 乙状窦
6 jugular bulb 静脉球
8 superficial cortical veins 皮层浅静脉
10 vein of Labbé Labbé 静脉
14 internal cerebral vein 大脑内静脉
15 great cerebral vein of Galen 大脑大静脉
16 basal vein of Rosenthal 基底静脉
24 straight sinus 直窦
31 occipital sinus 枕窦

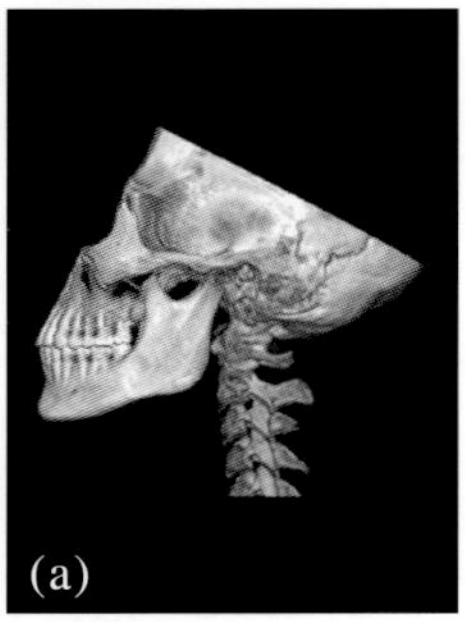

图 7.5(a～o) 不同病人颈动脉造影静脉期图像。可见颅内静脉系统变异明显。Trolard 及 Labbé 静脉直径各不相同，深静脉系统也各不相同。由于变异导致的真静脉角及假静脉角(图 c～图 f，图 h，图 i，图 k～图 m)。图像(n)中上矢状窦下方静脉缺乏，这是由于造影侧大脑前动脉 A1 段发育不良所致。如果对侧颈动脉行造影，就会显示未显影的静脉。静脉期中，浅静脉消失后，深静脉显影更加清楚，见图(b)、图(c)、图(g)、图(h)、图(j)、图(k)。

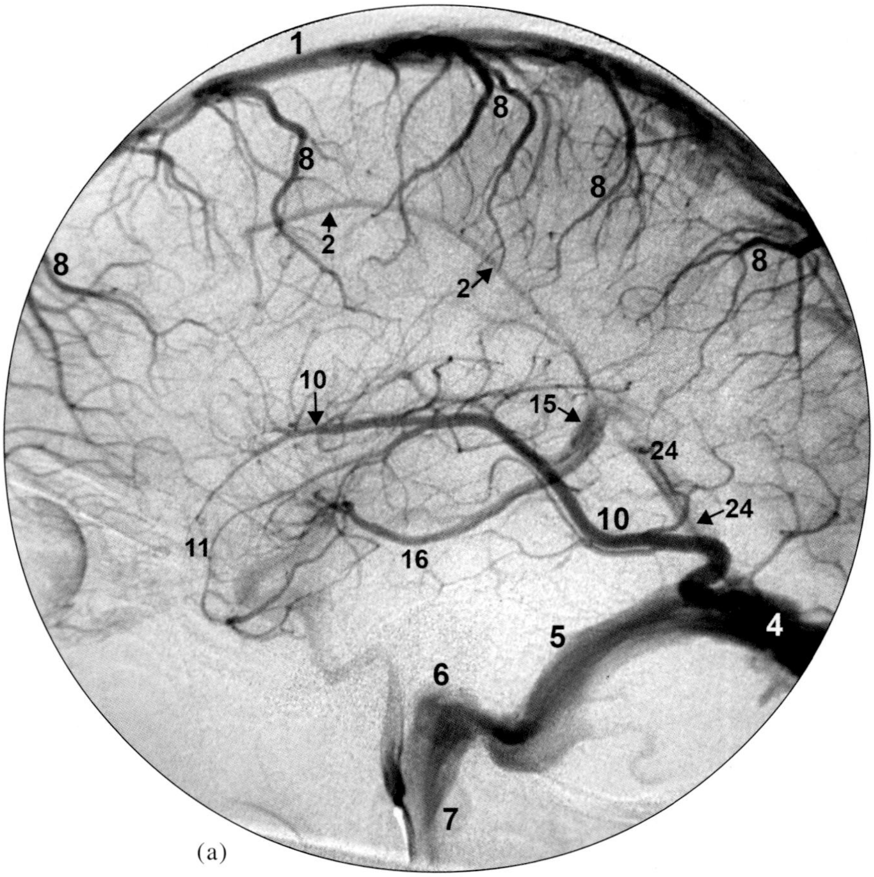

(a)

1 superior sagittal sinus 上矢状窦
2 inferior sagittal sinus 下矢状窦
3 torcular herophili 窦汇
4 transverse sinus 横窦
5 sigmoid sinus 乙状窦
6 jugular bulb 静脉球
7 internal jugular vein 颈内静脉
8 superficial cortical vein 皮层浅静脉
9 vein of Trolard Trolard 静脉
10 vein of Labbé Labbé 静脉
11 superficial middle cerebral vein 大脑中浅静脉
12 septal vein 透明隔静脉
13 thalamostriate vein 丘纹静脉
14 internal cerebral vein 大脑内静脉
15 great cerebral vein of Galen 大脑大静脉
16 basal vein of Rosenthal 基底静脉
17 inferior ventricular vein 脑室下静脉
18 medial atrial vein 房内侧静脉
20 anterior caudate vein 前尾静脉
21 terminal vein 终末静脉
22 direct lateral vein 直接外侧静脉
24 straight sinus 直窦
25 sphenoparietal sinus 蝶顶窦
26 cavernous sinus 海绵窦
28 clival venous plexus 斜坡静脉丛
29 superior petrosal sinus 岩上窦
30 inferior petrosal sinus 岩下窦
46 suboccipital veins 枕下静脉
47 pterygoid venous plexus 翼丛
48 true venous angle 真静脉角
51 superior ophthalmic vein 眼上静脉
53 sphenopetrosal vein 蝶岩静脉
55 false venous angle 假静脉角

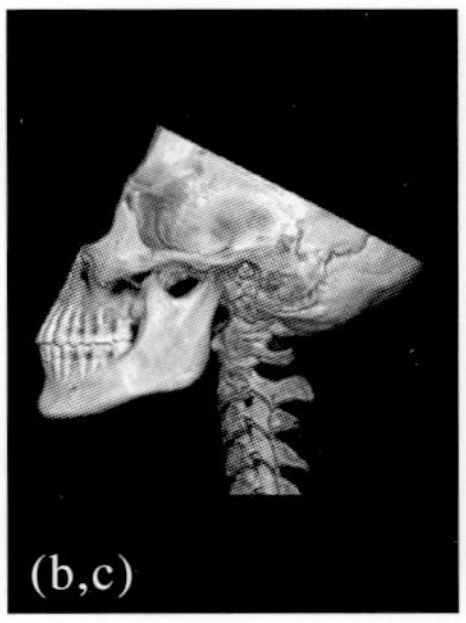
(b,c)

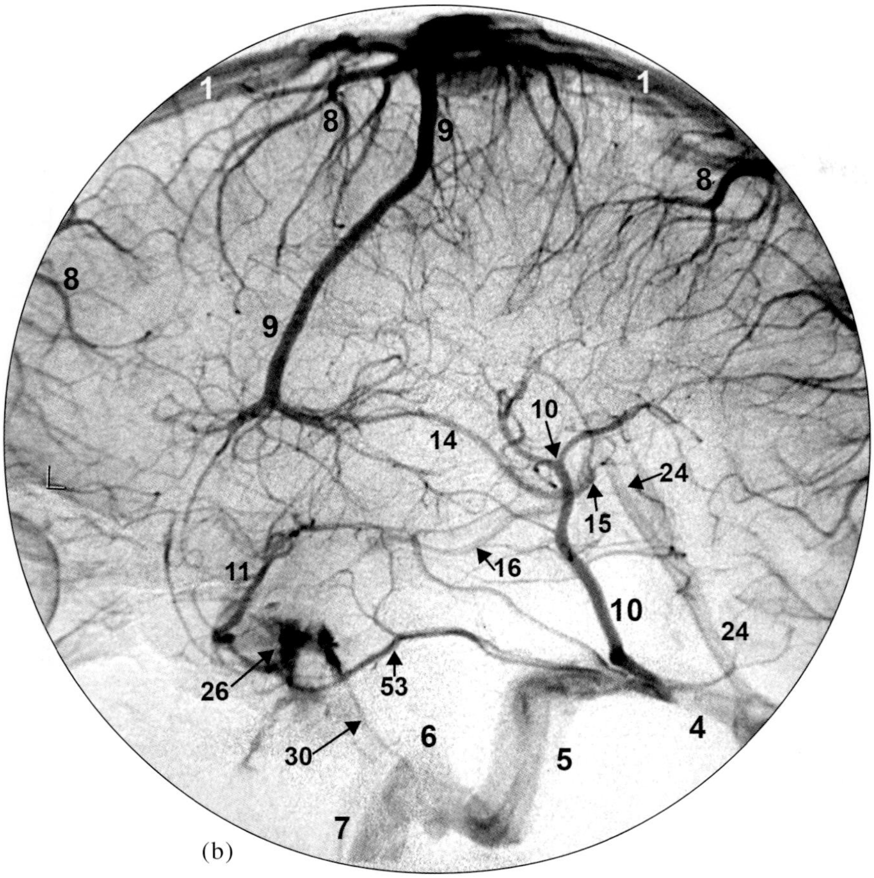
1
1
8
9
8
8
9
10
14
24
15
11
16
10
24
26
53
4
30
6
5
7
(b)

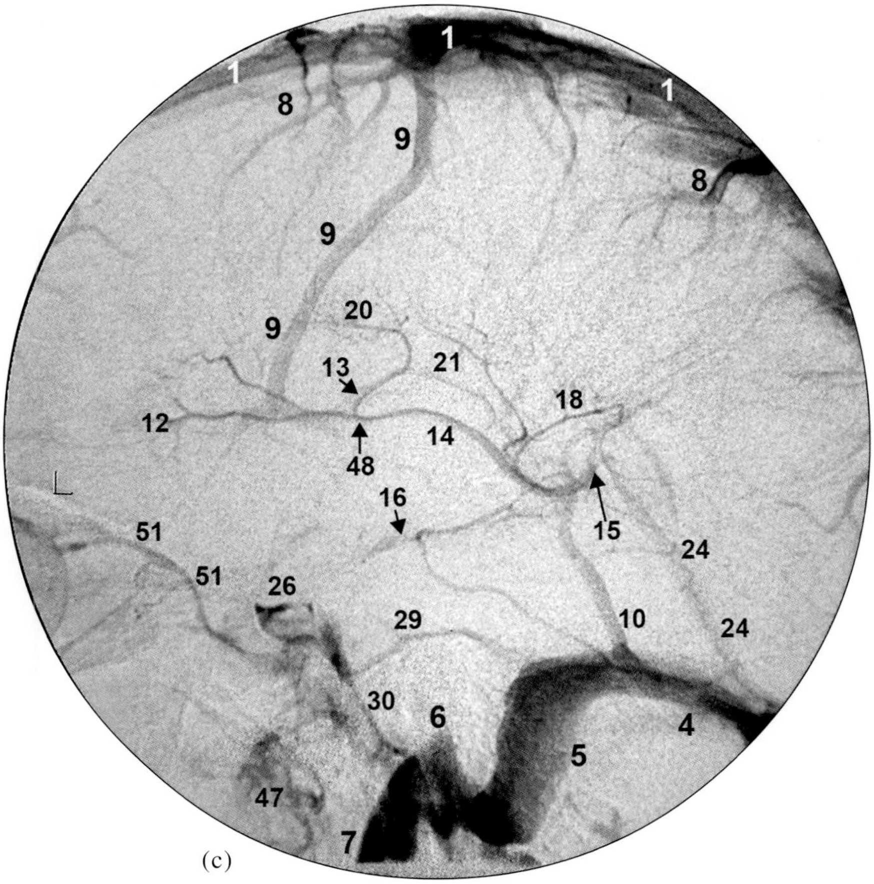
1
1
1
8
9
8
9
9
20
21
13
18
12
14
48
16
15
51
24
51
26
29
10
24
30
6
4
5
47
7
(c)

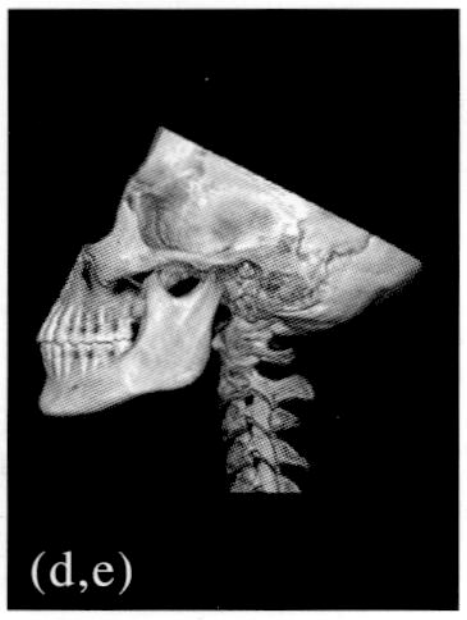

图 7.5 (续)

1 superior sagittal sinus 上矢状窦
2 inferior sagittal sinus 下矢状窦
3 torcular herophili 窦汇
4 transverse sinus 横窦
5 sigmoid sinus 乙状窦
6 jugular bulb 静脉球
7 internal jugular vein 颈内静脉
8 superficial cortical vein 皮层浅静脉
9 vein of Trolard Trolard 静脉
10 vein of Labbé Labbé 静脉
11 superficial middle cerebral vein 大脑中浅静脉
12 septal vein 透明隔静脉
13 thalamostriate vein 丘纹静脉
14 internal cerebral vein 大脑内静脉
15 great cerebral vein of Galen 大脑大静脉
16 basal vein of Rosenthal 基底静脉
17 inferior ventricular vein 脑室下静脉
18 medial atrial vein 房内侧静脉
20 anterior caudate vein 前尾静脉
21 terminal vein 终末静脉
22 direct lateral vein 直接外侧静脉
24 straight sinus 直窦
25 sphenoparietal sinus 蝶顶窦
26 cavernous sinus 海绵窦
28 clival venous plexus 斜坡静脉丛
29 superior petrosal sinus 岩上窦
30 inferior petrosal sinus 岩下窦
46 suboccipital veins 枕下静脉
47 pterygoid venous plexus 翼丛
48 true venous angle 真静脉角
51 superior ophthalmic vein 眼上静脉
53 sphenopetrosal vein 蝶岩静脉
55 false venous angle 假静脉角

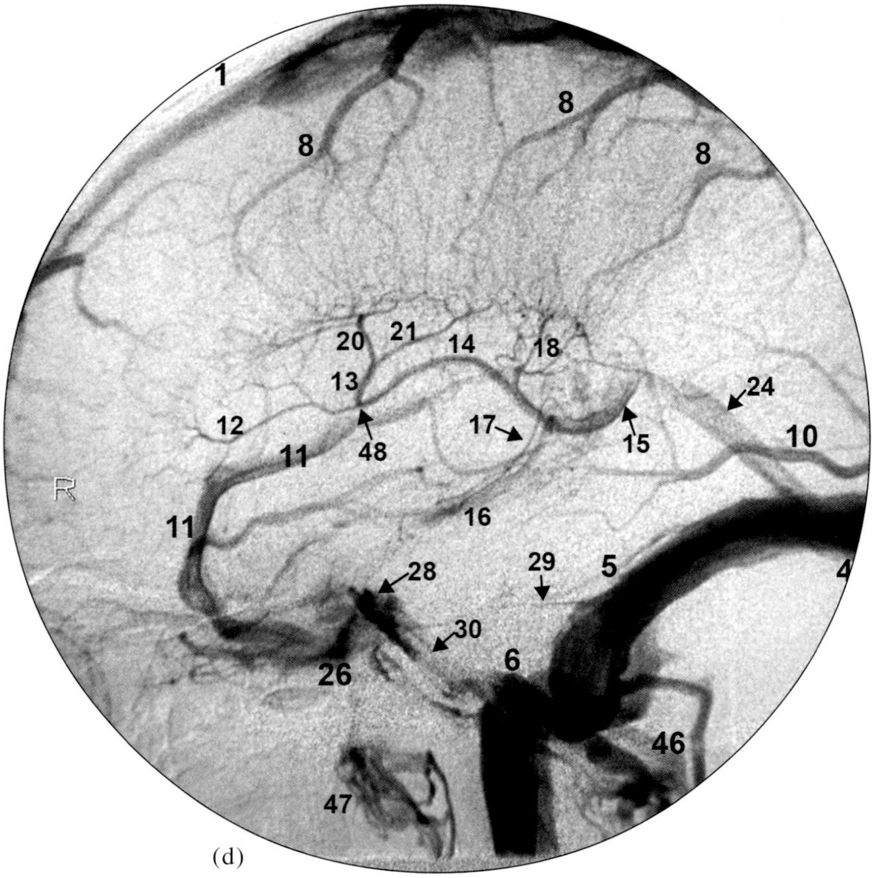

(d)

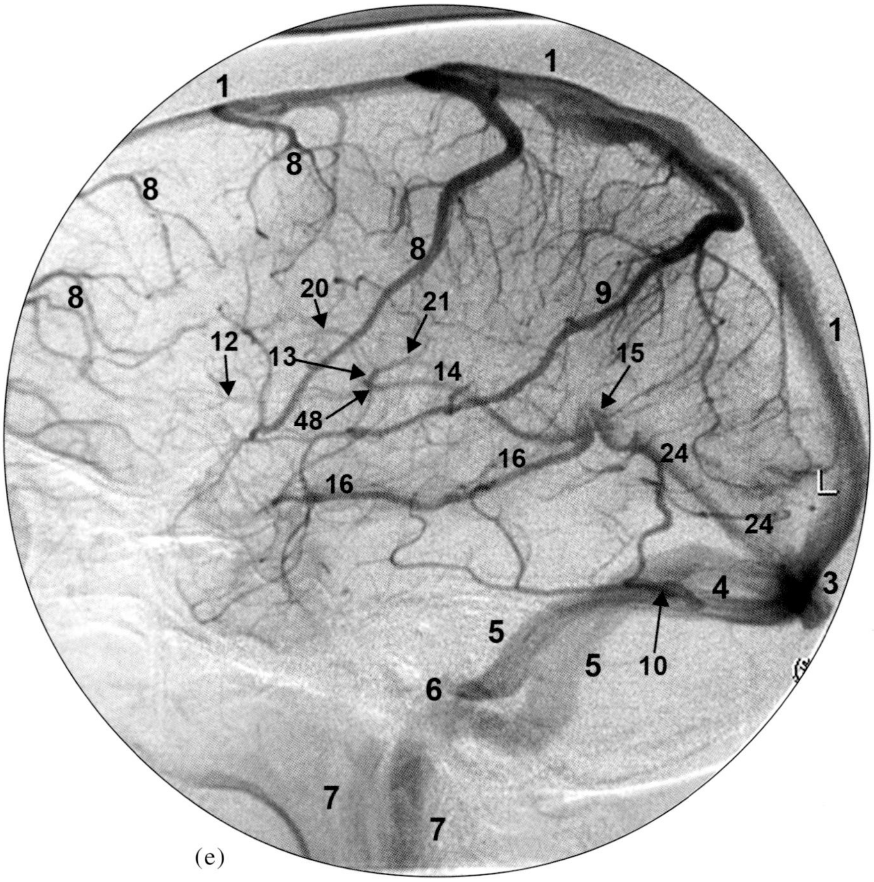

(e)

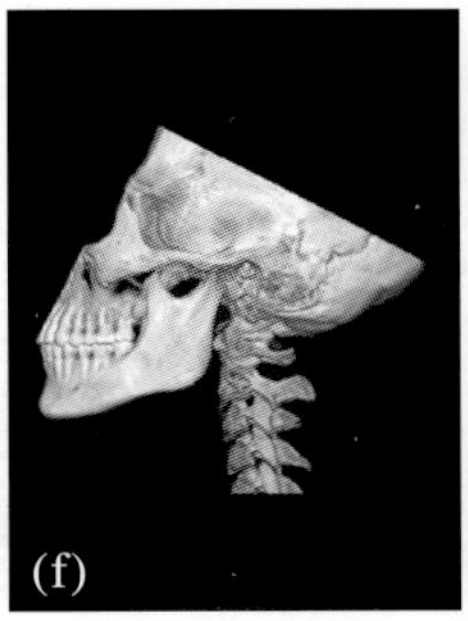

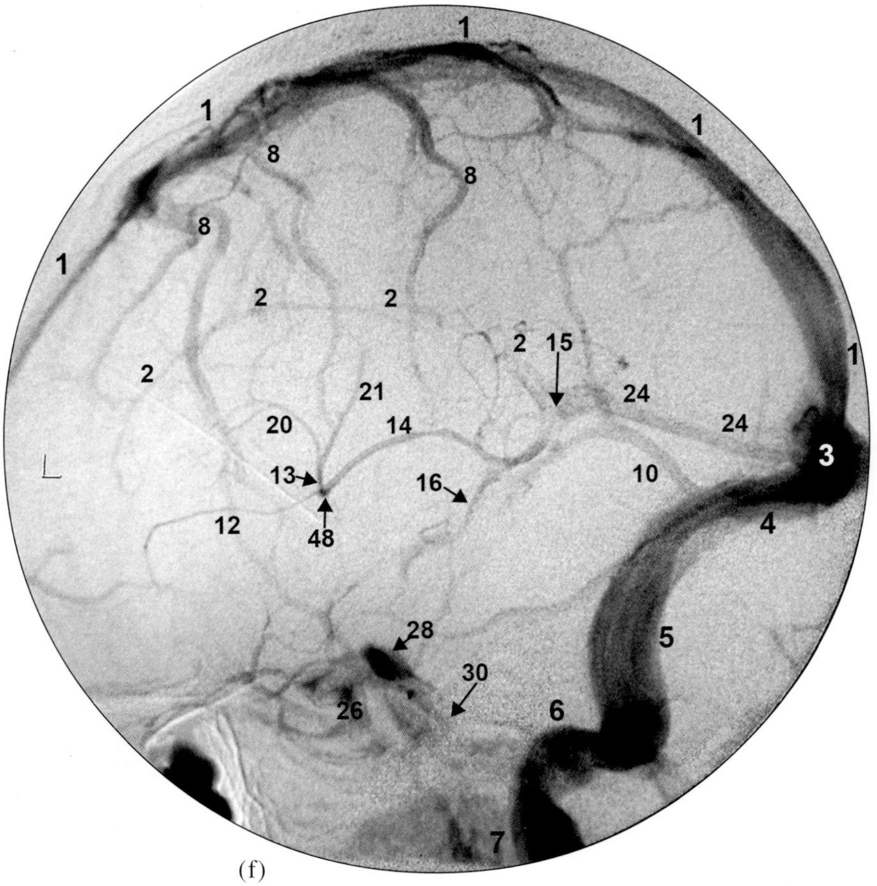

(f)

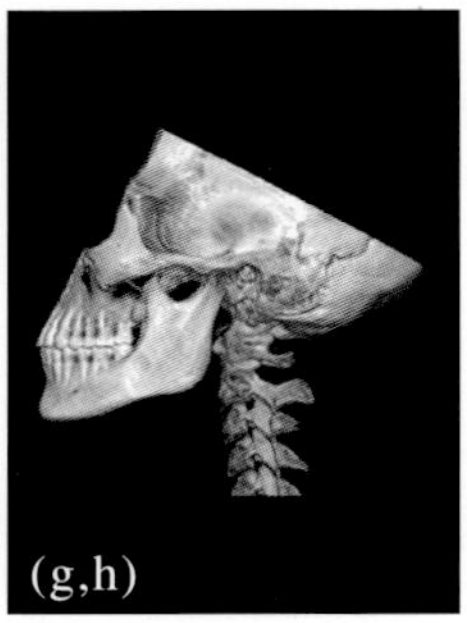

图 7.5 (续)

1 superior sagittal sinus 上矢状窦
2 inferior sagittal sinus 下矢状窦
3 torcular herophili 窦汇
4 transverse sinus 横窦
5 sigmoid sinus 乙状窦
6 jugular bulb 静脉球
7 internal jugular vein 颈内静脉
8 superficial cortical vein 皮层浅静脉
9 vein of Trolard Trolard 静脉
10 vein of Labbé Labbé 静脉
11 superficial middle cerebral vein 大脑中浅静脉
12 septal vein 透明隔静脉
13 thalamostriate vein 丘纹静脉
14 internal cerebral vein 大脑内静脉
15 great cerebral vein of Galen 大脑大静脉
16 basal vein of Rosenthal 基底静脉
17 inferior ventricular vein 脑室下静脉
18 medial atrial vein 房内侧静脉
20 anterior caudate vein 前尾静脉
21 terminal vein 终末静脉
22 direct lateral vein 直接外侧静脉
24 straight sinus 直窦
25 sphenoparietal sinus 蝶顶窦
26 cavernous sinus 海绵窦
28 clival venous plexus 斜坡静脉丛
29 superior petrosal sinus 岩上窦
30 inferior petrosal sinus 岩下窦
46 suboccipital veins 枕下静脉
47 pterygoid venous plexus 翼丛
48 true venous angle 真静脉角
51 superior ophthalmic vein 眼上静脉
53 sphenopetrosal vein 蝶岩静脉
55 false venous angle 假静脉角

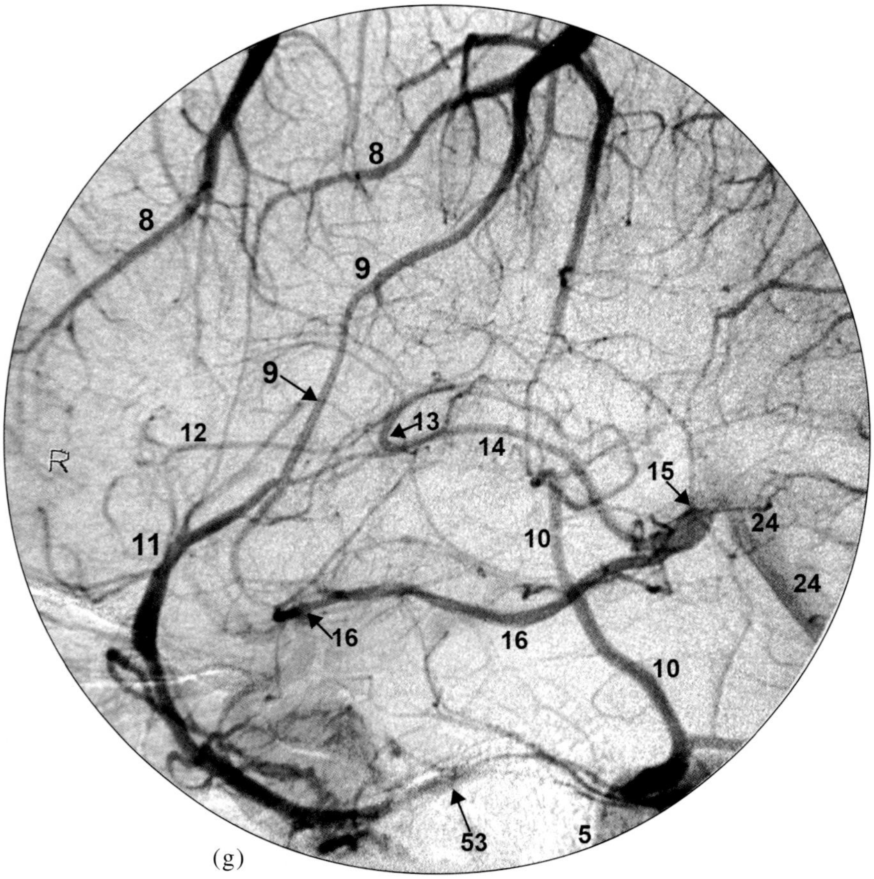

(g)

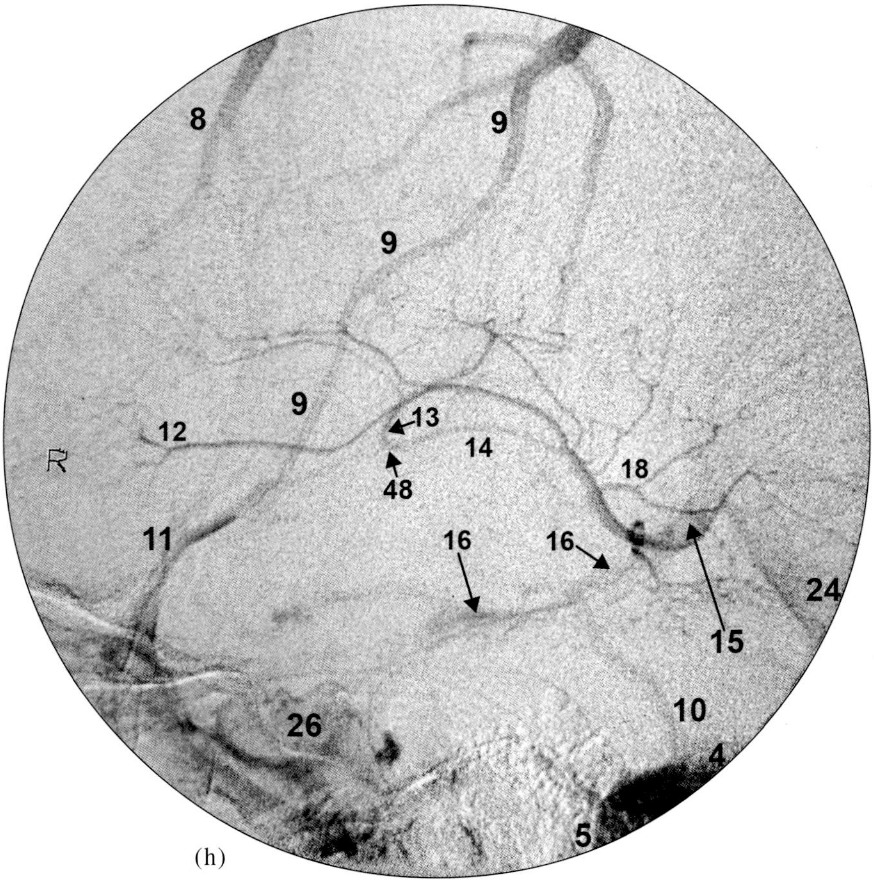

(h)

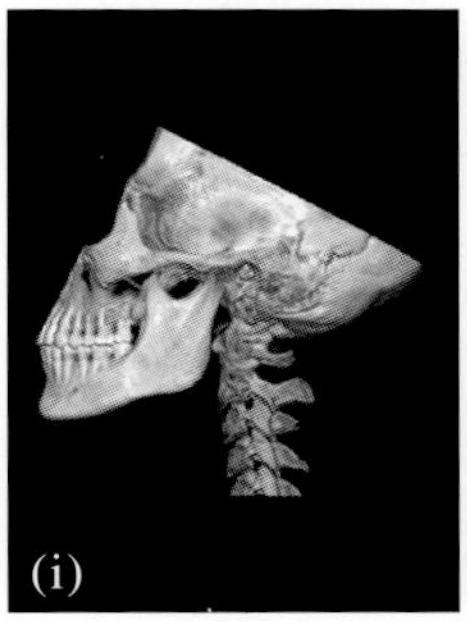

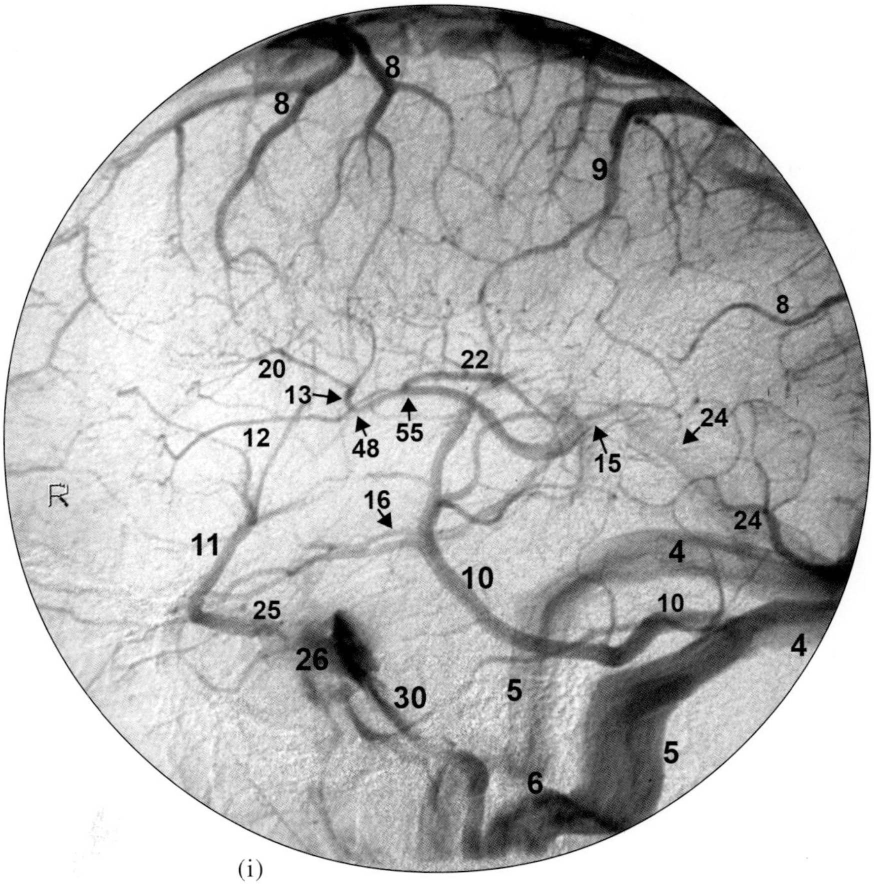

(i)

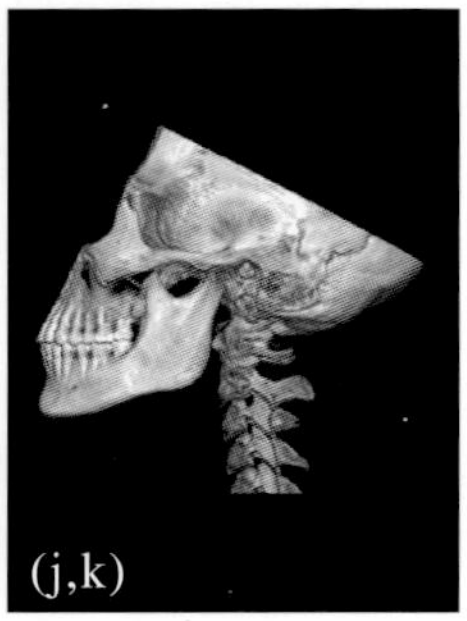

图 7.5（续）

1 superior sagittal sinus 上矢状窦
2 inferior sagittal sinus 下矢状窦
3 torcular herophili 窦汇
4 transverse sinus 横窦
5 sigmoid sinus 乙状窦
6 jugular bulb 静脉球
7 internal jugular vein 颈内静脉
8 superficial cortical vein 皮层浅静脉
9 vein of Trolard Trolard 静脉
10 vein of Labbé Labbé 静脉
11 superficial middle cerebral vein 大脑中浅静脉
12 septal vein 透明隔静脉
13 thalamostriate vein 丘纹静脉
14 internal cerebral vein 大脑内静脉
15 great cerebral vein of Galen 大脑大静脉
16 basal vein of Rosenthal 基底静脉
17 inferior ventricular vein 脑室下静脉
18 medial atrial vein 房内侧静脉
20 anterior caudate vein 前尾静脉
21 terminal vein 终末静脉
22 direct lateral vein 直接外侧静脉
24 straight sinus 直窦
25 sphenoparietal sinus 蝶顶窦
26 cavernous sinus 海绵窦
28 clival venous plexus 斜坡静脉丛
29 superior petrosal sinus 岩上窦
30 inferior petrosal sinus 岩下窦
46 suboccipital veins 枕下静脉
47 pterygoid venous plexus 翼丛
48 true venous angle 真静脉角
51 superior ophthalmic vein 眼上静脉
53 sphenopetrosal vein 蝶岩静脉
55 false venous angle 假静脉角

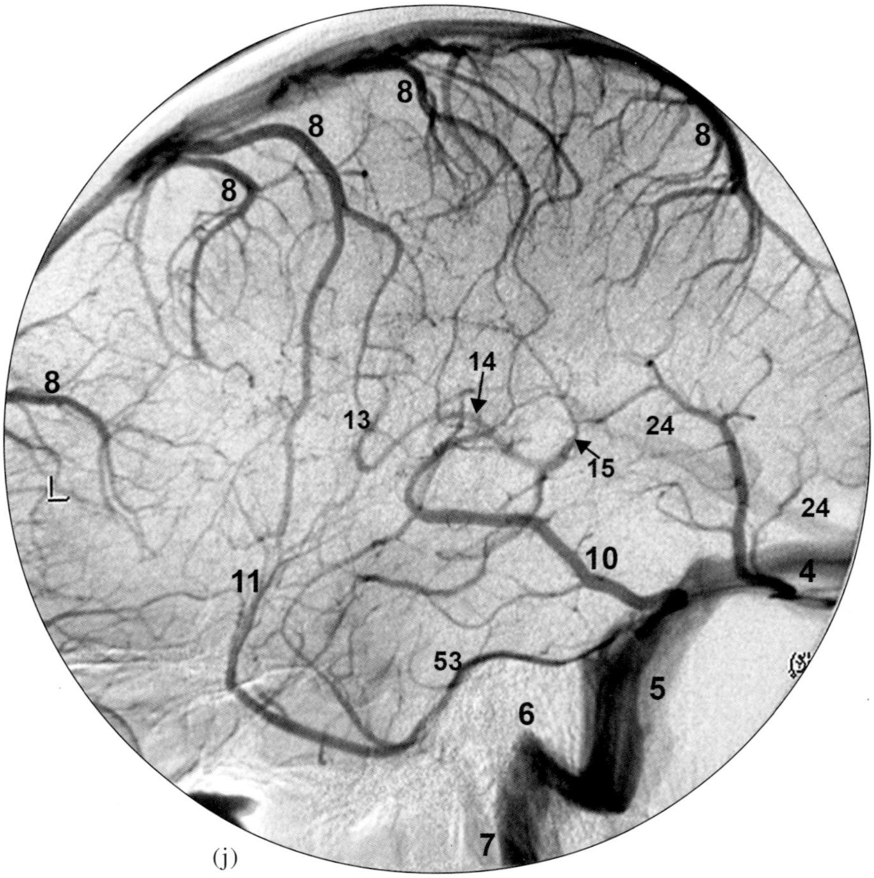

(j)

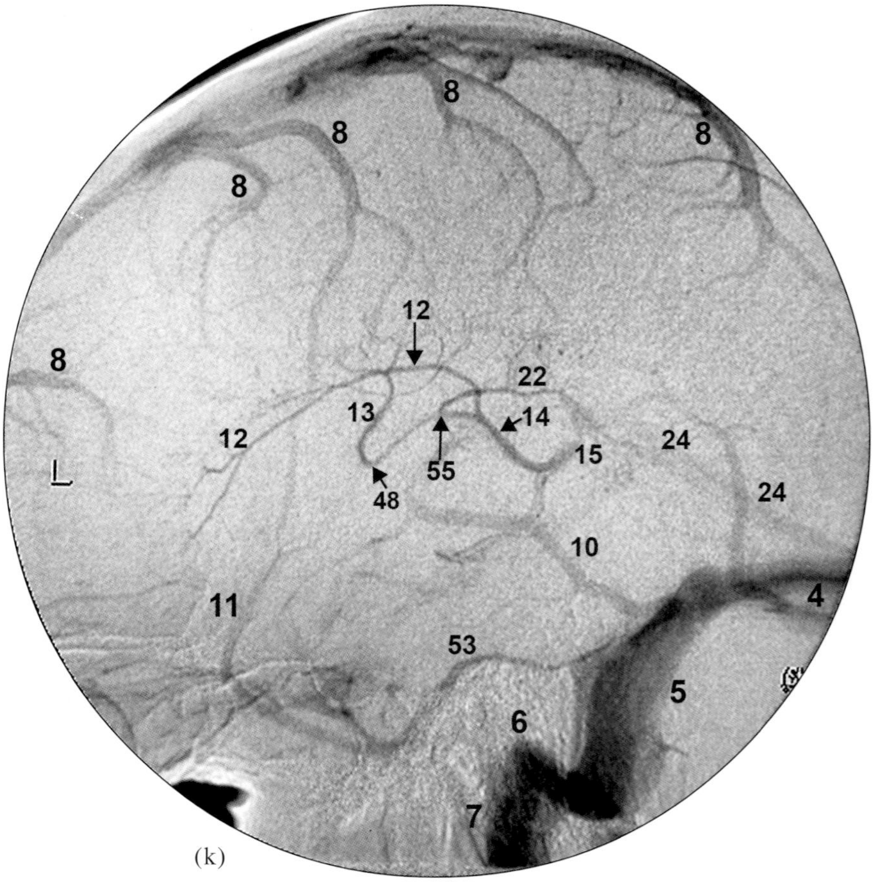

(k)

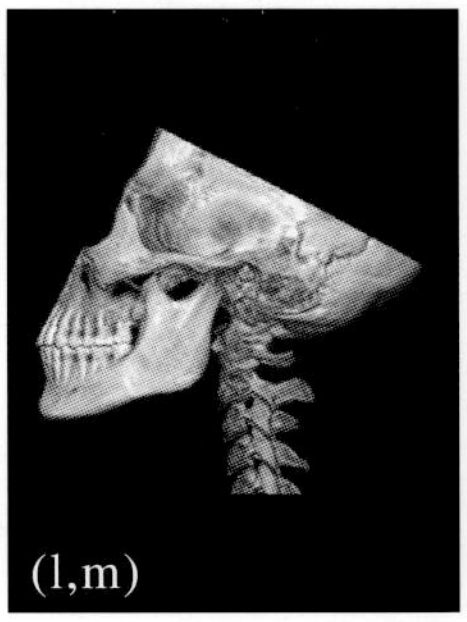
(l,m)

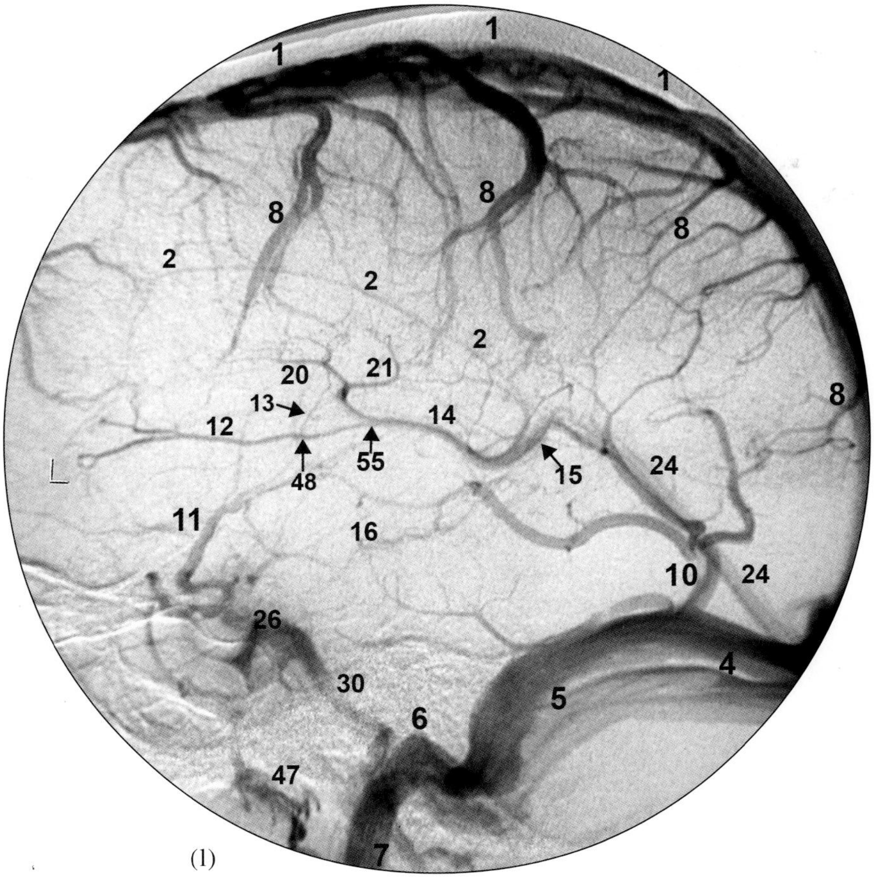
1
1
1
8
2
8
2
8
2
20
21
13
12
14
8
48
55
15
24
11
16
10
24
26
4
30
5
6
47
7

(l)

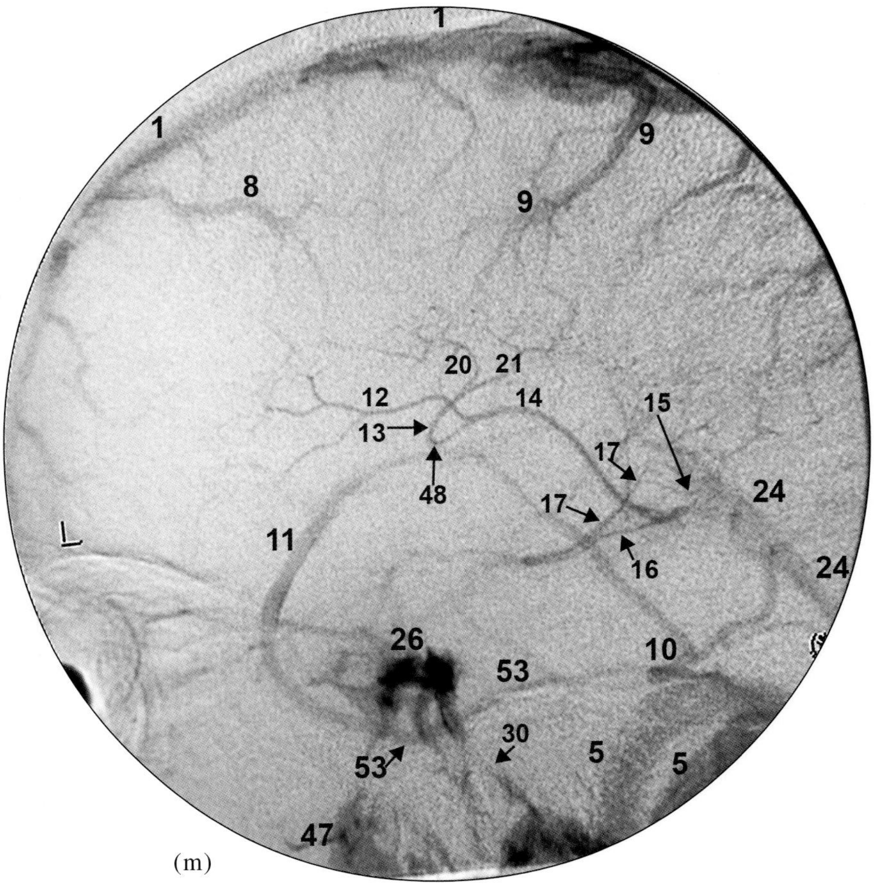
1
1
9
8
9
20
21
12
14
15
13
17
48
24
17
11
16
24
26
10
53
30
53
5
5
47

(m)

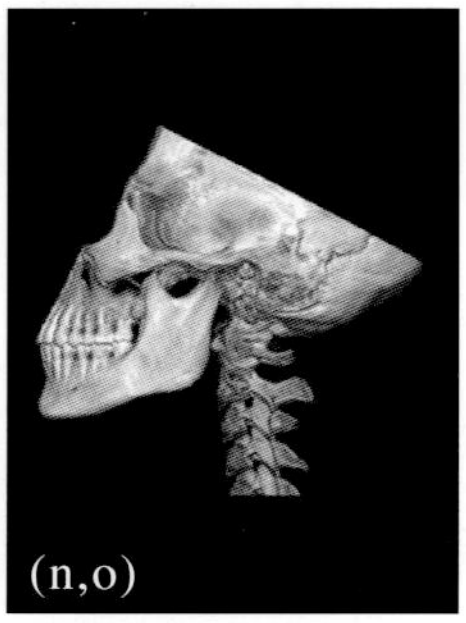

图 7.5 (续)

1 superior sagittal sinus 上矢状窦
2 inferior sagittal sinus 下矢状窦
3 torcular herophili 窦汇
4 transverse sinus 横窦
5 sigmoid sinus 乙状窦
6 jugular bulb 静脉球
7 internal jugular vein 颈内静脉
8 superficial cortical vein 皮层浅静脉
9 vein of Trolard Trolard 静脉
10 vein of Labbé Labbé 静脉
11 superficial middle cerebral vein 大脑中浅静脉
12 septal vein 透明隔静脉
13 thalamostriate vein 丘纹静脉
14 internal cerebral vein 大脑内静脉
15 great cerebral vein of Galen 大脑大静脉
16 basal vein of Rosenthal 基底静脉
17 inferior ventricular vein 脑室下静脉
18 medial atrial vein 房内侧静脉
20 anterior caudate vein 前尾静脉
21 terminal vein 终末静脉
22 direct lateral vein 直接外侧静脉
24 straight sinus 直窦
25 sphenoparietal sinus 蝶顶窦
26 cavernous sinus 海绵窦
28 clival venous plexus 斜坡静脉丛
29 superior petrosal sinus 岩上窦
30 inferior petrosal sinus 岩下窦
46 suboccipital veins 枕下静脉
47 pterygoid venous plexus 翼丛
48 true venous angle 真静脉角
51 superior ophthalmic vein 眼上静脉
53 sphenopetrosal vein 蝶岩静脉
55 false venous angle 假静脉角

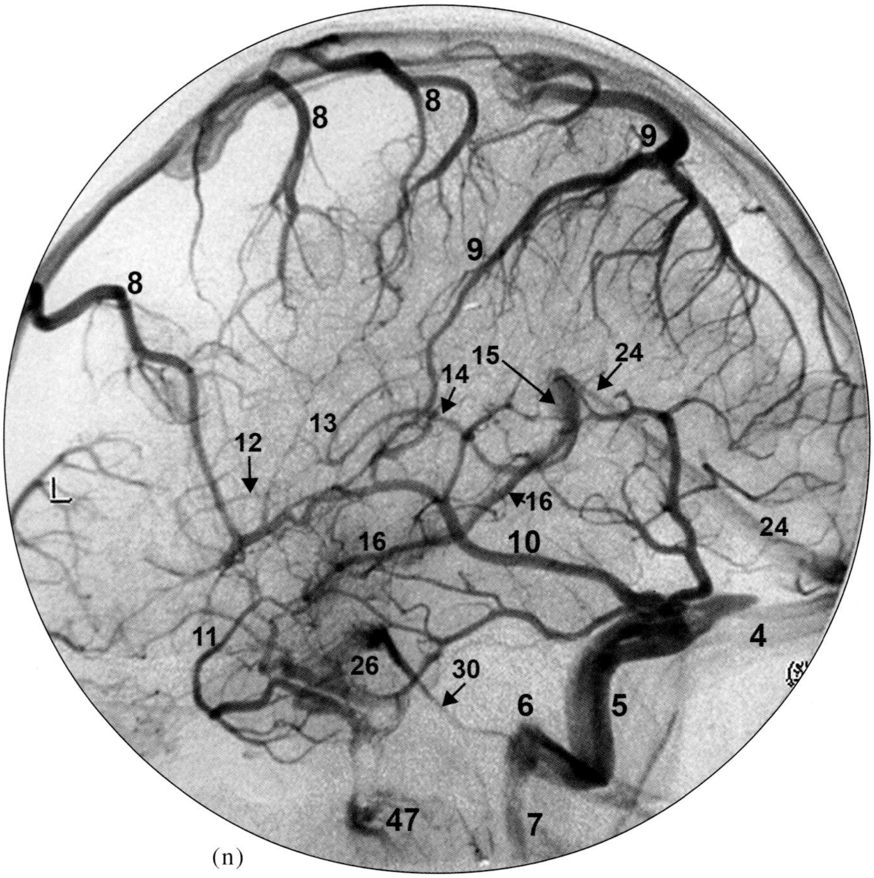

(n)

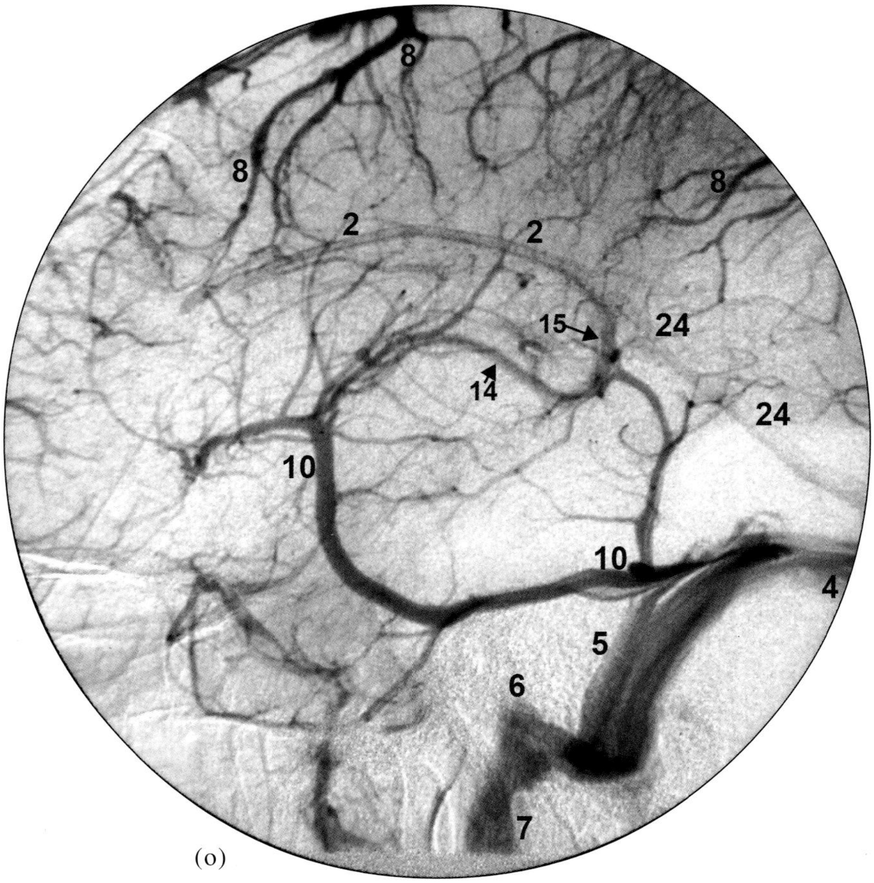

(o)

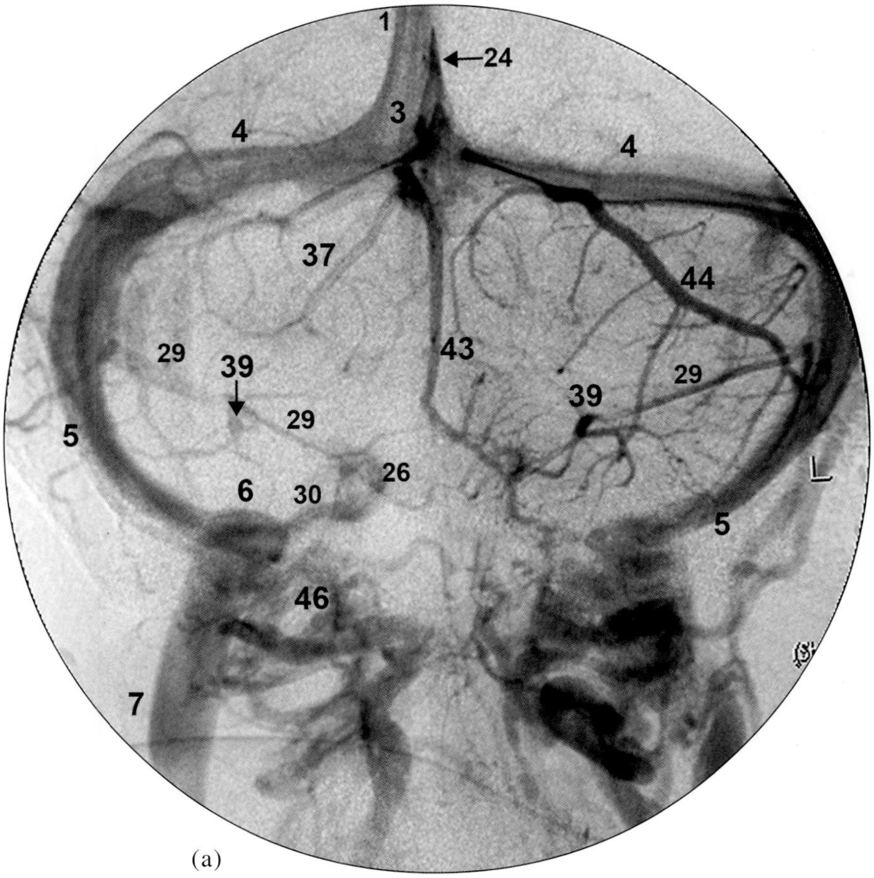

(a)

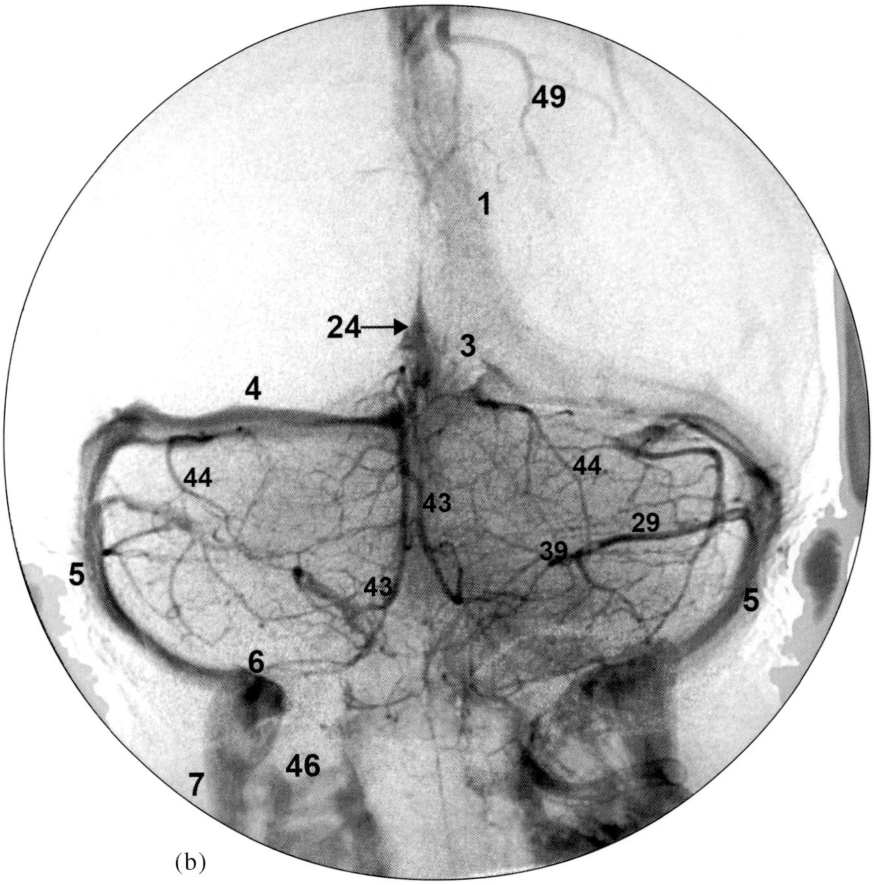

(b)

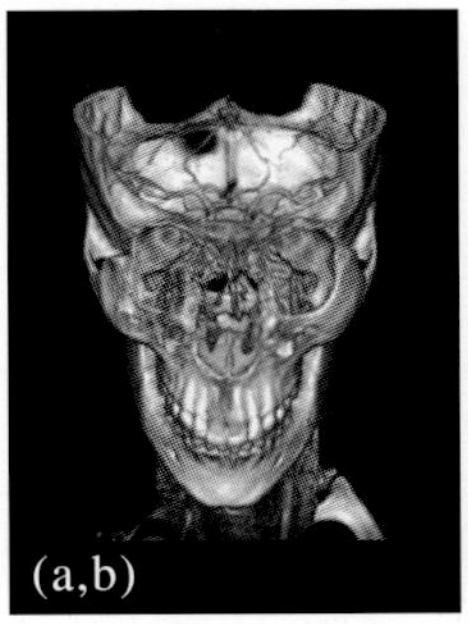

图7.6(a～f) 不同病人椎动脉造影静脉期正位影像。显示后颅凹静脉的广泛变异，由于静脉数量巨大，管径细小，使正常变异更为复杂。

1 superior sagittal sinus 上矢状窦
3 torcular herophili 窦汇
4 transverse sinus 横窦
5 sigmoid sinus 乙状窦
6 jugular bulb 静脉球
7 internal jugular vein 颈内静脉
24 straight sinus 直窦
26 cavernous sinus 海绵窦
27 intercavernous sinus 海绵间窦
29 superior petrosal sinus 岩上窦
30 inferior petrosal sinus 岩下窦
35 anterior pontomesencephalic vein 桥脑中脑前静脉
37 posterior mesencephalic vein 中脑后静脉
39 petrosal vein 岩静脉
41 precentral cerebellar vein 小脑前中央静脉
43 inferior vermian vein 下蚓静脉
44 cerebellar hemispheric vein 小脑半球静脉
45 brachial vein 臂静脉
46 suboccipital veins 枕下静脉
49 parietal veins 顶静脉
50 occipital veins 枕静脉

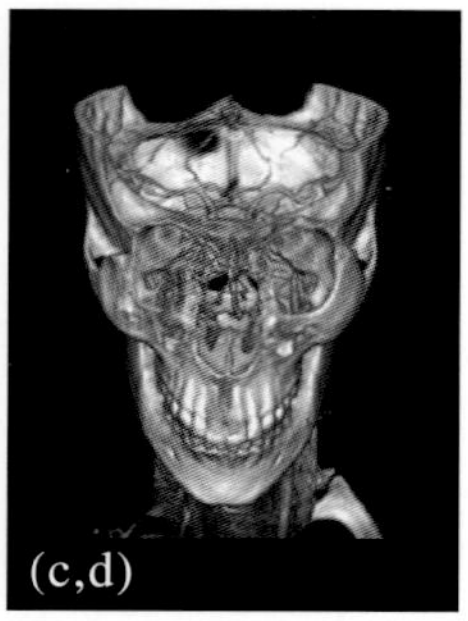

图 7.6 (续)

1 superior sagittal sinus 上矢状窦
3 torcular herophili 窦汇
4 transverse sinus 横窦
5 sigmoid sinus 乙状窦
6 jugular bulb 静脉球
7 internal jugular vein 颈内静脉
26 cavernous sinus 海绵窦
27 intercavernous sinus 海绵间窦
29 superior petrosal sinus 岩上窦
30 inferior petrosal sinus 岩下窦
35 anterior pontomesencephalic vein 桥脑中脑前静脉
37 posterior mesencephalic vein 中脑后静脉
39 petrosal vein 岩静脉
41 precentral cerebellar vein 小脑前中央静脉
43 inferior vermian vein 下蚓静脉
44 cerebellar hemispheric vein 小脑半球静脉
45 brachial vein 臂静脉
46 suboccipital veins 枕下静脉
49 parietal veins 顶静脉
50 occipital veins 枕静脉

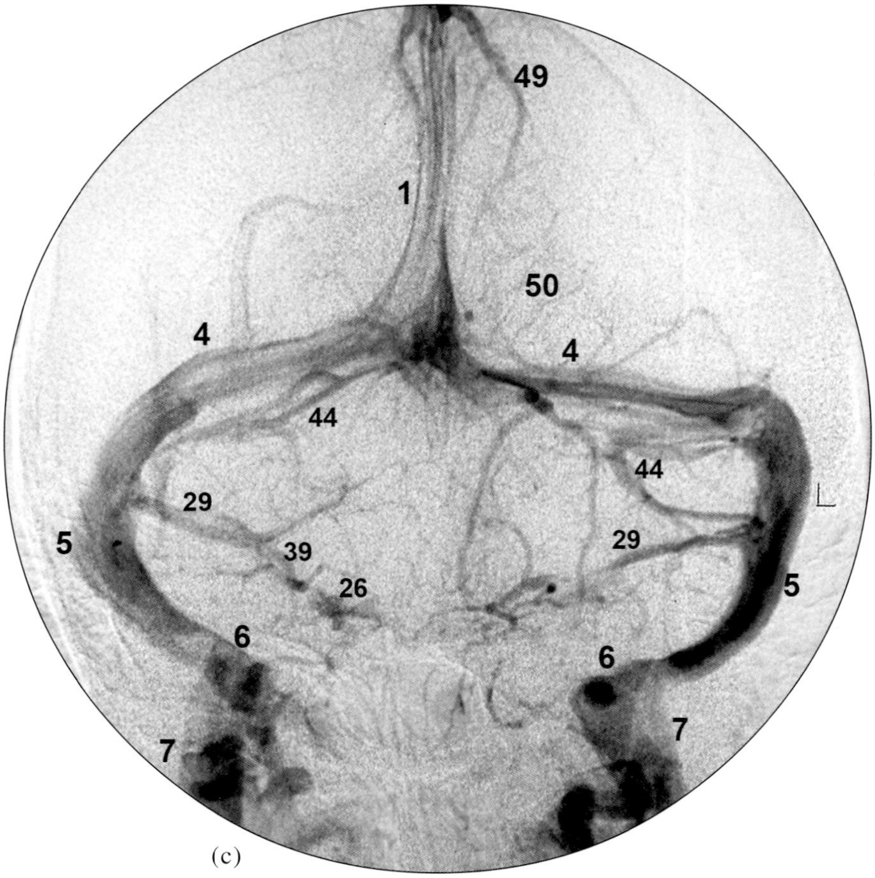

(c)

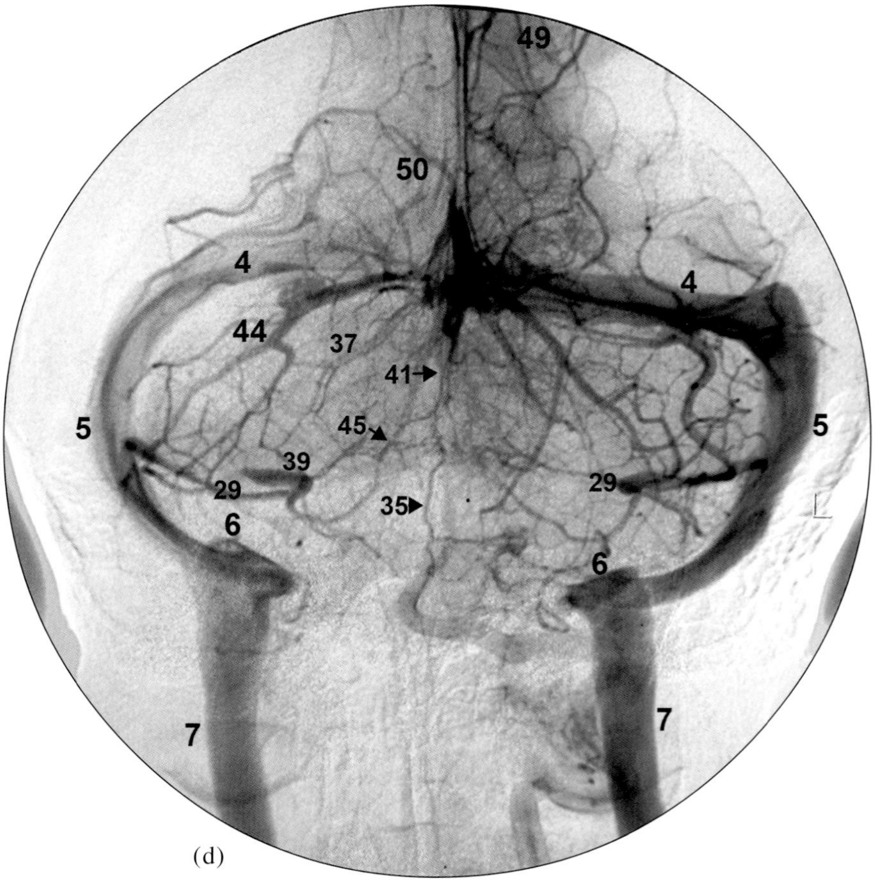

(d)

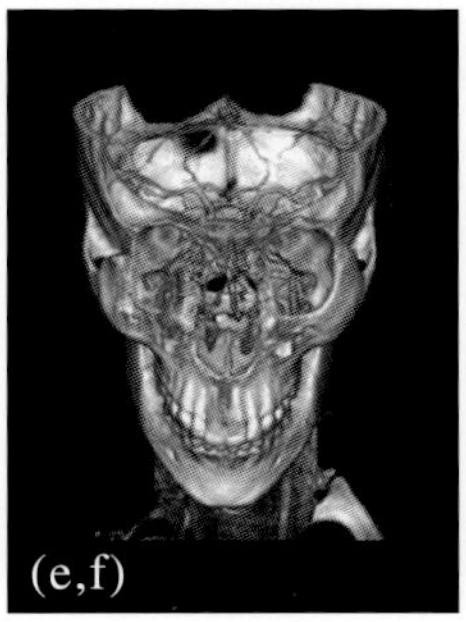
(e,f)

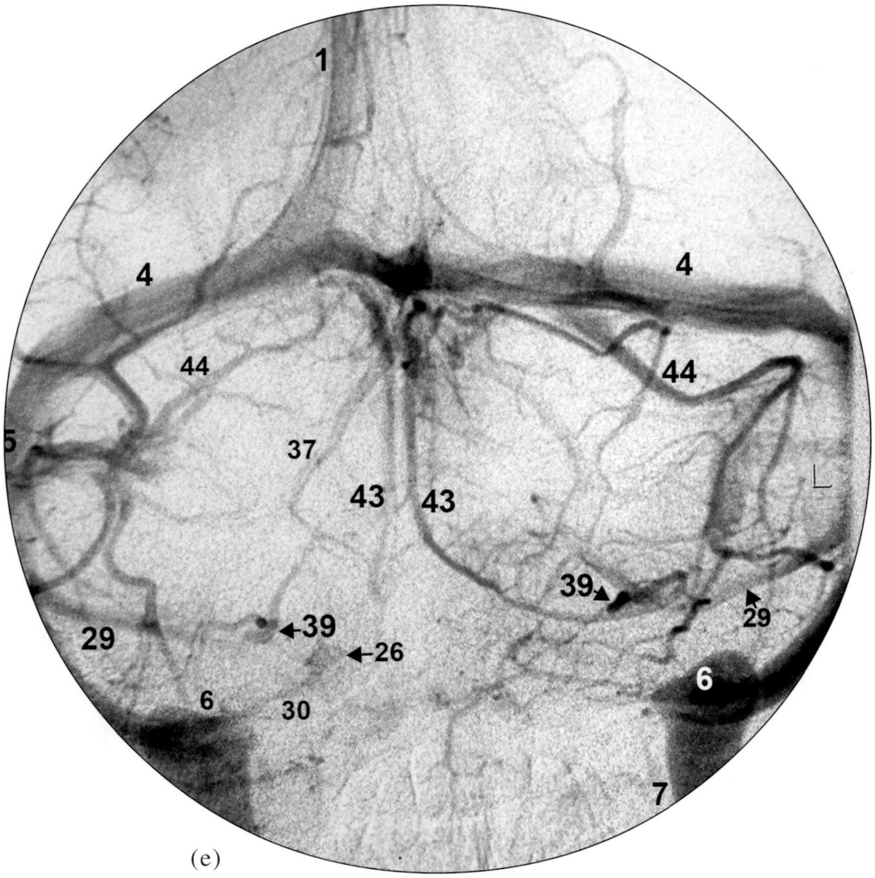
1
4
4
44
44
5
37
43
43
L
39
39
29
29
26
6
6
30
7

(e)

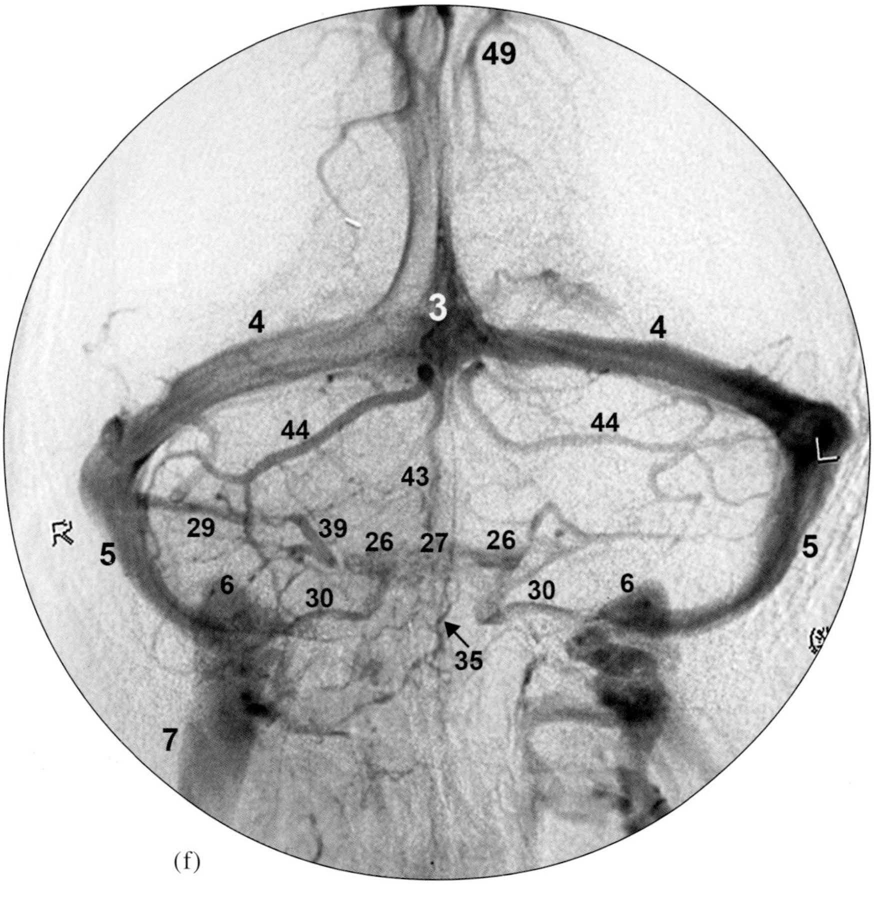
49
3
4
4
44
44
43
L
R
29
39
26
27
26
5
5
6
30
30
6
35
7

(f)

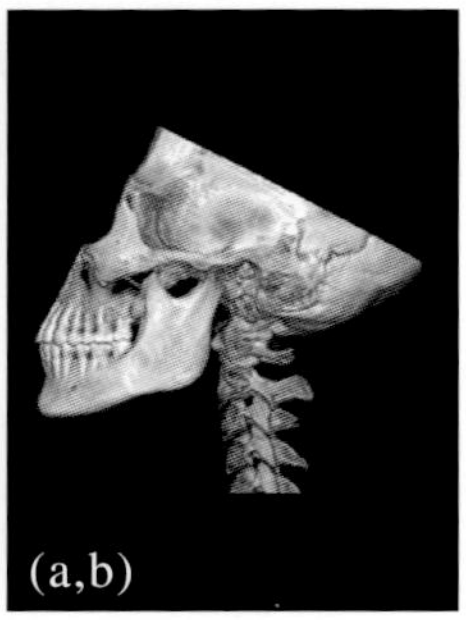

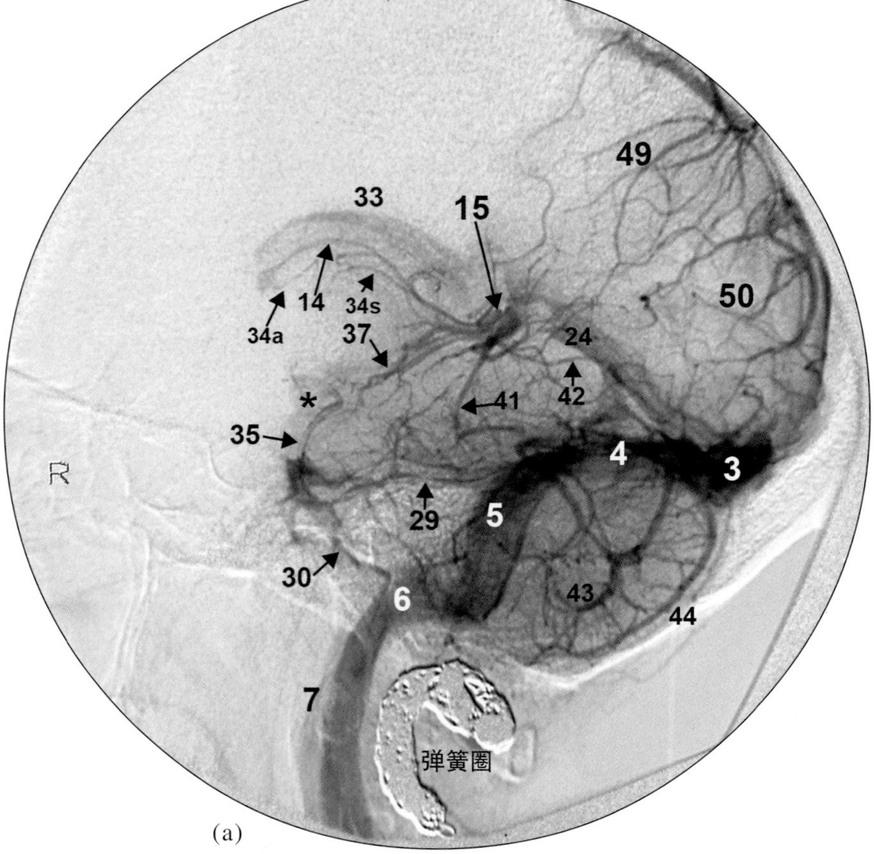

(a)

图7.7(a～d) 不同病人椎动脉造影静脉期侧位影像。桥脑中脑前静脉勾画出脑干的腹侧面。脚间池(*)位于桥脑中脑前静脉前上方。图(a)可见弹簧圈栓塞一个大的椎动静脉瘘，栓塞后造影见瘘口完全闭塞。

3 torcular herophili 窦汇
4 transverse sinus 横窦
5 sigmoid sinus 乙状窦
6 jugular bulb 静脉球
7 internal jugular vein 颈内静脉
10 vein of Labbé Labbé 静脉
14 internal cerebral vein 大脑内静脉
15 great cerebral vein of Galen 大脑大静脉
16 basal vein of Rosenthal 基底静脉
24 straight sinus 直窦
26 cavernous sinus 海绵窦
29 superior petrosal sinus 岩上窦
30 inferior petrosal sinus 岩下窦
33 superior choroid vein 脉络膜上静脉
34s superior thalamic vein 丘脑上静脉
34a anterior thalamic vein 丘脑前静脉
35 anterior pontomesencephalic vein 桥脑中脑前静脉
37 posterior mesencephalic vein 中脑后静脉
39 petrosal vein 岩静脉
40 lateral mesencephalic vein 中脑外侧静脉
41 precentral cerebellar vein 小脑前中央静脉
42 superior vermian vein 上蚓静脉
43 inferior vermian vein 下蚓静脉
44 cerebellar hemispheric vein 小脑半球静脉
49 parietal veins 顶静脉
50 occipital veins 枕静脉
* interpeduncular cistern 脚间池

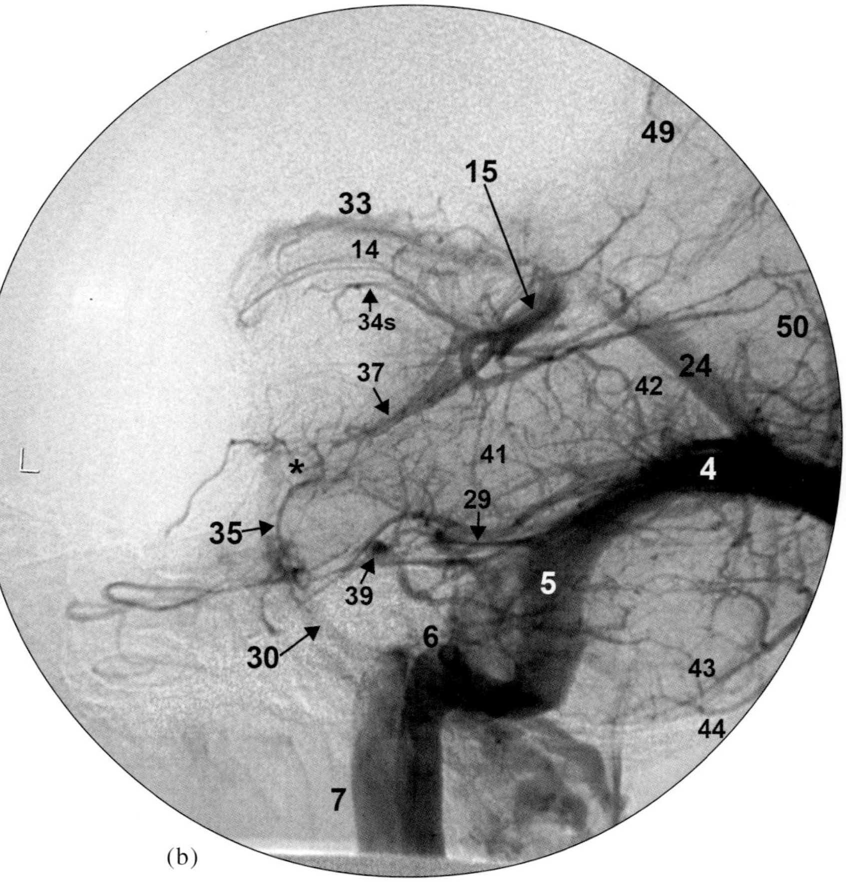

(b)

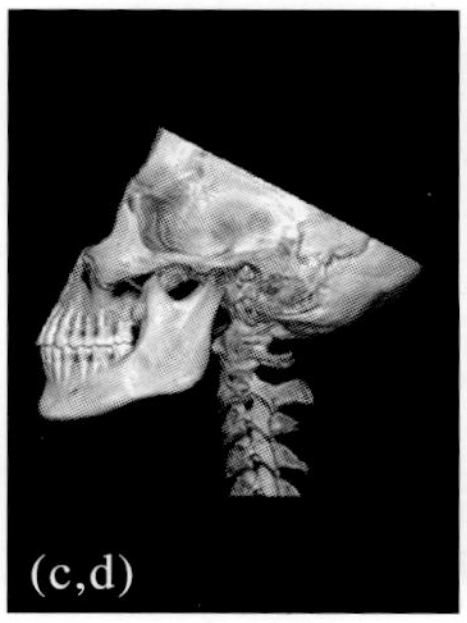
(c,d)

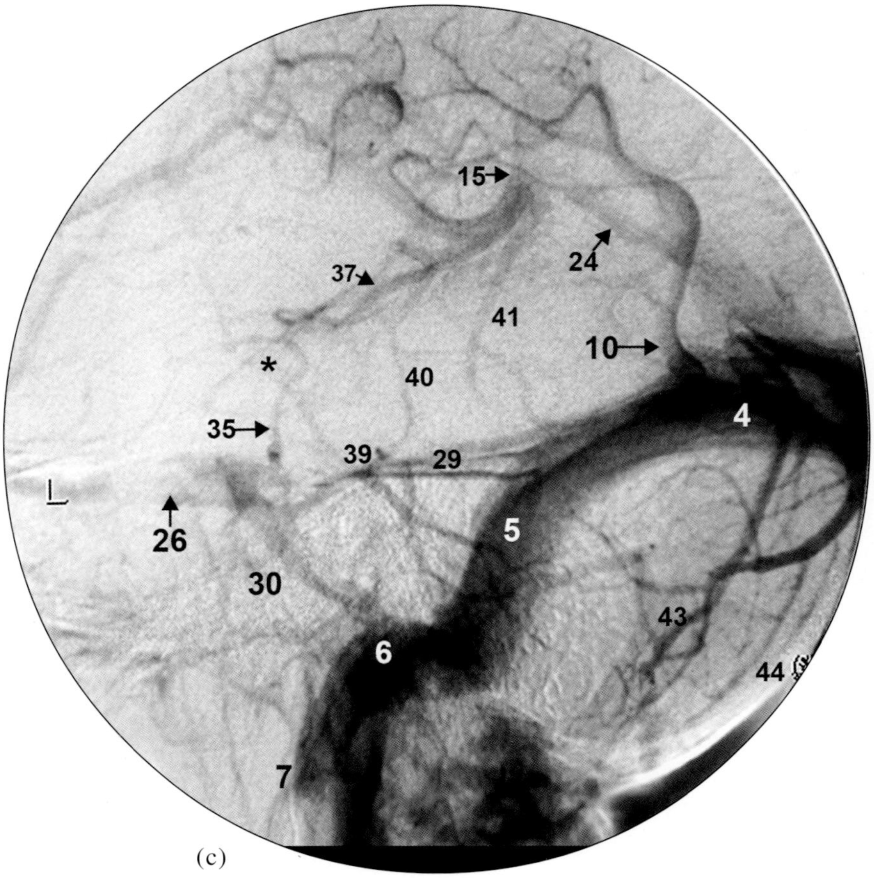
15
24
37
41
10
40
4
35
39
29
26
5
30
43
6
44
7

(c)

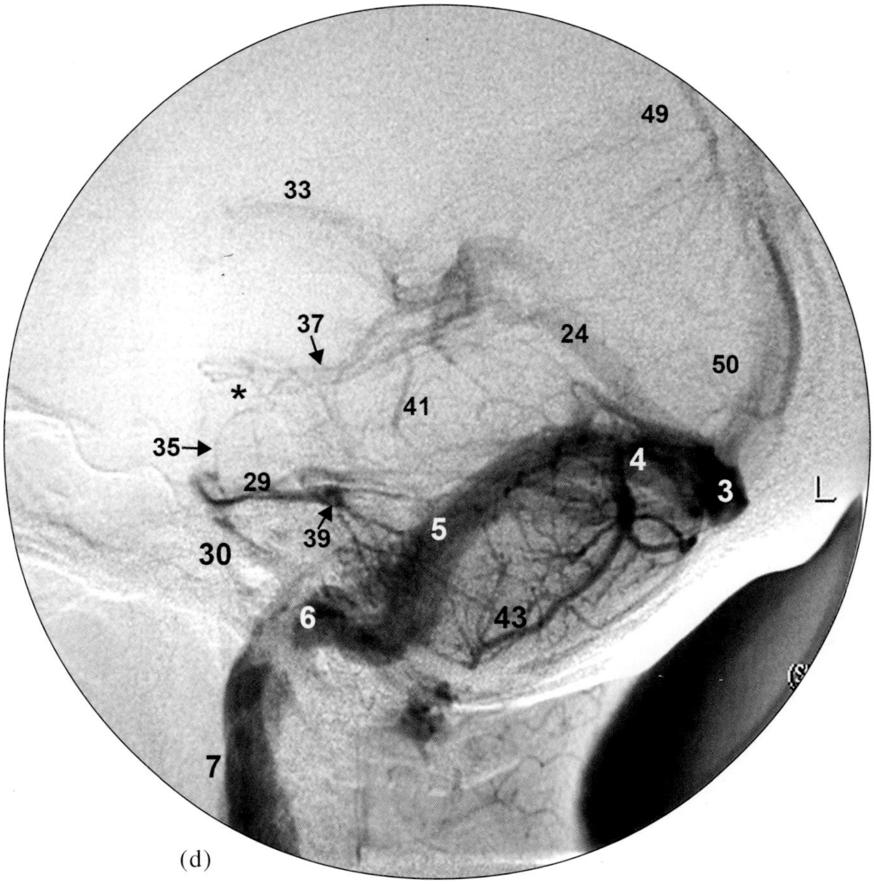
49
33
37
24
50
41
35
4
29
3
39
5
30
6
43
7

(d)

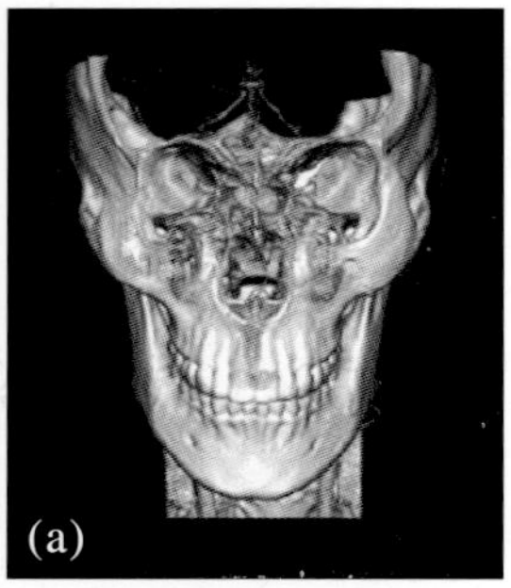
(a)

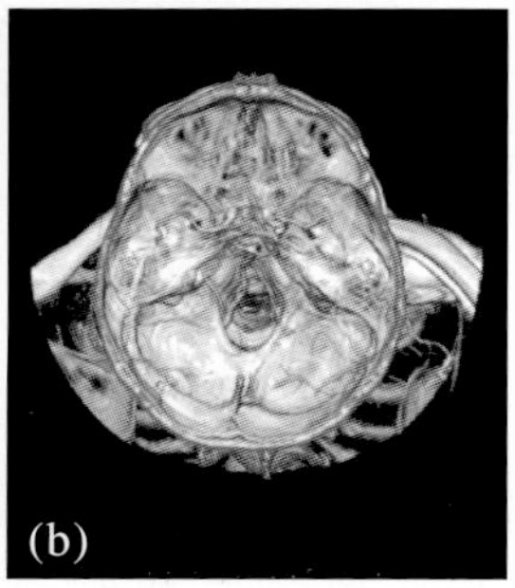
(b)

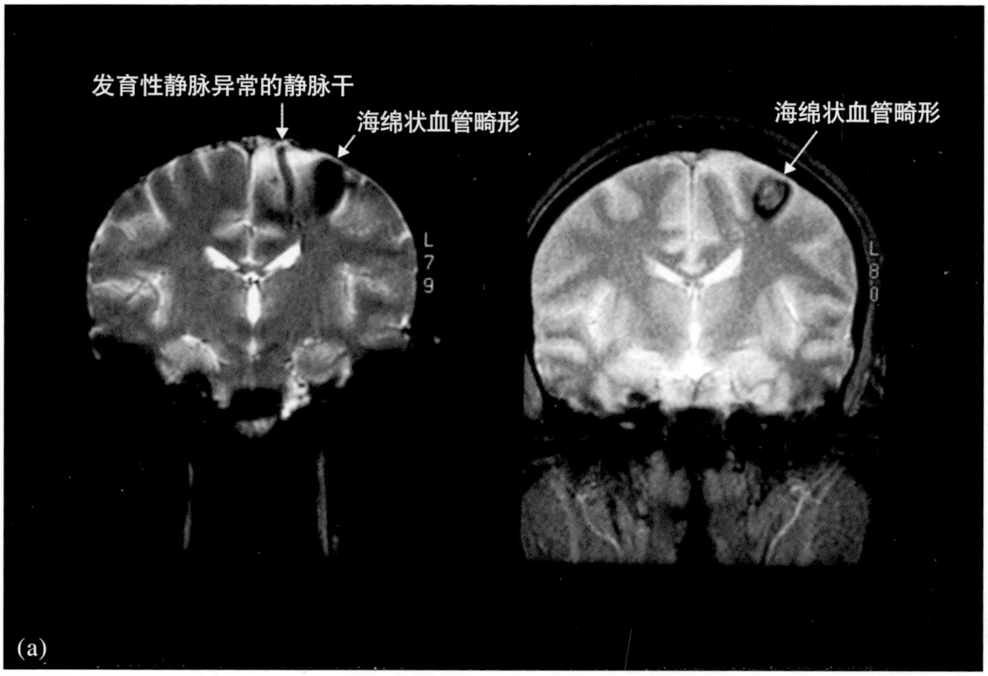

(a)

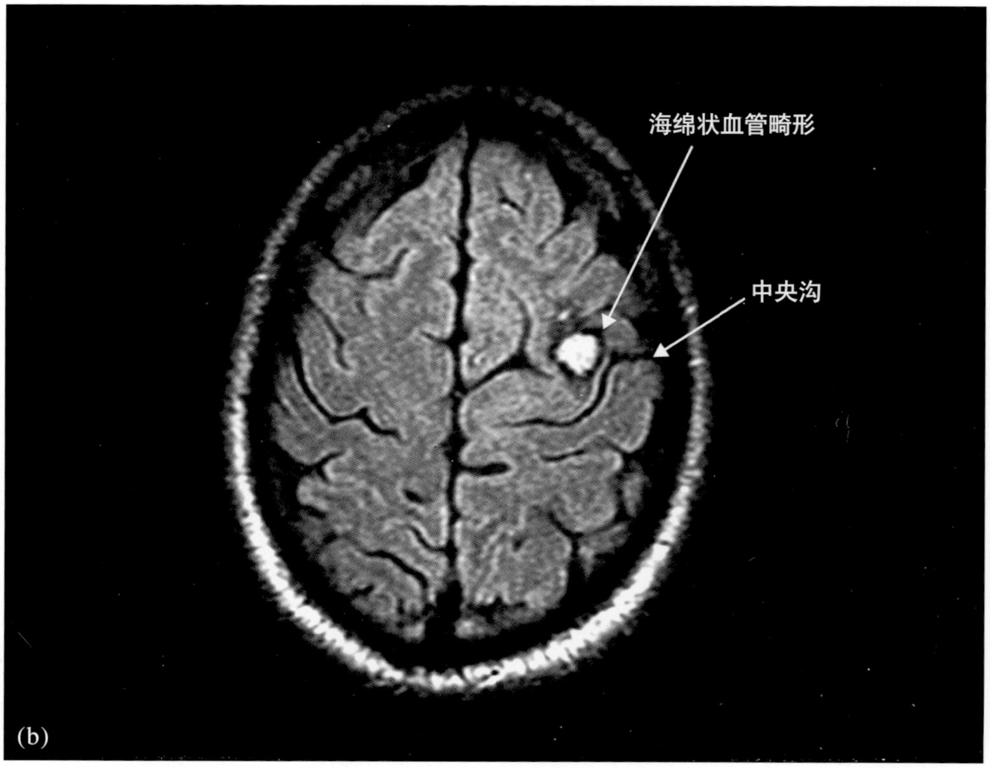

(b)

图 7.8(a,b) MRI 脑冠状面梯度回波 T2 加权相(a)，可见陈旧性出血病灶，可能为海绵状血管畸形。图的左侧影像示发育性静脉异常(DVA)的静脉干，靠近海绵状血管畸形。轴位 FLAIR 序列见海绵状血管畸形，位于左侧中央前回(运动区)(b)。患者有右侧局灶运动性癫痫发作。

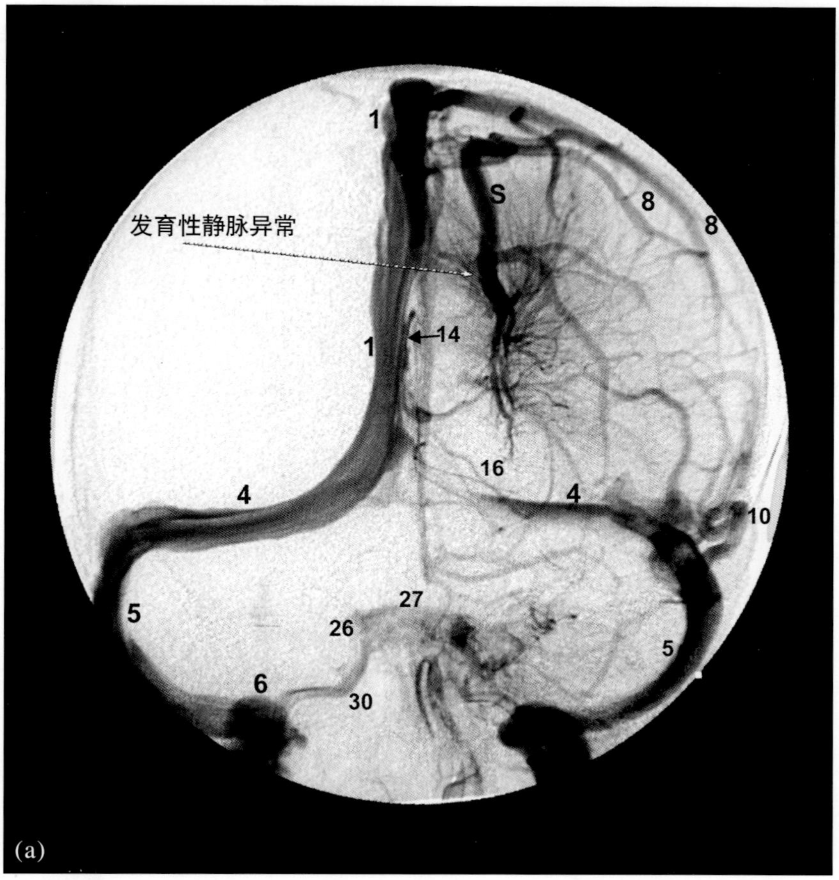

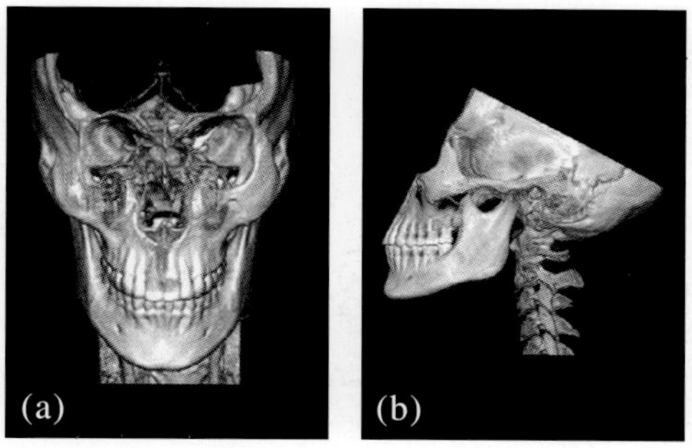

图 7.9(a,b) 与图 7.8 为同一患者。左颈动脉造影静脉期影像，3D 前面观(a)，2D 侧位(b)。较大的发育性静脉异常，经过一个粗大静脉干向上引流至上矢状窦。

1 superior sagittal sinus 上矢状窦
4 transverse sinus 横窦
5 sigmoid sinus 乙状窦
6 jugular bulb 静脉球
7 internal jugular vein 颈内静脉
8 superficial cortical vein 皮层浅静脉
10 vein of Labbé Labbé 静脉
12 septal vein 透明隔静脉
14 internal cerebral vein 大脑内静脉
15 great cerebral vein of Galen 大脑大静脉
16 basal vein of Rosenthal 基底静脉
17 inferior ventricular vein 脑室下静脉
18 medial atrial vein 房内侧静脉
22 direct lateral vein 直接外侧静脉
26 cavernous sinus 海绵窦
27 intercavernous sinus 海绵间窦
30 inferior petrosal sinus 岩下窦
S venous stem of the draining developmental venous anomaly 发育性静脉异常的静脉主干
DVA developmental venous anomaly 发育性静脉异常

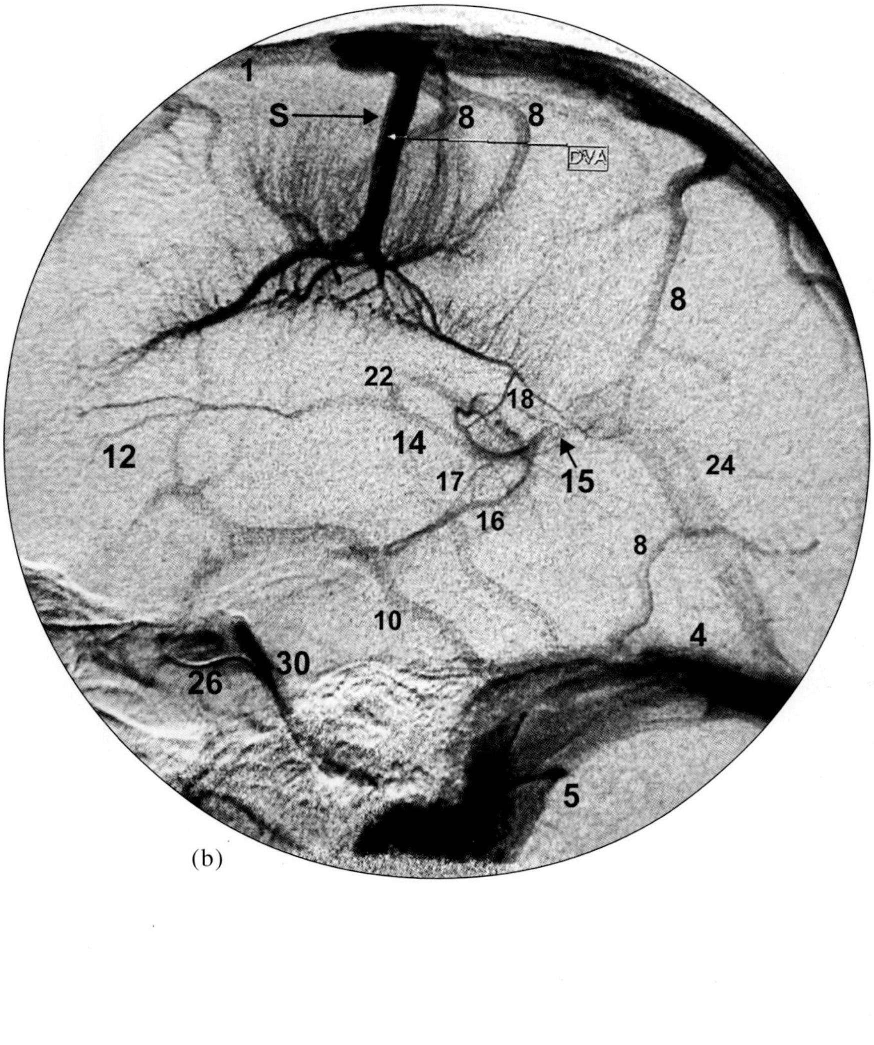

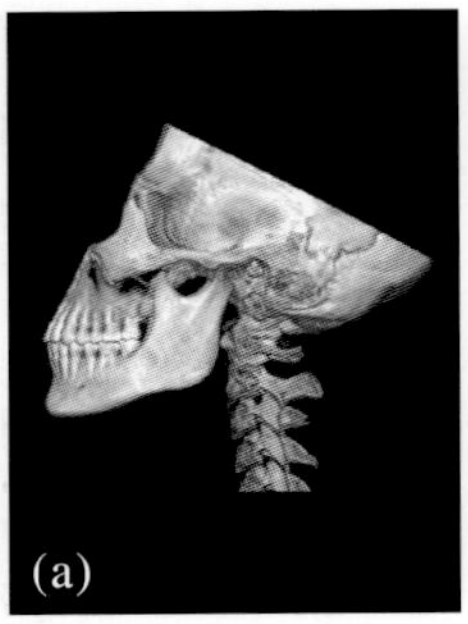

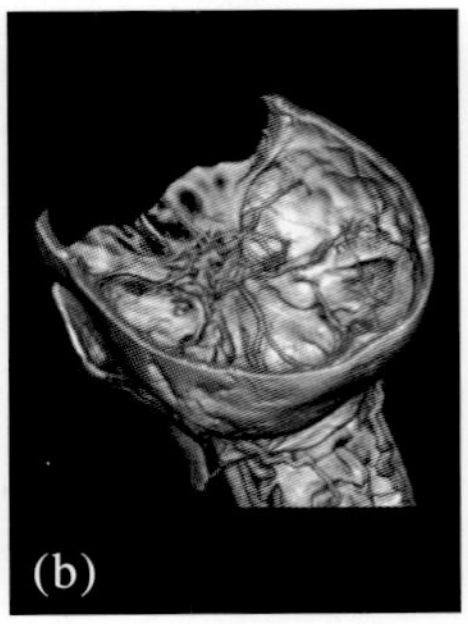

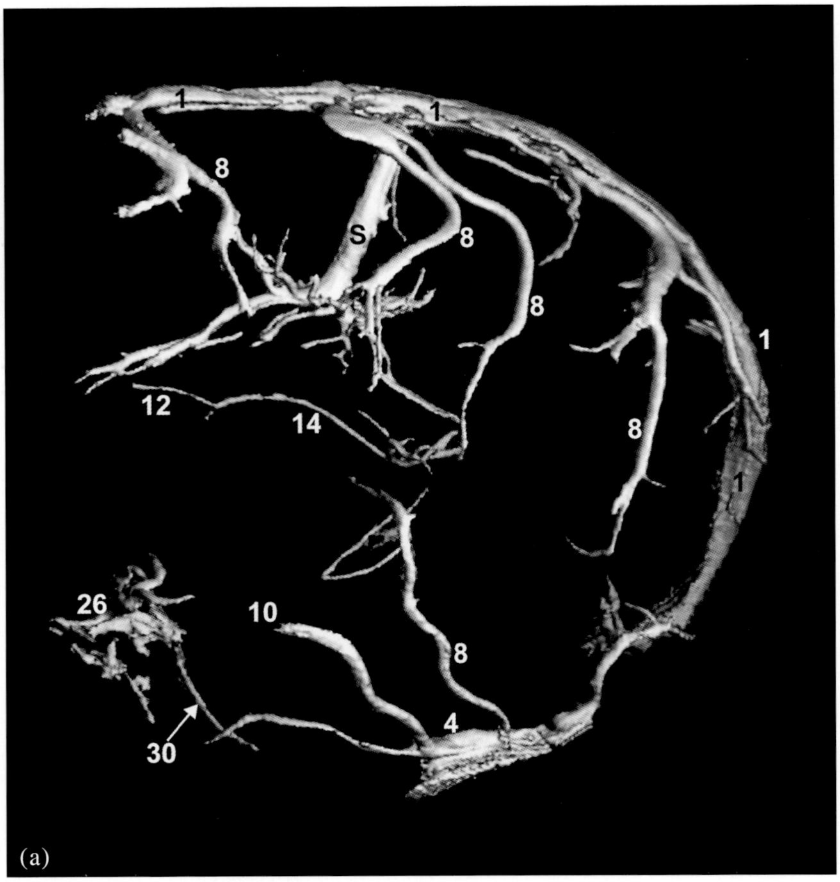

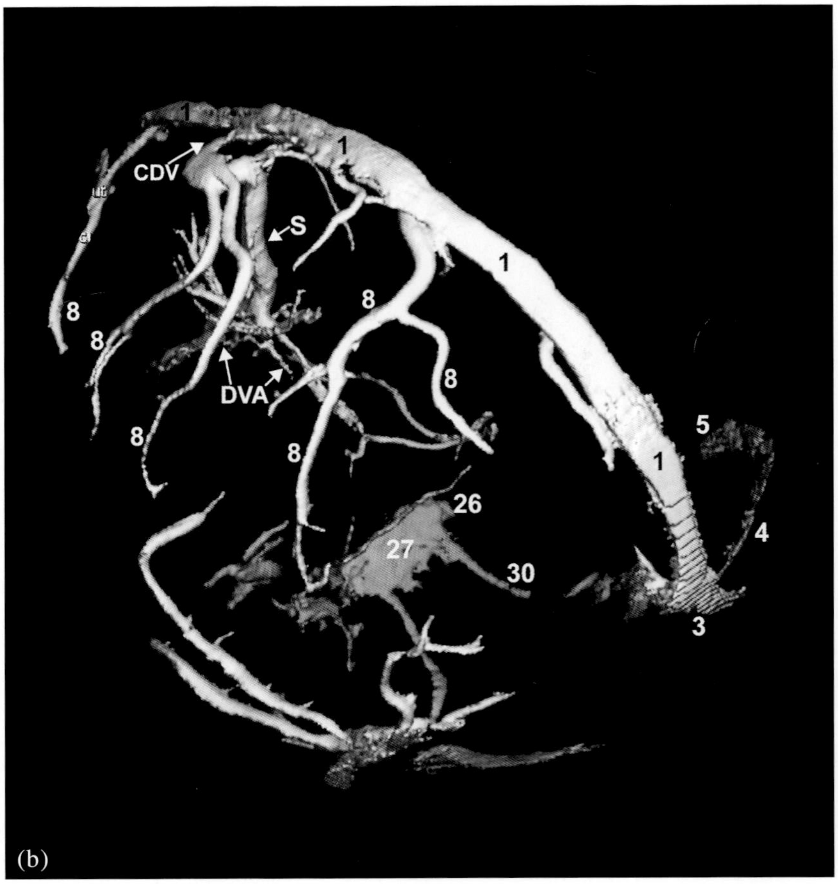

图7.10(a～g) 与图7.8及图7.9为同一患者。左颈动脉3D造影静脉期成像，左侧面观(a)，左后斜面伴上面观成角(b)，左侧面局部成像(c)，右斜面伴上面观成角局部成像(d)，其他角度成像(e～g)。证实存在一较大的发育性静脉异常(DVA)。应用3D技术多角度观察，可以清楚地看到DVA经一支静脉(CDV)引流至上矢状窦，同时也引流2支明显的皮层浅静脉内。DVA附近的海绵状血管畸形可能是DVA所致的静脉充血造成的。

1 superior sagittal sinus 上矢状窦
3 torcular herophili 窦汇
4 transverse sinus 横窦
5 sigmoid sinus 乙状窦
8 superficial cortical vein 皮层浅静脉
10 vein of Labbé Labbé静脉
12 septal vein 透明隔静脉
14 internal cerebral vein 大脑内静脉
26 cavernous sinus 海绵窦
27 intercavernous sinus 海绵间窦
30 inferior petrosal sinus 岩下窦
CDV common draining vein of DVA and 2 superficial cortical veins
DVA及2支皮层浅静脉共同汇入的引流静脉
S venous stem of the draining developmental venous anomaly
发育性静脉异常的静脉主干
DVA developmental venous anomaly
发育性静脉异常

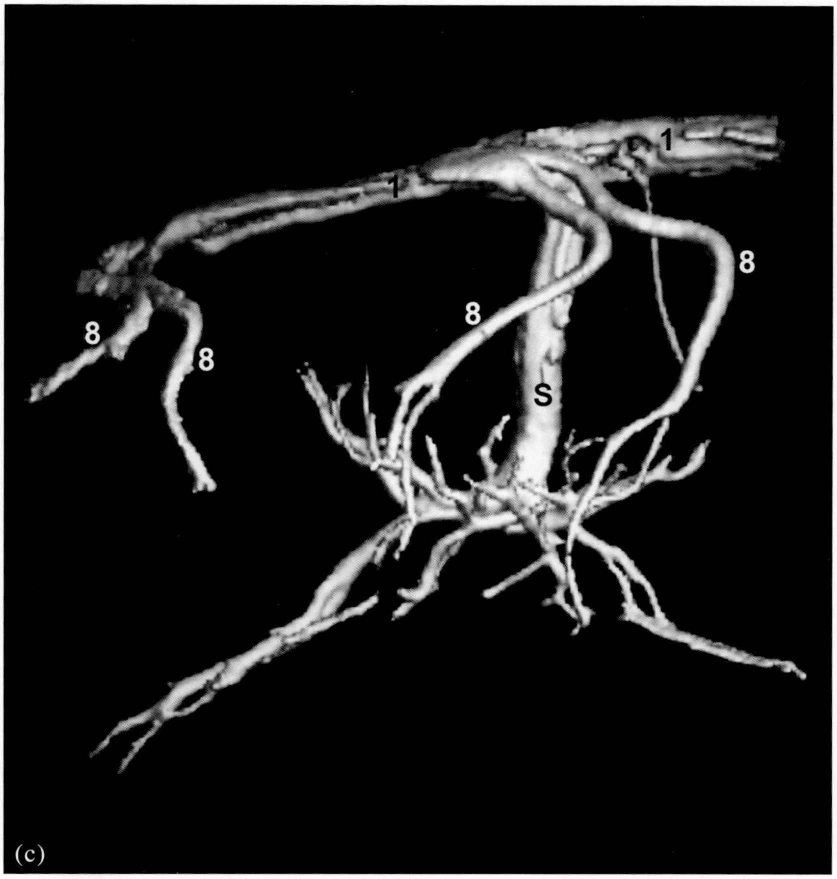

(c)

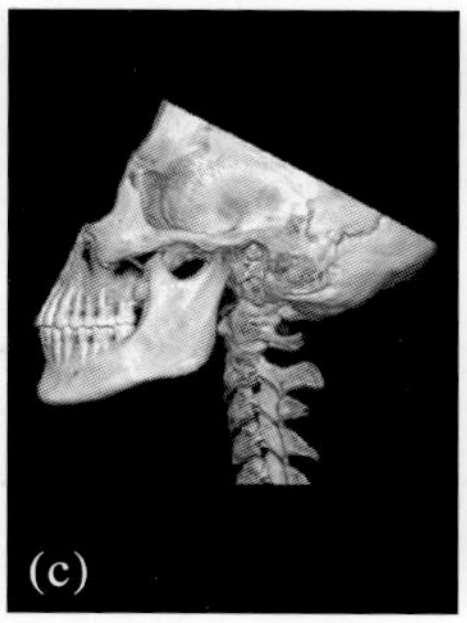
(c)

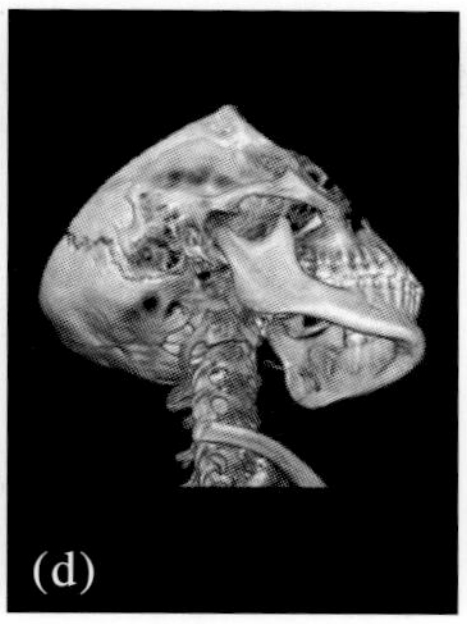
(d)

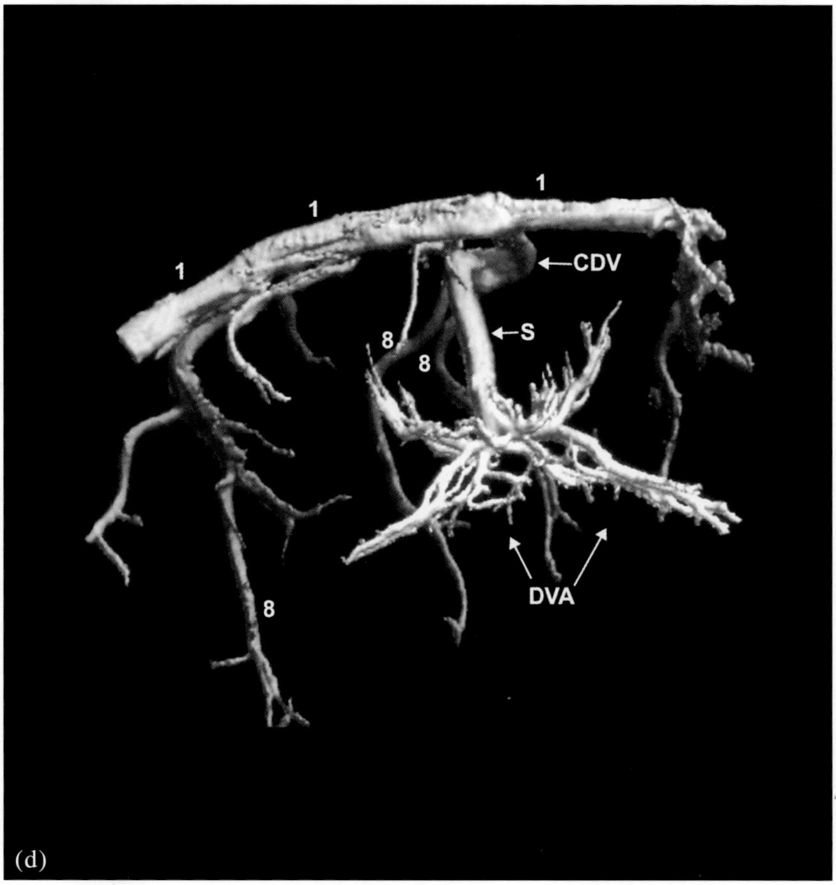

(d)

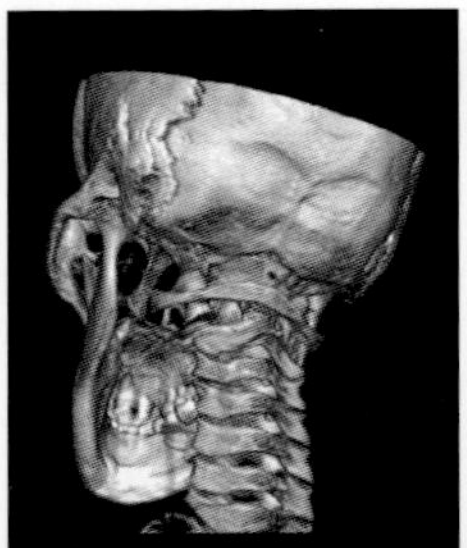

(e)

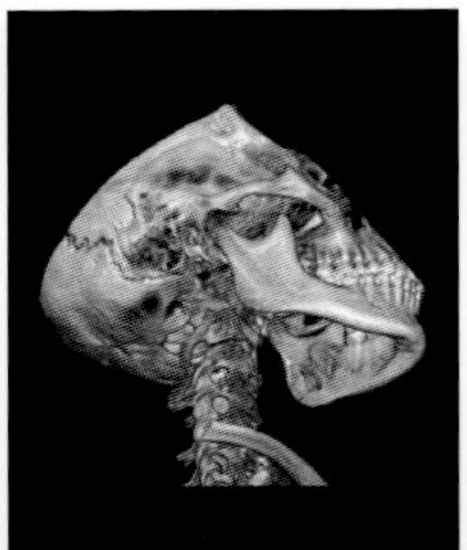

(f)

图 7.10（续）

1 superior sagittal sinus 上矢状窦
3 torcular herophili 窦汇
4 transverse sinus 横窦
5 sigmoid sinus 乙状窦
8 superficial cortical vein 皮层浅静脉
10 vein of Labbé Labbé 静脉
12 septal vein 透明隔静脉
14 internal cerebral vein 大脑内静脉
26 cavernous sinus 海绵窦
27 intercavernous sinus 海绵间窦
30 inferior petrosal sinus 岩下窦
CDV common draining vein of DVA and 2 superficial cortical veins
DVA 及 2 支皮层浅静脉共同汇入的引流静脉
S venous stem of the draining developmental venous anomaly 发育性静脉异常的静脉主干
DVA developmental venous anomaly
发育性静脉异常

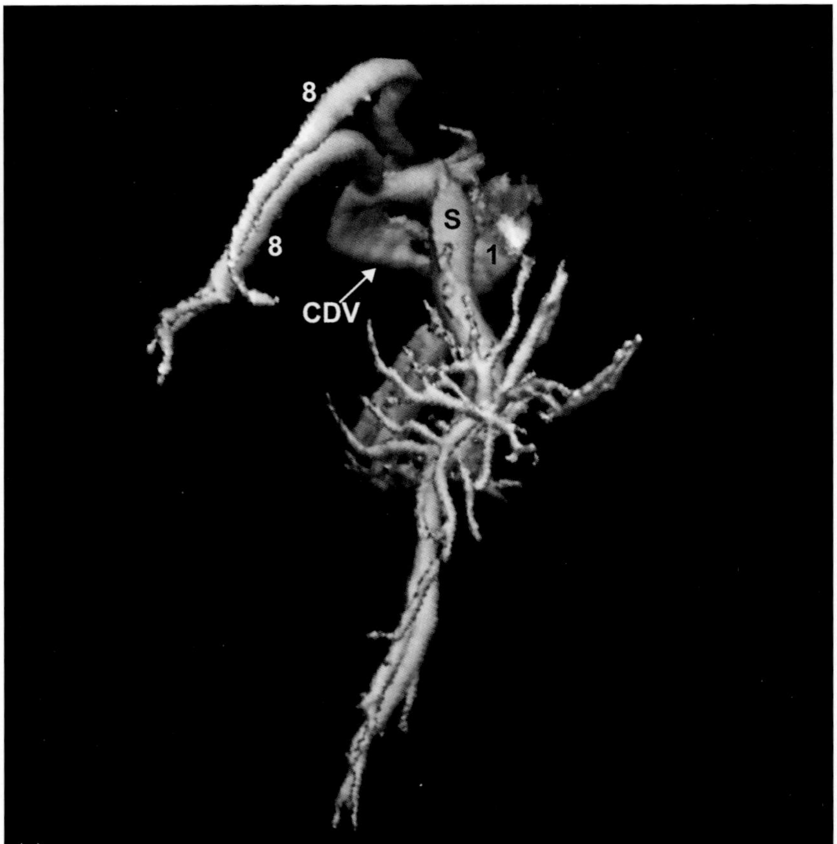

(e)

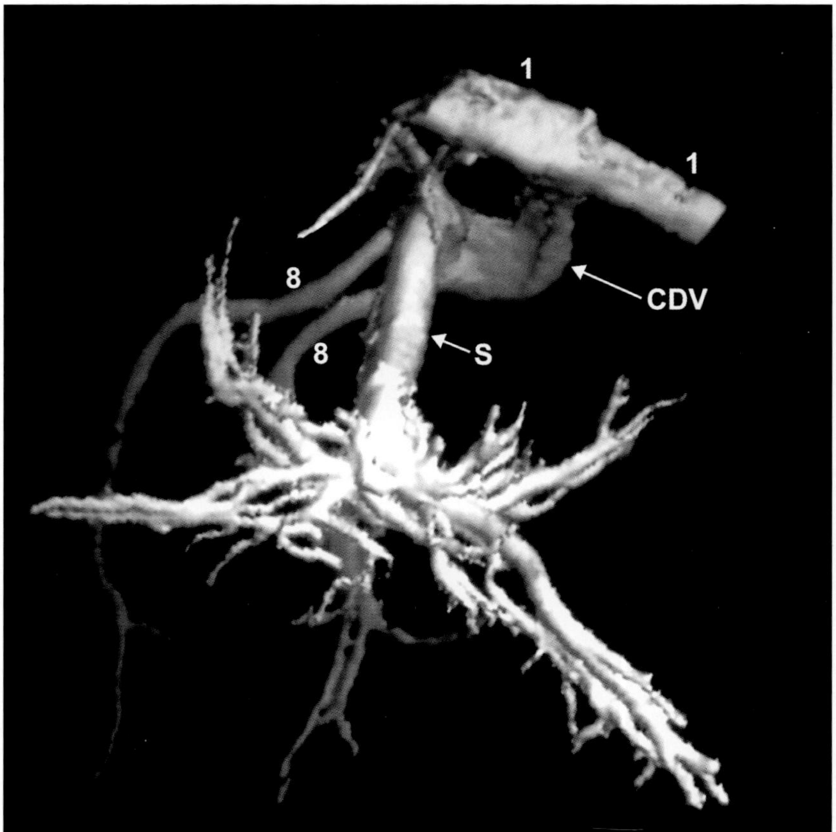

(f)

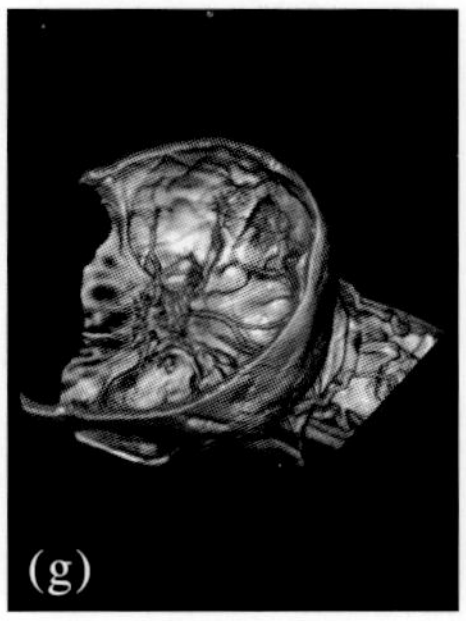

(g)

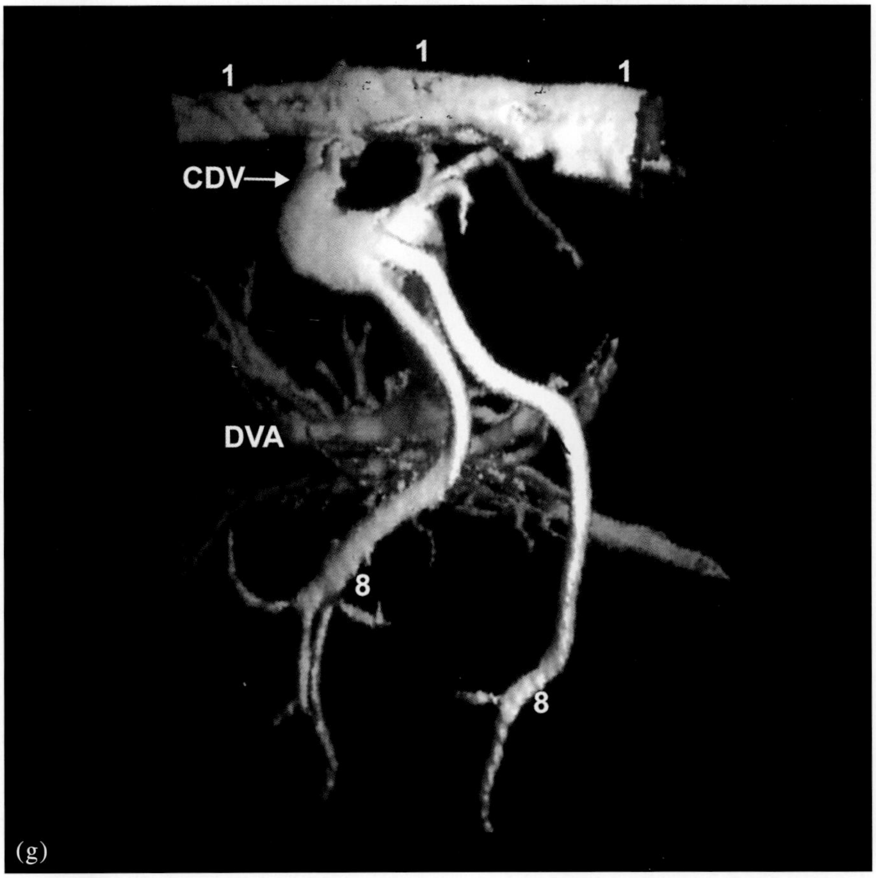

(g)

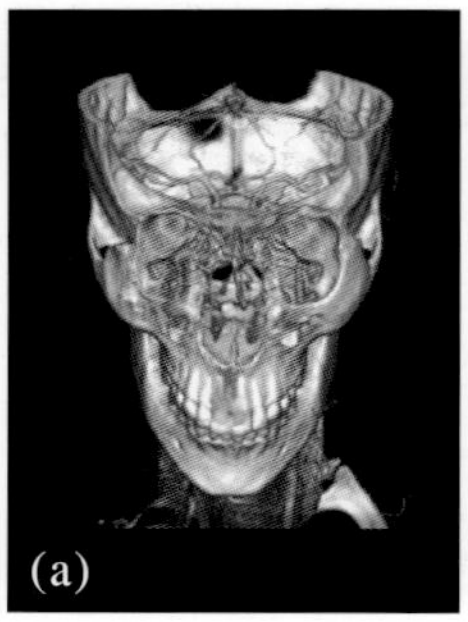

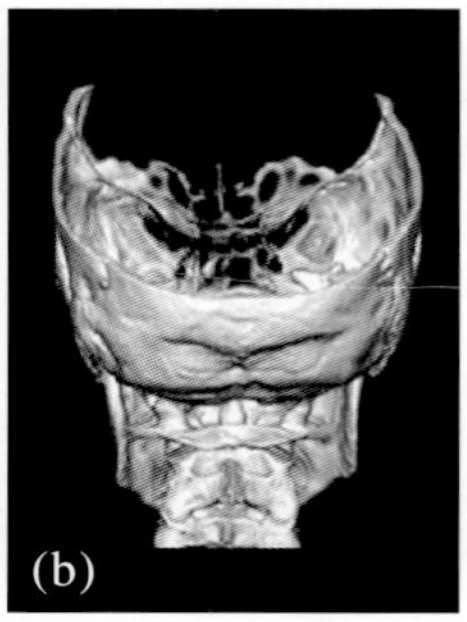

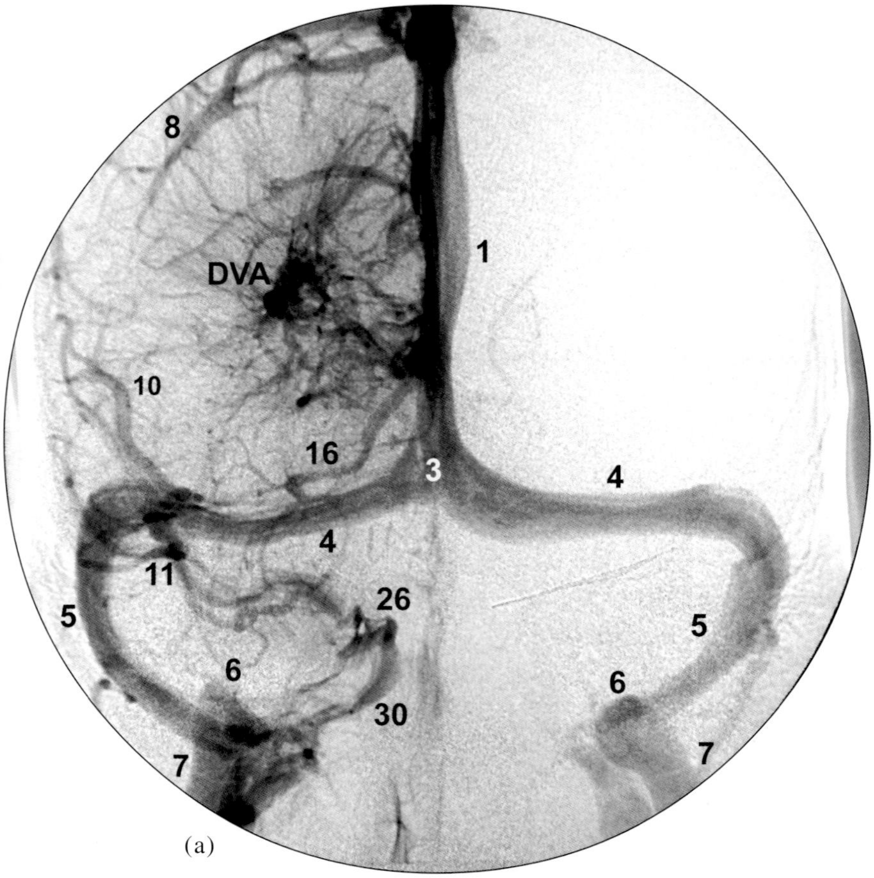

图 7.11(a～g) 右颈动脉造影静脉期，2D 正位(a)，3D 后面观(b)，2D 侧位(c)，3D 右侧面观(d)，3D 左侧面观(e)，3D 右后斜面观(f)，3D 上面观(g)。这一系列图像显示了一个与房内侧静脉相关的异常发育性的静脉引流入大脑大静脉(15)。

1 superior sagittal sinus 上矢状窦
3 torcular herophili 窦汇
4 transverse sinus 横窦
5 sigmoid sinus 乙状窦
6 jugular bulb 静脉球
7 internal jugular vein 颈内静脉
8 superficial cortical vein 皮层浅静脉
10 vein of Labbé Labbé 静脉
11 superficial middle cerebral vein 大脑中浅静脉
12 septal vein 透明隔静脉
13 thalamostriate vein 丘纹静脉
14 internal cerebral vein 大脑内静脉
15 great cerebral vein of Galen 大脑大静脉
16 basal vein of Rosenthal 基底静脉
20 anterior caudate vein 前尾静脉
24 straight sinus 直窦
26 cavernous sinus 海绵窦
29 superior petrosal sinus 岩上窦
30 inferior petrosal sinus 岩下窦
46 suboccipital veins 枕下静脉
47 pterygoid venous plexus 翼丛
DVA developmental venous anomaly 发育性静脉异常
S venous stem of the draining developmental venous anomaly 发育性静脉异常的静脉主干

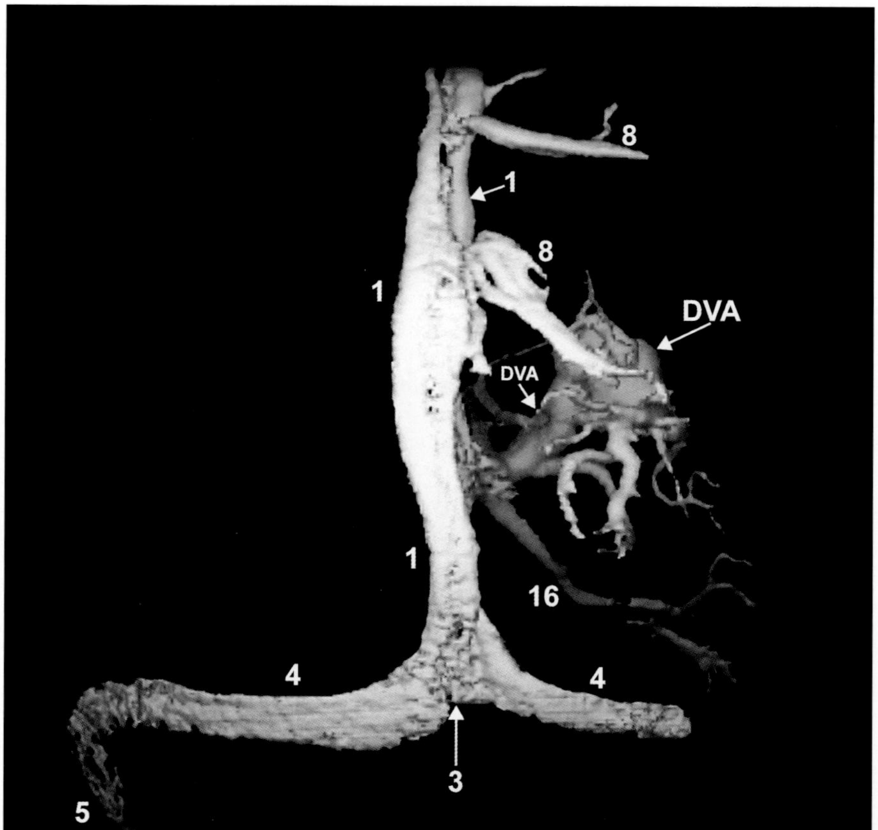

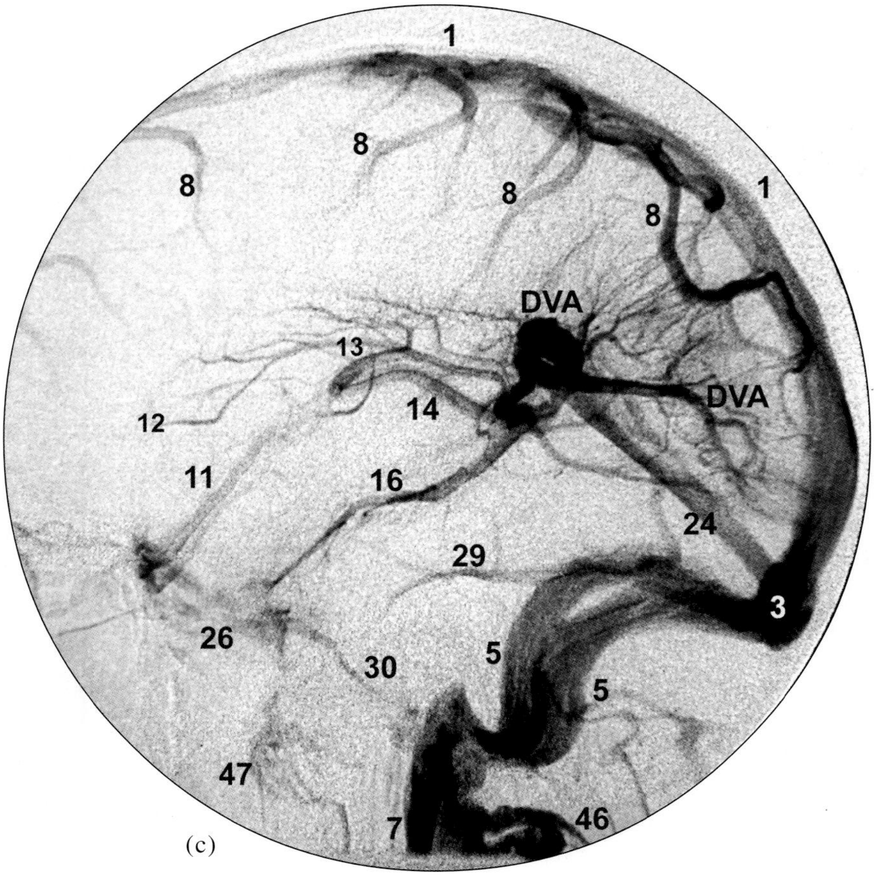
1
8
8
8
8
1
8
1
DVA
13
DVA
14
12
11
16
24
29
3
26
30
5
5
47
7
46
(c)

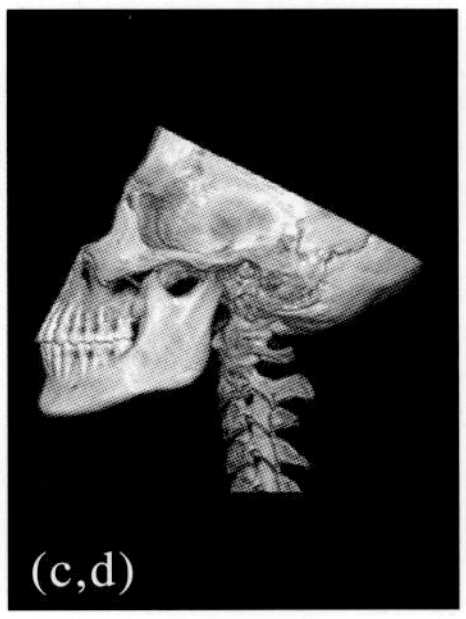
(c,d)

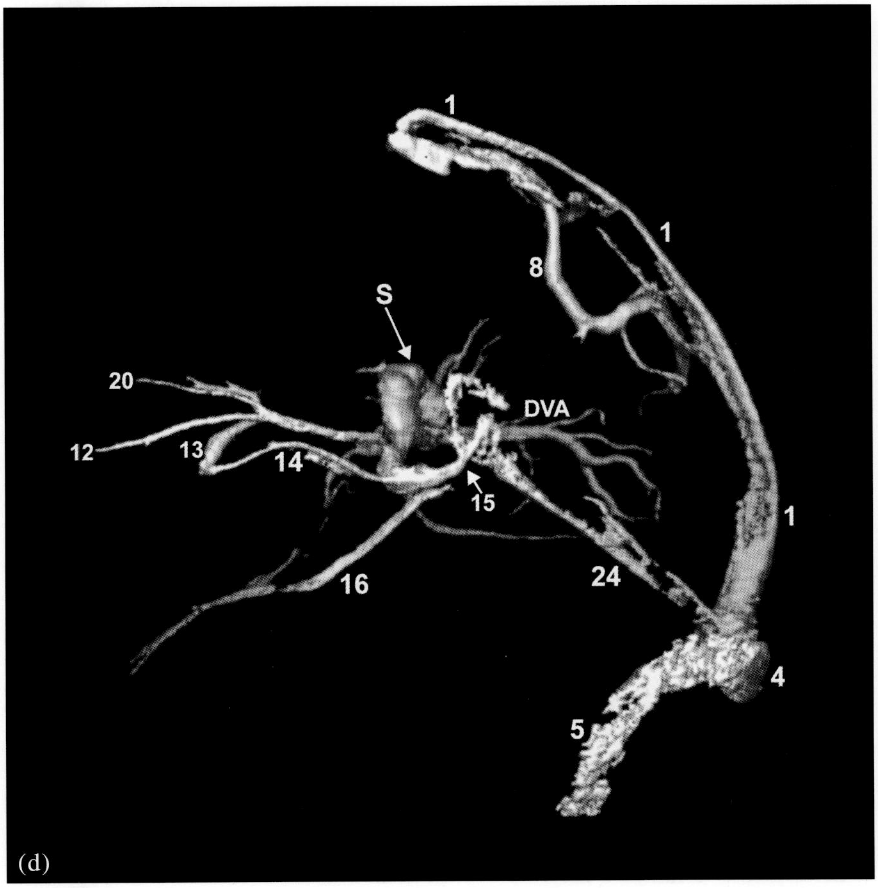
1
1
8
S
20
DVA
12
13
14
15
1
16
24
4
5
(d)

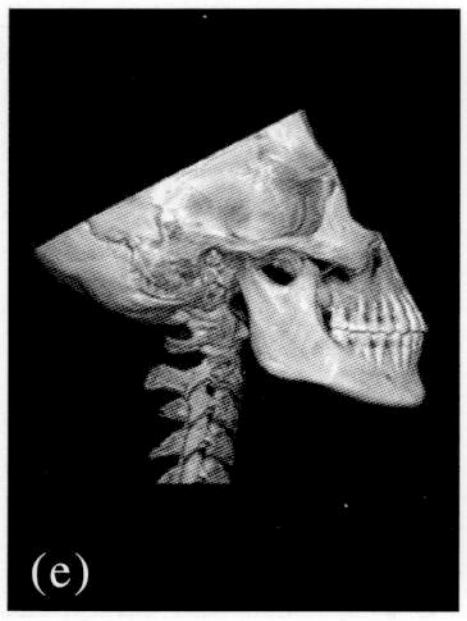

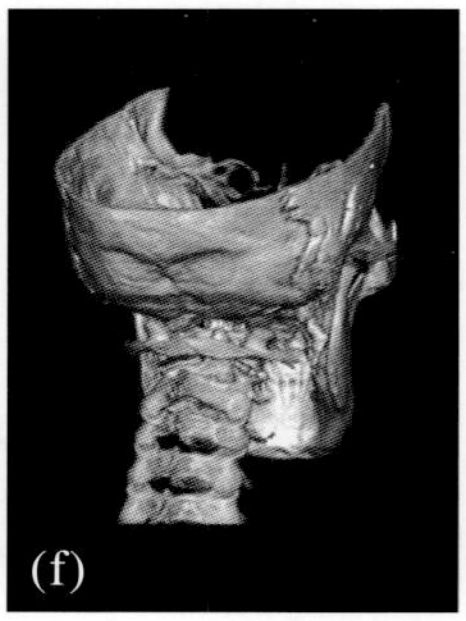

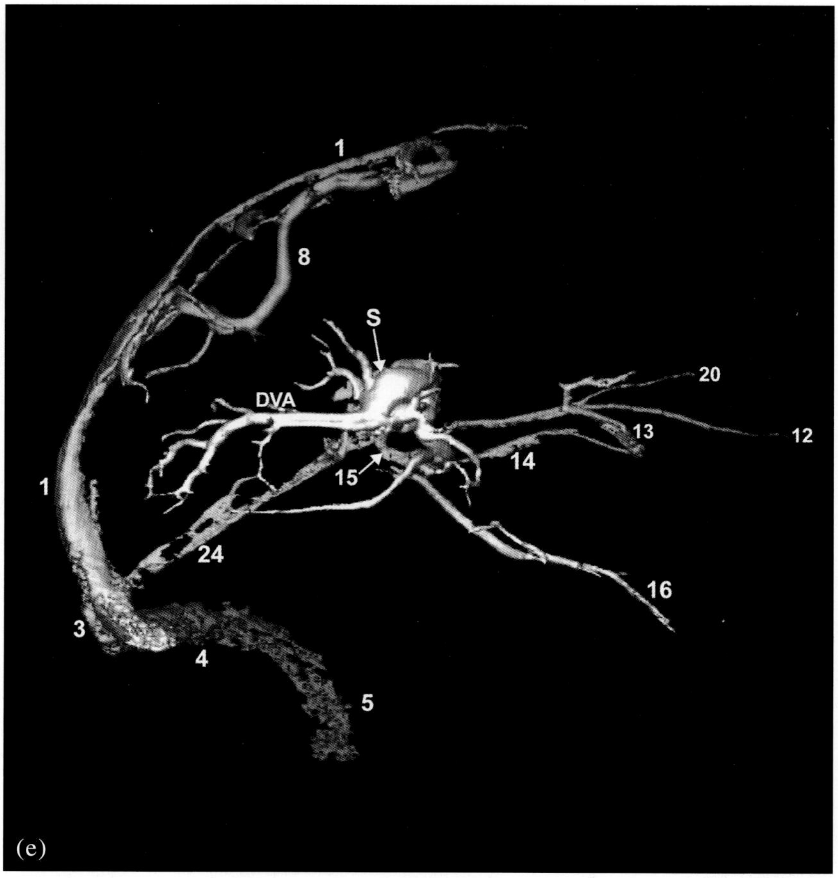

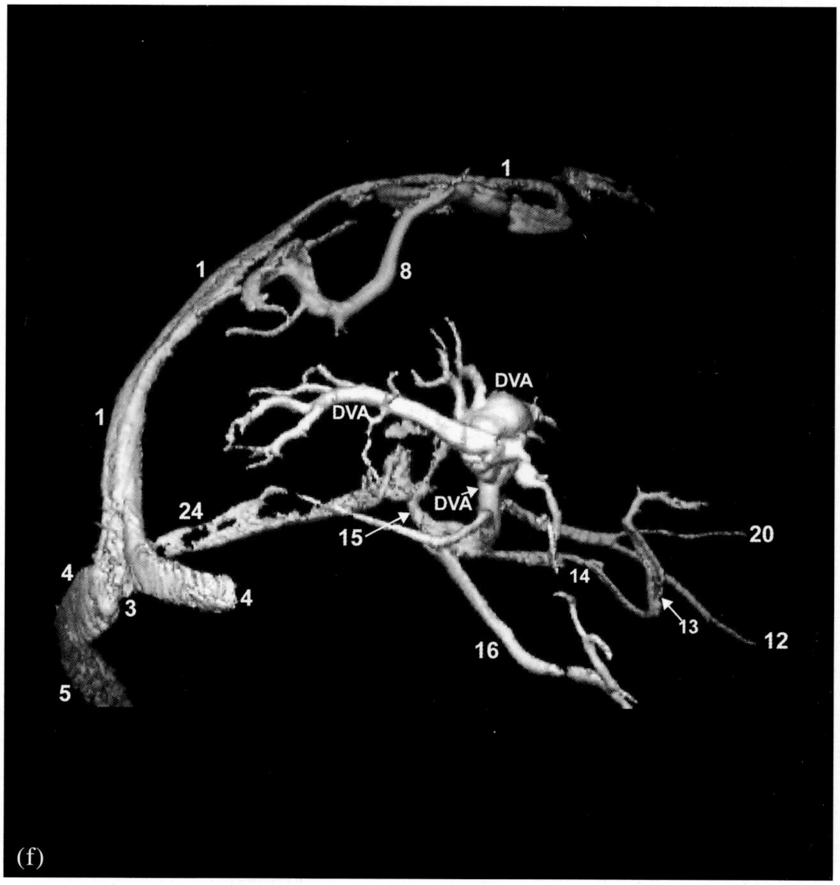

图 7.11 (续)

1 superior sagittal sinus 上矢状窦
3 torcular herophili 窦汇
4 transverse sinus 横窦
5 sigmoid sinus 乙状窦
6 jugular bulb 静脉球
7 internal jugular vein 颈内静脉
8 superficial cortical vein 皮层浅静脉
10 vein of Labbé Labbé 静脉
11 superficial middle cerebral vein 大脑中浅静脉
12 septal vein 透明隔静脉
13 thalamostriate vein 丘纹静脉
14 internal cerebral vein 大脑内静脉
15 great cerebral vein of Galen 大脑大静脉
16 basal vein of Rosenthal 基底静脉
20 anterior caudate vein 前尾静脉
24 straight sinus 直窦
26 cavernous sinus 海绵窦
29 superior petrosal sinus 岩上窦
30 inferior petrosal sinus 岩下窦
47 pterygoid venous plexus 翼丛
DVA developmental venous anomaly 发育性静脉异常
S venous stem of the draining developmental venous anomaly 发育性静脉异常的静脉主干

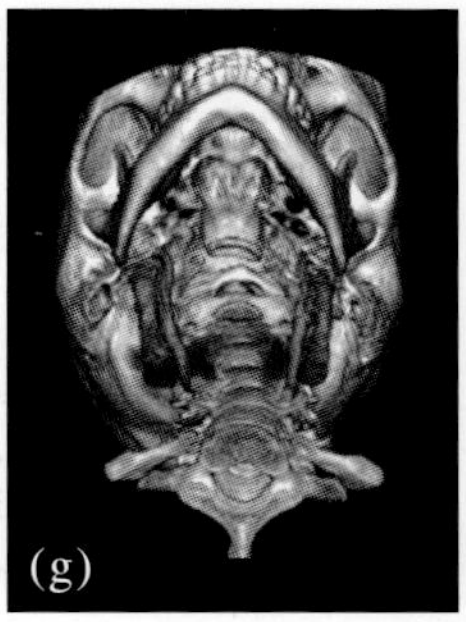

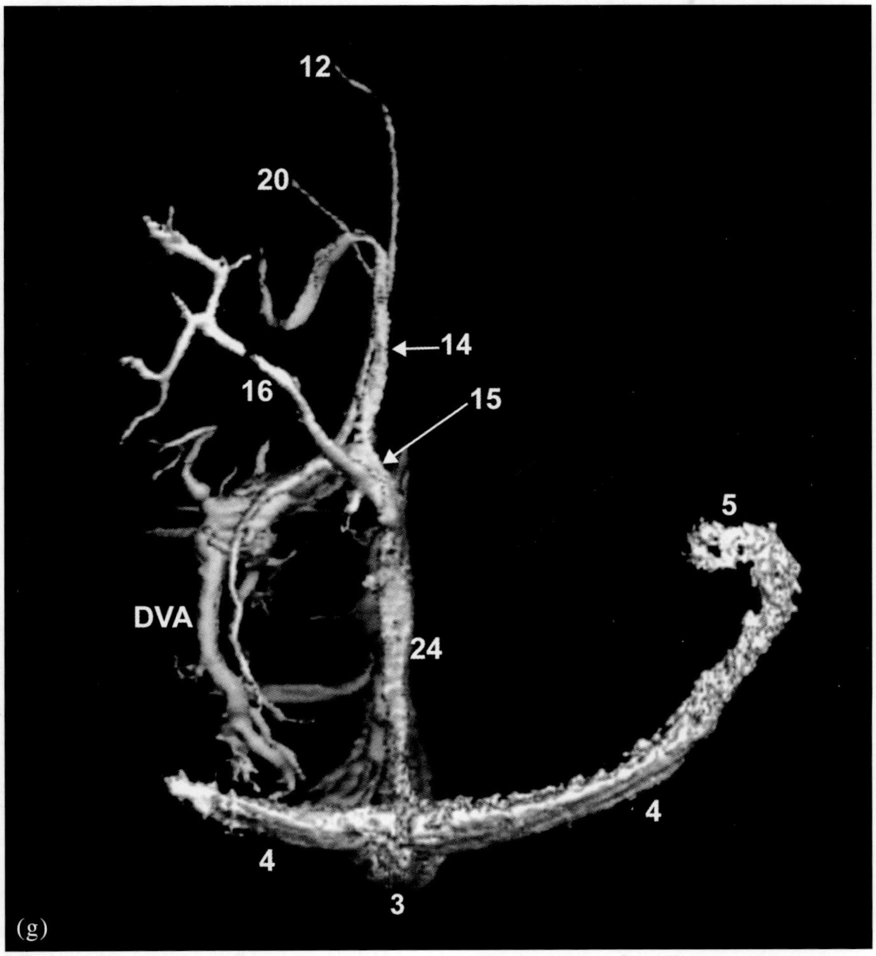

（王　峰　译）

第八章

大脑大动脉(Willis)环

Willis环的描述在脑血管解剖图谱中是必不可缺的。对于颅内血管感兴趣或研究过颅内血管系统的人来说，Willis环是广为人知的。Willis环是位于颅底的多边形的动脉环，它提供前循环(颈动脉)和后循环(椎基动脉)之间的沟通路径。本章主要是图解Willis环的构成。在颅内血管闭塞的情况下，这种动脉的环状结构为提供侧支循环通路起着尤为重要的作用。不幸的是，仅仅大约18%的人具有完整的Willis环[1]。典型的Willis环包括双侧颈内动脉、双侧大脑前动脉A1段、双侧后交通动脉、双侧大脑后动脉P1段和前交通动脉。大多数情况下，Willis环的一部分或多个部分都有进行性及先天性的发育不全或缺如。一般先天性异常包括大脑前动脉A1段先天性发育不全或缺如(25%)，后交通动脉发育不全或缺如(32%)，大脑后动脉P1段发育不全或缺如伴胚胎型，或直接起源于同侧颈内动脉床突上段的大脑后动脉(15%～22%)。此外，前交通动脉可能开窗或缺如(9%)。Willis环的不完整性与其说是一种特例，倒不如说是一种正常现象，这通常会导致血管的孤立。这强烈地暗示在缺血性疾病的情况下，建立侧支循环的能力是有限的[2]。

Willis环可以发出许多小的分支血管，包括起始于大脑前动脉A1段的豆状核、纹状体动脉和起始于后交通动脉的丘脑前穿支。豆纹动脉提供视神经和视交叉上面、下丘脑前部、透明隔和前联合内侧、穹隆弓及纹状体前下部的血供。丘脑前穿通动脉供应视交叉后部、视束、下丘脑后部、部分大脑脚、乳头体和丘脑核[3]。这些小的穿通血管经常可以通过高分辨(1024 × 1024矩阵)的二维数字减影血管造影术(2D DSA)看到，尤其是在应用放大技术时。这些小的穿通血管在三维回旋血管造影术(3DRA)中并不常见，除非出现病理性的扩张。

动脉瘤是发生于Willis环的一种常见病变，所有的颅内动脉瘤中约90%发生于构成Willis环的血管的起始部。30%～35%的动脉瘤发生于前交通动脉，30%～35%发生于后交通动脉起始部的附近[4]。

由于各种各样的临床需要，通过血管造影术来评估Willis环的完整性是一项常规的操作。在血管造影术中，如果不清楚前交通动脉是否可以从一侧到另一侧提供交叉充盈，那么就可以采取手段来验证Willis环的这个重要的部分。在开始向颈动脉团注入造影剂时，体外压迫对侧的颈动脉，压迫颈部